新鲜中药
临床应用

张海滨　杨荣臣　主编

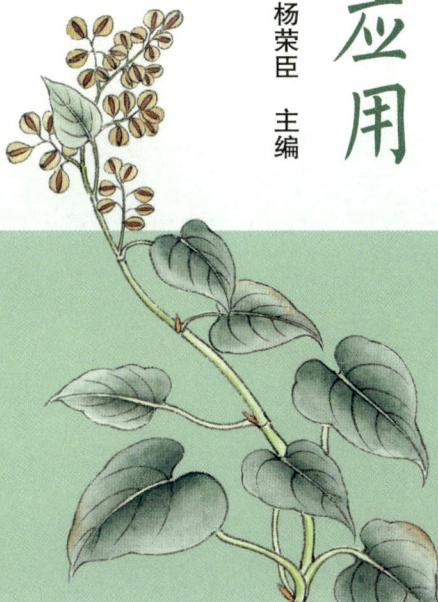

中国健康传媒集团

中国医药科技出版社

内 容 提 要

本书包括总论和各论两部分内容。总论介绍了新鲜中药的发展与中药药性理论、民族医药及名医名著对新鲜中药的应用、新鲜中药的采收加工与应用、新鲜中药的保鲜贮藏等；各论选取部分常用新鲜中药，从其起源、种植、贮存、加工炮制、名医应用等方面进行编写，书中参考了大量有关中药种植、中药炮制加工、现代农业保鲜技术等方面的书籍、文献及教科书，同时还组织医院的同行进行编写，介绍了诸多新鲜中药的临床应用案例。

本书可供医师、药师和广大中医药爱好者阅读参考。

图书在版编目（CIP）数据

新鲜中药临床应用 / 张海滨，杨荣臣主编 . -- 北京：
中国医药科技出版社 , 2025. 5. -- ISBN 978-7-5214
-5201-3

Ⅰ . R282

中国国家版本馆 CIP 数据核字第 202560A4M9 号

责任编辑　吴思思
美术编辑　陈君杞
版式设计　也　在

出版　**中国健康传媒集团** | 中国医药科技出版社
地址　北京市海淀区文慧园北路甲 22 号
邮编　100082
电话　发行：010-62227427　邮购：010-62236938
网址　www.cmstp.com
规格　787 × 1092mm $\frac{1}{16}$
印张　37 $\frac{3}{4}$
字数　716 千字
版次　2025 年 5 月第 1 版
印次　2025 年 5 月第 1 次印刷
印刷　北京盛通印刷股份有限公司
经销　全国各地新华书店
书号　ISBN 978-7-5214-5201-3
定价　230.00 元

获取新书信息、投稿、为图书纠错，请扫码联系我们。

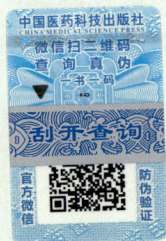

编委会

序一

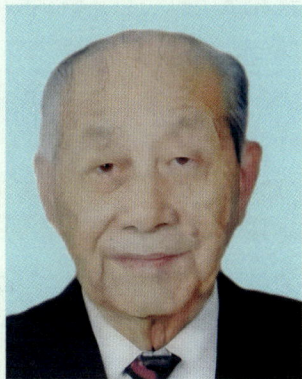

金世元

　　中医药之道，承载天地之灵气，贯通古今之智慧，历千年而愈精，历世代而弥新。药之精妙，在于道地之选材，得天地之正气；炮炙之奥，贵在修合适度，存药性之全真。然药有干湿之分，性有生熟之异，古人于《神农本草经》中早有"生者尤良"之论，谓鲜药"气全而味厚，神存而力专"，尤在清热解毒、活血化瘀、滋阴养血等方面，有其独到之效。然而，受限于采集、储存、炮制与运输，鲜药之用往往受阻于现实，使得医家虽知其效，却难以广泛施用。今科技进步，采集、储存、炮制、应用等诸多环节皆得改善，使新鲜中药这一古老而珍贵的医药形式，得以在当代焕发新生。

　　张海滨博士，研岐黄之道，历寒暑而不辍，贯通本草经典，考辨药物精微，于新鲜中药之研究独具心得。其深谙"药必求真，制必求精"之理，躬耕田野，遍访药乡，考察药物生长环境，辨析性味功效，探究鲜药之奥秘。其治学之严谨，临证之精专，皆可为同道楷模。余观其学，不囿于故训，不止于书本，而能融古贯今，守正创新，实属难能可贵。

　　《新鲜中药临床应用》荟萃张博士二十余年心血之结晶，集理论探索与临床实践于一体。全书分为"总论"与"各论"两部分，各有所重，各有所长。"总论"部分，张博士立足古今，阐述新鲜中药的定义、范畴、发展脉络，探究其炮制与保鲜之法，详考各地医家少数民族对鲜药的独特认知，并结合病机论述其在多种病症中的应用价值。尤其在鲜药的储存与调剂方面，既承古法，又结合现代技术，为鲜药的临床推广提供了科学依据。"各论"部分，汇集 90 种新鲜中药，每种药物均详述其性味归经、功效主治、炮制方法、配伍应用，并结合现代医学研究，深入分析其在疑难病证中的作用，理论与实践并重，可资同道参考。

张博士之学，不囿于文献之中，更力求于实践之中印证医理，尤重药物品质与炮制工艺之考究。他主张"未尝其药，先辨其真"，深知药材道地与否，直接关乎疗效高低，遂创立精品新鲜中药临床应用基地，以求从源头上保障药效纯正。其提出的"精品新鲜中药"理念，弥补传统炮制工艺在活性成分保留上的不足，使鲜药在保证疗效的同时，适应现代临床需求，促使其应用迈入更为规范化、科学化的阶段。

更难得者，张博士于新鲜中药的炮制、调剂、应用，皆有独到之见。他深研古法，考究"生用、熟用、炙用、酒制"之异，创新鲜药炮制技艺，使鲜药既能存其生机，又能利于久存与远用。他不囿于传统内服之法，而创设多种鲜药给药形式，如鲜药雾化吸入，使其挥发性成分直达病所，在肺纤维化、肺动脉高压等病症的治疗中，取得了显著疗效；又如鲜药外敷、药浴之法，使药性透皮直达经络，避免肝脏首过效应，提高药效持久性。这些研究不仅丰富了中医外治疗法的理论体系，更为疑难病的治疗提供了新的思路。

鲜药之道，自古有之，然其临床应用多受客观条件所限，未能广为普及。今张博士历经多年潜心研究，将其理论化、体系化，使其更符合现代临床的需求，诚可谓功在当代，利在千秋。其治学之精勤，实践之笃行，皆可为中医药界后学者借鉴。

《新鲜中药临床应用》之出版，既是张博士多年学术探索的结晶，亦是中医药现代化进程中的重要一步。本书不仅有助于推动鲜药在中医临床中的广泛应用，亦能为医者、药者、学者提供宝贵的理论与实践参考，助力中医药事业行稳致远。愿此书能助同道更深悟药性之真谛，使新鲜中药这一古老的瑰宝，在新时代绽放更璀璨的光芒。

国医大师

中国中医科学院学部委员

金世元

2025 年 3 月

序二

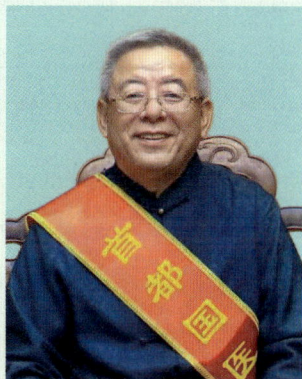

姜良铎

今之世，中医处传统与现代交融之枢要，中医以其独特之阴阳五行、经络气血理论体系，以及辨证论治之精妙诊疗手段，屡愈沉疴。然现代医学迅猛发展，中医亦逢诸多挑战，如何师古而不泥古，守正创新，实乃每一位岐黄传人肩头之重任。

值此关键之际，张海滨博士的成长与建树殊为难得。其攻读博士之时，便崭露非凡的科研禀赋与向学热忱。潜心钻研《神农本草经》《千金方》等岐黄宝典，如琢如磨，以望探赜索隐，将古圣先贤之精蕴融会贯通，为己所用。深知纸上得来终觉浅，绝知此事要躬行，其对新鲜中药兴趣浓厚，秉持"药之性，鲜者尤全"之理念，坚信鲜药得天地之生气，活性成分更全，药效或更胜一筹。

为验此论，其往返于实验室与田垄之间。于实验室中，以严谨之法，反复实验，详析数据，探寻药物性味归经、功效主治之药理奥秘；于田间地头，亲采药材，细察药物在生、长、化、收、藏不同阶段，以及寒、热、温、凉各异环境下的性状变化，丝毫不懈。其将理论与实践紧密结合，对学术精益求精、孜孜不倦的态度，贯穿求学生涯与科研历程，令人感佩不已。

博士业成后，张海滨博士摒弃优渥科研条件，毅然投身基层杏林，专注新鲜中药的研究与应用。其所在医院获北京市中医局首批"自采自用中草药基地"之名，他全程深度参与药材的种植、采集与临床应用，积累海量珍贵一手资料，为新鲜中药研究筑牢根基。

研究新鲜北沙参时，其经临床悉心诊察与数据精研，发现该药于慢阻肺、尘肺等肺系疾病疗效显著优于干燥饮片，尽显鲜药在特定病症治疗中的独特优势。此外，还探究鲜药不同部位的药效差异，如根之主升、茎之主通、叶之主散等，为中医精准用药、辨证施治提供依据，开拓临床治疗新径。

《新鲜中药临床应用》乃张海滨博士二十余载呕心沥血之作。全书分"总论"与"各论"。总论系统阐述新鲜中药的概念、范畴、历史沿革、炮制之法及保鲜之术，兼采少数民族医药之精华，探讨其在诸病中的应用。各论详述 90 种常用新鲜中药的性味、功效及临床验案，如北沙参、蒲公英、鱼腥草等，构建实用的鲜药知识体系。书中既有对经典理论的深入阐发，又有丰富详实的临床案例，彰显作者深厚的学术积淀与丰富的临证经验。

张海滨博士的研究成果，为新鲜中药的临床应用提供科学依据，推动中医药与时俱进、现代化发展。其在科研与实践中的坚守与探索，尽显新时代中医人的使命担当。身为其导师，吾为其成就深感自豪，亦期待其未来更上一层楼，再攀高峰。

本书付梓，为新鲜中药研究与临床应用搭建理论架构，提供实操指南。深信其将助力中医药在现代医疗体系中发挥更大效能，成为中医药研究的重要典籍，启迪更多后学之士与临床医家深挖新鲜中药的价值，福泽苍生。

衷心祈愿张海滨博士在未来的学术征途上，赓续对中医药事业的热爱，不断探索创新，为中医药的昌盛繁荣贡献更多智慧与力量。

国家级名老中医药专家

首都国医名师

2025 年 2 月

序言

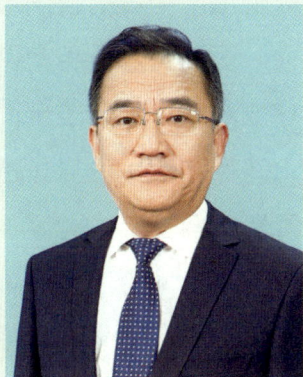

杨荣臣

中医药学，作为中华文明的重要组成部分，历经千年传承与发展，形成了深厚的理论体系与丰富的实践经验。中药，作为中医药学的核心载体之一，涵盖了药物多样性的精华，其中，新鲜中药以其独特的使用形式和卓越的临床价值，在中医药历史长河中占据了重要地位。

新鲜中药的应用历史可以追溯到远古时期。《神农本草经》中关于"生者尤良"的记载，标志着鲜药应用雏形的初步显现。历代医家经长期实践，不断探索总结，逐步将鲜药应用由清热解毒拓展至滋阴润燥、疏风散寒等多个领域。从晋代葛洪《肘后备急方》中鲜药用于急症治疗，到唐代孙思邈《千金要方》中鲜药的经典组方，再到明清温病学派在热病治疗中对鲜药独特功效的深度发掘，这些实践不仅展现了鲜药在中医药发展中的持续性和广泛性，也凸显了其在应对复杂病症中的重要作用。

新鲜中药在临床应用中的独特价值不容忽视。其药性鲜活、功效迅捷，尤其在治疗急性热病、外伤出血及疮疡肿毒等病症时，往往能展现出优于传统中药饮片的疗效。这种独特性不仅契合中医"天人相应""药食同源"的理论体系，也体现了中医药在调理阴阳平衡、激发机体自愈能力方面的独特优势。然而，鲜药的有效运用需高度专业性和技术支持，涉及药材精准选择、合理配伍及炮制保鲜技术的精准实施，对从业者提出更高的要求。

本书《新鲜中药临床应用》系统梳理了鲜药的理论体系与临床实践，贯通古今，博采众长。书中不仅精心汇集了从《神农本草经》《千金要方》等古籍到现代研究的鲜药相关内容，还深入探讨了鲜药在炮制技艺、保鲜储藏以及临床配伍中的核心技术与实践经验。特别是在医案整理方面，书中遴选了大量历代名医的鲜药应用案例，并结合作者多年的临床实践，从诊断、选药、配方到疗效观察，进行了全面剖析。这些内容不仅为中医药专业人员提供了清晰的学习路径和实用的操作指南，也为中药研究人员进一步探索鲜药的作用机制提供了坚实的基础。

在学术价值上，本书堪称鲜药领域的集大成之作，首次系统而全面地构建了新鲜中药的知识体系。其详细剖析的 90 种鲜药，涵盖了药物特性、应用方法、现代技术支持等方方面面，为临床医生、科研工作者及中医药教学工作者提供了不可或缺的宝贵资源。更为重要的是，本书在理论与实践之间架起了桥梁，为推动鲜药在现代医疗体系中的应用与创新奠定了基础。

在当前中医药振兴发展的关键时期，《新鲜中药临床应用》的问世无疑将推动鲜药这一古老领域焕发新的生命力，激励更多学者和从业者投身于鲜药的研究与实践。作为一项系统工程，鲜药的研究与应用不仅需要深耕理论和实践，还需要立足现代科技，融汇多学科智慧。本书正是在这一趋势下，为鲜药的传承与创新提供了方向与动力。

张海滨博士与我是上世纪八十年代北京中医学院中医系同窗，长期以来，海滨博士致力于鲜药种植、采挖和临床应用研究，取得了丰富的研究成果和突出的临床疗效，积累了大量的临床应用经验，汇聚成为《新鲜中药临床应用》这样一部优秀专著。愿本书的出版，成为引领鲜药研究与临床应用的新起点，为中医药在服务人类健康事业中贡献更大力量。

国家中医药博物馆馆长

国家中医药管理局原二级巡视员

2025 年 3 月

编者的话

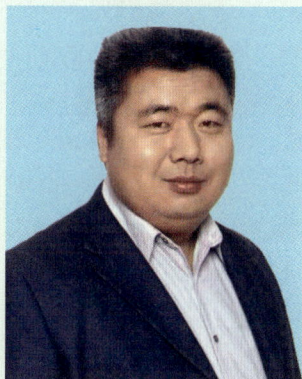

张海滨

在人类与疾病漫长而持续的斗争历程中，药物研究与发展始终占据着至关重要的地位。随着现代医学技术的飞速发展，药物探索的深度与广度不断拓展，传统中医药在新时代背景下焕发出新的生机。尤其是屠呦呦教授因青蒿素研究荣获诺贝尔医学奖，这一具有里程碑意义的事件让世界重新认识了中草药的独特价值，也为新鲜中药这一特殊药物形式的研究注入了新的动力。

新鲜中药的历史深深根植于中华民族数千年的医学积淀。从古至今，传统中药多以干燥或炮制形态保存，其疗效已在长期临床实践中得到广泛验证。然而，随着天然药物研究的不断深入，新鲜中药因其保留了更完整的活性成分，从而在临床治疗中展现出独特的优势。特别是在急性病症、外伤及某些慢性病的治疗中，新鲜中药常能快速发挥疗效，体现出其鲜明的临床价值。

尽管新鲜中药的应用前景广阔，但其在推广和使用中仍面临诸多挑战。例如，由于新鲜药材含水量高、易腐败变质，其保存与运输对低温保鲜、冷链物流等技术提出了更高要求。此外，如何建立科学的质量评价体系，确保不同产地和条件下药材有效成分的一致性，也是鲜药研究领域亟待解决的重要课题。

本书以"新鲜中药"为主题，系统总结并深入探讨了新鲜中药在种植、采集、加工炮制及临床应用中的价值与意义。全书分为"总论"和"各论"两部分："总论"围绕新鲜中药的概念与范畴、中医药理论基础、少数民族经验、历史文献、鲜用药物的特点、加工技术、保鲜储藏，以及适应疾病种类等内容进行全面阐述；"各论"详尽记录了90种常用新鲜中药的具体特性、功效、临床应用及相关研究进展，构建起鲜药领域的系统知识体系。

本书主编张海滨博士，怀着对中药研究的执着与热忱，毅然辞去原有工作，投身基层医疗机构担任院长，并在北京市中医管理局首批"自采、自种、自用中草药示范基地"主持了一系列开创性研究。通过深入田间地头，亲自参与药材的种植与采集，将理论与实践紧密结合，积累了大量宝贵的第一手资料。这些实践不仅揭示了新鲜中药在现代医疗中的广阔应用前景，还发现了许多药物的新特性。例如，在新鲜北沙参的研究中，发现其活性成分对慢阻肺、尘肺等呼吸系统疾病的疗效显著优于干燥饮片。此外，张海滨还系统研究了鲜药不同部位的独特功效，为新鲜中药的深度开发与精准应用提供了关键线索。

　　本书汇聚了编者二十余年的研究成果与心得体会，系统梳理了新鲜中药的种植、保鲜、运输及临床应用案例。希望本书能够成为中医药研究与实践的重要参考，为中药领域的研究者与临床医生提供新的视角与思路。使新鲜中药在未来的临床实践中焕发出更强大的生命力，造福人类健康；同时，也欢迎更多同仁加入这一领域，共同推动中医药事业在新时代迈向新的高度。

　　本书的编写工作，亦得到了编者多年同窗好友——杨荣臣先生的鼎力支持。作为多年来并肩前行的学术伙伴，杨先生在书中内容结构、专业审核与鲜药文化推广等方面倾注了大量心血，使本书更加系统、实用与严谨。杨荣臣先生秉持着守正创新并重的核心思想，既重视传承中医药经典理论，又善于借助现代科技解读中药作用机理，力求融合传统与现代，同时也大力强化质量标准，为建立新鲜中药规范化种植体系奠定广泛基础。

　　本书编纂过程中承蒙中医药学界多位专家指导，在此谨向所有支持本书出版的同行致以诚挚谢意。限于编者水平，书中难免存在疏漏之处，恳请广大读者批评指正，以促进新鲜中药临床研究的持续深化与创新发展。

编　者

2025 年 1 月

目录

总　论

各　论

总　论

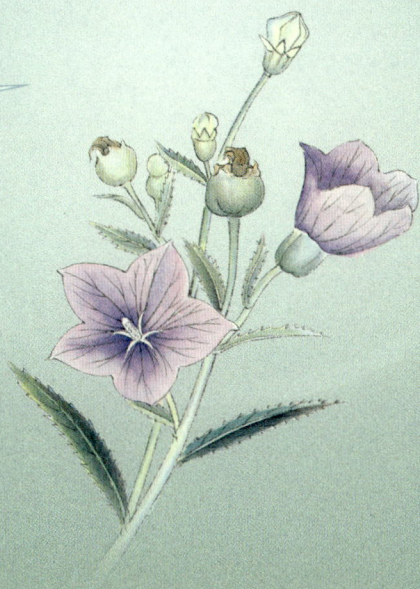

第一章
新鲜中药概述

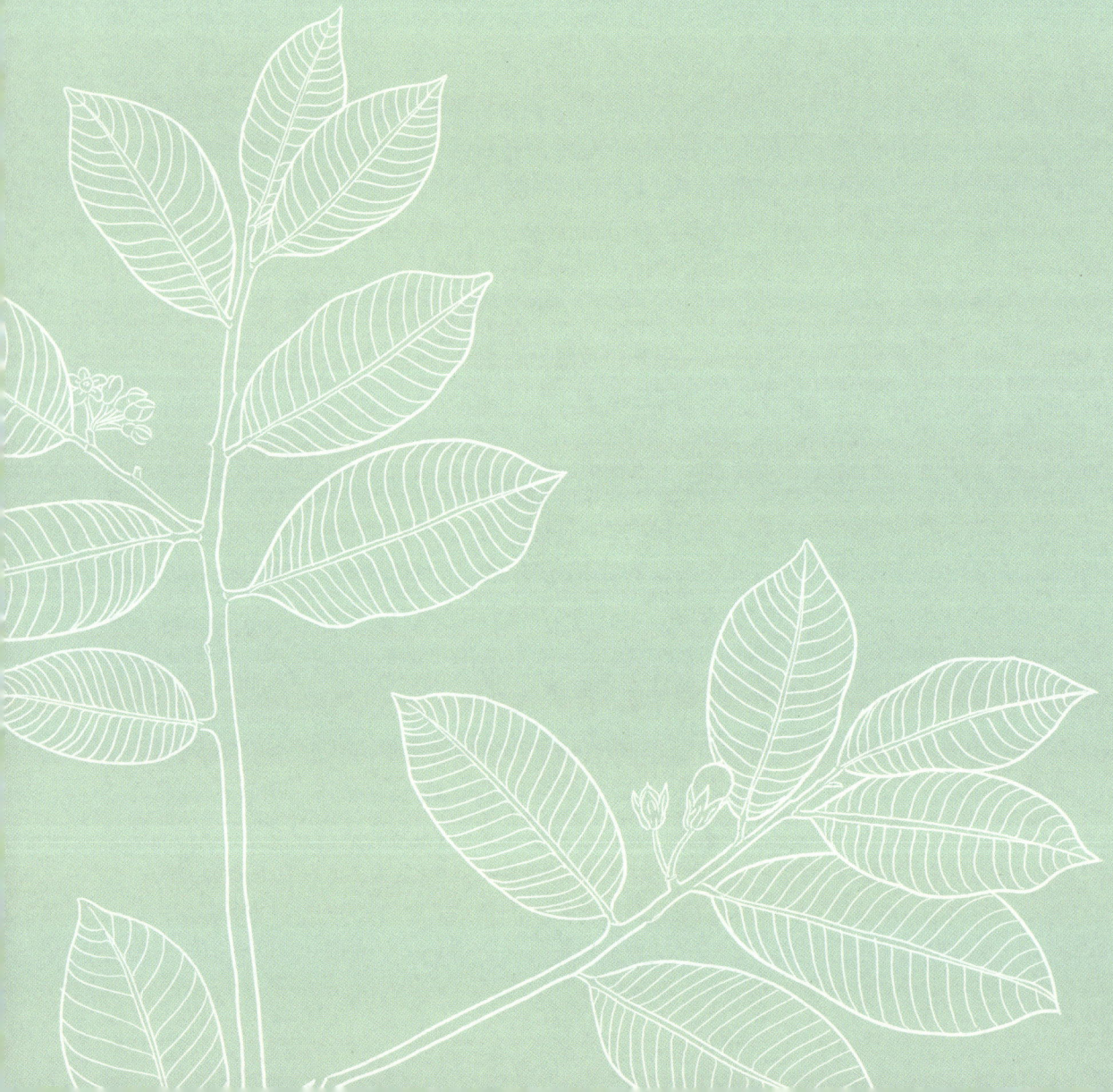

一、新鲜中药的概念和分类

历代以来，尚未发现对新鲜中药有比较全面和准确的定义。新鲜中药经常被顾名思义地认为就是鲜活的中药（原生类中药），或者认为新鲜中药未经过增效减毒的炮制过程，安全性不足，尚未达到药用标准。实际上，这些认识都是不准确的，未能反映新鲜中药的全貌，说明对新鲜中药认识和探讨尚不够全面。究其根本原因，在于历代以来，尚未形成对新鲜中药的系统总结、分析与应用。

新鲜中药是中药领域中极具生机活力的组成部分，是中药富有特色的部分。其既是中药临床应用的一种特殊形式，也是集种植采收、加工炮制、保存方法的综合体系，需要通过各种方法和手段保持药物的新鲜程度，保持药物天然药性、有效成分，或者保持原有的色泽、质地、气味等特征，充分发挥新鲜中药的特殊功效，用于防病治病。处方中某味中药前的"鲜"字与药物的其他加工炮制方法如渍、泡、洗、炙、炒、炮、焙等具有同等的地位，互相并不矛盾和冲突，有些加工炮制方法也可以相互配伍应用，如净洗、鲜炒（生炒）、鲜焙（生焙）、鲜煨等，例如煨生姜（煨鲜姜）。

（一）新鲜中药的概念

新鲜中药，主要是指新鲜状态的植物类（根、茎、叶）动物或昆虫类药品，经过采集、炮制后，在适宜的保存、运输条件下，保持药物的新鲜活性，在一定的保存时间限度内，将新鲜中药配入药方中，加工成各种剂型。临床应用时，在适宜的条件和时间内，到达和完成口服、外用、吸入等终端使用环节。

新鲜中药简称"鲜药"。保持新鲜中药的新鲜状态，主要涉及两大环节，一是对采收、加工炮制、临床应用的流程和条件要求更加严格，需要缩短和控制流程时间，需要较严格的洁净、温度环境控制，制备好的新鲜中药制剂，离开适宜的保存条件后，到完成口服、外用、雾化吸入等终端使用环节的时间距离，也需要尽可能地缩短时间。二是对保存、运输条件要求更高，其中冷链是最常用和关键的环节之一。

不同的鲜药、不同的剂型、不同的使用方法，需要的保存运输条件，以及炮制应用的流程条件，也不尽相同。例如鲜薄荷、鲜蒲公英、鲜藿香即采即用，采摘后快速洗净，马上入煎剂或用沸水泡代茶饮，就不必采用很复杂的低温保存；而鲜地黄可以保存3~4个月甚至更长的时间，就需要较严格的净洗炮制、包装、控制湿度、低温冷藏等条件，流程环节达成得越好，可以保存的时间就越长，保持的质量也就越好。

（二）新鲜中药的分类

新鲜中药，主要包括四种，即"生鲜中药""冻鲜中药""熟鲜中药""制鲜中药"。

二、简述四种新鲜中药

（一）生鲜中药

1. 质量标准

生鲜中药的质量是否合格，品种来源是重要的一环，古时，一名多药，或一药多名，这样就直接影响到临床疗效，所以品种是否正确是一个重要的质量标准。品种的正确性是临床用药安全与有效的保障，对新鲜中药的品种进行鉴定，确定其学名以保证物种正确主要包括以下内容。

（1）观察植物形态　生鲜中药是一种鲜活的状态，相对来说，形态较完整，可观察其根、茎、叶、花、果实等器官的形态，如细节，可借助放大镜或立体显微镜观察微小的特征。

（2）核对文献　根据观察到的形态特征是否一致，可查阅全国性或地方性的中草药书籍和图鉴。在核对文献时，首先应查考植物分类方面的著作，其次再查阅有关论述中药品种方面的书籍，如《植物志》《中药志》《中药材品种论述》《中国高等植物图鉴》《中药大辞典》《全国中草药汇编》等书籍。由于文献对同一植物形态记述有不一致的情况，必要时需进一步查阅第一次发现该种植物的原始文献。

（3）核对标本　在初步确定样品来源科、属、种的前提下，可到权威专业植物标本馆核对已定名的该植物科属标本。在核对标本时，要注意同种植物在不同生长期的形态差异，需要参考更多标本才能鉴定准确，必要时核对模式植物标本。

（4）注意生长年限　有一些新鲜中药根据其生物特征，分多年生和一年生植物，所以要根据植物的特征加以鉴别；有一些植物生长的年限不同，质量跟经济价值都有所不同，在生鲜的状态下，区别明显，可以根据其粗细、年轮、长短、纹路、枝叶生长情况、是否开花结果等方面进行鉴别。如一年生北沙参，大多不开花，而两年或多年生的北沙参才开花，并有多个芦头。

（5）生鲜中药的性状鉴别　生鲜中药的性状鉴别是对药材的形状、色泽、气味、大小、质地和断面等特征，直接观察药材，做出符合客观实际的结论，区分药材真、伪、优、劣的方法。具有简单、易行、迅速的特点，是数千年劳动人民同疾病作斗争中总结出来的宝贵经验。

形状 生鲜中药的外形特征,一般较为固定。各科属的中药外形稍有不同,如豆科植物黄芪和苦参,有一些近似,但是组织有一些不同,所以要加以鉴别。

大小 生鲜中药的分级要根据大小、长短、粗细、厚薄等特征进行鉴别和分类。

色泽 生鲜中药原有的正常颜色和光亮度,色泽的变化与新鲜中药的质量好坏相关。

质地和断面 生鲜中药的质地与干品中药的质地有一定的差异,各种植物的自然折断面有所不同,可用刀横切(或削)成平面,观察皮、木两部的比例、色泽、射线与维管束的排列形式,如菊花心(黄芪);车轮纹(粉防己);天麻断面平坦、黄白色至淡棕色;木贼断面中空,周围有多数圆形小空腔,排列成环。

气 药材具挥发性物质,有特殊的香气或臭气,可将药材弄碎闻,以资鉴别。如天麻,有一股特殊的鸡屎臭;白鲜皮有羊膻气;薤白有蒜臭;牡丹皮有苯甲醛臭等。

味 味是鉴别新鲜中药的有效方法之一,药材之味与成分、性质关系很大。例如:酸——乌梅、山楂、木瓜;甜——党参;苦——苦参、黄芩、黄连。有强烈刺激性和毒性药材,如草乌、白附子、狼毒、半夏等,口尝时量要少、及时吐出、漱口洗手,以免中毒。

(6)生鲜中药外观检测的各项指标总原则 如表面刮伤、挤伤、压伤、碰伤切口、裂伤等。无病虫害,无残留虫卵。气味正常,无农药残留,无污染,无霉变、腐烂变质。

花类:适时采收,大小正常,新鲜度高,无损伤,花叶挺立,硬度正常,水分充足,无萎蔫、色泽正常,无变色、光泽、色亮鲜艳,花瓣无脱落,无黄叶、腐烂叶,花气味与品种相符。

茎叶类:适时采收,枝叶丰满结实,大小正常,曲线协调,无病理结节,新鲜度高,叶挺立,硬度正常,水分充足,无萎蔫、色泽正常,无变色、光泽、色亮鲜艳,无脱落,无黄叶、腐烂叶,气味与品种相符,茎无病理性空心。

肉质根茎类:适时采收,硬度脆度正常,无硬结,外观色泽正常,外皮无斑点及病理性结节,无腐烂变质,无破皮,无皱皮及脱水现象,无糠心、无空心,组织清楚,气味正常。

木质根茎类:适时采收,硬度正常,结构正常,无硬结,外观色泽正常,外皮无斑点及病理性结节,无破皮,无皱皮及脱水现象,无空心,组织清楚,无腐烂变质,气味正常与品种相符。

瓜果类：形状大小符合植物学特征，饱满、充实、软硬度适中，无萎蔫，无硬结，无不良异状，色泽正常，成熟度正常，气味符合该品种特征，新鲜度正常，外皮无斑点，无软塌及果汁外流、腐烂，水分充足，无空壳、皱皮、干涩现象。

2. 生鲜中药在适宜的温度下保存及保存时间

生鲜中药在适合保存的情况下，保持一种鲜活的状态，在没有损伤的情况下，甚至还能再成活生长。例如：①刚采摘的薄荷、藿香洗净，普通常温（15~25℃，湿度适合）保存6小时内，榨汁或打浆直接口服、外用，或低温（2~8℃，湿度适合）保存25小时内，榨汁或打浆在2小时内口服、外用，或者在有利的条件下，保存时间更长；②新采挖的地黄、生姜、百合、山药、玉竹等中药材，保持形状完好情况下，经过10余天的常温适宜（15~20℃，湿度适合）保存，或1个月左右的低温（2~8℃，湿度适合）冷藏保存后，或者再经过更加有利的条件保存，其保存时间更长。解冻后，切片马上榨汁或打浆，口服、外用；③新制备用的鲜梨汁、鲜荸荠汁、鲜藕汁、鲜甘蔗汁。④新采集的鲜鹿茸、鲜海马、鲜地龙等。

生鲜中药对于某些病症往往疗效突出，但少部分种类容易引起过敏反应，或者有一定的副作用。

（二）冻鲜中药

1. 概念

鲜品动（植）物中药，采集后生用。在不经加热（加热导致药物中的天然成分减少或者成分发生变化）或干燥的情况下，进行简单的去除杂物、净洗、分解药用部位等加工后，直接榨汁、打成糊状或浆状等，即经过物理性破碎后，冷冻保存备用。

2. 原理

由于未经加热，药物中的药性及多数有效成分未显著发生量的改变；待需要使用时，把冻鲜中药，脱离冷冻保存条件后，2~3小时内口服或外用，其成分接近或达到生鲜中药的成分。如药食两用新鲜中药，可称为冻鲜（或冻储）食材或食物。

例如：①刚采集的薄荷、藿香、地黄、生姜、大青叶、益母草等，榨汁或打磨成糊状，−20℃以下冷冻保存2~3个月，解冻后即可口服或外用；②鲜甘蔗、鲜枸杞、鲜蒲公英、鲜小蓟榨汁冷冻保存也是在低温条件下密封保存；③还有一些中药，如鲜肉苁蓉、鲜莲藕，清洗后，切成片状或者块状，密封后低温冷冻保存。

（三）熟鲜中药

1. 概念

鲜品中药采收后，经过去杂物、净洗、分解药用部位等炮制后，根据临床的需要，再经过水煎、炒、蒸等经火加热炮制。药可以现炮制现用，或炮制后，冷冻、冷藏保存。可以在规定时间内使用的新鲜动（植）物药；或生鲜中药在限定时间内进行有效的保鲜冷冻保存，应用时，将冻鲜中药解冻，再经过水煎、炒、蒸等火制炮制方法，现炮制现应用。

2. 原理

根据临床所需，一些药物经过加工炮制后才能应用，即部分成分经加热后或经过酸、碱、盐、油、糖等辅料加工后，产生化学反应，使成分有所改变，或部分成分经油及酸等加工后，能快速溶出，但药物中的药性及多数有效成分未显著发生量的改变，并能被人体快速吸收利用。药物可以加工炮制后直接应用，或待需要用时，将冷冻或冷藏的熟鲜中药，脱离低温保存条件后，2~3 小时内即口服或外用。

例如：①鲜百合、鲜薄荷、鲜玉竹、鲜地黄、鲜芦根、生姜等煎煮汤剂口服、外洗；②生姜煨熟后使用；③鲜地黄、鲜泽兰根、鲜肉苁蓉、鲜女贞子高温蒸稍熟后或榨汁煎煮后，冷冻保存备用；④鲜马齿苋高温蒸后，冷冻保存；⑤鲜藿香，或者鲜薄荷用开水泡后饮用。

（四）制鲜中药

鲜药治疗某些疾病，具有优于或区别于干品药材（亦称干药）的疗效，限制鲜药产品发展的关键因素是鲜药不易保存和运输。将新鲜中药加工成便于保存的新鲜中药产品，可以在低温或常温下保存；或者将鲜药中有效的化学成分及所需的药理活性部位完整地分离出来，或去除不需要的成分部位，并有效地保持鲜药药剂成分的稳定性，制成鲜药制剂，利于保存和运输，体积也大大地缩小，这种新鲜中药可以称之为"制鲜中药"。

"制鲜中药"一般需要低温冷藏保存，而且要在短时间内使用；或冷冻保存 6~15 个月，达到口服、外用等标准，并且在安全有效终端使用的中药提取物或制剂等。

从鲜药种类的多样性，活性成分的复杂性及不明确性等方面考虑，简单的、模式化的方法，可能不适用于所有的鲜药制剂生产。制鲜中药的生产环节，一般可分为提取、精制和保存 3 个阶段。

（1）提取　鲜药的活性成分，通常具有不稳定性，不能用剧烈的试剂或方法对产品进行灭菌、消毒，因此，从生产的第一个环节就要严把清洁关。在提取过程中，粉碎和压榨使细胞结构遭到破坏，细胞中的可溶物质从原来存在的局部区域中释放出来，会产生各种各样的酶反应，使活性成分遭到破坏，所以，必须抑制酶的活性或使酶失活。一般是在提取前用100℃以上蒸汽瞬间加热或在溶液中于70~80℃加热15分钟左右，使酶失活，也可在冰水浴或0℃以下条件进行提取，以抑制各种酶的活性。如果只提取细胞液中的物质，可对材料进行冷冻，用低温破坏细胞壁和细胞膜，使细胞液释出。鲜药经过粉碎、压榨和破壁后得到的提取液，可以直接使用；也可调节温度，并静置一段时间，使液体分层或沉淀，从而分离出活性部分；还可加入低级醇进行处理，沉淀和分离活性部分。在提取过程中，连续或渐进地使用微波处理，同时用人工射线源照射，并将提取温度控制在热不稳定成分分解温度以下，可提高提取物的产率，并加快提取过程。

（2）精制　可采用物理或化学方法，从提取物中分离高浓度活性组分或除去影响疗效的物质，对提取物进行精制。如大蒜压榨后得到的浆汁，经过2次60~95℃的加热和静置，所得到的澄清液，无蒜味，并且稳定，能长期存放。用水和低级醇提取大蒜，经合成的 amberlite 吸附剂处理，可得到无嗅的抗菌制剂。用活性炭过滤，可除去全叶芦荟汁中有苦味的蒽醌等成分。从植物浆果中提取花青素时，上大孔树脂柱，用软化水洗后，以乙醇洗脱，可提取高浓度花青素。海南蒲桃果肉粗提物经过不同色谱柱层析，缓冲液洗脱和薄层层析，可得到较纯净的降血糖化合物。从水果和蔬菜中分离醇脱氢酶和乙醛还原酶时，可用最终浓度为60%的固体硫酸铵对粗提物进行沉淀，再将沉淀溶于去离子水中，以去离子水透析，经羟基磷灰石树脂吸附，磷酸缓冲液解析后得到高浓度醇脱氢酶和乙醛还原酶。

（3）保存　鲜药提取物易于变质和产生沉淀，可在 –40~0℃的低温条件下保存。也可采用冷冻超声处理进行低温灭菌消毒；细菌过滤器滤除细菌；加入稳定剂乙醇或防腐剂柠檬酸和山梨酸钾；调节 pH 等方法进行处理，除去制剂中的细菌，保持制剂的稳定，使制剂得到长期保存。

（五）新鲜中药不同药用部位等级划分探讨

新鲜中药不同药用部位一般分为3级：①级，即特品级：质量上乘最佳，完好或接近完好，保持了新鲜中药的药性和有效成分；②级，即精品级：质量优良，大部分或基本上保持了新鲜中药的药性和有效成分；③级，即标准级：达到或超过新鲜中药标准基线水平，部分保持了新鲜中药的药性和有效成分。具体划分探讨如下。

1. 花类

花类中药的有效成分特别容易流失，应该缩短采集和使用终端之间的时间窗口。

①级：一般在含苞欲放时采摘，常温保存 4 小时或低温保存 8 小时内使用。

②级：一般在含苞欲放时采摘，常温保存 12 小时或低温保存 36 小时内使用；接近开放但尚未开放的花或完全开放 2 小时内采摘，常温保存 8 小时或低温保存 24 小时内使用；①级花，煎煮 5~7 分钟，取汁流水冷却后，快速冷冻备用，–30℃以下 1 年内使用。

③级：一般在含苞欲放时采摘，常温保存 24 小时或低温保存 72 小时内使用；接近开放但尚未开放的花或完全开放 2 小时内采摘，常温保存 16 小时或低温保存 60 小时内使用；②级花，煎煮 5~7 分钟，取汁冷却后，快速冷冻备用，–30℃以下 1 年内使用。

2. 果实类

果实类的差异较大，如浆果类极易变质，保鲜的时间窗口非常短；而仁果类、核果类、柑果类等，如山楂、青皮、梨、杏仁、桃仁等相对比较稳定，常温下可以保存新鲜状态数日、一周，甚至一个月以上的时间。所以，不同的果实类中药保鲜方式和质量判别具有很大的差异性，有待深入研究，本书只作简要探讨。

（1）浆果类　枸杞子、五味子、桑椹、覆盆子等浆果，易变质。其保鲜方法主要是低温，结合臭氧、空气调节等存贮方法。

①级：晴朗干燥的天气，刚采摘的成熟浆果，常温保存 6 小时（桑椹 4 小时）或低温保存 16 小时（桑椹 10 小时）内使用。

②级：晴朗干燥的天气，刚采摘的成熟浆果，常温保存 12 小时（桑椹 6 小时）或低温保存 36 小时（桑椹 16 小时）内使用；晴朗干燥的天气，刚采摘的接近成熟浆果，常温保存 24 小时（桑椹 12 小时）或低温保存 60 小时（桑椹 30 小时）内使用；晴天或多云天气，刚采摘的成熟浆果，常温保存 6 小时（桑椹 4 小时）内或低温保存 16 小时（桑椹 10 小时）内使用。①级浆果，煎煮 10~15 分钟，取汁迅速冷却后，立即冷冻备用，–30℃以下 1 年内使用。

③级：晴朗干燥的天气，刚采摘的成熟浆果，洗净后，常温保存 16 小时（桑椹 10 小时）或低温保存 60 小时（桑椹 24 小时）内使用；晴朗干燥的天气，刚采摘的接近成熟浆果，常温保存 2 天（桑椹 24 小时）或低温保存 4 天（桑椹 2 天）内使用；晴天或多云天气，刚采摘的成熟浆果，常温保存 12 小时（桑椹 6 小时）内或低温保存 36 小时（桑椹 16 小时）内使用。②级浆果，煎煮 10~15 分钟，取汁快速冷却后，立即冷冻备用，–30℃以下 1 年内使用。

（2）非浆果类药材　新鲜的山楂、青皮、枳实、木瓜、杏仁、桃仁等可保鲜时间较长。依据不同的保鲜措施，保鲜时间长短不一，此处不作叙述。

3. 茎叶类

茎叶类药材的有效成分易分解流失，应该缩短采集和使用终端之间的时间窗口。存放时需散开或自然堆积，注意通风；含水量低的茎叶类中药保鲜能力强，如鲜藿香茎叶、鲜紫苏茎叶、鲜佩兰茎叶、鲜益母草茎叶等，含水量高的茎叶保鲜能力要差一些，如鲜地黄叶、鲜马齿苋等。

①级：在晴天、植物生长旺季采摘的茎叶，常温保存 6 小时或低温保存 12 小时内使用。

②级：在晴天、植物生长旺季采摘的茎叶，常温保存 10 小时或低温保存 24 小时内使用；非晴天、接近植物生长季采摘的茎叶，常温保存 8 小时或低温保存 20 小时内使用；①级茎叶，煎煮后，取汁快速冷却，立即冷冻备用，–30℃以下 1 年内使用。

适宜的土壤和营养盆内移植栽植，随用随采。

③级：在晴天、植物生长季采摘的茎叶，常温保存 20 小时或低温保存 60 小时内使用；非晴天、接近植物生长旺季采摘的茎叶，常温保存 15 小时或低温保存 50 小时内使用；②级茎叶，煎煮后，取汁快速冷却，立即冷冻备用，–30℃以下 1 年内使用。

4. 根茎类

中药植物的根茎部分有效成分不易流失，保鲜的时间窗口偏长。但是离开土壤，或根系外皮因为清洗、修剪等损伤较多时，生存能力和保鲜的时间就会明显下降。

块茎、块根或鳞茎类等，可保持新鲜状态下较长时间，常温或低温均可。低温可以大幅延长保鲜时间数周至数月时间不等，如鲜玉竹、鲜黄精、鲜地黄、鲜土贝母、鲜山药等。

5. 根类

①级：在晴天、春（秋、冬）季采摘的根（或四季采集的多年生宿根），净洗后，或制成长段，常温保存 12 小时或低温保存 24 小时内使用；切小段或小片，常温保存 6 小时或低温保存 12 小时内使用。

②级：在晴天、春（秋、冬）季采摘的根（或四季采集的多年生宿根），净洗后，或制成长段，常温保存 24 小时或低温保存 48 小时内使用；非晴天、植物生长季采摘的根，常温保存 12 小时或低温保存 24 小时内使用；①级根，煎煮取汁或榨汁后，快速冷却，立即冷冻备用。

适宜的土壤和营养盆内移植栽植，随用随采。

③级：在晴天、春（秋）季采摘的根（或四季采集的多年生宿根），常温保存 20 小时或低温保存 60 小时内使用；非晴天、植物生长季采摘的根，常温保存 15 小时或

低温保存 50 小时内使用；②级根，煎煮后，取汁快速冷却，立即冷冻备用。

含水量较少、北方生长的可越冬的根类中药，如新鲜的黄芪、当归、苦参、党参、甘草等，长段或整条根直接冷冻后真空保存（仅限冷冻一次），2~3 个月解冻后数小时内使用。

6. 特殊的肉质茎类

鲜肉苁蓉、鲜锁阳等一旦采挖，需要洗净后，灭菌处理，低温冷藏，4~20 天内使用；或净洗后，蒸熟后冷冻保存，解冻后马上使用。依据不同的保鲜措施、保鲜时间，新鲜程度不同。

7. 种子类

种子类中药在适宜的保存条件下，有效成分不易流失，保存的关键条件是保持干燥。低温冷藏或冷冻保存可以延长保鲜时间。

①级：新收集的种子类鲜药，根据不同的植物生长周期特点，阴凉处保存 5 个月、低温保存 8 个月、冷冻保存 10 个月内使用；新收集的种子类中药，炒熟后常温保存 48 小时、冷冻 1 周内使用。

②级：新收集的种子类鲜药，根据不同的植物生长周期特点，常温保存 6 个月、低温保存 10 个月、冷冻保存 20 个月内使用；新收集的种子类中药，炒熟后常温保存 72 小时、冷冻保存 1 个月内使用。

③级：新收集的种子类鲜药，根据不同的植物生长周期特点，常温保存 7 个月、低温保存 16 个月、冷冻保存 36 个月内使用；新收集的种子类中药，炒熟后常温保存 4 天、冷冻保存半年内使用。

第二章

新鲜中药的发展与中药药性理论

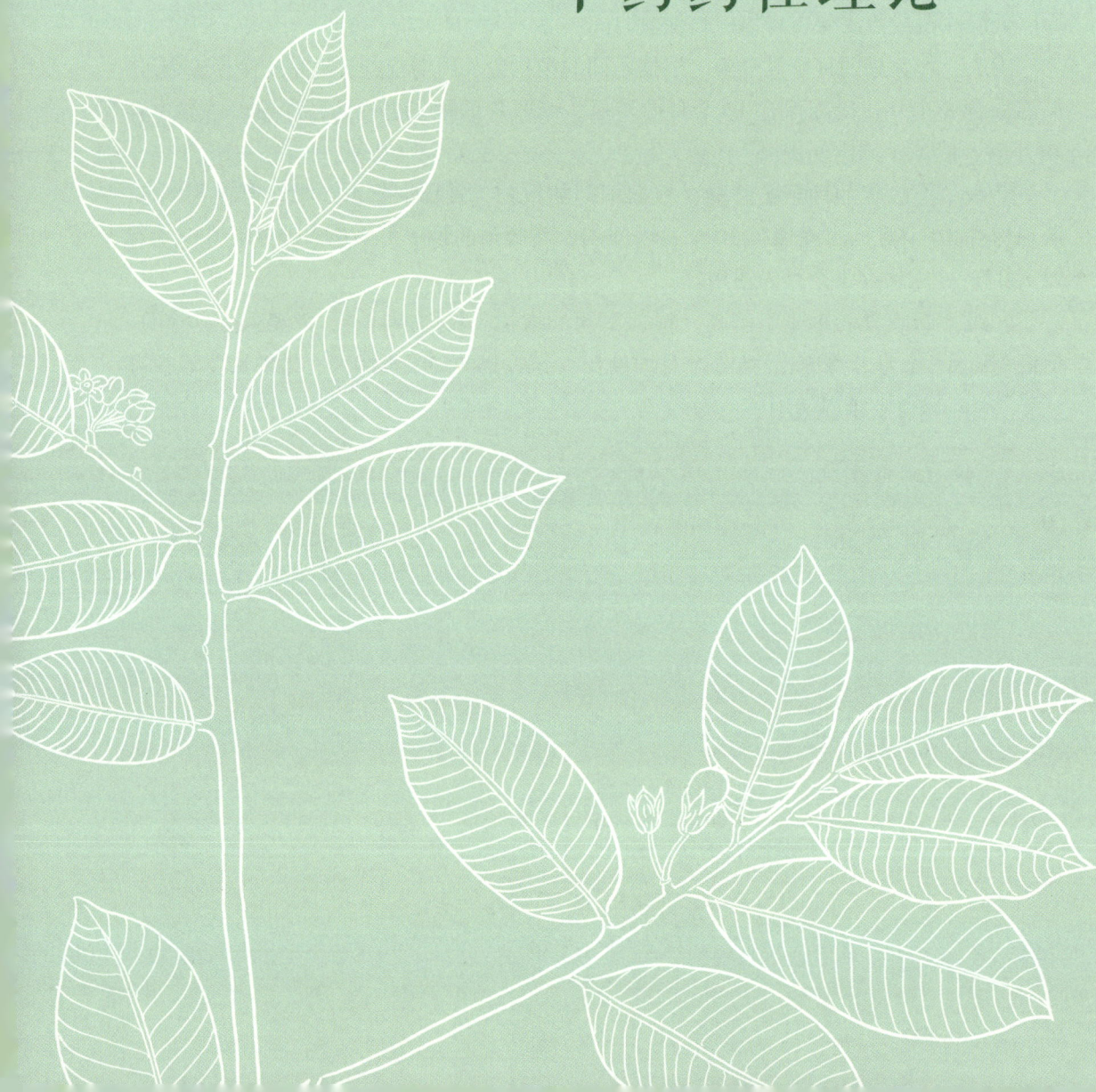

中药的发现及其独特理论体系和应用方式的形成，是华夏祖先在长期医疗实践中积累的经验总结。新鲜中药作为中药不可或缺的组成部分，在中医药学的历史发展中起着至关重要的作用。

随着医药技术的持续进步和各种医学流派的不断涌现，专业化和专门化的趋势日益显著，医学与药学开始逐渐分离。以师徒传承、亲自采药、医药知识结合为特点的传统中医药人才培养模式难以适应现代社会的需求，医药领域变得更加专业化，发展更具自身的特色和优势。然而，医学与药学实际上是不可分割的两个领域。只有通过日常生活中的不断实践和应用，才能真正理解各种药材的性质和作用，尤其在民间，传统的治疗方法仍然广泛流传。例如，有人外出时遭遇雨水和寒冷，出现手脚冰冷、面色苍白、全身不适等外感风寒的症状，回家后，煮一碗姜汤饮用，可以迅速感到身体变得温暖，随着微汗的出现，身体变得轻松，寒气消退，症状得到缓解。这一实例展示了生姜作为温性药材在治疗风寒引起的外感疾病中的效用，体现了中医药在日常生活中的应用价值和实践智慧。

一、新鲜中药的起源与发展

（一）中药的起源与新鲜植物药

中药的起源可追溯至新鲜植物药的使用，这是先民在长期觅食经验积累中形成的智慧。在原始社会，由于生产力水平低下且缺乏现代农业，人们主要依赖渔猎和采集来维持生计。在这一过程中，先民们逐渐积累了关于植物药的知识，这是早期植物药发现的基础。

（二）"尝百草"与中药的发现

"尝百草"的事迹并非仅神农氏一人所为，而是先民们以身尝草、勇于探索的精神体现。《淮南子》记载："神农……尝百草之滋味，水泉之甘苦，令民知所辟就，当此之时，一日而遇七十毒。"神农氏即古代"三皇"之一的炎帝，为寻找可食植物而尝百草。《史记·补三皇本纪》亦提及："神农氏以赭鞭鞭草木，始尝百草，始有医药"。东汉皇甫谧的《针灸甲乙经》及宋代苏颂的《本草图经》均有类似记载。清代俞樾认为，神农尝百草之初是为了拓展可食用充饥性作物，后发现植物的药用价值，经验积累后形成医药专著。

（三）医用经验的传承与积累

医学史家研究表明，母系社会时期的河姆渡遗址中发现菱角、酸枣、芡实等药食两用食物，以及人工堆积的樟树叶，表明先人已知某些植物对人体无害。氏族社会时期，人类使用工具挖掘根茎类植物充饥。进入农业、畜牧业时代，可治病和充饥的品种逐渐丰富。由此可见，中药的起源是我国劳动人民长期生活实践和医疗实践的结果。

（四）蔬菜的发现与新鲜中药

《黄帝内经》提出："药以祛之，食以随之"；《神农本草经》为最早的中药学专著，记载 365 种药物，其中 50 种左右为药用食物；《伤寒杂病论》中的饮食药物指既可食用又能防治疾病的动（植）物及其加工品；《金匮要略》亦载有相关记载。唐代孙思邈的《备急千金要方》设有"食治"专篇，强调先食疗，后用药。现代中药房中，药食两用性中药亦为一大类，通过合理加工炮制，用于调配。新鲜药食两用中药可食用，亦可用于治病疗伤，鲜品疗效往往优于干品。

中医辨证遣方用药过程中，结合四季气候变化、特殊环境条件，调整用药配伍和立法组方，天人合一，整体辨证，将食性与药性有机结合，药食兼顾，全面配合，有助于疾病康复。

（五）药字的出现与意义

《说文解字》中"药"字解释为"治病之草"，明确指出其为治病之物。随着文字的产生和应用，人们开始将药物知识用文字记录下来。目前所知最早的"药"字，出自数千年前古钟鼎类铜器上的铭文（即金文）。自西周以后，"药"字的使用增多，如《书经》中的"若药弗瞑眩，厥疾弗瘳"、《易经》中的"无妄之疾，勿药有喜；无妄之药，不可食也"、《周礼·疾医》中的"以五味五谷五药养其病"等，均表明药是用来治病的。

药的繁体字由"乐"字上面加上植物属性的"艹"组成。从造字来看，是采用本草食用，从艹从乐。字会意来说，食草或用草，恢复快乐，解除疾病，故有药字，因此药是治疾病之草的总称。同时，药如同音乐给人带来的精神与心灵上的愉悦与享受一样，能够通过对阴阳平衡的调节，最终使人们摆脱疾病，恢复健康。

"药"字的出现标志着人们对药有一定的认识，也是人们对所有治病物质功能认识的概括。"药"字的产生，不仅标志着食、药开始分化，而且中药的发明及其形成独特的理论体系和应用形式，均为我国先民先贤在实践中得出的经验总结。

（六）"本草"一词的出现与中药的关联

"本草"一词沿用已有两千多年之久。根据现存文献考证，"本草"之名始于西汉晚期，《汉书》之《平帝记》《郊祀记》《楼护传》均有记载。《帝王世纪》载："黄帝使岐伯尝味草木，定本草经，造医方以疗众疾。"而尝味本草均为鲜药，本草书经所记录的药物是人们日常尝本草所得。韩保升曰："药有玉、石、草、木、虫、兽，而直云本草者，为诸药中草类最多也。"历代本草经所记载的药物有植物、动物、矿物和酿造的饮料食品及少数单一制品等，其中以草类为最多，故名为本草。

"本草"的含义，一是指中国传统医药学中的药物。"本"在《说文解字》中认为"木下曰本。从木，一在其下"，从小篆字形来看，从"木"，下面的一横是加上的符号，指明树根之所在。本义：草木的根或靠根的茎干。"草"本字作"艸"，训为"百艸也"则是草本植物的泛称。而"艸"是立起则为"草"，是有生命之草，当之为新鲜类中药。合则本草，植物的根、茎、枝、叶都是药用部分。自汉代以来，本草二字被大量用于命名中药书籍，同时，本草也逐渐成为具有中国特色的传统药物学的总称。《墨子·贵义》中有"譬若药然草之本"，是最早以本草言药的记录。

二、新鲜中药的应用

（一）民间大量应用鲜药

中医药的起源与人们的日常生活紧密相连，体现了天人合一的理念。新鲜的中草药遍布于广阔的土地上，而在城市中则较为罕见，这主要是因为城市土地资源相对稀缺。因而其广泛应用主要集中在民间，尤其是在农村地区，当地居民面对头痛、发热等常见病症时，常会直接在田间地头采摘新鲜的草药，通过内服或外敷等多种方式进行治疗。在基层社区中，有许多经验丰富的民间医者，他们通过亲身体验、口头传承或私下教授，掌握了大量实用的单方和验方。这些方子大多来源于容易获取的新鲜药材，不仅使用方便，而且疗效迅速。这些民间医者对植物药材往往有着深刻的了解，他们在日常工作中留意植物的生长状况，以便在需要时能够及时利用。当有求医者到访时，他们会亲自上山采集新鲜的中药，以用于治疗各种疾病。

（二）炎黄结盟促进了药医结合

"炎黄"指的是中国古代传说中的两位卓越领袖，炎帝与黄帝。他们的部落联盟战胜了蚩尤族，随后在中原地区定居并繁衍生息，因而被视为汉族的共同祖先，后世子孙自称为"炎黄子孙"。炎帝，即神农氏，相传其组织编纂了《神农本草经》；黄帝，相传其组织编纂了《黄帝内经》。

关于炎帝神农氏尝百草的传说，历史悠久。《史记·补三皇本纪》记载："神农氏作腊祭，以赭鞭鞭草木，尝百草，始有医药"；《淮南子》也记载："神农氏尝百草之滋味，一日而遇七十毒"。这些记载显示，炎帝神农氏通过亲身尝试和体会，积累了宝贵的经验，辨别药性，为民众预防和治疗疾病作出了巨大贡献。在此过程中，他不仅被尊崇为农业的始祖，也被后世医家推崇为医药的鼻祖。

炎帝与黄帝的结合，象征着医药知识的融合，为中医药的理论、法规和方药奠定了基础，使中医药有了明确的指导原则和治疗方法。作为中华文明的始祖，他们将医药学的理念和精髓传播给后世，并使之得以发扬光大，这也是他们被后世尊为中医药之祖的重要原因。

（三）伊尹用鲜物制汤液

民以食为天，日常生活中营养均衡的饮食是养生和预防疾病的重要手段之一。伊尹，自幼聪明好学，不仅精通烹饪技艺，还深谙治国之道，对天文地理有着深刻的了解，并总结出医理知识，将食物与药物结合用于治疗疾病，发明了中药汤剂。

伊尹精通烹饪技艺，通晓天文地理和医药知识，将烹饪、占卜与医药知识有机结合。在烹饪方面，他创立了"五味调和说"与"火候论"，并结合中医养生理念创制了食疗方剂，开创了"药食同源"的先例。他在烹饪中注重"鲜"味，使用新鲜的食材和药材，总结出"调和之事，必以甘、酸、辛、苦、咸，先后多少，其齐甚微，皆有自起"的原则，将食物的五味应用于医药。桂枝汤，相传由伊尹所创，标志着中药方剂的诞生。

伊尹与商汤讨论烹调方法时提出了"和之美者，阳朴之姜，招摇之桂"的观点。据史学家分析，桂枝汤中的桂枝、芍药、甘草、生姜、大枣等均为古代烹饪中常用的调味品，伊尹将这些食材组合成方剂，用于预防和治疗疾病，本质上仍是饮食之方，体现了中医学"药食同源"疗法的起源。当时对药物的功效和毒性了解有限，食疗方剂减少了药物中毒的风险，同时具有治疗和保健的作用，对先民的健康具有重大意义。

汤剂作为中医药发展史上的重要发明，标志着方剂的诞生和新剂型的出现，使中药得到广泛应用，并延续至今。在伊尹发明汤药之前，人们服用药物通常是嚼碎后吞下，存在诸多弊端，如服用多有不便、药效不能充分发挥、服用的药物品种和数量有限等。伊尹引入煎煮方法于药物制剂中，克服了这些弊端。汤剂较将药物直接嚼碎后吞下的服用方法，具有口感好、可同时服用多种药物、服用方便、起效快等优点。从中医理论来看，汤液中多味药物的配合使用，已经具备了"君臣佐使"和"辨证论治"的雏形，为中医方剂理论的形成和发展奠定了基础。中药汤剂成为中医药中应用广泛的剂型。

古人对"汤剂"的解释是"汤者，荡也"，意指其对病邪有清除的作用，显示了其快速见效的特点。汤剂便于药物的配伍和应用，为中医方剂理论的发展奠定基础。汤剂的出现是药物史上的一项重大发明，其减少了药物的毒性，提高了疗效，为生药向熟药、单味药向复味药的转变提供了条件，拓宽了用药领域，拓展了药物研究的发展空间，又促进了医学的发展。

后世医家认为伊尹提到的"生者优良"的说法，意味着未经炮制加工的药材保持了生鲜的状态和药效。《汤液经法》中所记载的中药及食材，大多因效果良好而选用新鲜的药材和食材。伊尹在医药界将生鲜药材与新鲜食材相结合，通过中医理论辨证和烹饪理论，发明了用汤液防病治病的方法，为中医药的发展开启了新的篇章。

（四）新鲜中药是中医药之源

我国应用新鲜中药的历史极为悠久，是劳动人民通过长期的自然实践，利用植物、动物、矿物等，以鲜品形式直接用于医疗，这些原始的医疗行为可以称为中医药的早期形态。尽管上述行为未必能被认定为中医临床上鲜药应用的起源，但新鲜药物的使用无疑先于干品药材。随着社会的发展，中医药学研究逐渐专业化，医生和药师对药材的要求日益严格。医疗实践中，对药材的需求不再仅限于临时采集，而是需要储备多种药材以应对日常治疗需求，受限于当时的保存技术，这些药材往往需加工成干品形式，以便长期保存和运输。因此，随着中医药学研究的专业化和系统化，治疗用药逐渐从新鲜药材转变为以加工干品药材为主。

三、中药"毒"性概念与应用

（一）古人对"毒"药的理解与应用

在古代，中药的作用被分为大毒、常毒、小毒和无毒 4 个等级。西汉以前，"毒药"泛指一切具有治疗作用的药物。《周礼·天官冢宰》中记载："医师掌医之政令，聚毒药以供医事"，而《尚书·说命篇》则提到："药弗瞑眩，厥疾弗瘳"。明代张景岳在《类经》中解释说："药以治病，因毒为能，所谓毒者，因气味之偏也。盖气味之正者，谷食之属是也，所以养人之正气；气味之偏者，药饵之属是也，所以去人之邪气"。古人认为"毒"是天地精华的积聚，其本性在于"以偏纠偏""以毒攻毒"，通过药性味的偏性来进行纠偏，以达到恢复阴阳平衡的目的。药物的偏性越大，其副作用也越明显，这是古人对药物作用的基本认识。

（二）"毒"药在现代医学中的理解

《黄帝内经·素问·异法方宜论》中指出："其病生于内，其治宜毒药"。《黄帝内经·素问·脏气法时论》亦提及："毒药攻邪，五谷为养，五果为助，五畜为益，五菜为充"。王冰注解道："药，谓金玉土石草木菜果虫鱼鸟兽之类，皆可以祛邪养正者也。然辟邪安正，惟毒乃能，以其能然，故通谓之毒药"。中医在使用有毒和无毒药物时遵循严格的规则。张景岳提出："药以治病，因毒为能，所谓毒药，是以气味之有偏也"，这是首次将药物与谷食在概念上区分，也是"是药三分毒"理论的起源。本草文献中，"毒"具有四重意义：一是药物的总称；二是药物的偏性；三是药物作用的强弱；四是药物的毒副作用。东汉时期，《神农本草经》和《黄帝内经》已将毒性视为药物毒副作用大小的标志，并提出了使用毒药治病的方法。

（三）"毒"药治疗疾病与无"毒"养生的平衡

最初的药物源于食物，在寻找食物的过程中发现了药物。有些药物能养生，有些则在人体出现不适时服用用来治病。古代医者认为某些药物具有毒性，因此我国古代典籍中药物多以"药""毒"或"毒药"称谓。《黄帝内经太素》："毒药攻邪，前总言五味有摄养之功，今说毒药攻邪之要。邪，谓风寒暑湿外邪者也。毒药具有五味，故此言之。五谷为养，五谷五味，为养生之主也。五果为助，五果五味，助谷之资"。

《神农本草经》将药物按有毒无毒分为上、中、下三品。上品药为无毒药，总结出"青青沂河草——桑一又，水养生，气益人，果平神，动须勤，滋补肾，汗流背，汁嫩根，草润脉，桃阳心，菊补肺，参济心，米养胃，良神氧，育人醉"等日常用于养生药物的功效及归经。

《神农本草经》中的"汁嫩根，草润脉"表明，有无毒的原始判别是基于人们食用生鲜食品后的亲身体会。食用不明动（植）物后出现的不适，如麻舌、恶心、呕吐、腹痛、腹泻等，使人们认识到某些食物具有毒性。经过亲身尝试，人们将无毒的食物归类为良药，多食有益；将具有一定药物反应的药物归类为毒药，用于治疗疾病。在现代医学实践中，医药从业者需掌握好药物使用的分寸，确保药物的偏性与副作用得到妥善管理，以达到治疗疾病和养生保健的双重目的。

四、中药炮制与功效

（一）中药炮制的起源与发展历程

中药炮制的起源与中药的发现和应用紧密相连。在治疗疾病的过程中，人们逐渐认识到，尽管某些药物具有显著疗效，但若使用不当，可能引发不良反应。为了降低或消除这些药物的毒性，人们开始借鉴食品烹调技术，利用火进行处理，这便是中药炮制的雏形。随着时间的推移，人们发现新鲜中药不利于长期保存，而干燥后的中药更易于保存且不易变质，因而开始广泛使用干品中药及其炮制品。中医药理论的逐步形成与发展，使得人们对药物的应用有了更深入的认识。医药学家们根据临床经验，对药物的加工、保存等提出了不同的要求，如晒干生用、保鲜、蒸、炒、炙、煅等，形成了不同的中药炮制方法。

（二）火的使用与中药炮制的起源

中药炮制的历史可追溯至原始社会，最初的形式为"炮炙""制造""修治""修事"等，这些名称虽异，但实质内容相同，均涉及使用火对药物进行加工处理。从字义上分析，"炮"和"炙"均与火的使用有关，代表了中药加工技术中的火处理方法。《说文解字》中"炮"的解释为"炮毛炙肉也"，而"炙"则解释为"炮肉也，从肉在火上"。这些解释表明，炮炙的概念源于日常的食物加工。同时，炮制中药的技术也是在寻找食物的过程中逐渐发现的。火的使用不仅改善了食品的口感，还有助于身体健康。《淮南子·本经训》中提到，钻燧取火，可以补充"人械不足"，更重要的是，火的使用使得熟食成为可能。《韩非子·五蠹》中描述了上古时代人们食用生果和蚌蛤，因腥臊恶臭而伤肠胃，多疾病。后来有圣人发明了钻燧取火的方法，以化腥臊，使人民得以悦食，从而被尊为王，号为燧人氏。因此，古人在使用药物时，也采用了相应的食品加工方法，如洗涤、切成小块等，以便于服食。同时，一些新鲜类中药通过火制后，由生食变为熟食，也为药物的炮炙加工方法奠定了基础。到了夏商时代，陶釜、陶盆、陶碗、陶罐等陶制器皿的广泛使用，为汤液的发明创造了条件，再加上酒、醋和油、盐的发明，以及人们对烹调技术的掌握，都对制药的发展起到了促进作用。

（三）中药炮制的功效与影响

中药炮制的目的在于合理炮制和配伍，以增效减毒。例如，新鲜的萱草花（黄花菜）、豆角等含有毒性，但通过蒸熟、开水焯熟或炒熟后食用或药用，可以消除其毒性。鲜地黄的寒凉之性较大，容易导致腹泻，若与鲜藿香、生姜、炮姜等配伍使用，可减少腹泻等不良反应。鲜当归、鲜北沙参的根皮、鲜山药等可能导致皮肤过敏反应，通过煎煮、蒸熟、炒熟后食用或晒干应用，基本上不会引发过敏反应。

然而，中药炮制中的"减毒"是否正确，有时可能实际上是减效。中药的"毒"在现代中药学中指的是药理毒理，即药效。药效在可控制的范围内能够治疗疾病，超出这一范围则可能对人体造成伤害。确实，一些药用成分具有一定的毒性，应当去除。但是，一些不恰当的炮制方法可能导致药效的减弱，这是不可取的。例如，一些新鲜类中药在干燥过程中为了方便保存，可能会丢失许多有效成分；还有一些中药在去除被认为是非药用部分的过程中，也丢失了有效成分；此外，一些干品中药材在加工切碎的过程中，进行泡、煮等不必要的加工，同样可能导致有效成分的流失。因此，在干燥或加工过程中丢失了一部分有效成分的新鲜中药，不应被去除。这些成分具有很好的治疗和预防疾病的功效，因此，这部分中药的过度炮制实际上是减效，其目的仅仅是为了方便保存。

（四）炮制与中药功效

1. 炮制前后补泻不同

一般规律是生泻熟补，即生药主泻，熟药主补。例如，生何首乌味苦性寒，具有通便、解疮毒的作用；制成制何首乌后，性质变为甘、温，主要功效为补肝肾、益精血、乌须发。甘草蜜炙后，功效由清热解毒变为补中益气；生地黄制成熟地黄后，功效由清热凉血变为滋阴补血。

2. 补药炮制后可增其效

具有滋补作用的中药经过炮制后，可以增强其滋补效果，达到补而不腻的目的。例如，蜜制后的黄芪增强了补中益气的作用；补骨脂经盐制后，增强了温肾助阳、纳气、止泻的作用。

3. 泻药炮制后可伐其过

泻药经过炮制后，可以使其泻下作用变得缓和。例如，生大黄味苦性寒，具有峻泻作用，蒸制成熟大黄后，泻下作用变得缓和，更适合年老体弱患者使用。大戟、芫花经醋制后，可降低毒性，缓和泻下，减少腹痛的副作用。

综上所述，中药炮制是中医药学中的一个重要环节，不仅能够减少药物的毒性，还能增强药物的疗效，使药物更好地服务于临床。正确的炮制方法对于保证中药的安全性和有效性至关重要。

五、中药药性理论

（一）药味概念与起源

在古代，中药的鉴别主要通过尝味来进行。五味是中药性味理论的基础，这些药性作用的产生依赖于五味。五味的概念起源于远古至西周时期，这一时期对味的认识主要有3点：一是味的本义是滋味，是真实存在的感觉；二是味的获得主要是通过口尝这一活动；三是人们已经能够对味进行划分，并能够辨别几种滋味，如甘味、苦味等。

五味的概念最早见于《尚书·洪范》，其中："润下作咸，炎上作苦，曲直作酸，从革作辛，稼穑作甘"。这是有关五味的最早记载。春秋至西汉时期是五味理论的起源与奠基期，这一时期阴阳、五行学说兴起，滋味被功能化，已不同于春秋以前真实存在的滋味，五味的称谓由此产生。《周礼·天官冢宰》中："五味是醯（味酸），酒（味苦），饴、蜜（味甘），姜（味辛），盐（味咸）……以酸养骨，以辛养筋，以咸养脉，以苦养气，以甘养肉，以滑养窍"。需要说明的是，这一时期的五味理论专指饮食而言，与药物无关。

随着理论的发展，五味理论被引入中药，并产生了药味理论。南北朝时期的《辅行诀五藏用药法要》最早尝试将五味理论与中药药味两部分内容进行融合，并力图建立一个完整的中药五味理论系统。北宋中前期的主流本草如《开宝本草》《嘉祐本草》《证类本草》等延续了东汉至五代的中药五味标定方式，即以口尝结果进行新药药味的标定，并以基原考订与口尝检验相结合对已有药味进行修订。北宋后期及南宋、金、元时期，受理学思想的影响，本草学家用五味理论来探讨药味与药物功效之间的关系，导致《本草衍义》《珍珠囊》《药类法象》等本草著作中都相继出现了药味理论。此外，《绍兴本草》《宝庆本草折衷》等书中还出现了以类相推的药味。这些药味与口尝药味同时存在于本草著作中，但仍以口尝药味为主。这一时期的五味理论也得到了深入而全面的研究，并朝着多样化的方向发展，在继承唐以前理论的基础上，产生了新的中药五味理论。受法象思想的影响，气味阴阳薄厚理论融入了药物升降作用趋势，产生了气味阴阳薄厚升降理论以及药物薄厚升降浮沉理论。

（二）五味

五味，指的是辛、甘、酸、咸、苦5种基本味道。辛味，具有发散和行气、行血的功效。通常，解表药、行气药、活血药均含有辛味。辛味药物主要用于表证和气血阻滞的症状。例如，苏叶具有发散风寒的功效，木香能够行气以除胀，川芎则能活血化瘀。《黄帝内经》中提到："辛以润之"，意味着辛味药物还具有润养作用，如款冬花能润肺止咳，菟丝子则能润肾。尽管大多数辛味药物以行散为主要功效，但"辛润"之说并不具有普遍性。此外，一些芳香药物也归类于辛味，即辛香之气。这表明辛味不仅与味觉有关，也与嗅觉相关。随着中外交流的发展，外来香料和香药不断传入，到了宋代，香药应用范围扩大，对芳香药物作用的认识也日益丰富。具有芳香气味的辛味药物，除了能散、能行的特点，还具有辟秽、化湿、醒脾开胃、开窍等作用。

甘味，具有补益、和中、调和药性和缓急止痛的功效。滋养补虚、调和药性及止痛的药物多含甘味。甘味药物主要用于正气虚弱、身体疼痛以及调和药性、解毒等方面。例如，党参能补肺益气，甘草则能调和药性并解除药食中毒。

酸味，具有收敛和固涩的作用。固表止汗、敛肺止咳、涩肠止泻、固精缩尿、固崩止带的药物多含酸味。酸味药物主要用于体虚多汗、肺虚久咳、久泻肠滑、遗精滑精、遗尿尿频、崩带不止等症状。如五味子能固表止汗，乌梅可敛肺止咳，五倍子能涩肠止泻，山茱萸则能涩精止遗。

苦味，具有清泄火热、泄降气逆、通泄大便、燥湿、坚阴（泻火存阴）的功效。清热泻火、下气平喘、降逆止呕、通利大便、清热燥湿、苦温燥湿、泻火存阴的药物多含苦味。苦味药物主要用于热证、火证、喘咳、呕恶、便秘、湿证、阴虚火旺等症状。例如，黄芩、栀子能清热泻火，杏仁、葶苈子能降气平喘；大黄、枳实则能泻热通便，龙胆、黄连能清热燥湿，苍术、厚朴则具有苦温燥湿的功效，知母、黄柏则能泻火存阴。

咸味，具有泻下通便、软坚散结的功效。泻下或润下通便及软化坚积、消散结块的药物多含咸味。咸味药物主要用于大便燥结、瘰疬痰核、瘿瘤、癥瘕痞块等症状。如芒硝能泻热通便，海藻、牡蛎能消瘰散瘿，鳖甲、土鳖虫则能软坚消癥。《素问·宣明五气篇》中提到"咸走血"，即咸味入肾，心主血，咸主血即以水胜火之意。大青叶、玄参、紫草、青黛、白薇等均具有咸味，并入血分，同时具有清热凉血解毒的功效。《素问·至真要大论》中说："五味入谓，各归所喜攻……咸先入肾"，因此，紫河车、海狗肾、蛤蚧、龟甲、鳖甲等入肾经的咸味药物都具有良好的补肾作用。

淡味，指的是淡而无味，具有渗湿利水的功效。因此，许多利水渗湿的药物都含有淡味。淡味药物主要用于水肿、脚气、小便不利等症状。例如，薏苡仁、通草、灯心草、茯苓、猪苓、泽泻等。《神农本草经》未提及淡味，后世医家有主张"淡附于甘"的观点，但淡味与甘味的作用各有特点，应分别论述。

涩味，与酸味药物的作用相似，主要用于虚汗、泄泻、尿频、遗精、滑精、出血等症状。如莲子能固精止带，禹余粮能涩肠止泻。本草文献常以酸味代表涩味功效，或与酸味并列，标明药性。

"五味"是对药物味道的总称，然而药物的味道远不止五种，且多数药物含有多种味道。对于这些药物的功效认定，必须全面综合并结合临床疗效来认识。同时，药物的采收期不同，味道也会有所差异。药物在生长过程中，受气候、土壤、肥力等因素的影响，味道也会有所不同。此外，药物在干燥过程中，味道也可能发生变化。因此，古籍中的药味，应指的是生鲜药的味道，而非干燥及加工炮制后的味道。上述五味作用仅是药性的一部分，全面认识药物性能，还需结合药物其他特性。

（三）四气

四气，即温、热、冷、寒4种性质，最早见于《神农本草经·序录》。根据阴阳学说，万物皆由阴阳二气而生。温热属阳，寒凉属阴。具体到某一种事物，往往是阴阳中的一种成分偏盛，另一种偏衰。阴偏盛者性凉，阴气隆盛者性寒；阳偏盛者性温，阳气隆盛者性热。寒凉可用于热病，温热可用于寒病。同性质中还有程度上的差异，温次于热，凉次于寒。本草文献中还有"大热""大寒""微温""微凉"的描述，是对中药四气程度的进一步区分。

四气的由来与天人合一学说和四季推测学说有关。寒热药性是通过药用植物的生长环境和采收季节等条件推测而来。天有四季，则药有四气。四气原指气候，后被引入本草，医药学家根据植物的生长化收藏规律，将其作为药物寒热理论。中药四气应季论源于《黄帝内经·素问》，定于《神农本草经》。清代高士宗在《素问直解》中："四气调神者，随春夏秋冬四时之气，调肝心脾肺肾五脏之神志也"，表明《黄帝内经》中的四时即四季。四气指春夏秋冬四时的气候，即春温、夏热、秋凉、冬寒。李中梓认为，药性之温者如春，生万物；药性之热者如夏，长万物；药性之凉者如秋，肃万物；药性之寒者如冬，杀万物。缪仲醇进一步阐释，微寒者感春之气，大热者感长夏之气，平者感秋之气，大寒者感冬之气，认为药物的四气禀受于天，由四时季节气候的差异引起。

此外，人们在日常生活中通过观察总结出寒凉温热的属性。例如，本草古籍记载凝水石在夏天能使水结成冰，故其性大寒。绿色植物性偏寒，如蒲公英、败酱草、绿豆等；红色植物性偏热，如辣椒、胡椒、枣等。水生植物偏寒，如藕、海带、紫菜等；陆地植物性热，如高良姜、生姜等。背阴朝北的食物性偏寒，如灵芝、凤仙草、黄连等；高空喜阳植物性偏热，如黄芪、紫苏等。

进一步分析药的四气，是入腹知性学说。《神农本草经》提到，知味而知四气，指出性气有五，包括平性。《黄帝内经·素问》中提到，能减轻或消除阳热病症的药物性寒凉，能减轻或消除阴寒病症的药物性温热。温热性质的药物主要用于寒性病证，寒凉性质的药物主要用于热性病证。其中的寒热论述，确立了"疗寒以热药、疗热以寒药"的基本原则，是中药实践和理论发展的重要里程碑。徐大椿提出"入腹则知其性"，药性寒温是根据药物作用于人体产生的效果和疗效概括出来的，与治疗的疾病性质相对应。从味道上看，味甜、辛的食品性热，如薤白、胡椒、花椒等；味苦、酸的食品性寒，如苦地丁、黄连、木瓜等。生姜、蜀椒入口知热；朴硝、石膏入口知寒，是基于尝后的感受。入腹知性说是基于日常生活中的实践，以中医理论为指导，以机体用药后的反应为依据确定药物的寒温性质，具有可行性、实用性和可操作性。

两种学说从不同层面揭示了四气的不同内涵。药物受自然之气影响，入腹知性说揭示了药物的性能，是四气理论产生和发展的基础。

自然之气，即药物生鲜状态下的本性，无人为干预。病症有寒热之分，药性有温凉之异。《神农本草经》提出"疗寒以热药，疗热以寒药"，《黄帝内经·素问》提出"治寒以热，治热以寒"，根据疾病阴阳盛衰和寒温性质，选用相应的寒性或热性药物进行辨证论治。遇真寒假热证或真热假寒证时，需明察秋毫，辨证用药。复杂多变的证候，如表寒里热、上热下寒、寒热中阻等，应分清主次，寒热并用，全面治疗。

《黄帝内经·素问》中提到："用热远热，用温远温，用寒远寒，用凉远凉"，意味着应根据季节变化调节用药。炎热季节宜用热性药，温暖季节宜用温性药，寒冷季节宜用寒性药，清凉季节宜用凉性药。应根据患者病情考虑施药，遵循"热无犯热，寒无犯寒，从者和，逆者病"的原则进行辨证用药。

在中药炮制过程中，如鲜地黄、生地黄经过高温蒸制（清蒸或加黄酒）后，转变为"熟地黄"，这是一个由寒转凉再到温的过程。热性药在加工炮制过程中，温热性会有所减缓，如炙麻黄，属温性，蜜炙后辛温之性减轻，减少发汗功效。温热药加温炒制，破坏辛散成分，减少温热之性。

（四）升降浮沉

升降浮沉是中医药学中对药物作用效果的一种归纳总结，体现了中医药学理论的深化与发展。古人通过观察自然现象与药效规律，发现冬至时地气上升，阳气萌发，春至夏至阳气达到极点，之后逐渐收敛下降，至冬至又重新开始循环。药物作为自然界的组成部分，同样具备升降浮沉的特性。

《黄帝内经》指出："人与天地相参，与日月相应"。自然界赋予人类丰富的物质资源，同时也提供了治疗疾病的良药。通过类比归类法，对本草植物的升降浮沉特性进行总结。《本草蒙筌》中提到，药物的升降浮沉与其部位有关："生苗向上者为根，气脉行上；入土垂下者为梢，气脉下行。中截为身，气脉中守。上焦病者用根；中焦病者用身；下焦病者用梢。盖根升梢降，中守不移故也"。

1. 花和叶多升散

花和叶生长在植物的表层或顶端，花的清香和叶的水分蒸发均具有升散特性。叶类及花类药材，生鲜时气味浓烈，与空气接触面大，升散作用显著，干燥后减弱。叶入药，质轻走上，治疗外感表证、皮肤疾病，如桑叶、荷叶、鱼腥草、蒲公英等；金银花、菊花多治疗头面部疾病；茉莉花、玫瑰花、合欢花则行头腑，清脑安神，解郁，治疗抑郁。花虽主升散，但也有例外，如旋覆花具有主降。

2. 子实多降

子实为植物的果实，成熟后回落大地，具有降气、降逆下行的作用。如苏子、葶苈子、白芥子、莱菔子、五味子、车前子等，种子成熟后落地生根发芽，多主降。根据天人合一的思想，植物作用于人体，也具有下降作用。桃仁、杏仁、柏子仁、酸枣仁等种子含有油性，能润下通便。子实还能补益肝肾、明目，如枸杞子、决明子、车前子、白蒺藜、桑椹等。但也有例外，如蔓荆子、苍耳子具有主升，且性凉，质地轻，可用于升散头面之风。

3. 枝走四肢

植物的枝丫对应人体的四肢，治疗四肢疾患。如桑枝用于胳膊痛、手指发麻，桂枝可用于风寒引起的四肢不适。

4. 梗通上下

梗作为植物的主茎，是养料输送的通道。茎能升能降，如紫苏梗、藿香梗在人体内能通气、调气，完成升降中的调气作用。

5. 根的升降

根多降，质重液多者降；带气者具有升降性。根分根头、根身、根尾，根头上行活血，根身守中养血，根尾下行破血。如当归可分为头、身、尾三部分，各具不同作用。根还分主根和根须，根须往下走，具有攻破作用，能走细络。甘草调和诸药，甘草梢走下焦，用于小便带血、小便刺痛。丹参主根通大络，细根通毛细血管。

根类中药多具有补益功能，如人参、黄芪、当归、熟地黄、何首乌、麦冬等。根在植物最底层，多在秋冬季节成熟，故具有补益功效。

6. 以形态论沉浮

植物的"节"走人体关节，如松节；"皮"走体表，如生姜皮、桑白皮、茯苓皮等；"芯"入心，如莲子心、灯心草、连翘心等；"络"通络，如丝瓜络、橘络等；"藤"上行通经，如鸡血藤、红藤、青风藤等；"刺"破（气、血等），如皂角刺、三颗针等；内实者多用于内实证，如扁豆、芡实、薏苡仁等；外实里虚中空者多有发表作用，治外感表证，如芦根、白茅根、薄荷等；中空发汗除风寒，如麻黄、葱白、苏梗等；外观枯燥者多行气理气，如木香、薤白、生黄芪、枳壳等；外观润泽而有光者善入血治血分病症，如桃仁、红花、当归、熟地黄等。

7. 质重而下行

金石、介类药，质重沉下行。介壳类如牡蛎、珍珠母、穿山甲等，具有突破、软坚化结之功；矿石类如磁石、代赭石等，具有降逆沉降之功。

8. 五色行五脏

五色与五脏相应。白色多入肺，如白前、川贝母、桑白皮；赤色多入心，如丹参、枸杞子、红花；黄色多入脾、胃，如泽泻、苍术、黄芪；青色多入肝、胆，如青蒿、青皮、青木香；黑色多入肾，如肉苁蓉、女贞子、补骨脂、桑椹等。

9. 动物药，以形补形，经性用性

动物药为"血肉有情之品"，与人体脏腑组织结构类似，易于吸收。大型动物药如鹿茸峻补真阳，龟甲大补真阴，鹿筋补筋骨，蛤蚧定喘补肺，鹿鞭温补真阳等。小型虫类药活动灵敏，搜风透骨，多具毒性，如全蝎、蜈蚣、地龙、白花蛇、乌梢蛇等，具有飞者升、走者降的特点，治疗顽固性头痛、风寒湿痹、肢体麻木、筋脉拘挛等。

10. 根据植物生长地

本草植物生于阴暗潮湿处，多性寒凉、沉降、清热养阴；生于向阳干燥之地，多性温、升阳、驱寒温阳。

11. 气味因素

药物的气味厚薄影响其升降浮沉。气味薄者如苏叶、金银花主升浮，气味厚者如熟地黄、大黄主沉降。性温热，味辛、甘的药品为阳性，多升浮；性寒凉，味酸、苦、涩、咸的药为阴性，多沉降。

12. 人为因素

药物的升降浮沉在一定条件下可转化。炮制和配伍是主要影响因素。干燥法炮制过程中，药物的升浮或沉降力度可能减弱。炮制过程中添加酒、姜汁、醋、盐水等可改变药物作用。配伍不同也可改变药物的升降浮沉作用。脏腑气机的升降出入与四时之气相关，中医结合时气特点辨证用药。

药物配伍运用上，升降浮沉的性用不同，治法也有因势利导的变化。临床上有升降气机、升降肺气、升降脾胃、升阳泻火、升阳散火、升降相因、升水降火、开上通下、提壶揭盖、上病下取、轻可去实、逆流挽舟、釜底抽薪、行气降气、引火归原、介类潜阳等十八大法。临床用药应重视整体辨证，分清因果关系，注意脏腑联系，如《黄帝内经·素问·六微旨大论》所言："亢则害，承乃制，制则生化"。

（五）药性归经

药性归经的产生源于药物对疾病定位和疗效的概括。药物归经理论的起源和形成可追溯到先秦的文史资料及秦汉以来的医药文献。《左传》中的"病入膏肓"典故及扁鹊的论述说明了病位和药物到达的地方。《黄帝内经》的脏腑、经络、药理学说，以及其《素问·宣明五气篇》中的味归经规律，都是归经理论的早期记载。《名医别录》中的"韭归心，葱归目，薤归骨，蒜归脾肾"等，进一步明确了药物定向定位的概念。

张仲景的《伤寒杂病论》创立了六经辨证与脏腑辨证体系，特别是分经论治理论和方法，对后世药物功效范围的总结和归纳起到了重要作用。唐宋时期的医药文献如《食疗本草》《本草拾遗》《本草衍义》《苏沈良方》等，都部分论述了药物定向定位的归经作用，并逐渐与脏腑经络联系在一起。金元时期张元素在《珍珠囊》中首次将归经作为药性内容记载，王好古的《汤液本草》和徐彦纯的《本草发挥》汇集了金元时期医家对归经学说的见解。明代的《本草品汇精要》和《药品化义》将"行某经""入某经"作为论述药性的固定内容。

　　归经作为药性名词，是清代沈金鳌在《要药分剂》中正式提出的，正式将"归经"作为专项列于"主治"项后说明药性，并以五脏六腑之名作为归经的对象。《松厓医经》《务中药性》系统总结了十二经归经药，《本草分经》《得配本草》列出及改订入各奇经八脉的药物。温病学派的兴起，又产生了卫、气、营、血及三焦归经的新概念，使归经学说更加完善。

　　中药归经是药物作用于机体一定范围内的概念，不同的药物具有各自的作用范围。由于"五味入胃，各归所喜"，加工炮制后味道和气味可能发生变化，鲜药与干品药材的归经可能有所不同。炮制时加入的辅料对脏腑经络具有一定的选择作用，使用归经相同的辅料进行炮制可以增强药物在特定脏腑经络的疗效。例如，甘草蜜炙后可增强补脾作用；补骨脂盐水炒后可增强补肾作用；莪术醋煮后可增强入肝经消积的作用。

（六）中药治则与功效

1. 补、泻为中药治则之本

　　补、泻作为中医药学中两种基本的治疗法则，源于日常生活中的实践经验。补法起源于人们在饥饿时通过食物补充以缓解不适的经历。若食物补充后症状未缓解，则需借助药物进行补充。人们发现，除了日常食物具有一定的补益作用外，一些药用植物和动物也具有类似的补益效果。与补法相对立的是泻法，其是指在进食后若病症加重，通过导滞消食、促使肠道畅通的方法来治疗，即泻法。从补泻的对立面和生理角度来看，人从婴儿到成年人的生长过程中需要补充营养，而当补充过量时则需要泻法来调整，因此补法的发现早于泻法。

　　补、泻是针对疾病虚实两种不同状态的治疗方法。疾病的过程虽然复杂多变，但可以用"虚"和"实"来概括。药物的补性作用主要是补益人体亏损、增强机体功能、提高抗病能力、改善虚弱症状，如益气、补血、滋阴、壮阳、生津、安神、填精、益髓等类药物。而泻性作用主要是祛除病邪、调整脏腑功能、制止病势发展，如解表、泻下、行气、活血祛瘀、利水渗湿、祛痰、消导等类药物。药物的补泻作用往往是复杂多样的，一种药物可能同时具有补的作用和泻的作用，且随着不同的配伍应用而显现不同的效果。例如，《黄帝内经》中提到："形不足者，温之以气；精不足者，补之以味……其实者，散而泻之……血实宜决之，气虚宜掣引之"，说明了补泻在治疗上的应用原则。药物的补泻作用，并非单补单泻，往往是错综复杂的。

　　在中医治疗中，补、泻法则的应用首先需要辨清病情的虚实。一般而言，虚证应使用补性药物，实证应使用泻性药物。例如，气虚、血虚的虚证应使用补气、补血的补益药治疗；气滞、血瘀的实证则应使用理气、活血祛瘀等泻性药物。同一寒证中，阴盛的实证需用驱散寒邪的泻性药物，而阳衰的虚证则需用扶助阳气的补性药物。同一热证中，阳盛的实热证需用清热泻火的泻性药物，阴虚的虚热证则需用养阴生津的补性药物。然而，疾病的虚实往往是相互夹杂的，治疗时应虚实兼顾，补泻并用。临床上还有"虚则补其母，实则泻其子"以及"以泻为补"或"以补为泻"的灵活应用方法。

2. 中药功效

中药的功效是在长期实践中总结出来的。最初，人类在生产活动中，饥不择食，出现中毒。经过反复试验，逐渐形成了对某些动植物可食、某些不宜食用的认识。随着时间的推移，当身体出现不适症状时，通过食用或外用一些中药，症状得以缓解或消失。例如，原本腹胀便秘的人食用大黄后症状缓解，从而认识到大黄能治疗便秘，这便是药物的初步认识。这种认识经过无数次的实践，从口耳相传到结绳契刻，最终形成文字记载，逐渐发展成为中药知识的体系，也就是中药功效的初步认识。

在生活中，各种食物的气和味可对人体产生不同的反应，这就是药物的功效。中药功效的发现是人们在烹饪和享用食物过程中逐步发现和认识到的。例如，瓜果的甘、酸、涩、苦等味道，生姜、萝卜、葱白、苦瓜、鱼腥草、马齿苋的温热、寒凉等性质，往往需要亲身体会才能感知。西藏高原上的人们发现，野生植物西藏大黄的新鲜茎和叶柄是可食用的，食用时发现其能促进消化，消除油腻食积，同时，大黄的根具有泻下作用，能治疗发热、头胀痛、眼红翳障、口渴、烦躁、口舌生疮、腹部胀满、大便不通等。

"功效"是对中药应用的总结，《汉书》中已有广泛使用。《神农本草经》论述药物时，功效与主治不分，如五味子"主益气，咳逆上气，劳伤羸瘦，补不足，强阴，益男子精"，其中"主益气"等属于功效范畴，而"咳逆上气"等则是主治。白芷"主女人漏下赤白，血闭，阴肿，寒热，风头侵目泪出，长肌肤，润泽可作面脂"，其中"长肌肤"等属功效，而"主女人漏下赤白"等则是主治。

魏晋南北朝、唐宋时期的《本草经集注》《新修本草》及《图经本草》等，功效与主治基本延续前本草的记录方法，两者记录在一起。

金元以来，临床实用性本草成为主流，药性歌赋和便读类手册大量出现。这些本草著作受文字数量限制，要求朗朗上口，便于记诵，客观上有助于药物功效的总结。

明清时期，本草在载录药物主治的同时，更加着力于对药物功效的归纳。龚廷贤《药性歌》所录药性歌240首，绝大多数药物立足于归纳或转载功效。如人参"大补元气"，黄芪"敛汗固表，托里生肌"，白术"健脾强胃、止泻除湿"，熟地黄"滋肾补血、益髓填精"，附子"回阳"等。同时，已重视对相似药物功用异同的比较。如李中梓《本草征要》载："苍术与白术功用相似，补中逊之，燥性过之"。《本草求真》指出："二活（羌活与独活）虽属治风，而用各有别"。如此之类，在明清本草俯拾即是，其对功效认识之深入由此可见一斑。

明清时期中药功效的发展使得功效在临床中药学中的核心地位逐步被确立。如《本草纲目》谓"（紫草）其功长于凉血活血，利大小肠"，清·汪昂《本草备要》表述得更明确："本草第言治某病某病，而不明所以主治之因，医方第云用某药某药，而不明所以当用之理"，并意识到只有以药物"功用"统摄应用才能解决这一问题："每药……乃发明其功用，而以主治之证具列于后，其所以主治之理，即在药物功用之中"。这种长足进步是与明清时期以前药物应用经验的大量积累和医药学理论的逐步完善分不开的。

（1）对证功效　又称对因功效，是指某一中药对某一证具有调整作用的概括。如人参、黄芪的补气功效，就是针对气虚证而产生的作用。这种以"证"为目标的功效是中医处方用药的主要方式，也是中药在临床上最为突出的特色标志，构成了中药功效理论的主体，是中药药理学研究的重点。如临床上常见的肺阴虚，采用补阴益肺法，可采用北沙参。

（2）对症功效　是某一种药对某一症状具有调整作用的概括。如茵陈退黄，延胡索止痛，三七止血，半夏止呕等。对症功效是中药消除或缓解患者痛苦症状或临床体征的作用，是中药功效的重要构成部分，在中医治疗理论与临床应用上具有重要的意义。

（3）对病功效　是指某一中药对某一特定疾病所具有的独特疗效的概括，含有专病专药的性质。如使君子驱虫、马齿苋治痢疾等。中药的对病功效有利于提高临床的疗效及其确定性，也为临床无证可辨的疾病提供了有效的药物。尤其病证结合是目前中医治疗疾病的主流模式，结合现代疾病，许多中药治疗疾病的功效已无法用传统中医病名用语进行解释，如降血压、降血脂、抗肿瘤等现代医学用语也汇入其中。因此，对病功效也是中药药理学未来研究的重点。

许多中药因加工炮制的方法不同，其功效也会不同。如新鲜的生地黄，现处方名叫"鲜地黄"，有滋阴、清热、凉血、止血的功效；晒干后，就叫"干地黄"，处方名叫"生地黄"，形状大的叫"大生地黄"，细小的叫"细生地黄"或"小生地黄"，有补血、滋阴、凉血、止血功效；经过蒸熟的生地叫"熟生地黄"，处方名叫"熟地黄"，简称熟地，有补血、滋阴的功效。三种地黄比较起来，鲜地黄偏于清热、凉血，大生地黄既能清热，又有滋补功效，而熟地黄则偏于滋补了。再如何首乌，经过蒸熟的何首乌叫制何首乌，有补血及补肾益精功效；晒干的叫生首乌，有润肠、通便等功效；未经制过的新鲜的鲜首乌，功效与生首乌相似，但鲜首乌润肠、消肿功能较好，因此鲜首乌的别名又叫"红内消"。

中药取自于大自然之植物、动物、矿物质等，其药用部位不同也常导致功效的不同。如当归是取其根部使用，而当归的根因其使用的部位不同，又分为归身、归头、归尾和全归，古云"归头补血、归身养血、归尾破血、全归活血"。又如莲藕，鲜莲藕能止血、解渴、解酒毒；藕节能止血；莲子能滋养、安神；莲子心能清热、安神；莲须能固精止血；莲房能止血、祛瘀；莲梗能通气、宽胸、通乳。再如荷叶能清暑、解热；荷蒂能安胎、止血、止泻；荷花可清暑、止血。另外，还有同属一株药，其根收、枝散，如麻黄发汗，则根能收汗。

六、新鲜中药与中药饮片的比较

两者概念与特色

新鲜中药是指具有生命活力、细胞完整、成分未遭破坏的活性整体，因此药效保持原状。部分鲜药在经过堆积沤处理和干燥后，药用成分发生转化，导致药效改变，如玄参的加工干燥过程。中药饮片经过风干或常温快速干燥，有效成分部分丢失，药效相应减弱。例如，根类植物的挥发性气味不占主导，鲜品具有较强的滋润性、寒凉性，而干品则功效减弱；对于富含挥发性成分的药物，如清热解毒类、凉血类、滋阴润肺类、利尿类、芳香化湿类等，鲜药如薄荷、藿香、鱼腥草等，功效亦减弱。

中医的治法可分为补、泻、寒、热、润、燥6个要素，新鲜中药在这些方面具有明显优势。

1. 寒凉性药鲜品较干品偏凉

寒凉新鲜中药适用于热性、阴虚急证、表证及伏暑、伤暑血热等证。临床用药多取其凉润之性，以达到清热润燥的效果。鲜药擅长清热凉血、深入血分，对血热妄行造成的吐血、衄血、便血、崩漏下血等症具有较好的疗效。例如，鲜芦根、鲜茅根、鲜侧柏叶、鲜小蓟、鲜大青叶、鲜地锦等。

鲜药含有较多水分，受热后水分蒸发，这一过程实质上是经历了一次由寒到热的炮制过程。就同一药品而言，鲜品与干品相比，其寒凉之性更强。如地黄，《景岳全书》记载："生地黄，味苦甘，气凉。气薄味浓，沉也，阴也。鲜者更凉，干者微凉"。清代张德裕在《本草正义》中指出鲜、干地黄的不同："《别录》生地黄一条，云大寒，则以新采得者而言，故结以'皆捣饮之'四字，谓捣饮其自然汁也，较之干者已经日曝，自有不同。其治鼻衄吐血者，指气火升腾，挟血上逆，妄行汹涌而言，如大吐大衄之属于气火有余者，是宜以大寒直折其逆上之势。而下血溺血之实症火症，亦同此例"。

鲜药凉润多汁，生津止渴，清肺透热养阴，善于润肺滋阴，清泄肺热，生津润燥，用于肺热咳嗽、热病津伤口渴及消渴等症。常用的有鲜沙参、鲜麦冬、鲜石斛、鲜百合、鲜葛根等。《医学衷中参西录》中述："白茅根：味甘，性凉，中空有节，最善透发脏腑郁热，托痘疹之毒外出；又善利小便淋涩作疼、因热小便短少、腹胀身肿；又能入肺清热以宁嗽定喘；为其味甘，且鲜者嚼之多液，故能入胃滋阴以生津止渴，并治肺胃有热、咯血、吐血、衄血、小便下血，然必用鲜者其效方着。春前秋后剖用之味甘，至生苗盛茂时，味即不甘，用之亦有效验，远胜干者"。石斛，干品味甘而凉，鲜品味甘淡而寒，虽同具生津益胃、清热养阴之功，但临床应用上有所区别。肾气虚弱、精亏腰痛及阴伤目暗者宜用干石斛，重在养阴补虚；温热有汗、风热化火、热病伤津、温疟舌苔变黑之证，则必用鲜石斛，取滋阴清热、益胃生津之效，二者不可混用。

辛香气药鲜品较干品味厚力峻。一般而言，辛香药物如藿香、薄荷、青蒿等均具有芳香之气。因辛味属阳，其性主升主散，温热亦属阳。药材加工炮制过程中，鲜品受日晒或火烘变干时，辛味得热助，升腾发散而失味，原有疗效受损，甚至丧失。辛药有寒热之分，鲜品入煎剂需后下。《神农本草经》记载："干姜，辛味温，主胸满，咳逆上气，温中止血，出汗，逐风湿痹，肠澼下痢，生者尤良"，表明干姜性味偏温，重在温中止血；生姜辛温，功在发汗，逐风湿痹。现代中药学将鲜姜列为解表药，主要用于发汗解表；干姜归为温里药，以回阳温中、温经止血之效。鲜姜与干姜，鲜姜以散之力高于干姜；鲜药变干，发散之力减弱。

润性鲜药润燥之性强于干品。临床应用鲜药，多取自然汁服用。中药自然汁保持天然药物原有性味，润燥之性远胜于干品。古人早已论述鲜药自然汁的药效不同于加工炮制品。唐代孙思邈在《备急千金要方·用药合和》中载："凡麦冬、生姜入汤，皆切。三捣三绞，取汁。汤成去滓下之"。清代张璐在《本经逢原》中指出："生地黄，《别录》治妇人崩中血不止，及产后血上薄心，胎动下血，鼻衄吐血，皆捣汁饮之……予尝纵览诸方，凡药之未经火者，性皆行散，已经炙焙，性皆守中，不独地黄为然也"。石寿棠亦指出："病有燥湿，药有燥润。凡质地柔软，有汁有油者皆润；体质干脆，无汁无油者皆燥"。润药分为辛润、温润、平润、凉润、寒润多种，如牛蒡、葛根、青蒿、石菖蒲、莱菔、薤白、生姜、葱白、韭汁、芹菜汁等辛润药，荷叶、芦根、白茅根、梨汁、蔗汁、荸荠汁等凉润药，鲜地黄等寒润药，均为多汁多油润之品，取汁饮服，能使药物纳润性得到充分发挥，在润燥滋液方面具有特殊的疗效。

2.鲜药、干药的功效及折算

鲜药是原始人类与疾病斗争中最早使用的武器。事实证明，有鲜才有干，计量也是从鲜药开始。《名医别录》云："观《本经》主治，皆指鲜者而言，祇缘诸家本草从未明言，且产处辽远，药肆仅有干者，鲜者绝不可得，是不能无混用之失"。《疡医大全》亦云："若冬月草无鲜者，预采蓄下阴干为用"，因时令、地域、交通、贮藏等原因，不得不用干药代替。《名医别录》亦言："倘无鲜者，干者亦可用乎？夫者难遽得，势必用干者矣"，印证了上述说法，功效取自鲜药，无鲜药则用干药。

古时入药计量按鲜药计，故剂量看似偏大。徐大椿在《慎疾刍言》制剂篇中解释："古时权量甚轻：古一两，今二钱零；古一升，今二合，古一剂，今之三服。又古之医者，皆自采鲜药，如生地黄、半夏之类，其重比干者数倍，故古方虽重，其实无过今之一两左右者"。《医学源流论》亦提及："况古时之药，医者自备，俱用鲜者，分量以鲜者为准，干则折算"，印证了鲜药的使用和计量方式。

《太平惠民和剂局方》是宋代太平惠民和剂局编写的成药标准，载方 788 首。该书为方便计量和制剂特点，将鲜药干燥，剂量按干药标准计算。因此，所有本草及中医药书籍的药性功效，除需炮制者外，均为鲜药的药效。《神农本草经》指出："药性有宜丸者，宜散者，宜水煮者，宜酒渍者，宜醋渍者，宜煎膏者，也有一物兼宜者，亦有不可入汤酒者。并随药性不得违越"，说明药性随制剂炮制而改变。

近代本草书籍中频繁提及鲜药的优越性，如《古今医统大全》《本草害利》、《本草新编》《医学衷中参西录》等。历代本草和方剂均有对鲜药的记载和使用，民间中医广泛使用鲜药。常见鲜用药材包括鲜鸭跖草、鲜青蒿、鲜马齿苋、鲜地锦、鲜小蓟、鲜蒲公英、鲜葛根、鲜凤尾草等。中医在用药施方时，鲜品、干品的折算需考虑。例如，100 克鲜药干燥后成 20 克干药，习惯鲜药用 100 克，则干药需增加用量，因为效力不及；反之，干药用 20 克，则鲜药不需 100 克，需适当减少，因为鲜药效力较优。

七、中药名称的起源

中药的命名，源自于人们对自然界的细致观察和深入理解。这些名称往往与药物的形态、颜色、气味、滋味、产地、生长季节、药用部分、功效、发现者、译音、民间传说、形状大小、收藏时间、历史改名等多个方面有关。以下是对这些命名规律的具体归纳。

（一）因形状而得名

例如，人参因根部类似人形而得名；牛膝因其茎节膨大似牛膝关节而得名；白头翁则以其根部白茸似白头老翁而得名；狗脊的根上有金黄色的茸毛，形似狗脊骨而得名。

（二）因颜色而得名

许多中药根据其天然颜色命名，如红花、丹参、赤芍等红色药物；大黄、黄连、黄芩、黄柏等黄色药物；青蒿、青皮等青色药物；白芷、白术、白及、白薇等白色药物；玄参、黑丑（即黑牵牛子）等黑色药物；紫草、紫花地丁等紫色药物。

（三）因气味而得名

如木香、沉香、藿香、茴香、丁香、麝香等具有浓郁香气的药物；臭梧桐、臭牡丹等略带臭气的药物。

（四）因滋味而得名

例如，甘草因其甜味而得名；酸枣仁因其酸味而得名；五味子因其"皮肉甘酸，核中辛苦，都有咸味"，五味俱全故而得名；鱼腥草因其叶具有鱼腥味而得名；苦参、苦楝子等具有苦味而得名；细辛、辣椒等具有辣味而得名。

（五）因产地而得名

如川连、川芎、川贝母等，主产于四川而得名；广藿香、广陈皮、广木香产于广东；建曲、建泽泻产于福建；云茯苓产于云南；关防风、关黄柏产于东北地区，因而得名。此外，蜀椒、杭菊、浙贝母、阿胶等，也均因产地而得名。

（六）因生长季节而得名

如半夏在农历五月间成熟，夏季过半，故名半夏；夏枯草每到夏至后枯萎，故名夏枯草；忍冬的叶子虽在冬天也不凋零，故名忍冬；冬青在严冬叶子依然为青色，故名冬青；冬虫夏草因其冬为虫、夏为草，成虫体与菌座相连而得名。

（七）因药用部分而得名

如金银花、菊花，以花入药而得名；葛根、麻黄根，以根入药而得名；莱菔子、牛蒡子、菟丝子，以种子入药而得名。

（八）因功效而得名

如益母草能治疗妇女疾病；石决明、决明子能明目；续断、骨碎补能治创伤骨折；番泻叶能泻热导滞；伸筋草能舒筋通络；防风能治风；何首乌能乌须黑发；路路通能通经络、利水、下乳；升麻能升提气陷；泽泻能泄利水湿；千年健能祛风；远志能益智安神强志；太子参能补益儿童气虚；甘草有调和诸药的功效，犹如和事的国老，故又称"国老"；大黄因其泻下作用猛烈，功大力专，似勇猛无敌的将军，故也称"将军"。

（九）以发现者名命名

如使君子、杜仲、刘寄奴、徐长卿等，以人名命名的药物多带有传奇色彩。例如，刘寄奴相传是宋武帝刘裕的小名；使君子相传是潘州郭使君为治小儿疳虫常用的药。

（十）以译音命名

来源于国外或少数民族地区的药材，常加"番""胡"等译音，如洋参、番泻叶、胡黄连、胡椒等。还有译名如诃黎勒、曼陀罗、阿芙蓉等。

（十一）以民间传说命名

例如，禹余粮传说是大禹治水成功后，将余粮抛弃在江边和山岗上，后来变成一种涩肠止泻、收敛止血的良药，故人们称之为"禹余粮"。

（十二）因形状小大而得名

如大伸筋、小伸筋。

（十三）因收藏时间长久而得名

如陈皮。

（十四）历史上"改名换姓"的中药

山药在历史上经历了2次改名换姓。山药入药始见于《神农本草经》，其名为"薯蓣"。到了唐代，为避讳唐太宗（李豫）之讳（因"蓣"与"豫"同音），改名为"薯药"。到了宋代，又为避讳宋英宗（赵曙）之讳（因"薯"与"曙"同音）而改名为"山药"，并一直沿用至今。玄参其入药始见于《神农本草经》。玄者，黑也，故有"黑玄参"之名。到了清代，因避讳康熙皇帝之名玄烨，改"玄"为"元"，"元参"之名便由此而得。玄明粉在清代，遭受了与玄参相同的命运，因避讳康熙皇帝（玄烨）之讳，改"玄"为"元"，故得名"元明粉"。延胡索早在南北朝时期该药已开始入药，名为"玄胡"，唐代始有"玄胡索"之名（见于陈藏器的《本草拾遗》）。元代名医王好古曰："本名玄胡索，避宋真宗讳，改玄为延也。"该药因此而得名"延胡索"。明代贾所学在《药品化义》中称其为"元胡索"，现常简称为"元胡"。

第三章

民族医药与新鲜中药

新鲜中药在临床应用中展示了其独特价值。民族医药，作为中国文化的宝贵财富，在历史的长河中占据了重要位置。尽管中医药在社会中占主导地位，与民族医药学存在共性，却也不乏差异。后者在各自的文化背景下独立发展，形成了具有特色的体系，其共通之处在于药物均源自大自然。我国的 55 个少数民族中，大多数都发展了自己独特的医药知识，例如藏族、蒙古族、维吾尔族、傣族和瑶族等，其中约三分之一建立了完整的医疗体系。

民族医药学积累了丰富的经验，这些经验源于各少数民族在生产和生活中的实践。随着社会的发展，文化的交融，为民族医药学的发展提供了新机遇。

相比于传统中医药常用的干燥药材，许多民族医学倾向于使用新鲜中药，这在人口分散、商业化程度不高的少数民族中尤为突出。南方的少数民族地区，得益于温和的气候和丰富的植物资源，新鲜中药的应用尤为广泛。新鲜中药在治疗内科疾病、急重症、解毒及外伤等方面展现出其独特的优势。

少数民族的用药习惯主要包括：偏好新鲜中药，亦较多使用矿物药，具有独特的炮制工艺，以及在特定疾病治疗上拥有专长。例如，藏族学擅长治疗高原性疾病、消化系统疾病和风湿病；蒙医学在治疗糖尿病、血液病和老年病方面表现突出；维吾尔族医生则在妇科、骨科和口腔疾病治疗上有明显优势。

一、藏族医药与新鲜中药

藏医药历史悠久，至今已有数千年。这一学科在漫长的发展过程中，广泛吸收并融合了中医药、印度医药以及阿拉伯医学等多元理论，形成了一套具有独特理论体系和鲜明民族特色的医药体系，成为影响深远的民族医药之一。藏药学特别注重药物的来源、性味功效及用药规则，其理论基础《月王药诊》率先提出了五行学说以及六味、八性、十七效的理念，其中五行理论源自自然界的 5 个基本元素：水、土、火、风、空。藏药的分类体系基于这些元素，按性、味、效进行细致划分，八性包括轻、重、润、糙、锐、钝、凉、热等 8 种属性，六味指甘、酸、苦、辛、咸、涩等 6 种味道，十七效则综合了柔、重、温、润等 17 种效能。《四部医典》进一步明确了这些理论，将其提升至理论高度，据记载，藏药的采集与加工需遵循"适地采集，适时采集，干燥拣选，分清陈旧，炮制去毒"等严格工序。药材大多在气候凉爽或温暖的高山或雪山地带采集，这些地方享有日月之精华。藏医学认为，药用植物的生长依赖于五源，土为根本，水为汁液，火为热源，风为动力，空为生长空间。植物在采集时，需确保其色泽鲜明，未受虫害或火焚，未被自然因素如阳光、阴影或水所损。适时采集的植物应根深叶茂，向阳而生。对于采集时节，花蕾、茎枝应在生长旺盛时采集，根和种子于秋季，叶于夏季，花在初夏，果实在秋天，树皮和树枝则在冬、春、秋三季采集。

源于五行理论，药物的性味与功效存在密切联系。以土性为例，偏重土性的药物味甘，其特性包括重、稳、钝、柔、润、干等，能够强筋骨、增生体力、滋补强壮，适用于治疗隆病，大多数根和根茎类药材属于土性。而偏重水性的药物，味涩和酸，特性涵盖寒、凉、润、稀、钝、软、柔等，有助于营养物质的聚合，促进肌肉增生，可用于赤巴病，皮类和叶类药材通常属于水性。火性强的药物味辛、涩，促进物质成熟，帮助消化吸收，改善肤色，适用于培根病治疗，花类和种子类药材多属火性。气性强的药物，具有辛、涩、咸味，可以强筋骨、通经活络、增生体温、收敛疮疡，并促进物质循环，其中皮类药材多属于气性。空性强的药材，则兼具四性的特点，功效全身流通，舒缓胸腹，广泛适用于各类疾病，果类和种子类药材大多属于空性。此外，药材颜色与五行的关联也被强调，黄色和淡黄色代表土，白色属水，红色代表火，绿色关联气，蓝色则表示空。药材颜色有助于判断其属性，进而决定其六味、八性和十七效。

药物的六味包括甘、酸、苦、辛、咸、涩，各有其独特的补益和治疗作用。例如，甘味能滋补增力，酸味助消化，苦和咸味温胃强身，辛味促消化和安眠，涩味则有助于止泻和驱虫。此外，三化味是指药物在体内经过吸收后味道的变化，从而产生新的治疗效果。八性则描述了药物的基本属性，如寒、热、轻、重等，这些属性与疾病的性质相对应，用于指导治疗。藏医学中的"隆""赤巴"和"培根"分别对应气、火、水土，说明了疾病的内在机制和治疗方法。最后，十七效总结了药物的综合治疗作用，强调药性与病性的对应关系，指导临床应用。

采集的药材通过炮制过程，不仅可以消减或降低其毒性，还能适度调整药材的性能，以此增强药效。炮制主要分为3种方法：火制法、水制法和水火合制法。在剂型方面，常见的有汤剂、散剂和水丸剂，其中散剂和水丸剂在临床上使用最为广泛。

汤剂通常选用较少种类的药材，先将其研磨成碎块，再加水煎煮而成。这类剂型剂量较小，药性较为平和，且作用迅速。散剂则包含更多种类的药物，通过混合并研磨成粉末制成，便于使用，能治疗汤剂难以应对的病症。水丸剂的制备类似于散剂，是将药物粉末与清水或药物的流浸膏混合而成。

药浴是藏医学中治疗疾病的一种特色方法，主要使用的药材包括水柏枝、黄花杜鹃、圆柏叶、麻黄和野蒿等5种。根据病情配合其他药物，将其置于纱布袋中，加水熬煮后的药汁倒入浴盆供患者使用，对风湿性关节炎、皮肤病等具有良好的治疗效果。

藏医学将植物类药材分为8类，根据其疗效进行分类：

（1）热解毒及防治感冒的药物　如毛翠雀花、乌奴龙胆、铁棒锤等。

（2）舒肝利胆的药物　如獐牙菜、椭叶花锚、虎耳草、唐古特乌头等。

（3）防治支气管炎的药物　如杜鹃叶、牛尾蒿、高山龙胆、青藏龙胆等。

（4）防治肺结核与肺脓肿的药物　如黑虎耳草、红景天、草莓等。

（5）防治风湿性关节炎的药物　如灰枸子、圆柏果、野豌豆、独行菜等。

（6）降血压的药物　如全缘绿绒蒿、短管兔耳草、盘花垂头菊等。

（7）活血散瘀、治疗跌打损伤的药物　如独一味、总状绿绒蒿、川西锦鸡儿等。

（8）调经活血，治疗妇科病的药物　有水母雪莲、羽叶点地梅桃耳七等。

植物药的药用部位因其不同品种而有所差异，包括根、根茎、叶、花、果实、种子、皮、茎、地上部分以及全草。一般认为，不同部位对应不同疾病的治疗功效：根部用于治疗骨骼疾病，枝干用于治疗脉络疾病，茎部用于治疗肌肉疾病，叶子用于治疗六腑疾病，叶汁用于治疗骨髓疾病，芽部用于治疗骨血精液疾病，花朵用于治疗眼部疾病，果实用于治疗内脏疾病，尖端用于治疗头部疾病，树皮用于治疗皮肤疾病，韧皮用于治疗筋病，树脂用于治疗四肢疾病。据藏医学认为，只有这样，才能充分发挥药物的性质、味道和功效，从而更好地治疗疾病。植物药可分为不同类别：根及根茎类药，如马尿泡、大戟、大黄、红景天和山莨菪等；叶类药，如杜鹃、圆柏和水柏枝等；茎类药，如绿绒蒿、马先蒿、紫菀、秦艽和垂头菊等；果实和种子类药，如沙棘、胡芦巴、忍冬、葶苈子、鬼臼和角蒿等；皮类药，如榆树皮、柳树皮和茶藨子皮等；全草和地上部分，如藏麻黄、雪莲花、獐牙菜、紫堇、独一味和虎耳草等，是应用最广泛的一类药物。

为解决珍贵药材资源短缺问题，藏药常使用副品或替代品。除了正品外，藏药还有类似性质或类型的副品或替代品，正品标注"却"，替代品标注"慢恩巴"。藏医药使用强调调配增效，即各类药物应相互配合以达到治疗效果。

藏医药学著作包括《敦煌本藏医残卷》《紫色王朝保健经函》《月王药诊》《四部医典》《四部医典蓝琉璃》《晶珠本草》和《正确认药图鉴》等，这些书籍理论完善、内容丰富，包括对各种疾病的分类、生理、病理、诊断治疗和药物配方等。

其中，《晶珠本草》是藏药药物收录最多的典籍之一，汇集了历代本草的精华，包括动物、植物和矿物药物。部分药物可直接使用生鲜中药，如藏药中的水棉，具有清热愈伤的功效，对烧伤和烫伤有较好的治疗效果。

《中华本草·藏药卷》是一部全面介绍古今藏药理论和实践的巨著，是现有藏药本草中资料最为齐全、来源可靠、内容丰富的著作。每味药物都详细列出了正名、异名、品种考证、形态、鉴别、化学成分、药理、炮制、药性、功能主治、附方、制剂和参考文献等项目。

二、蒙古族医药与新鲜中药

蒙医药学是蒙古民族丰富的文化遗产之一，也是我国传统医学的重要组成部分。是蒙古族人民长期医疗实践中形成和发展起来的医学体系，吸收了藏医学、汉医学、印度医学的精髓，并与当地民间疗法及汉医药知识相结合，逐步演化成具有明显民族特色和地域特点的独特医学理论和临床实践体系。

蒙药的形成和发展经历了与中医学相似的长期实践过程。蒙古族人民长年在广阔草原上的游牧和狩猎生活使他们广泛接触自然界各种物质，逐渐识别和了解到某些植物、动物、矿物和泉水对人体的影响，包括一些植物的中毒现象，逐步形成了独特的食物和药物选择机制。

蒙医学在其发展过程中，创立并发展了独特的医学理论。在"阴阳学说"和"五元学说"的指导下，形成了蒙药物理论体系。基本药味包括甘、酸、咸、苦、辛、涩6种，蒙药特有的8种药效包括重、腻、寒、钝、轻、糙、热、锐。此外，蒙医学提出的药物转化学说阐释了药物在体内发挥作用的复杂过程。

蒙药中有相当比例的药物为蒙医学专用，蒙医学对其有独有的使用方法和理念。例如，在治疗心脏类疾病如心悸和心绞痛时，蒙医学独特地使用广枣等药物，这在其他医学体系中不常见。此外，蒙医学还利用如蓝盆花等植物来治疗肺热和肝热，展现出其独到的医疗智慧。

虽然蒙医与中医在使用某些药材上有重叠，但由于理论体系和临床经验的差异，两者对同一药物的品性和医疗价值有不同的理解和应用。例如，肉豆蔻在蒙医学中用于治疗心脏病和神经衰弱，而中医则将其用于治疗肾气不足、脾胃寒凉、涩肠下气等症状。即使蒙医和中医使用相同药物，其应用的药材部位也不尽相同，如蒙医倾向使用达乌、显龙胆和祁州漏芦的花部，而中医多使用其根部；蒙医使用草乌的芽、叶、花和根茎，中医则主要使用其根。

此外，蒙药具有独特性，部分药材仅产于蒙古高原。蒙药在临床上除了毒性较大、作用强烈的药物和矿物药外，大多数药物都采用生鲜形式，如地格达、益母草等全草类；紫草、丹参、土木香等根和根茎类；旋覆花、红花、漏芦花等花类药物；关木通、苏木等木本类药物；以及牛心、狐肺、猪血等动物类药物。

在蒙药典籍方面，《饮膳正要》《方海》《四部甘露》《蒙药正典》《蒙医药选编》《普济杂方》《蒙医验方选》《实用蒙医药学》等书籍为蒙医学习和研究提供了宝贵的知识资源。《普济杂方》是由高世格基于蒙古医学理论和实践撰写的，整理概括了临床常用的方剂和治疗方法，覆盖多个医学科目，提供了250余种方剂，还包含了用蒙、藏、汉3种文字标注的药名，便于各语言使用者理解和应用。《蒙药正典》作为学习蒙医药学的重要参考书，详细介绍了879种药物的相关信息，是蒙药学研究的重要文献。

《饮膳正要》详细讨论了养生、饮食及营养方面的知识。卷一主要涉及养生避忌、妊娠及哺乳期的食忌、饮酒的忌讳以及珍奇食品的汇编；卷二聚焦于食材、饮料和食疗，包括各类汤煎、适合不同季节的食物、食物的五味偏向、食疗疾病的方法、食物的益处与害处、食物的相克与中毒等；卷三则详细介绍了粮食、蔬菜、各种肉类和水果等。

《中华本草蒙药卷》由国家中医药管理局主持编纂，是一部全面反映蒙药学古今理论与实践经验的巨著。这部书收录了 422 种蒙医临床上常用或具有研究价值的传统蒙药材，包括 47 种矿物药、326 种植物药和 49 种动物药。每种药材都详细描述了其正名、异名、品种考证、形态特征、栽培方法、鉴别技巧、炮制过程、化学成分、药理作用、性味、主治功能、附方、制剂和参考文献等信息。书中内容综合了丰富的蒙医药文献、经验及现代研究成果，旨在保持原有的科学性和实用性，同时展现蒙医药学的特色和先进性，是迄今为止内容最全面、信息最可靠的蒙药学著作之一，其中不少药材在生鲜状态下即可用于临床。

三、维吾尔族医药与新鲜中药

维吾尔族医药，在其形成和发展的过程中，融合了阿拉伯、古希腊等民族的医药学精华，并受到中医药学的显著影响，发展成为少数民族医药中的一个独立分支，同时也是伊斯兰医药学的重要组成部分。维吾尔医药（维药）以其独特的历史背景和综合性特点，对西域地区各族人民的健康和繁衍作出了显著贡献。

维吾尔族医药的经典文献包括《西域名医所集要方》《于阗医学文献》《回回药方》《太吉力验方》和《新疆维吾尔药志》等。其中，《回回药方》内容涵盖了内科、外科、妇科、儿科、骨伤科和皮肤病等领域，体现了中医学与西医学的融合特色，其价值可与《外台秘要》这样的中医古籍相媲美。

在药物剂型的应用上，《回回药方》既融合了我国的丸、散、膏、汤等形式，也保留了阿拉伯医药特有的芳香挥发药、滴鼻剂、露酒剂、油剂、糖浆剂等。书中的搽药部分，多采用药材细粉或提取物与各种赋形剂混合而成，赋形剂包括黄蜡、多种油类、醋、人乳、多种药汁、蔬菜汁、橙子水等，展现了维吾尔医药在药物制剂上的多样性和创新性。

《中华本草维吾尔药卷》详细介绍了 423 种药物，涵盖了药物的正名、异名、品种考证、采收加工、药材鉴别等多个方面。这部著作汇集了大量的维吾尔医药学文献，系统整理了古今维吾尔医药研究成果，不仅展示了丰富的内容，还体现了维药的独特民族特色。通过这些著作，可以深入理解维吾尔族医药学的理论与实践，以及其在民族医药领域中的重要地位和贡献。

四、纳西族医药与新鲜中药

纳西族医药的历史深远，独特的文化遗产包括世界记忆遗产东巴文字，是其文化独特性的体现。纳西族的医药体系呈现多元化的发展特点。明朝以来，受到藏医药学的影响，纳西族在与周边的彝族、傈僳族、苗族、藏族、普米族、汉族等民族的文化交融中，形成了融合汉族及其他少数民族特点，同时保持自身独特性的医药体系。纳西族主要分布于云南丽江、四川和西藏部分地区，其中丽江被誉为"药材之乡"，纳西族人民利用草药防病治病的传统历史悠久。

在纳西族的医药文献中，《玉龙本草》占据重要位置，是云南历史上的重要中草药专著，不仅记录了草药的形状、药性、功用、配方、调剂和服法，还记录了药物的产地、采挖季节和加工方法，是纳西族医药知识的宝贵财富。《玉龙本草》的形成和发展展现了纳西族在医药领域的传承和创新，对理解纳西族的文化和医药知识具有重要意义。

纳西族的医药知识丰富而独特，体现了其对自然资源的深入了解和利用。他们的药材来源广泛，包括动物药、植物药、矿物药和菌类药，展示了纳西族医药的多样性和独创性。植物药不仅限于传统草药和野生植物，还涉及瓜果蔬菜、粮食和油脂类，如生姜、大葱、野葡萄水、大米、面粉、苦荞和松香。动物类药物品种也十分多样，包括血、肉、内脏、分泌物、排泄物以及皮、角等。此外，纳西族医药还使用花、鸟、鱼、虫类和矿物类材料，如白菊花、乌鸦、稻谷虫、蜈蚣、硼砂、碱和铜等。

纳西族医药的使用方法力求简便有效，在使用药物治疗疾病时，采用了多种独特且实用的方法。例如，治疗男性膀胱、疝气肿痛，将大公鸡去内脏后，将土大黄、葱、蜂蜜等药物捣烂填入鸡腹，煮熟后趁热敷于患处。结合了内服和外敷，对于剧痛难忍的情况，纳西族医药会采用寡蛋内血丝局部涂敷来缓解疼痛。对于妇女类似的疾病，则会使用侧柏皮作为药引。如果长期治疗未见明显效果，会考虑使用刺猬或岩羯作为药引，并辅以生姜、黄花一支箭、钮七铃等药物。如果出现不良反应，则用米加盐的米汤水进行缓解。这些疗法体现了纳西族医药在临床实践中的灵活性和综合性。

五、朝鲜族医药与新鲜中药

早在公元前 2 世纪，汉武帝刘彻在朝鲜置乐浪、玄菟四郡时，中医药就已传入朝鲜，并广泛地传播开来，逐步与朝鲜当地传统医学融合，最终形成了以"四象"体质概念为理论体系的朝鲜传统医学——东医学。

东医学主要是"四维之四象"的理论结构模式。"四象人论"是把人分为太阳、少阳、太阴、少阴四象人，把"天、人、性、命整体观"称之为"四维"，结合以"四维之四象"结构理论为指导的主要模式，再结合阴阳论、脏腑论、病因学、病理学等理论，以辨象论治为主要内容的一门独特的医药学体系。朝鲜族医疗经验，在诊断上，先辨象，后辨证，辨象重于辨证的方法；药物依四象加以分类，强调按象用药；并在此基础上组成四类方剂，以用于相应之象患者的各种病症。同时还强调预防保健。

朝鲜族用药，大体有两大部分组成，一是引用中药（草药），一是发掘乡药。现有的《东医四象金匮秘方》书中收载 1297 个方剂；《汉方医学指南》收载的 1500 多个方剂；《东医宝鉴》收载的 15 类，1400 多种药材；《增补方药合编》收载的 41 类 515 种药材。

六、苗族医药与新鲜中药

苗族作为我国最古老的少数民族之一，苗族医药学历史悠久，其源远流长的医药知识在民族文化中占据重要地位。

西汉时期，刘向在《说苑》中提及苗族的医疗活动，称古之为医者为"苗父"，其治病方式结合了祈祷、禁咒及药物治疗。《淮南子》及《山海经》等古籍亦有提及苗族，显示其与中医药文化的深厚联系。苗族医药学的发展与苗族的宗教信仰、民间传说紧密相关，如苗族古歌《开天辟地歌》中提及的与神农的关系，展示了苗族对医药文化的独特理解和崇敬。

苗族医药的实践特别强调使用新鲜中药，其医疗实践中结合了祭祀活动，如敬祭"药王"，反映了苗族对医药文化的尊重与传承。《神农本草经》与《本草纲目》中关于苗族医药的记载，为我们提供了研究苗族医药历史与实践的宝贵资料。

苗族医药学不仅对苗族自身的健康保障和文化传承起到了重要作用，也对我国乃至全世界的医药文化发展做出了贡献。深入了解和研究苗族医药，不仅能增进对苗族文化的认识，还能促进医药学的多元发展，为现代医学提供更丰富的资源和灵感。苗族人民多生活在自然环境丰富的地区，长期以来形成了依赖周围自然资源治疗疾病的医疗体系。特别是新鲜中药的使用，体现了苗族医药学对药材天然活性的高度重视。

在药物采集方面，苗族医生遵循古老的传统，根据植物生长的周期和季节变化精心选择采收时间。例如，他们在植物生长旺盛时采集茎叶，在植物即将开花时采集花朵，确保药材含有最高浓度的有效成分。此外，动物药的新鲜性同样被严格要求，以保证药效。

苗族医药的制备方法同样独具特色。尽管重视新鲜中药的使用，苗医在某些情况下也会对药材进行炮制，如简单晒干、煎煮或研磨，以适应不同的疗效需求。这种结合新鲜和适度加工的方法，充分发挥了药材的治疗潜力。

在用药方法上，苗族医药学特别强调个体化和病症特异性的治疗。医生根据患者的具体病情，选择最适合的药物和用药方法。例如，对于内服药物，根据病症的轻重和药物的性质，选择煎煮或直接食用；而外用药物则根据需要选择外敷、洗涤或点滴等多种方式。

苗族医药学的理论体系和实践方法在现代得到了进一步的发展和系统化。通过《中国苗医史》《苗医学》等专著的出版，苗医药的传统知识和现代研究成果得到了广泛的传播和应用，不仅为苗族人民的健康服务，也为全人类的医药学研究贡献了独特的视角和宝贵的资源。《中华本草苗药卷》的编纂和出版，更是将苗族医药学的研究成果系统化和规范化，为苗医药的未来发展奠定了坚实的基础。

七、土家族医药与新鲜中药

考察土家族医药发展的历史，我们可以将其分为秦汉时期和五代以后两个主要阶段。在秦汉时代及其周边年代，土家族的祖先已经开始在日常生产活动中识别和尝试药物来治疗疾病，这一时期包含了直觉经验的积累、早期的医疗尝试以及巫医的影响。从五代时期开始，随着其他民族的迁入，土家族的医疗活动变得更加频繁。然而，直到"改土归流"的前夕，医药知识仍主要处于实践和积累的阶段，并未形成系统的医药知识体系。到了清代雍正年间实施"改土归流"后，土家族中的知识分子开始在实践经验的基础上进行理论总结和实践验证，推动了土家族医药知识的进一步发展。这一时期，土家族医药文献开始丰富，如湘西地区的《七十二症》《三十六疾》等。在鄂西州，清末医学家汪古珊的《医学萃精》融合了传统中医学和土家族医学，成为一部具有地方特色的医药专著。这些文献和抄本，不仅记录了土家族人民的医疗智慧，也体现了他们治疗疾病的经验和方法，展现了土家族医学与中医、南方其他民族医学如苗医、侗医、瑶医的独特之处，是土家族医学独有的宝贵财富。

土家族医生在用药上展现了独特的特点：

偏好使用新鲜中药。土家族医生在应用中药时，特别强调使用新鲜药材，这样做能保留药物的最佳疗效，尤其是对那些无毒或低毒性的药物，通常不需经过特殊加工即可直接应用。仅在缺乏新鲜药材的情况下，才转向使用干燥的药材或加工品。此做法不仅方便经济，而且深受土家族人民的青睐。

强调新鲜中药的独特效用。土家族医药学认为，新鲜的中药材能够保持其浓郁的药汁和完整的气味，有助于维持药物的自然特性。

重视药物的配伍原则。土家族医学认为，不同病症的临床表现和成因各异，因此在选用药物和配制方剂时，必须考虑到病症的具体情况，依据主药、辅药、引药的配伍原则来进行。这里的主药主攻主要症状，辅药针对次要症状，而引药则帮助药效直达疾病部位。

精于利用药引。药引在土家族医学中占有重要地位，它们通常用量少但作用大，能够根据不同特性引导主药和辅药发挥最佳效用。

着重剂型的多样性。土家族药匠根据长期临床经验，创制出多种剂型以适应不同的临床需求和药物特性，如汤剂、炖蒸剂、散剂等，不同的剂型有助于药物效用的最大化。

八、壮族医药与新鲜中药

壮族的历史溯源于先秦时期，汉族史籍记载中的"西瓯"和"骆越"便是早期的壮族群体。壮族遍布全国多个地区，尤以南方为主，这一地理分布深刻影响了壮医壮药的发展特色。壮族地区多位于亚热带，拥有复杂多变的地形和温和多雨的气候，这些自然条件促使植物茂盛生长，为壮族人民提供了充足的新鲜药材资源，进而培养出他们偏好新鲜中药的传统。正如《桂平县志》所述，当地人认为直接采摘新鲜药材比使用干燥药材更能保证治疗效果。在壮族医生实践中，通常倾向于使用简单、便捷、经济而有效的生药，无论是内服还是外用，都偏好作用明显且快速的新鲜药物。方剂通常包含1~3种药材，极少超过5种，以避免过多药材造成疗效降低。由于新鲜药材未经干燥加工，其药效成分得到更好的保存，尤其是在外用药方面，通常优于干药。例如，在桂西山区，有位擅长治疗急性乳腺炎的壮族医生，常用的鲜芭蕉根和马鞭草即可在其家附近轻松采集。广西的湿热气候导致了当地常见的湿热病症，因此，当地新鲜中药多以寒、凉、平性质为主，其药味以苦、甘、辛为主，主要功效在于清热解毒、祛风湿等方面，新鲜中药在这些治疗方面展现出显著的效果。

壮医积累了丰富的医疗实践经验，总结出以下简便的用药口诀：

以黄治黄：即患者身上症状、体征为黄色者，多用黄色的药物治疗。如治疗肝炎、黄疸，壮族医生多用木黄连、黄姜、黄根、田基黄、天娘藤、黄藤、虎杖、栀子等黄色药物治疗。

以红治红：如月经为红色，月经不调用月月红；崩漏用鸡冠花、大叶紫金牛；闭经用红叶藤等。贫血者用鸡血藤治之，赤白痢疾用痢疾草治疗等。

以白治白：妇女乳汁不通或不足，壮医则用白浆木瓜炖猪脚服之，效果良好。

以黑治黑：背少年头发斑白，壮医用黑芝麻、制何首乌、土当归等泡酒服治之。

以毒攻毒：如治传染性腮腺炎，壮族医生用蛤蟆皮捣烂外敷患处；治各种毒虫咬伤，用浸过蜈蚣的麻油涂之；预防疫病饮服雄黄酒等。

以节治节：壮医认为，凡植物呈节状者，大多有祛风作用，治疗关节四肢病变效果很好，故大驳骨、小驳骨等广泛应用于跌打损伤、风湿关节痛。

以果治脏：取其形似内脏来治疗脏腑疾病。如用龙眼肉治心虚不明心悸，用枸杞子治疗肾虚腰痛白发，用白果治肺热痰咳等。

以花开滞：花香辛散，大都具开郁疏肝之功，如壮族医生常用素馨花、合欢花治妇女气滞腹痛、痛经不止，用月季花治疗血瘀气滞引起的闭经等。

寄生入药，效力加倍：许多民间壮医很喜欢用各种植物寄生药物治疗疾病，功效比原植物强而起效快，治疗顽难痼疾常可突建奇功。如黄皮寄生治疗胃气胀痛、呕吐不思饮食；山楂寄生治小儿疳积、消化不良；柚子寄生治肝硬化腹水、肝癌；枇杷寄生治一切肺部疾患；棒芽寄生治肠道寄生虫和肝部肿瘤；铁木寄生治肝脾肿大；桐油寄生煎水外洗治各种水肿；桑寄生治肺虚咳嗽及肾虚腰痛。

壮族用药除常规水煎服外，大量外用是其最具特色的用药方法之一。壮族医学认为，外用药既可补内服药之不足，内外合用，功效更好。此外，对于体虚者，外用药可减少药物的毒副作用。常用药物外用方法有脐敷疗法、足敷疗法、患处敷贴疗法、药物熏洗疗法、药物熏蒸疗法、垫药睡眠疗法、药物熨治疗法、药物外洗法、药物外渍法、药物吸入疗法、药物佩戴疗法、药枕疗法等。药物外用有直达病所，使药物直接作用于皮肤黏膜，使之吸收，马上见效的特点，临床上不但常用于外科疮疡、皮肤溃烂等病症，对内科、妇科、儿科及五官科多种疾患效果也很好。如醋调吴茱萸末敷涌泉穴治高血压病，胡荽捣烂外擦治小儿麻疹不透，田螺与盐合捣敷脐治小便不通及水肿泛滥。

此外，壮族医生喜用药酒，因酒味苦辛，性温热，少饮能和血行气、壮神祛寒，能增进食欲、消除疲劳。医字，古写为"醫"，以"酉"为底，足见医酒关系之密切。酒产生于生活实践，除作助兴饮料外，用酒防病治病，用酒配药治疗疾病，为历代医家所采用。酒借药效，药借酒性，可起"通血脉，利筋骨，温肠胃，润皮肤"等作用。

在壮族医生实践中，对虚弱病症的治疗特别重视动物药的应用。例如，针对女性的滑肠、虚冷、不孕症状，壮族医生推荐使用山羊肉、麻雀肉、益母草、黑豆等食材进行食疗；面对气血不足、伴有风湿和持续的颈腰肢节疼痛的患者，建议服用蛇肉汤、穿山甲汤或乌猿酒；对于阴虚引起的干咳，推荐猪肉或老母鸭、水鸭、鹧鸪肉炖莲藕。壮族地区丰富的动物药材源，体现了其补虚治疗的独特方法。

为保传承壮医药知识，专业人员编撰了诸如《中国壮药原色图谱》《壮族民间用药选编》等重要医药文献。

九、瑶族医药与新鲜中药

瑶族是我国民族大家庭中的一员，主要居住在我国南方山区，拥有悠久的历史和丰富的文化。由于历史原因，瑶族先民频繁迁徙，又为了避免战乱，他们选择与世隔绝，以"进山唯恐不高，入林唯恐不密"的原则，深居山林，与毒蛇猛兽为伴，因山岗雾露、盆郁结聚、风寒湿热等环境问题，从而导致各种疾病频发。瑶族先民通过长期与恶劣自然环境和疾病的斗争，积累了丰富的草药防治经验，创造了独特的瑶族医药体系。

瑶族医学在诊断和治疗方面形成了自己独特的风格。在发展过程中，除了采用中医四诊（望、闻、问、触）外，还常用甲诊、目诊、掌诊、舌诊、面诊等方法，并根据疾病的原因和症状特征，总结出了风、锁、豆、痧等疾病和名称。

在治疗方法方面，瑶族医学采用了多种多样的药物应用形式，包括煎剂、内服膏剂、散剂、药汁丸剂、酒剂、新鲜中药捣汁内服、新鲜中药含服、搽剂、外敷剂、滴耳（眼）剂、烟熏剂、熏洗剂、沐浴剂、食疗剂、佩挂剂等。其治疗范围涵盖了内科、外科、妇科、儿科、皮肤科、五官科及神经科等多个领域，特别在跌打损伤、风湿骨痛、毒蛇兽伤、妇科疾病等方面，具有显著的疗效。

瑶族医生多以当地原材料为药材，瑶族家家户户多有种植草药的习惯。经过长期的实践，瑶医将药物分为四大类：消炎解毒、利水消肿的凉药，如竹叶伸筋、铁马鞭等；解除表证、治疗疳积病的表药，如泽兰、甜酿草等；驱逐寒湿、活血的暖药，如满山香、石龙藤等；治疗跌打损伤、毒蛇咬伤的打药，如竹叶老根等。瑶医将药物归纳为"五虎""九牛""十八钻""七十二风"等共1700余种瑶族药材。

瑶族药学通过对植物不同颜色与形态的分类，对瑶药进行了归类和划分。一般来说，将其分为以下两个方面：

颜色与功能：瑶药大致分为红、白、黄、黑四种颜色。瑶医有"以黄治黄，以白治白，以红治红……"之古训。具体而言，红色药物用于调血，包括补血、破血、生肌等，如朱砂莲、破血子、人血草等；黄色药物用于治皮肉病，具有清热解毒、杀虫、祛风的功效，如岩防风、地苦丹、雄黄连等；白色药物用于调气，具有补气、行气、消气解毒的功效，如白山七、紫金沙、萝卜七等；黑色药物用于强骨健体，具有滋肾补胃、利水除湿等作用，如岩耳、麻布七、羊角七等。

形态与功能：瑶族医学认为，动（植）物的形态、属性与其性味、功能密切相关。例如，识药谚语有"叶茂有毛能止血""草木中空善治风""叶里藏浆拔毒功""圆梗白花寒性药""热药梗方叶亦红""根黄清热退黄用""节大跌打驳骨雄"等。形态肥胖饱满的药物如胖婆娘、土鸡母，用以补益人体各部虚损；根须下达的药物如四大王、金八爪，形似人指和远端筋脉，可治疗四肢诸疾；形似人头的药物如一颗珠，用于治疗头部疾病；形似脊柱的药物如算盘七、金边七，用于治疗腰背疼痛；形似猴的药物如猴子七，取其攀援之性能，用于治疗其他药物不及的疾病等。螃蟹七、形似蟹，其性横行，用于治疗腰部两侧之疾；藤本似人经络，以通经活络为用。还有诸药以皮治皮，以梗治骨，枝行四肢，杆行躯体，籽以滋养，叶以清散，质脆者，其性燥烈；质柔者其性缓和；质轻者上浮为阳；质重者下达属阴。

十、彝族医药与新鲜中药

彝族医药是彝族人民长期与疾病斗争的经验总结和智慧结晶，是我国医学宝库中的重要组成部分。彝族药物种类繁多，包括动物药、矿物药、植物药，尤以植物药和动物药的应用较为广泛。

彝族医药学起源于原始社会时期，先民们在恶劣的自然环境中与灾害及疾病斗争，逐渐积累了保护身体健康和提高体质的经验，并通过传承不断发展壮大医药知识。在明代以前，彝族历代对药物的记载非常零星、分散。15世纪中叶，明代本草学家兰茂著成《滇南本草》，记入了彝族的许多药物；16世纪中叶的《双柏彝医书》将流传在民间分散的大量植物药收集起来，虽然还不是专门的本草书籍，但所记载的彝族植物用药之丰富，是前所未有的。书中记载了植物的根、茎、叶、花、果、皮、全草、树脂及植物寄生的药材，达数百种之多。全书内容丰富，叙述较详，以病症为纲进行编写，所列病症、症状或体征约有60种。有的直接以病名出现，如疟疾、蛔虫、奶疮等；有的则以病因命名，如蛇咬伤、菌子中毒、皮肤湿疹等；但多数还是对症状的描述，以症状为病名的，如老母猪风、恶心呕吐，噎脖子等。书中的治疗法多种多样，在内服外治的基本治法下又衍生出了多种治法，如外治的方法就有药水外涂、湿布热敷、药渣外敷、针挑、拔火罐、小夹板固定等。某些病症还注明了禁忌，有的禁吃腌菜，有的禁吃鸡肉、猪肉，尤其是禁吃母猪肉等，这些内容体现了当时的彝医对疾病的产生、病情的进退、药物的生克关系都有一定的认识。

到了清初，对于植物药的运用就更加广泛了。《献药经》载："植物皆配药，蔬菜皆配药"。明确记载了草果、红果、生姜、胡椒、老母猪赶伴草等药用植物的主治功效。《献药经》还有一个较为明显的特点，就是药物相互配合，以提高疗效。书中认为凡药用的植物、动物、家畜、五谷等，都可用来相互配合使用，药物配合十分广泛，只要是对病情有效的药物都可以进行配合。这充分说明彝医此时已从单方向复方迈进了一步，这无疑是彝医药发展的一个新起点。

1978年，云南楚雄彝族自治州相关单位组织已整理出102种药物，峨山县整理出23种，凉山彝族自治州整理出105种并编著出《彝医植物药》专著；后续不断推出《彝药志》《彝药本草》《明代彝医书》《彝医动物药》《楚雄彝州本草》《彝族医药荟萃》《中国彝族民间验方研究》等专业书籍。

彝族用药治病以经验医学为主，彝族医生集采药、制药、治病、配方等多项工作于一身，配药时不使用秤，药物分量无固定规则，主要依据医生的经验看病下药。

彝医学对当地出产的动（植）物药有本民族的特定称呼，例如麝香称为勒舍，熊胆称为峨节，大黄称为勒乌，车前草称为吾莫迭补等。彝族还积累了特殊的用药经验，如使用阿衣（冬葵）引产催生，衣布阿节（多毛隐翅虫）治疗淋巴结结核，都拉（毛茛科植物紫乌头）解除乌头毒，拉莫各尔（三七）治疗风湿关节疼痛等。此外，还有伊斯（贝母）止咳，猴骨治疗肺病，蛇胆消瘤，熊胆治疗肿块，野猪肾通尿结石等多种独特的治疗方法。

彝族在防治疾病时，习惯采集新鲜的植物叶、根或根皮，加少许水或盐冲烂、揉搓、捣绒后，敷于伤患处。例如，使用斯赤列（接骨木）的根皮冲烂，加上其他药物敷治骨折；将尔吾（坝子花）花顺在掌心揉搓，以其汁搽涂蜂叮处等。

由于长期生活在高山林区，自然环境恶劣，刀伤、箭伤、跌伤、蛇伤等外伤较为常见，故彝族医生擅长治疗外伤。例如使用麝香治疗蛇伤、熊胆治疗牙痛、紫地丁止血、接骨丹治疗骨折等。对于风湿、疥疮、疟疾、肺病、胃病、痛疾、淋巴结结核等也有丰富的治疗经验。

彝族医生在配伍用药方面，经历了从简单到复杂的发展过程，从单方应用到复方配药。例如，以赫得布（地拢猪）为主，配以大豆、燕麦、猪油、清油调制的软膏治疗淋巴结结核，在彝族地区广泛使用。又如，以吾莫迭补（车前草）、契厄（野蒿子）、厄什阿马（仙鹤草）、尼尼契（地蜂包）4种熬水治疗腹泻、消化不良等。

彝族医生使用植物药多以鲜品入药，在某些聚居区（如凉山）使用单味药较多，常见的用法包括捣烂、揉烂、外敷、咀嚼、熬水内服和炖鸡肉服。彝族医药特点可总结为："以经验为主，长于外伤，兼有内治，草药丰富，动物药多，喜鲜用，有复方配药"。

彝族用酒治病的历史较长，适用范围广泛，方法多样。常见的有酒泡药（药酒）、以酒（或甜白酒）为引煎药、以酒兑服药汁（或药粉）、以酒调药外敷或点火酒等，这些都是彝族医药中的古老传统医疗方法之一。

彝族善于使用动物的胆、肉、骨、血、油等治疗疾病。《彝族献药经》中动物药的比例高达92.8%，显示出对动物药使用的频率非常高，《名医别录》中曾指出彝区之永昌、益州等地产麝香、犀角。现彝医用动物药中约10%的品种，为历代各族本草所未载述：例如，治跌打损伤的野鸡胆，止心痛的杉木鱼胆，治麻风初起的麂胆，治烧烫伤的马骨髓，治风疹水痘的黄鼠狼胆、乌梢蛇骨，治风湿心痛、消淋巴结肿大的岩羊胆等，都是较新颖独特的药物。这类药中还有一些较为独特的用法，如治蛇咬伤的麝香，其用法是自头顶破血施药。

十一、佤族医药与新鲜中药

佤族医药是佤族人民在长期与疾病斗争中，不断总结、积累，并汲取其他民族的医药经验，逐步发展起来的具有本民族特点的医药。在医药学尚未发展的过去直至今日，对佤族人民的生衍与发展作出了巨大的贡献。

佤族药来源广泛，以地产中草药为主，包括植物药、动物药、矿物药等。佤医一般多用鲜（活）品入药，或仅作切碎晾干或晒干等简单加工即可，多数药物可就地取材，在防治疾病中具有简便廉的特点。动物药中，其肉多用于配方或单方炖熟食用；皮、毛类则多经炭化后使用，如刺猪毛炭化后研粉内服治疗流鼻血，狗皮毛炭化后研粉调敷治疗狗咬伤。

根据发病种类和药物的功能特性，佤族在用药时具有以下特点：

（1）包药 照方取药（鲜品）捣烂后包敷患处。常用于跌打损伤、骨折、风湿疼痛等。

（2）洗药 照方取药（鲜品）于水中煎煮，取药液洗全身或患处。用于皮肤疾病，无名肿毒等。

（3）煮药 照方取药用水煎煮，取药汁内服。广泛用于各种疾病的治疗。

（4）擦涂药 单方或配主（鲜品）捣细或放入口中嚼碎后涂擦患处。用于烧烫伤、外伤止血、消炎等。

（5）酒药 取药（单方或配方）切碎后放入盛酒瓶中浸泡，内服或外用。用于强健滋补以及内、外科疾病的治疗。

（6）熏药 取热酒糟或取药煎煮至沸时倒入盆中，盆中置一小凳，人坐凳上后四周用毯子盖严熏蒸，至流汗时即可。主要用于风湿关节疼痛、感冒等。

（7）膳药 取鲜（活）品煮食或加工成粉后用肉汤冲服。常用于贫血、体虚瘦弱等。

（8）剂型 佤药中常见剂型有煎剂、洗剂、酒剂和散剂。

（9）生熟药各半混用 将同一配方的药（鲜品）分为两半，取其中一半用火烤、灶火灰烫等法加工制熟，然后两半混匀使用。常用于包药的配制。

（10）药引 在配方用药时，经常使用一些具芳香理气、舒筋镇痛作用的药物，如胡椒、草果、酒、丁香、红糖等为药引。

佤族在用药上有一定的独特之处。例如，铜锤玉带草在中草药中用于风湿、跌打损伤等症，而佤族则常用于口腔溃烂；熊胆草，其他民族用于治肠胃炎，佤族则主要用于肺结核出血；水冬瓜树皮，傣医学用于腹泻、痢疾，而佤族用于治疗肝炎；挖耳草和田基黄，中草药中用于肝炎、乳腺炎等，而佤族除此之外，还主要用于婴儿口腔炎及口腔溃烂。此外，佤医还使用一些其他民族一般不入药的种类来治疗某些常见病，如用曼登、猪粟树皮治红、白痢疾，用滇七叶树治胃炎、腹痛，用黑夜蒿治阳肝病（佤医学称谓）等，且均有一定疗效。

经过不断发展，在实践中积累了丰富的民族医疗技术，通过佤族医药研究人员多年精心研究和发现，共编撰出版了《云南佤族医药》《中国佤族医药》《佤族医药》等民族医药专业类书籍。

十二、畲族医药与新鲜中药

畲族，作为我国南方游耕民族之一，历史上从广东分散至福建、浙江、江西、安徽、贵州、四川等地。隋唐之时，畲族就已居住在闽、粤、赣三省交界的闽南、潮汕等地生息、劳动、繁衍，形成了独特的民族语言、文化、风俗习惯。畲族人民在与疾病的长期斗争中，逐渐形成了独特的畲族医药。由于过去特定的历史条件和特殊的地理环境，家家户户也都自备一些青草药，自用或互相馈赠；不少畲族群众学会一些防病治病技艺，世代相传，有些便成为民间医生。畲族医生为人治病多数使用自采的青草药，或用针灸、拔火罐、抓痧等疗法配合治疗，一般都能收到较好疗效。

畲医学经过不断发展，在实践中积累了丰富的民族医疗技术，畲医药研究人员共同编撰出版了《中国畲族医药学》《中国畲药学》《畲族医药学》《畲族医药（痧症疗法）》《三明畲族民间医药》《杏林之道》《福建省民族医药资料汇编》《畲族验方选》《福安畲医畲药》等专著。就畲医药的特色，归纳起来有以下特点：

（1）畲医药在总结本民族医药经验的同时，吸收了中医学等医药学理论，逐步形成具有本民族特色的医药体系。畲医临床主要用草药，在服药同时常配以银针刺疗，被人们形容为"一把草，一根针"。畲医用草药讲究新鲜，时久不用，且用量较大，绝大多数用水煎服，有些单验秘方疗效显著。

（2）用药特点　畲药基本为野生植物药。畲医认为畲药有阴阳之分，十分讲究用药的阴阳平衡，并遵循中医的"寒者热之，热者寒之"的用药基本法则。畲药中为热性、温性的阳药，长在朝阳的山坡；治疗亢盛、炎症的阴药，生长在阴山沟里；不寒、不热、不温、不凉之药称"和"药，具有平衡和滋补功能，"和"药生长于低山谷。畲药有其品种特点，以鲜采即用为主，并有其炮制技艺，注重药引和辅料等用药习惯。

（3）药食同源，畲族几乎家家户户常用家禽家畜配草药食用，据专业人士统计，具有食疗作用的食物约100种。据记载，几乎失传且极其珍贵的景宁畲族绿曲酒就是采用了畲族医药"医食同源"之理的典范，但掌握秘方的族人从不外传。

（4）畲族医生多数具有专长，分科按各自擅长，近似中医也有按病种分科，如瘰病、闻疮、鼻渊等科。个别祖传畲医擅治瘰病，已形成系统的辨证施治、理法方药。把瘰病分成痰核、火核、角板、钢株、龙高、铁钉、葡萄、蛇盘等8种类型综合治疗，即在内服中药的基础上配合灸法，或膏药敷贴，或丹药外用；内服药视病情加减，可以把病核拔除而疤痕较小，堪称绝技。

（5）畲医有自己独特的疾病观。把疾病分为风、寒、气、血和杂症5大类，每类又分若干种，如风症分为72种，范围广泛，儿科疾病统称风症。畲医学对疾病的命名多根据"症"而取，少数病名与中医病名相似，但内涵却不一样。

（6）畲医学对某些疾病有独特的疗法如治痧，把中暑、感冒（暑热型）以及全身不适等都称为"发痧"，采取捏痧、刮痧、抓痧、挑痧等疗法。又如草药接骨，其方法多种多样，总的是手法复位、草药外敷、再加固定。

十三、侗族医药与新鲜中药

由于目前历史上暂未发现侗族本民族的文字，且这种现象一直持续到新中国成立后，侗族才拥有民族文字，因此，侗族医药学传承主要依靠一代又一代的口传师授，再加上一些特殊的原因，使侗族医药学未得到很好的传承。

历史上侗族聚居地区气候温和、土地肥沃、森林较多，而且侗族有绿化部落的传统美德，因此侗族居住地区药源丰富。据1986年药物资源普查结果，药用植物达千余种。目前调查搜集的侗药有687个品种，整理出书的有134个科属294个品种。这些药物绝大部分是野生植物，对一些贵重或稀有的植物药也进行家种，外来药比较少。

侗族医药不分家，行医的人既行医又采药，师带徒的形式比较普遍，"医者先识药，识药欲成医"，为了用药方便，所用药物多数是自采、自制、自用，而且所用药物多为鲜品。由于气候温和、药源丰富是侗族地区的特点，其居住地区的大多数药物一年四季都可以采集。

侗药一般不用特殊的加工炮制方法，多为新鲜中药鲜用或简单的洗切，晾晒后备用。果实、种子类药物临用时打碎使用；花类药物不做加工。对有毒的药材及需炮制后增强疗效的药材经特殊加工炮制后入药。常用的炮制方法有炒制法、炮炙法、煨法、露制法、漂洗法等。如姜汁炙灶心土。鸡油炙三七，牛奶糯米炙土党参，黄酒炙夏枯草等特殊炮制后，能增强药物疗效。毒性药物经过炮制可以减毒增效，如制川乌、煨白果、石灰水制半夏等。

侗医学认为，侗药的药性分为八性。一是冷性药，或称凉性、寒性药。如一支箭，性冷，用于退热；二是热性药，如洋金花，性热；三是平性药，如白蔹，性平，用于退热、止痛等；四是收性药，如大血藤，用于搜风、消肿退热；五是散性药，如土升麻、野薄荷，用于散热止痛、散毒消肿等；六是退性药，如茯苓，用于退水、退热；七是淡性药，如仙人架桥，性淡，用于搜风退水；八是补性药，如菟丝子、双肾草，性补，用于补体、补血、补气。

药味有酸、涩、苦、辣、香、淡、甜等6味。苦味药，如蛇莲，味苦，性凉，用于退热、止痛；甜味药，如鸡冠花，味甜，性凉，用于退水、退热、止血等；酸涩味药，如四季红，味酸，性平，用于解毒、消肿等；辣味药，如石菖蒲，味辣，性热，用于除寒通筋、消肿止痛等；淡味药，如红浮性淡、性退，用于退水、退热等；香麻味药，如对叶莲，味香麻，性热，用于除寒通筋、消肿止痛等。

侗药性味功能特点主要体现在性味对应的关系上。具体而言，味苦、性凉的药物用于退热；味辣、性热的药物用于除寒；味香麻、性散的药物用于消肿止痛；味淡、性退或性平的药物用于退水、退气、止痛；味甜、性补的药物用于补血、补气；味酸涩、性收的药物用于提神、止泻。

在疾病的治疗上，侗医遵循"冷病热治，热病冷治"的原则，即对于寒性疾病采用温热药物进行治疗，对于热性疾病采用寒凉药物进行治疗。在用药方面，侗医多依赖于经验方和秘方。在医方的配伍上，侗医讲究"主药"与"配药"的原则。所谓"主药"，即针对主证所使用的药物；"配药"则是辅助或协同主药发挥作用的药物，或是针对兼证所选用的药物。在剂量上，"主药"通常药味较少而用量较大，"配药"则药味较多而用量较小。

在漫长的历史时期内，侗药知识得到不断积累，由单方发展为复方，剂型也在不断增多，包括酒药、膏药、丹药、散药等，从药物组成配伍制剂方面来看，已能适应临床需要。随着民族之间的大融合，药物与医疗共同得到了发展。

经过多年的发展，侗族医药工作者通过不断地总结，编撰出版了《中国侗医药史》《侗医药普查汇编》等专业书籍，为侗医药学的传承与发展做出了贡献。

十四、布依族医药与新鲜中药

布依族，作为我国西南部的一个较大的少数民族，其民族语言为布依语。布依族先民在与疾病斗争的过程中，对自然药物的治病效果和毒性作用予以关注，并加以利用。通过无数次的试验、观察和实际体验，逐渐积累起用药知识，并形成了早期的药物疗法。布依族方药配伍灵活，剂量的确定依据患者的性别、体质、年龄等因素，且多选用易找、药源广、种类多的药物。

布依族医药知识的传承主要依靠祖辈相传、师徒相承的口述方式，因过去居住地多为山区和气候潮湿地方而引起的疾病，如风湿、跌打损伤、骨折、疔疮等，用药大多数为就地可取的新鲜草药。布依族医药学认为疾病的成因主要有3个方面：跌打碰撞、饮食不调或服食药物不当、不适应气候环境的变化。人体内精、气、血沿血管流动，自然相存，互不相碰，碰撞绞结就会导致机体疾病发生。这些关于疾病成因的观点说明布依医对于疾病的认识已从最早的神鬼论中解放出来。

布依族医学诊断疾病主要依靠望诊、问诊、脉诊、摸诊等方法。望诊包括望面色、望毛发、望眼睛、望小儿指纹、看米等；问诊主要包括问患者饮食起居、问起病原因、问起病时辰、问病痛部位等；脉诊较为简略，有以单指按寸、关、尺脉的，有以三指取肘窝中部三条并行筋脉的，也有按寻四肢筋脉长短缓急以明病情轻重的；摸诊主要是针对骨折、疔疮之类，有摸骨折部位，摸包块大小及包块是否游移，也有摸寒热等。

在诊断中，有许多诊疗方法具有浓郁的民族特色。如诊断心脏疾患时所用的看米法，是取一碗米令患者向碗中吸气，米粒立起多者，说明中气未损，病情轻缓易治；米粒立起少或完全不立起者，说明中气亏损甚至耗竭，病多迁延难治或病情危重。又如望汗毛法，是仔细观察患者的汗毛生长情况，有"顺者生，逆者死"的说法，经验丰富者对于病情的危重程度判断非常准确。在诊断关节拘紧疼痛是否风湿时，采用玉石刮擦疼痛部位，起路者（痛处见青或红色脉络）则诊为风湿；起米者（痛处起青或红色小颗粒）则不是风湿疼痛。

在布依族医学中，有"七十二惊风，三十六癀"之说，合称"一百单八症"，说明病症的繁杂。具体的病名分类上又有疔、癀、风、痧、蛾、寒、症等多种名称。疔，指起于局部皮肤，有红肿而形小根深似钉的硬结的一类急性感染性病患，根据病变部位的不同又分为天门疔、地门疔、丝疔、脉门疔、乳脐疔、飞疔、漏气疔等，治疗上多采用手术切除加以鸭脚板等草药外敷的方法。癀，指发于皮肤深部，有硬结，偶可见皮肤局部红肿，临床并见全身冷热证候的一类疾病，根据病变部位和病灶形态的不同又分为巴骨癀（病轻者称巴骨燕）、走游癀（又称串皮癀）、枕耳癀、锁喉癀、粑粑癀、竹姜癀、冷骨癀等。风，主要指肢体抽搐并伴有神志不清症状的一类病患，又分为母猪风、马上风、半边风、野猫风、鸡爪风等多种，也有风湿疼痛疾患称"风"的，如海底风（痛风）。痧，泛指以肚腹剧烈疼痛为主要症状的一类病患，根据寒热轻重和伴随症状的不同分为冷痧、热痧、绞肠痧、羊毛痧、舌痧（舌下可见两条青黑色筋脉者）等；治疗上采用刮拍、指尖放血的方法来理顺血脉，缓解疼痛，并佐以草药煨水内服以巩固疗效。蛾，指伴有寒热交替，局部疼痛的急性炎症，某些蛾兼具有传染性，蛾有上三蛾、下三蛾之分，包括舌蛾、白蛾、飞蛾等几种。寒，指机体多个病变部位连贯发生寒痛症状的一类疾患，如六连寒、七筋寒等。以症命名的疾患主要有蓝蛇症、蚂蚁症、耗子穿心症、黄麻症、鱼鳅症、岩鹰症等。除此之外，布依医中对于其他内、外科疾病的称谓多与中医对病名的称谓相似或相同，对月家病中妇女红、白带下或男子红、白尿均称红崩、白崩，遣方用药上多有相似之处。另外，还存在着同病异名的现象，如在大部分地区称"羊癫风"为"母猪风""马上风"，而在罗甸县因治疗"羊癫风"类疾病用岩鹰爪磨水内服而又称"岩鹰症"的。

经过布依族医药工作者的不断研究和工作总结，目前已经编撰出版了《布依族医药》《布依学研究》《布依族医药杂病》等书籍，为本族医药学的传承与发展做出了贡献。

十五、羌族医药与新鲜中药

羌族是我国历史悠久的民族，燧人氏部落祖居昆仑山，为古羌戎的一支，发祥于青藏高原羌塘地区。历史上，羌族人民多数居住在海拔2000m以上的高山或半高山地带、境内峰峦重叠、河川纵横、地形复杂、海拔悬殊、气候多变，地理条件和气候的差异极为明显，被称为"云朵上的民族"。羌族聚居区地形复杂、气候多变，区域内常见骨伤病、肠胃病、头痛、惊厥等，此外还有黑热病、高山病等。

羌族人民从实践中逐步认识药物、熟悉药性，掌握药物的生长特性、采集季节、加工技术和内外治疗方法等实际经验。主要以经验医学的形式将羌医羌药的技术和经验以家传或师承方式，通过言传口授、药方对换等方法传授。

羌族医学主要通过看诊、问诊、听诊、闻嗅诊、脉诊、摸诊、思想诊、体质诊等对患者的病情进行诊断，将上述诊病方法所搜集到的信息，运用羌族医学理论，分析其症状、体征，弄清其病因病机和相互联系，判断出病变部位和性质。根据诊断和辨证结果，最终确定相应治法。治病采用内治法和外治法，其中外治法特别丰富，有放血疗法、刮治法、爆灯火疗法、气角疗法、滚蛋疗法、发泡疗法、佩戴药疗法、熏蒸疗法、抹酒火疗法、烧药火疗法、针挑疗法、外洗法、外敷法、拍击疗法、体育疗法、热烫疗法、精神疗法。

羌族用药具有独特的风格，"医药合一"是其特点，其药物组合多为个人经验积累，无应用的统一标准和固定原则，善用单方、验方、秘方治疗疾病。用药剂量无统一标准，多采取一把、一握、一撮等经验量法，羌族民间流传着一些药物歌诀，如："百草皆药，无病用不着""骨头跌成渣，加点乱头发"等。在药物的使用上多系本地野生药物，干鲜并用，多数不经炮制，直接使用，具有新鲜、味浓、起效快等治疗特点，只有外用药物和剧毒药物才进行加工炮制。

羌药剂型有丸、散、膏、丹、药酒等。酒剂在羌药中使用广泛，药酒有活血化瘀、祛风通络、软坚散结等作用，如"戎塔尔王·喜""波斯·喜""布日格·喜"等。其与中医在用药方面存在许多同物异用，如漆姑草，羌族用鲜品治疗烧烫伤，而中医用于治疗漆疮等病；山桃，中医用种仁，而羌医使用果实和叶。

近年来，羌族羌医药工作者先后收集、整理出版羌医药专著《羌族医药》《尔玛思柏·羌药谱》《羌药志》《羌医外治法》《羌医验方精要》《羌医基础理论概要》等书籍，为本民族医药学的传承与发展做出了贡献。

十六、白族医药与新鲜中药

白族，作为我国西南边疆具有悠久历史的少数民族，主要分布于云南省大理白族自治州北部地区，同时也有分布于贵州毕节、湖南桑植等地。

白族医药源远流长，据考证，其起源于新石器时代。在青铜器时代，白族已有原始宗教与巫医活动，民间亦流传着关于白族医药的神话传说。自秦汉至唐初，随着洱海地区与中原在政治、经济、文化方面的交流加深，以及与缅甸、印度等国的经济、文化往来，白族医药文化受到重要影响。南诏大理国时期，中医的传入、印度佛教医学的影响、白族医药与藏族医药的交流、佛教密宗的影响等，都对白族医药学的发展起到了推动作用。明清时期，中医药学在云南的传播与发展，进一步促进了白族医药学的繁荣。白族医药对白族人民的繁衍生息和防病治病起到了重要作用，是中华医药宝库中的重要组成部分，具有鲜明的民族和地方特色。

白族居住的大理地区，海拔落差大，物种繁多，是一个天然的药物宝库。白族医药中流传着"行医者必先识药，采药者必须懂医，医药结合"的说法。由于地产药用资源丰富，白族医生用药大多自采自用，且多以生鲜品入药。大理白族自治州人民政府编写的《大理中药资源志》系统地整理了大理地区的民族用药，共计 1647 种，其中植物药 1540 种，动物药 92 种，矿物药 15 种，并遴选了 46 个临床疗效肯定的单方、复方。此外，《大理府志》《大理县志稿》《大理州白族医药及单验方》《白族惯用植物药》《白族民间单方验方精萃》等书籍也对白族药材进行了详细的记载。明代的陈洞天《洞天秘典注》、李星炜的《奇验方书》等医药书籍也为研究白族医药提供了宝贵的资料。

十七、德昂族医药与新鲜中药

德昂族是云南省独有的民族之一，主要分散居住在云南省德宏傣族景颇族自治州的潞西、瑞丽、陇川、梁河、盈江，临沧市的镇康、耿马、永德，以及普洱市的澜沧等县的部分地区。

德昂族医药文化在半封闭、半原始的自然生态条件下，以及不断接受外来文化冲击的环境中发展起来。德昂族居住地区属于印度洋季风影响下的雨林地区，气候湿热，雨量充沛。历史上，由于气候原因，该地区曾发生过多次大范围的传染病流行。在与疾病斗争的过程中，德昂族充分利用当地丰富的动（植）物药物资源，创造了独具特色的本民族医药。

德昂族在世代繁衍和与疾病作斗争的过程中，更积累了一些具有本民族特点的诊疗方法，以及一些简便效廉的单方和验方，并通过口头传承的方式流传至今。德昂族的民间"草医"诊治时，采用感观（神、色、形、舌）和号脉方法来判定患者的病情。感观法主要观察患者是否有面部或皮肤发黄、消瘦、全身无力等症状。号脉法则是通过号脉来诊断疾病，若患者体虚无力，则脉搏不起。德昂族医生通过感观法和号脉法，能诊断和治疗刀伤、枪伤、毒蛇咬伤、身体虚弱、中毒、肺结核、肺气肿、肺炎、支气管炎、胃炎、胃溃疡、十二指肠溃疡、肺癌、肝癌及酸痛等。

德昂族医药及文化在社会历史和自然环境等多种因素影响下，没有形成自己独特系统的医药理论体系。然而，由于地貌和气候的影响，该地区适宜多种动（植）物的生长，有起源于远古的野生稻、野生蔗等稀有植物。野生动物有马鹿、金钱豹、巨蟒、猴面鹰、穿山甲等。两地中草药药用植物有千余种，如重楼、牛膝、吴茱萸、三桠苦、通光藤、杜仲、黄连、草乌等。

德昂族草医用多种草药治疗疾病，如野豌豆、细苦子治疗痔疮；毛丹子、喜碧波治疗头肿；毛椿、草茶、黄姜等治疗肿疾；沧蒲、亚老君根治疗疟疾；千党香、小花叶等治疗风湿、痨疾等；壁虎、台岩参等治疗腹痛。此外，还有治疗胃炎和头痛发热、跌打摔伤、骨折、枪伤、刀伤、皮肤脓肿等多种疾病的草药疗法。

1990 年，云南省德宏州卫生局组织编撰的《德昂族药集》对德宏医药进行了详细的介绍，收集了德昂族常用的植物药 102 种，动物药 3 种，并附单方、验方 40 个。这些药用植物、动物隶属 49 科 93 属。书中重点介绍了疗效独特的民族用药经验以及德昂族民间医生诊治疾病的方法和他们用药的炮制方法。瞿广城、方路编写的《德昂族医药简介》则是在对德昂族医药相关文献进行整理和对德昂族医药现状进行调研的基础上编写而成的。

十八、拉祜族医药与新鲜中药

拉祜族，作为我国西南边疆的山地民族之一，主要分布于云南省澜沧江两岸的思茅、临沧两个地区，此外，北起大理、楚雄，东至沪西、弥勒，南至西双版纳和全平县均有散居。

拉祜族聚居于亚热带地区，这里群山连绵，气候温和，雨量充沛，土壤潮湿肥沃，为各种植物的生长提供了有利条件，蕴藏有极其丰富的动（植）物药材。拉祜族人民在历史长河中充分利用当地丰富的动（植）物药材资源，繁衍生息，防病治病，积累了宝贵的防病治病经验。

据公元 1712 年《新平县志》记载，哀牢山一带拉祜族聚居区物产药之属中记载野生中草药共计 15 种，其中植物类药物包括天冬、五加皮、金银花、黄芩、半夏、天花粉、一枝篙、车前草、益母草、红花、土当归、牵牛、重楼、茯苓等；动物类药物有穿山甲。民国时期，据 1931 年版《新平县志》所记载的近代当地民族对野生药用植物资源的认识开发利用状况，其显著的一点是：野生药用植物类除之前的天冬等，增加了马尾黄连、石莲子、马蹄香、麦冬、桑寄生、威灵仙、何首乌、香附子、常山、兰花参、沙参、石斛、茵陈、苍耳子、鸡舌头（茎红多浆汁、叶对生、可作下乳药）、白人石、赤小豆、叶上花等 37 种；野生动物类药物除穿山甲外，还增加了鳖甲、蝉蜕、灵虫等 3 种。

拉祜族医学认为：气候的变化是生病的根源，一年二十四节气，人最易在节气变化时生病，如钻筋症，多在春季插秧时发病，桃花病是在三四月，桃花开放时患病。寒、火、风、气、湿是致病的重要原因，腰膝冷痛是寒气，小儿抽筋是风，疮疖流痰是火，长期居住潮湿之处而患湿气。因过度劳累而致病者，如压痨、肺痨、虚痨等；由房事不节而引起的如色痨、家痨、酒色痨、闭经痨等。情志致病，常见的有怒气伤肝，忧虑伤心而致郁气病，出现心口痛（上腹部疼痛），口苦咽干等主症。跌打损伤，包括跌扑、外伤以及蛇、虫、兽伤等。并认为气血壅阻是发病的主要病机，由于劳伤或情志变化，或风、寒、火、湿等原因，而致气血塞阻，久而发病。

拉祜族医者诊断疾病有望、问、听、摸、药诊等诊断方法。其中药诊最具其民族特色，对某些疾病不能确诊时，采用药物试探性治疗来诊断疾病的有效方法。并将疾病分为六症、六类、三伤。六症是惊症、淋症（有热淋、血淋、疹淋、虚淋、下白淋（乳淋））、火症、寒症、虚症、闭症。六类是指水病类、气病类、风病类、风湿类、痨病类和疱疮类：水病类有水肿、水膨胀、黄肿病、水呛黄等；气病类有胃肠气、病气、冷气、郁气、腹胀气、寒气、湿气、风气等；风病类及风湿类有头风、虚阳顶、羊脚风、脐风、产后风、风湿、中风、冷骨风、伤风、膝节风、惊风、热风湿、摆头风、偏头风、侧背风等；痨病类有色痨、压痨、干血痨、肺痨、闭经痨、心痨等；疱疮类有八头疸、小儿白口疮、水疗、唇口疗、鼻疗、对口疗、羊胡子疮、天疱疮等。三伤即跌打损伤，刀枪伤，蛇、虫咬伤等。此外还有疽症类、痛症类、妇女病类、急症有疹症类、眼病类，杂症类、骨折类等。

拉祜族医学对疾病的命名也有其特色，如根据患病部位来进行命名：痛生在背部的叫背发（背花），疮生于虎口的叫手叉，生在肩上的叫担肩，长在骨旁的叫巴骨病等。还有根据动物的形象命名：如生在下巴骨（下颌骨）上的细疮叫羊胡子疮；手指头肿痛的叫天蛇毒等。根据疾病的临床表现来命名：如口微动，眼睛不停地翻动称猴子惊等。根据疾病的病因来命名：如喝水时或洗澡时呛水的称水呛病，由寒气侵犯肢节的叫冷骨风或筋骨风，由劳累过度引起的如压痨、肺痨、虚痨等。根据发病季节来命名：如桃花病、芒种症。

拉祜族民间用药绝大多数是当地草药，没有商品药材，且以植物药材为主，真正起到了就地取材、经济、有效、方便、防病治病的作用，这也是拉祜族民间用药中最大的特点；在用药配方上，要求严谨、简练，每一个处方用1~2剂药，多则3~5剂；治疗方法注重里外并重，不管是治疗内科还是外科疾病，都主张内服外用。

拉祜族民间医者配方，善用引药。这些药引大都以芳香理气、舒筋镇痛药为主，如草果、胡椒、丁香、木香、酒等。妇科类以丁香、胡椒为主；胃肠道疾病以草果、木香为主；风湿、跌打扭伤以酒为主。

拉祜族治疗疾病的方法和预防疾病的方法古朴、多样、简单、易行，根据病症，采用相应的药物疗法，分内服与外用。其主要的方法如下。

1. 提风法

将一煮熟的鸡蛋蛋黄取出（保持鸡蛋完整，只在其腹部开一小孔）镶入一大小合适的银盖，盖内放过路黄、天葵各适量（均捣烂）。另取一纸卷成筒，灌进适量桐油，点燃纸筒，热油下滴，使之滴入蛋孔，医生用手指堵住蛋孔，待温度适宜时，将鸡蛋孔对准小儿肚脐紧贴 30 分钟后取出银盖，在银盖背面可见黑色斑点，拉祜医认为这是风气所致。用于治疗小儿发热。

2. 胸鸡疗法

取雄鸡一只刮去内脏，将事先准备好的药物雄黄、冰片、石膏、金银花、麝香共碾成末，撒于鸡肚内，趁热贴于患者胸部，半小时即可。用于治疗心跳无力。

3. 火功疗法

将治疗药物浸泡于酒或酒精内，然后点燃，此时医生用手伸进燃烧的酒中，热后取出，搓揉患者病痛处，如此反复做 10 次。用于治疗湿气病（风湿）。

4. 佩戴疗法

将某种药物佩戴于胸前内衣口袋里治疗疾病的方法。如胸前内衣戴过路黄治疗乳痛等。

5. 汽熏疗法

熏洗是拉祜族常用的一种治疗方法，民间医生用于治疗跌打腰腿痛、风湿关节痛，皮肤病等。利用煮药的蒸汽进行熏蒸，达到治疗目的。如坐骨神经痛，用辣蓼、香橼叶、香茅草煮开后放入缸内，患者坐在缸口，利用热气熏蒸止痛。在蒸疗时注意防风保暖。

6. 烟熏法

用烟熏特定部位来治疗多种疾病，如烧柳条熏胯部治疗痔疮，化脓性皮肤病和感染性伤口用苍耳子、九里光、木黄连、桉树叶、苦楝叶等适量煮水外洗。

7. 坐浴法

用药水泡洗病患部位及全身的方法。如用杉松树根皮、过江龙、八角风等五味药煮水泡洗大腿、腰部，治疗蚂蚁不过节病（坐骨神经痛）。

8. 封刀接骨法

采用摸、捏、端、拍、拉、揉、挤、压、抵等手法进行整复，然后外敷药物用四块杉松木板固定局部。常用药物有接骨木、骨碎补、菊叶三七、九里香、鸡血藤、泽兰根、五加皮、野葡萄根、鱼子叶、商陆等；有续筋接骨、祛痕、镇痛、消肿等作用；适用于各种骨折、刀伤、关节脱臼等病症的治疗。

9. 内服外洗法

此法普遍用于内科、儿科疾病。如用粘草熬水，一部分内服，一部分洗胸部，治疗小儿感冒、急性肺炎等；用鸡三树叶熬水内服外洗，治疗神经衰弱、失眠、自汗和盗汗；用天冬、朝天贯、山红稗、盐酸木根、糊饭熬水内服，外洗胸部，治疗消化不良和消化不良引起的腹胀、腹泻。

10. 内服外包法

此法用于内科、外科疾病。如用扫把茶根熬水内服，用叶春细加少许盐包敷肚脐，治疗急性胃肠炎、胃痛、腹痛、腹泻；用倒提壶茎叶熬水内服，根嚼细后包敷患处，治疗毒蛇咬伤。

11. 生熟药同用法

此法用于胃肠道疾患。如用桃子树皮、樱桃树皮、梨果树皮各等量，分一半炒熟后生熟混合，熬水内服，治疗急性胃肠炎、腹痛、腹泻、痢疾、消化不良。

12. 垫坐法

此法用于妇科疾病。如治疗顽固性痛经，用五除叶（鲜品）春细炒热，在经潮前三五天，每天垫坐 1~2 小时，同时用少量叶包敷肚脐即可收效。

13. 熨疗法

适用于内科、外科疾病。用鲜篙枝尖一把，置于烧烫的小石块面上，将脚板踩在篙枝上面，徐徐熨烫。专治脚跟疼（骨质增生类）。也有用此方法治疗急性乳腺炎。

14. 热敷法

用细升麻全株熬水，用毛巾不断热敷乳部，治疗乳汁不通。

15. 药食同服法

此法多用于体弱多病患者。如肺结核、贫血等。用树萝卜、竹叶参、阴地戴、独匹叶，可任选鸡、羊、猪肉煮吃。

16. 酒泡法

此法用于内科、外科疾病和各种引发的疼痛，分两种用法。一种是直接泡服，如治月经不调、痛经，用小水茄、通气香泡酒服；风湿痹痛、跌打损伤，用老贯藤切片晒干泡酒内服外搽。另一种是点穴法，即用蛇骨等，依量混合酒泡备用。

17. 嚼含法

此法用于口腔疾患、外伤止血、止痛、消炎。如治疗口腔溃烂，用小叶三点金鲜叶或嫩尖，加十数粒生糯米，嚼细后含，用大叶仙茅根嚼细敷枪伤处。

18. 饮疗法

解暑消渴、开胃生津，用藤子茶叶、尖或扫把茶，晒干备用，泡水当茶饮。

19. 点眼法

治疗眼部疾患，如沙眼、结膜炎、角膜炎等。用野葡萄藤砍断后，接两头流出的水点眼或洗眼。

20. 外洗法

此法广泛用于皮肤病及烫烧伤。如用大驳骨茎叶熬水洗澡治疗各种皮肤病、瘙痒症；用梨树寄生熬水洗，治疗小儿热痱子；火烫药熬水洗患处，治疗烫烧伤；感冒发热，可用香茅10克煮水熏蒸或外洗，有解表发汗退热的作用。

21. 外包法

分冷、热两种使用，即一种是炒热包，此法多用于无名肿毒（阴疽类）、淋巴结结核、跌打损伤、风湿疾病。如用钝刀木树皮及叶舂细炒热外包，治疗风湿性关节炎，用石枫丹、小罗伞叶舂细加酒炒热外包治疗软组织损伤。另一种方法是直接用生药捣烂外包，用于内科、外科疾病。如用山白芷、马鞭草、叶子兰舂细包脑后和"风府"穴治疗鼻衄；用臭荷苞叶舂细，包肚脐治疗小儿蛔虫病。

22. 外搽法

此法用于皮肤病和外伤。如治疗扁平疣，用虎掌草叶涂搽，每次 10~15 分钟；治疗麻疹，用笋叶烧炭拌冷饭，涂搽患处；用岩姜涂搽患部，治疗蜂、蚁、虫类咬伤。

23. 散剂法

由单方或复方组成，广泛适用于内科、外科疾病。如土木香、虫蒌混合研粉治疗胃炎、胃痛、胃溃疡；大麻药研粉治疗外伤出血，可起消炎生肌、止血止痛作用。

由于拉祜族属于少数民族，在民间的一些医药传统用法需要专业人员去整理和收集。思茅地区民族传统医药研究所对该地区拉祜族聚居村寨的医药现状、历史进行深入了解调查、整理而成了《拉祜族常用药》，为我们借鉴和学习少数民族的医疗实践经验提供了一份有价值的材料。

十九、傈僳族医药与新鲜中药

傈僳族，主要分布于我国云南、四川两省，属于典型的山地民族，聚居区海拔多在千米以上，部分地区甚至超过 3000 米，所居地区地形复杂，气候多样，动（植）物资源丰富，中草药种类繁多。据《怒江中草药》一书记载，怒江傈僳族自治州有 1200 多种野生药材，其中国家要求查明的 395 个中药种中，怒江就有 215 个，占比达到 54.14%。

傈僳族的医药文化习俗注重保健，常利用药食同源来调理身体。傈僳族的疾病治疗方法源远流长，早期无直接文字记载，许多治疗方法通过口耳相传的诗歌和神话传说流传至今。

据傈僳族音节文字文献记载，不同部位的病痛有相应的药物治疗方法，如眼睛疼用贝壳，上肢疼用蜂蜡，头痛用石藤，腰疼用草根，心脏病用野果，下肢疼痛用酥油等。傈僳族用药就地取材，多用草本、木本植物的根、茎、叶、花、果或全草以及动物药（如鹿心血、鹿角、麝香等）入药。药物使用分为内服和外用两种，内服药用单味、多味或配成方剂煎汤服用，或研磨成粉剂，用酒或水吞服。外用药的用法主要有洗、熏、泡、敷等。傈僳族民间常用的药物有马蹄香治疗感冒、水肿、肠炎、麻疹、蛔虫病、钩虫病、月经不调等；鱼腥草全草治疗百日咳；一支箭治疗小儿疳积；青刺头治疗小儿惊风；土三七治疗跌打损伤；大红袍治疗月经不调、痛经、带下、崩漏；小五爪金龙治疗风湿痛、骨折、跌打损伤；血满草治疗水肿；草血竭治疗红、白痢疾等。

二十、鄂伦春族医药与新鲜中药

鄂伦春族是我国北方的世居民族之一，历史上主要聚居在大、小兴安岭和黑龙江畔。目前，鄂伦春族主要居住在黑龙江及内蒙古等地。20世纪50年代定居之前，鄂伦春族人长期在深山老林里游猎，居住在由桦树皮搭建的"撮罗子"里，靠"一匹马，一杆枪"过着单一的狩猎生活，是典型的森林民族。鄂伦春族是当今世界上为数不多的以原始状态步入现代社会的民族之一。他们长期与自然相伴，在适应环境中逐渐熟悉和掌握了身边的动（植）物属性和功能，积累了不少防病、治病的理法方药，地域特色鲜明，寒地优势明显，是民族传统医药文化的活化石。鄂伦春族认为植物类药物木本、草本的根、皮、茎、叶、花、果、籽都可以入药，也习惯随手采集的植物和捕获的猎物治疗疾病。

鄂伦春族人用草药治疗外伤经验丰富，用药鲜活，一般春、秋季采花叶和地下根茎，捣碎经过初步加工，外敷或酒浸，有搽剂、熏洗剂等，以治疗风湿、跌打、劳伤的药酒类居多，疗效显著。最常见的如用老过眼树的内皮熬水，内服和外洗，具有消炎的作用，可以治疗外伤和关节炎等；长虫草捣烂敷患处，可以治蛇咬伤；马尿烧是一种灌木，用斧子砍成木屑，水煎后内服外洗，用药渣热敷，可以治疗骨折；暴马子熬水洗可以治皮肤病。如将车前草生食或水焯后食用，治疗痈肿、热痢、止泻等；用柳蒿芽煎汤或入菜，治疗醉酒和胃出血；用白桦树和黑桦树的树汁制成饮品"苏乌瑟"，具有清热利湿、祛痰止咳功效等。

二十一、哈萨克族医药与新鲜中药

我国的哈萨克族主要分布于新疆维吾尔自治区，哈萨克族的聚居地拥有高山、森林、草原、湖泊和河流，尤其是伊犁河谷、额尔齐斯河流域的辽阔草原和肥沃土地，充裕的阳光，这些得天独厚的自然地理条件和气候因素，创造了丰富多彩、种类繁多的植物种群。其中有大量的药用植物资源。哈萨克民族自古以来研究和使用这些植物进行预防和治疗疾病，积累了大量有效的处方和经验。

哈萨克族是一个古老且具有悠久历史的我国少数民族，拥有自己的语言文字、宗教信仰、天文历法、文学艺术、医药卫生、风俗习惯、伦理道德和聚居地，是一个具有鲜明、浓郁和独特风格的少数民族。哈萨克民族传统医药在长期的发展过程中，形成了完整的医药理论体系。《奇帕格尔巴彦》（汉语译文为《医药志》）是哈萨克民族传统医药学中最重要的经典著作，书中对植物药、动物药、矿物药进行了分类，并对药物的性味进行了阐述。记载有500种人体解剖名称、728种植物药、318种动物药和

60 种矿物药，共计 1106 种，包括 4577 张处方。该书还详细记载了哈萨克民族传统医药学的六元论（天、地、明、暗、寒、热）等理论体系，阐述了人体的生理解剖、病理、生理、免疫、诊断、鉴别、护理、预防、治疗和药物学内容，是一部包罗万象的医药学巨著。书中详细地记载了药物的识别、采集、贮藏的方法，加工炮制及药性、性味、用途和方剂学的内容，并运用哈萨克族医药学理论将药物的生长特性、药性、药味、作用与季节变迁、气候变化、时辰转换、地域及生长环境联系起来，把药性归纳为寒、热、温、凉、大热、大寒 6 种，药味归纳为甘、辛、酸、苦、咸、平 6 种，并把所有药物的性味分别归属于人体的脏腑与器官。这些理论一直在指导医药工作者对药用植物的研究和使用。

此外，《阿勒特突固尔》书籍体现了哈萨克族医药天、地、人相应的整体思想。同时还有真元论《胡瓦特达尔》，脏腑论《木谢勒克达尔》，对立统一论《吾孜叶克克孜叶克》等。

哈萨克族医生在治病用药的过程中，如同中医的阴阳理论一样，将药的来源、属性等进行阴阳归类，然后对症下药。例如，长于干旱地的药物为阳，长于潮湿地的药物属阴；黄花的属阳，蓝花的属阴；红花的属阳，暗花的为阴；四季常青的为阳，春长冬缩的为阴等。

在用法上，与中医类似，有一些民间偏方及验方大多是用随手可取的新鲜类草药，如用野蒜捣汁饮预防各种传染病；用蒜瓣串线挂脖颈、压床头防虫防菌。20 世纪 90 年代以来，根据哈萨克民间古籍、文献、秘方、验方和传统诊疗技术的挖掘整理，出版了《哈萨克医药志》《哈萨克医常用药材》《哈萨克医处方集》《哈萨克民间疗法》等专著。

二十二、回族医药与新鲜中药

回族是中国少数民族中人口较多的民族之一，主要聚居于宁夏回族自治区，在新疆、青海、甘肃、陕西、山西、河北、天津、北京、上海、江苏、云南、河南、山东、内蒙古、辽宁、吉林、黑龙江也有不少聚居区。回族医药自唐宋时期始，已有千余年历史。回族医药的理论、学科、药物、炮制、民间验方以及体疗、食疗、保健都有鲜明的民族特色。如其医疗经验、偏方、验方、食谱、菜谱、气功保健，内病外治、刺治、放血疗法、火针、挑法、拔火罐、吹鼻、捏法、熏法、点眼、滴鼻法、涂抹法，膏丹丸散、包包药、骨伤等都具有鲜明的特色。

回族的医药是消化、吸收、继承了阿拉伯医学并与古代中医完美结合的产物，是东西合璧的成果。随着回族药融入中医，孙思邈的《备急千金要方》、孟诜的《食疗本草》、陈藏器的《本草拾遗》以及唐慎微的《经史证类备急本草》、李时珍的《本草纲目》，均收载了大量其药物及治疗经验。治疗经验如蒲公英治乳痈、重楼解蛇毒、海螵蛸疗目翳等，都是阿拉伯、波斯医药文化交流输入的，经长期临床试用确实有效，才收载到上述本草书典中。

回族医术在外科和药物使用上都有显著疗效。元代医学家沙图穆苏编撰的《瑞竹堂经验方》医方著作，收集改订名医药方，"以惠斯世"，流传至今。全书共十五卷，分为诸风、心气痛、疝气、积滞、痰饮、喘嗽、羡补、头面、口眼耳鼻、发齿、咽喉、杂治、疮肿、妇女、小儿共15门，采方310余首。

另外，最具代表性的《回回药方》是现存的我国回族医药学大型综合性典籍，是我国西部几个民族大融合的一本医药学著作。现全书基本上用汉文记述，并夹杂不少阿拉伯、波斯药物名称术语的原文和音译词汇。这是一部包括内、外、妇、儿、骨伤、皮肤等科，内容丰富的我国多民族包括回族医学方书。从现存的3卷所载方剂看，全书所载可能达6000至7000首之多。《回回药方》的出刊，初步形成自己的理、法、方、药、术，独特的完整理论体系，对人体的生理、病理、病因有较成熟的理论认识。

传统回药是以香药和民间地方药为主。香药由国外传入，时称"海药""舶药"，有的品种已在华夏落地生根，种植繁衍。香药分为全石矿物类、树草花果类、禽兽虫卵类、生物精华类。成品剂型药有丸、散、膏、汤，如补骨脂丸、悖散汤、回药正骨汤、回药狗皮膏、安息香丸、苏合香丸、阿魏圆等，又有滴鼻剂、露酒剂、油剂、糖浆剂、蔷薇露等。

回族聚集地有民间地方药，是自种、自采的草药。回族群众在长期防病、治病中，摸索出一套采药、种药、制药、加工、炮制、收集、贮存的经验及其方法。特别重视药物的禀性形象和产地。从原生植物鲜品的形态、气质、气味，观察药物的性能，形成一种特有的理论与用药方法。如通过审柔燥、观绒毛、花粉袍子、辨乳汁、嗅气味、量质地、触刺角、看颜色、观形态、查生态来决定药物的使用。在药物的炮制加工上严格回族习俗，凡中药用酒炮制的药物改用醋或其他回族食用品炮制。而且有些门类的验方特别提出医疗禁忌，强调禁食马、驴、猪肉。对草药的分类也有别于传统中药的分类，将草药分为发散药（解表药）、败火药（清热解毒药）、利尿药（利水药）、止血药、祛风湿药、理气活血药、泻下药、克食药（消化药）、驱虫药、化痰止咳平喘药、收敛回涩药、安神药、补益药、祛寒药等。回族的药物如车前子散、天竺黄散、生沉散、大黄并子方、龙涎香、蔷薇水等比较出名，民间有采用大蒜、大黄、酸角、肉桂、豆角、油、旗那叶、阿魏、芙蓉、茉莉、菠菜等植物和蔬菜防病治病的习惯。

宁夏是回族主要居住地之一，宁夏地区现关于回药的药用资源编撰写出的专业书籍有《宁夏中草药手册》《宁夏药用植物志》《宁夏药用植物名录》《宁夏回族聚集区地方民间草药》《宁夏中医药资源》《宁夏中药志》《宁夏民间验方手册》等。

二十三、满族医药与新鲜中药

满族传统医药具有鲜明的特色，治疗疾病所用的药物，主要是当地的动物、植物和矿物药，对药物的认识一方面来自师承授受，另一方面来自平时生产和生活经验的积累。事实证明，满族的一些民间用药知识和经验，朴实无华，从用药规律来看，满族用药还没有形成体系，基本上以民间土方、单方和验方为主，还有部分食疗内容，反映出药食同源的特点。满族先民们早已注意到饮食与疾病的关系，有以食物之偏来调理人体之偏。满族居住地区气候比较寒冷，形成了别具特色的医疗方法，如喷法、针灸疗法、药酒疗法、避瘟疫法、热熨法、冰敷法、雪疗法、正骨疗法、食物疗法、温泉洗浴疗法、海水浴疗法等。

满族居住地药用动（植）物资源丰富。如贯众菜，加食盐或醋、糖制成酸水食用，可防止感冒、咳嗽；口腔糜烂，可生吃杏叶茶；眼疾，可用"空清石"或苋菜等。同时，满族人也很重视以动物器官补养身体，如食用动物的肝、心、肾、胆、血、脑、鞭、胎等，熟食或半生食，或晾晒后泡酒等，甚至成为饮食文化中的一部分。如他们总结出来的"猪胎疗法"，具有滋补五脏六腑、补气活血功效等。

第四章

名医名著与
新鲜中药

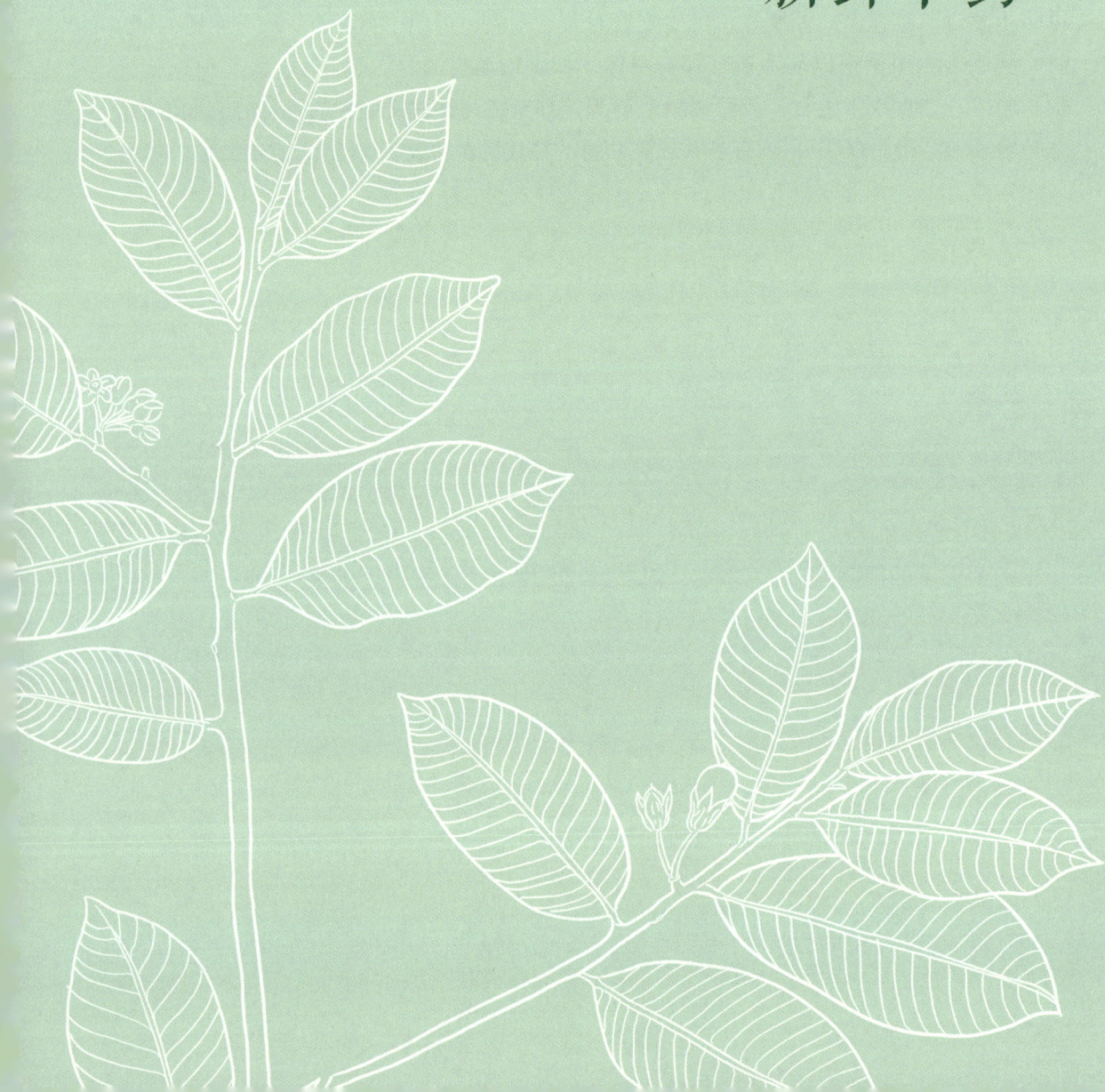

中医药历史悠久，其疗效主要依赖于各种动（植）物药材。自古至今，中医药学家遵循"首选鲜药，次以干药替补"的原则，即在用药时优先考虑新鲜药材，其次才是干燥药材，体现了"鲜先干后、鲜干并行"的用药理念。新鲜中药因其含有未经人工干预的天然成分，气味浓郁，味道充足，因此被认为具有更佳的疗效。然而，随着社会的发展，为了临床用药方便，中医药实践中逐渐广泛使用干燥药材，减少甚至不使用新鲜药材，这在一定程度未能充分发挥中药自身的药力。

通过对古籍及现存的鲜药认药和用药实践的研究，我们发现古代医生不仅精通药用知识，而且掌握了大量药用植物的分布和生长情况，他们根据季节变化巧妙地运用新鲜中草药。在古代处方中，根据病情的轻重缓急，急重者会使用剂量较大、种类齐全的新鲜中药；而轻缓者则使用一些滋补类新鲜中药。

一、《山海经》论新鲜中药

《山海经》全书分为山经和海经两大部分，包括南山经、西山经、北山经、东山经和中山经，被古人统称为五藏山经。据学者考证，山经部分大约成书于战国时代，其余部分则为海经。尽管篇幅不长，但《山海经》内容宏富，涵盖了我国古代神话、地理、历史、民族、动物、植物、矿产、医药、宗教等多方面的知识。其中，医药学内容主要集中在山经部分。

《山海经》蕴含了丰富的药物学知识，记录了包括动物、植物和矿物在内的三大类药物，每大类下又细分为多个小类。书中不仅描述了药物的分类和产地，还探讨了药物形态与地理条件和气候环境的密切关系。

《山海经》共记录了 138 种药物，其中异兽 76 种，草本植物 54 种，金石矿物 8 种。所记录的药物植物 54 种，《中山经》最多，《西山经》次之，《东山经》最少。《西山经》共记录了 16 种药物，如䔺荔、文茎、草等，具有治疗心痛、聋症、迷惑等作用。《东山经》和《中山经》也分别记录了 2 种和 26 种药物，具有不同的药用价值。

后世保留的药物名称有"䔺荔、枣、葵、杜衡、韭、薰草"等。部分药物名称因年代久远，如肥遗、当扈等，已难以确定其现代对应的药物。书中还记录了"五味"，如"其味酸、甘"，并指出了主治的病症，如"梨草可以已瘇"。

据学者统计，《山海经·山经》中共收录了 62 种动物药。《北山经》中动物药的记载最多，可能与地理位置有关，北方气候寒冷，不利于植物生长，因此先民可能更多地使用动物药。在治疗方面，动物药的种类十分丰富，包括"食之不瘅""食之不妒""食之杀人"等。

《山海经》中的矿物药物共有 8 种。如《南山经》记载了育沛，具有无瘕疾的功效；《西山经》则记录了流赭、白石焉和瑾瑜之玉等矿物药物，具有不同的药用价值。

《山海经》将植物类药物分为草本植物和木本植物；动物类药物包括鸟类、兽类、鱼类、水陆两栖类以及动物脂肪；矿物类药物则分为矿石和矿泉水两类。书中详细介绍了这些药物的种类、产地、形态、作用以及某些药物的味道。

《山海经》认为，药物的产地与地理条件、气候环境有着密切关系。不同区域产生不同的药物，不同的自然环境中生长着不同种类的药物。如有的药物生长在山上，而有些则生长在山下；不同的鱼类生活在不同的水域；不同的兽类、鸟类生活在不同的山中。这为采集药物提供了明确的方向。

书中还详细描述了各种药物的形态，如植物类药物中，着重描述了各种植物的枝、叶、花、果、纹理等。在描述药物形态时，常使用熟悉的植物进行比喻，帮助读者理解不熟悉的药物。同时，书中还明确指出了某些药物的药用部分，为正确辨认和采集这些药物提供了可靠的理论依据。

根据学者的仔细考察，《山海经》所记载的一百多种药物，按照现代中药的分类，记录了药物的性质（寒热）、味道（五味）和功能。书中还广泛记录了药物的作用，如治疗作用、预防作用、增强体力、提高智能、延长寿命、促进人类生殖能力、绝育作用，以及救荒和美容作用等。尽管某些作用在现在已失去使用价值，但绝大部分仍具有现实意义和研究价值。

《山海经》介绍了多种药物的使用方式，分为内服和外用两大类。其中，最常用的四种疗法为"服之""食之""佩之"和"浴之"。除此之外，还有"养""席"（坐卧）、"涂"等用药方法。

《山海经》还记录了各民族的生活状态，如"黑水之北，有人有翼，名曰苗民"。苗族一直保留着使用新鲜中药的习惯，这表明药物来源于食物，同时在食物中发现了药用价值。

二、帛书《五十二病方》论新鲜中药

帛书《五十二病方》是我国已知最古老的医学方书，全书近万字，抄录于一幅高约 24 厘米、长 450 厘米的长卷之后部分，为西汉时期的文物。1973 年，该书在湖南长沙马王堆三号汉墓出土。该书原名不详，因其目录列有 52 种病名，并在这些病名之后标注"凡五十二"字样，故整理者据此命名。该书是我国现存最早的一部验方集，收录了 103 个病名，全书由目录和正文组成，包括 283 个病方，涉及 247 种药物，包括干药及新鲜中药，用法涵盖新鲜植物、新鲜动物、新鲜动植物混用。药剂种类繁多，治疗方法丰富，涵盖内科、外科、儿科、妇产科、五官科等，先列病名，后开治病药方。

帛书《五十二病方》中，新鲜植物中药应用如下：

（1）治疗"蝎子蜇伤"　可以用新鲜的蒺藜、白蒿各适量，共同捣烂后，封包在患处。

（2）治疗"蚖类咬伤"　可以取新鲜的兰草，将其捣碎，用酒浸泡后，服下药汁，并且将适量的药渣封敷在伤口处，应多次更换药渣敷伤。还可以用药渣进行熏疗。

（3）治疗"疽病"　可以烤热新鲜的梓树叶，然后将这种热树叶敷在患处。

（4）治疗"脚冻伤"　挖一个大小适当的地穴，将地穴烧热后，放入冻伤的脚进行热疗，大约一餐饭的时间后将脚抬出来。然后用捣烂的葱封包在冻伤处，或者将葱蒸热，对冻伤的脚进行热熨。

（5）治疗"淋病"　是现今最早使用豆叶治淋病的记录，"女子，取三岁陈藿，蒸而取其汁，口服而饮之"，后世的《千金方》中所述："大豆叶1把，水4升，煮取2升，顿服之。"也将之记述在书中。

（6）治疗"伤风"　对"痓者"一病："伤，风人伤，身伸而不能屈"，其治疗方法是"择薤1把，以淳酒半斗煮沸，饮之，即温衣夹坐四旁，汗出到足，乃止。"

（7）治疗"痔疮"　"取薯蓣（山药）茎干冶2升，取薯蔗汁2斗以渍之，以为浆，饮之"，治疗化痔（肛边生疮而出血者）。即取薯蓣的自然汁，浸渍干燥药材茎后制成药浆饮服的内治方法。

新鲜动物中药应用如下：

（1）治疗"蚖类咬伤"　"以产（生）豚豪（喙）麻（磨）之"。即可以将咬伤的部位放在活小猪嘴上摩擦，当猪的唾液流至伤口处，可能起到某种治疗作用。

（2）治疗"冥（螟）病"（可能为麻风）　虫螟所导致的伤害，其发生没有固定的部位，或者伤及鼻部，或者伤及口唇周围，或者伤及齿龈，或损伤手指，病情严重的则可以使患者鼻子烂缺一块，手指断掉一截。治疗这种疾病可以用刚捕到的新鲜活鱼，切碎后，再用适量的盐与鱼肉搅和，然后敷在皮损处。虫螟所导致伤害痊愈，就停止治疗。试用后治疗中如无特殊的禁忌，虫螟所致伤害就以上述方法治疗。

新鲜植物与新鲜动物中药结合的应用：治疗"痂病"：根据痂病创面的大小，选择适量的藜卢和适量的蜂子的幼虫，并且将二者搅和在一起，敷于痂上。这个方法曾经使用有效，治疗中没有禁忌。

三、《万物》论新鲜中药

《万物》是1977年在安徽阜阳双古堆第二代汝阴侯夏侯灶墓出土的汉简之一，据专家学者统计，《万物》残简共计133支，共约1100字，最长者约21.6厘米，载30余字，其余长短不一，字数多寡不等。《万物》记录药物的种类，初步统计为71种，其中：玉石部5种，草部23种，木部5种，兽部11种，禽部4种，鱼部11种，果部

4种，米谷部4种，菜部4种。据学者分析，绝大多数为日常生活中所能接触到的东西，这是药物早期发展阶段的一个特征。

《万物》记载的药物功用，有很多不仅与后世本草学相符合，而且至今仍在临床医疗中被应用。《万物》关于药物的采集，几乎没有记载。但加工炮制，则已记载有"煮""焙"等几种原始方法。

《万物》的内容看起来比较庞杂，大体上可以归为两类，一类是医药卫生方面的内容，一类是物理、物性的内容。《万物》所载各种药物治疗的疾病，计三十余种，其中疾病有寒热、烦心、心痛、疼、肠癖、金痰、骨瘤、痔、痈耳、失眠、健忘等；个别的病名，如"疮""烩"等，还有待于进一步考证。

《万物》的竹简中还记录关于各种疾病的成因。如"以寒水洒目，盲也"。"洒"是洗涤之意；"盲"，应指眼睛视物不清之疾。表明当时的医生对疾病的起因有一定的认识。

四、《神农本草经》论新鲜中药

《神农本草经》（约成于东汉时代以前）成书。原言已佚，散见《经史证类备急本草》中，今有清代孙星衍等辑本若干种。本书收载药物365种，分为上、中、下三品，是后汉以前药物学的总结。是我国现存最早的药学著作，初步奠定了药学理论基础。该书记载的药物，大多朴实有验，历用不衰。

《神农本草经》中上药120种，为君，主养命以应天，无毒。多服、久服不伤人。欲轻身益气，不老延年者，本上经。其中记录一些药"生者尤良"，此"生"字实乃指"鲜"者而言。而用汁者，为鲜品。如地黄："干地黄，味甘寒。主折跌绝筋，伤中，逐血痹，填骨髓，长肌肉，作汤，除寒热积聚，除痹，生者尤良。久服，轻身不老。一名地髓，生川泽"。菟丝子："味辛平。主续绝伤，补不足，益气力，肥健，汁，去面皯。久服明目，轻身延年。一名菟芦，生川泽"。

同时，书中记载："药有酸、咸、甘、苦、辛五味，又有寒、热、温、凉四气，及有毒、无毒，阴干、暴干，采造时月，生、熟，土地所出，真伪陈新，并各有法"。由此可见，早在汉代，中医学就已认识到药材的新鲜与陈旧在药性上是有差异的。但古今文献中有关鲜药的药性特点及在临床应用上的特殊作用，往往散见于各种单味药品之中，未见有集中的概括性论述。

经后世医家大量论证，《神农本草经》所记录药的药性都是生鲜药，其中有些药需用的炮制则是另有说明，所以与近现代中医药学著作的干药药性是稍有出入。

五、张仲景论新鲜中药

张仲景，东汉末年著名医学家，被后人尊称为医圣。张仲景广泛收集医方，写出了传世巨著《伤寒杂病论》《金匮要略》等著名医学著作。在用药方面，品种涉及不多，但有一些药剂量大，后世医家徐灵胎述："古时权量甚轻，古 1 两今 2 钱零。古 1 升，今 2 合。古 1 剂，今之 3 服。又，古之医者，皆自采新鲜中药，如生地、半夏之类，其重比干者数倍"。所以从流传后世的医学著作来看，明确用新鲜中药有生姜、鲜地黄、葱白、鲜百合、鸡子等。

在《伤寒杂病论》与《金匮要略》中应用鲜药治疗多种病证已多见。如《伤寒论》中，生姜泻心汤以生姜与炙甘草、人参、干姜、黄芩、半夏、黄连、大枣等组方，治"伤寒汗出，解之后，胃中不和，心下痞硬，干噫，食臭，胁下有水气，腹中雷鸣下利者"。方中生姜功在和胃散水。《金匮要略》中，百合地黄汤以百合与生地黄汁组方，治百合病不经吐下发汗，病形如初者。又如治"病如狂状，妄行，独语不休，无寒热，其脉浮"，用防己地黄汤，是为应用鲜药取自然汁的范例。其取汁方法独特，先将防己、桂枝、防风、甘草四药以酒 1 杯，浸之一宿，绞取汁；又以鲜地黄二斤，㕮咀，蒸之如斗米饭久，盛其汁；再绞鲜地黄汁。然后将前两种药汁掺和鲜地黄汁而分服之，可见张仲景十分重视鲜药的应用。

《伤寒杂病论》这本书记载的一百余方中，涉及生姜有六十多方。《金匮要略》中应用地黄所涉及的病症，发现含有地黄的方剂共 12 处，涉及 8 个篇章。同名方剂有 8 个方剂，而用到鲜地黄的有百合地黄汤、防己地黄汤、炙甘草汤等，在涉及地黄的方药中，除丸剂大多是使用干地黄外，汤剂中鲜地黄的用量一般很大，炙甘草汤以缓解地黄中的寒凉之性。

经方中涉及的药不多，只有八十多味，而大多数药都是药食两用之物，如葛根、百合、芍药等都为新鲜的药材。在《伤寒论》太阳病篇中，将生姜灵活应用于多种疾病之中。如："桂枝汤……若呕者，栀子生姜豉汤主之"，用生姜的方剂占大多数。少阴病中的"白通加猪胆汁汤"，以葱白、干姜、附子、猪胆汁等组成。

《金匮要略》中的百合地黄汤，用生地黄汁益心营、清血热。百合病篇：百合病吐之后者，百合鸡子汤主之。防己地黄汤，由防己、桂枝、防风、甘草组成，右 4 味，以酒 1 杯，浸之一宿，绞取汁，生地黄 2 斤，㕮咀，蒸之如斗米饭久，以铜器盛其汁，更绞地黄汁，和分再服。寒疝腹中痛，及胁痛里急者，当归生姜羊肉汤主之。

六、《华佗神方》论新鲜中药

《华佗神方》也称《华佗神医秘传》，全书共分二十二卷，内容涵盖病理、诊断、临症、炼药、养性服饵以及内科、外科、妇科、产科、儿科、耳科、鼻科、眼科、齿科、喉科、皮肤科、伤科、结毒科、急救科、治奇症、兽医科等各种常见病症的证治与方药。书中还包括经验秘方，累计1100余方。用药简便、经济、有效，实用性强，是一部简便实用的中医临症方书。

例如，治疗诸疝初期可用"鲜地骨皮、生姜各4两，捣成泥，绢包裹上"。治疗鹤膝风的神方为：本病初起时，膝下酸痛，渐至膝盖膨胀，股筋憔瘦，其病原为肾虚亏。可用新鲜白芷，酒煮成膏，每日以膏2钱、陈酒送服。再用以涂患处，至症状消失为止。

七、《肘后备急方》论新鲜中药

东晋著名医家葛洪所撰《肘后备急方》，是一部实用价值较高的古代医学文献。其中首次记载鲜青蒿抗疟，抗疟新药青蒿素的研制成功是我国传统中医药学对世界医药学的最大贡献之一，我国中医药工作者就是在葛洪所著《肘后备急方》的启发下开始研究工作的。在该书卷三的治疟病方中记有："青蒿1握以水2升渍，绞取汁尽服之"，必用鲜品绞汁，干品煎汤则效果不佳，这一点已为现代实验研究所证明。

《肘后备急方》非常精辟地概括了作者"选方用药的理念，取于自然、方便易得、价格低廉、可以应急"的特点。由于具有这些特点，所以在书中较多地记载了应用鲜药治疗疾病的条文。如用生天冬汁的记载："尤为肺痿咳嗽、吐涎沫、心中温温、咽燥而不渴者所宜"；鲜葛根水煎去滓服治金疮中风："饮生葛根汁大良，治服药失度，心中苦烦"等。《肘后备急方》非常精辟地概括了作者"选方用药的理念，取于自然、方便易得、价格低廉、可以应急"的特点。

八、《雷公炮炙论》论新鲜中药

《雷公炮炙论》收载了约300种药物的炮制经验，后世本草所载炮制方法均是在雷公炮炙十七法的基础上发展起来。与前人已有炮制法相比，书中对炮制辅料更为考究，如：浸分为水浸、盐水浸、蜜水浸、浆水浸、药汁浸、酒浸、醋浸、米泔汁；炙分为蜜炙、酥炙、猪脂炙、姜汁炙等。其中不少是新鲜中药汁泡制方法，同时还有不少的新鲜中药应用的方法。例如，蛇床子，雷公云：凡使，须用浓兰汁，并百部草根自然汁二味，同浸三伏时，漉出，日干。却，用生地黄汁相拌蒸，从午至亥，日干用。紫桂，雷公云：凡使，勿薄者，要紫色、浓者，去上粗皮，取心中味辛者使。每斤大浓紫桂，只取得 5 两。取有味浓处，生用（鲜用）。侧柏叶，雷公云：凡使，勿用花柏叶并丛柏叶。有子圆叶，其有子圆叶成片，如大片云母，叶叶皆侧，叶上有微赤毛。若花柏叶，其树浓叶成朵，无子；丛柏叶，其树绿色，不入药中用。黄精自然汁浸了，焙干，又浸又焙，待黄精汁干尽，然后用之。如修事 1 斤，用黄精自然汁 12 两。

九、《小品方》论新鲜中药

《小品方》是我国古代一部著名的方书之一，为医家陈延之所著。该书曾被历代医家所推崇，书中有关新鲜中药的应用主要介绍如下。

（一）外感热病

外感热病一方面迫津外泄，另一方面消灼煎熬阴津，耗伤人体阴液。对其治疗素有"存得一分津液，便有一分生机"之说。一部分新鲜中药，有寒凉之性，因含有大量浆液，能直接以汁补体，具有生津止渴、养阴清热功效，常用于外感热病的治疗。如著名方剂"芍药地黄汤"，取生地黄半斤与他药合用，清热凉血生津，治伤寒及温病，应发汗而不发之，内有蓄热者，及鼻衄、吐血不尽，内余瘀血，面黄，大便黑者。生地黄与干地黄两者炮制方法不同，功效有别，干品甘重于苦，故偏于滋阴养血；而鲜品则苦重于甘，其气大寒，故偏于解表清热、凉血生津，临床多用于温病伤阴、大热烦渴等外感热病。

（二）血证治疗

前人经验药多炒炭用，一般而言炒炭后其性苦涩，可加强止血之效，而新鲜中药及其自然汁的运用效果更具优势。新鲜中药寒凉之性强于炭药，清实热，泄脏腑之火力胜，新鲜中药富含汁液，滋润养阴以补阴虚而降火，新鲜中药汁又往往多具行散之性，止血不留瘀。该书新鲜中药止血形式多样，方法灵活，既有单用，也有组成复方使用；既有治吐血、衄血，又有治尿血、崩漏；既有直接绞汁服用，又有煎剂或丸散剂。如治吐血，用"东向蘘荷根"，捣绞取汁一二升，顿服立愈，亦治蛊毒痔血，妇人腰腹痛，大起后出清血。又如以生竹茹合都梁香、紫菀等药治汗出如水浆，汗血、衄血、吐血、小便血殆死。陈氏以生地黄半斤、黄芩 2 两、甘草 2 两等组成"生地黄汤"，治小便，每获良效。

（三）外伤、水火烫伤等

《小品方》每用新鲜中药内服配合外敷，或捣烂外敷或煎汤水洗，治疗跌打损伤、水火烫伤、疮肿痈毒以及各种皮肤病。如用生地黄捣烂熬之，以裹伤处治腕折四肢骨碎，及筋伤蹉跌；食生葛根或捣生葛，绞取汁饮，治被毒箭所伤。书中此类新鲜中药应用可谓处处皆有，不一而足。

（四）急危重症的急救与解毒

应用鲜药或新鲜中药制取自然汁，对于急危重症及中毒的抢救具有急则治标，应急切中，疗效显著的特点。如以竹沥治妊娠子痫或治产后忽痉，口噤面青，手足强反张者，效果较好，其主要原因由于"竹沥偏治诸痉绝起死也，非但偏治妊娠产妇绝死者有效，小儿忽痫痉金疮，治之亦验"。

（五）应用方法

1. 直接入汤剂

《小品方》将新鲜中药直接入汤剂有两种形式：一是单味入汤剂，治霍乱，或引饮，饮辄干呕，用生姜5两，以水5升，煮令得2升半，分再服；入治逆产，取生艾半斤，清酒4升，煮取1升，顿服之，则顺生；以生葱白1斤，加水8升，煮取4升，分服1升，使1月尽之，治寒食散发动，药沉体中数年更发。二是加入复方中入汤剂，如生地黄、姜汁与羊脂、白蜜共煎如饴，温酒服1杯，日3，治产后虚羸。又有生地黄、柏叶、黄芪、胶、甘草组成生地黄汤，以水7升，煮去1升，绞去滓，内胶冷烊，取2升半，分3服，治小便血。书中应用最多的新鲜中药是生姜，除以单味形式入药外，还加入复方中入汤剂，如橘皮汤、通气汤、芍药汤、茱萸汤、射干麻黄汤、小续命汤、远志汤、黄芪汤、五痓汤等方中均有生姜。

2. 捣汁内服

如小豆生藿（即生小豆叶）1把，捣绞取汁，治小便多，昼夜数十起之消渴；分别以冬瓜汁或春马鞭草汁治食鱼中毒，效果较佳。又如饮生姜汁可解中莴苣毒、中诸药毒等；春生蓟根汁、生地黄汁治崩中去血。

3. 单独外用《小品方》中新鲜中药

外用形式有外搽或外涂，如小儿解颅，以蟹骨（生蟹足）、白蔹，下筛，以乳汁和，涂上立愈。治小儿白秃，捣楸芽中心，取汁以涂头，立生。治水肿，以生商陆、猪膏二味合煎令，去渣，以摩肿。除外搽或外涂形式外亦有连渣外敷，如治少小阴颓，以生白头翁根，不问多少，捣之，随偏处以敷之。

十、孙思邈论新鲜中药

《备急千金要方》与《千金翼方》是唐代著名医学家孙思邈的代表性著作，具有极高的学术价值，被誉为"中国历史上第一部临床医学百科全书"。该书十分注重新鲜中药的应用，现对此列举如下。

孙思邈指出新鲜中药入药的方法：如在序列中指出："凡麦冬、生姜入汤，皆切。三捣三绞，取汁，汤成去滓下之，煮五六沸，根据如升数，不可共药煮之。一法薄切用"。书中有特意标注生用的药材：如在妇人方中的朴消荡胞汤中的桃仁标注为生用。

新鲜中药中植物药应用：如"芦根引方"，生芦根、生竹茹、粳米、生姜，以治伤寒后呕哕反胃及干呕不下食之证；治小儿丹毒用"捣马齿苋1握，取汁饮之，以滓薄之"；商陆根，治石痈坚如石，不作脓者方，生商陆根捣敷之，干即易之，取软为度；治风搔瘾疹方：白芷根叶煮汁洗之（取新白芷的根和叶，煮成汁洗患处）。

各种植物汁的应用：地黄煎（别名生地黄汤）。生地黄汁3升，生葛汁1升，生玄参汁1升，大黄2两，升麻2两，栀子仁3两，麻黄3两，犀角3两，石膏5两，芍药4两。

动物类药的应用：如羊肉、鹿肉等。

十一、《外台秘要》论新鲜中药

《外台秘要》，又名《外台秘要方》，是唐代医学家王焘编纂的一部综合性医学著作。全书共四十卷，汇集了唐代以前的医药知识，分为1104个条目，收录了超过6000个药方，是中医学领域的重要著作之一。在这些药方中，不乏对新鲜中药的记载与应用。

例如，书中记载了一种治疗痰饮积聚、呕逆以及风虚劳阴疝的方剂："集验痰饮积聚呕逆，兼风虚劳阴疝方。霜后蒺藜苗子，捣汁1石，先以武火煎减半，即以文火煎，搅勿停手，候可丸止，空腹酒下梧子大30丸，煎服亦得"。

此外，书中还记载了治疗卒咳嗽的方剂，如生姜汁与百部根汁的合煎，以及治疗消渴的瓜蒌汤方，其中包含瓜蒌、麦冬、生姜、白茅根、芦根等药材。这些方剂均体现了《外台秘要》对新鲜中药的广泛应用和深入研究。

十二、《食疗本草》论新鲜中药

《食疗本草》是唐代医学家孟诜所著，该书在《千金要方》中食治篇的基础上增订而成，专门记述了可供食用且能治病的本草。原书已佚失，现存的仅为残卷和散见于其他医学著作中的佚文，如《医心方》《证类本草》等。1907年，敦煌出土了该书的残卷，保存了26种药材的记载。全书共3卷，原书共有138条目，据《嘉佑本草》记载，张鼎补充了89种不足的药材，共计227条，均论述了食药治疗的效果。

《食疗本草》不仅收录了许多具有显著疗效的药物和单方，而且主要以生鲜药材入药或入膳。书中还详细记载了药物的禁忌。每种食疗方下均注明药性，随后分别记述功效、禁忌，并间或介绍药材的形态、产地等信息。书中还包括了动物脏器的食疗方法、藻菌类食品的医疗应用，以及针对产妇、小儿等特定人群的饮食适宜、禁忌。

《食疗本草》是我国现存最早的食疗专著，也是世界上最早的相关专著，对后世影响深远，是研究食疗和营养学的重要文献。例如，书中记载了黄精的食疗作用："饵黄精，能老不饥。其生者，若初服，只可一寸半，渐渐增之。十日不食，能长服之，止三尺五寸，根、叶、花、实，皆可食之"。此外，还记载了甘菊、地黄、白蒿、决明子、苍耳、艾叶等药材的采集时间、食疗效果和应用方法，为后世提供了宝贵的食疗经验。

十三、《太平惠民和剂局方》论新鲜中药

《太平惠民和剂局方》是全世界第一部由官方主持编撰的成药标准，具有现代药典的属性。该书是一部中医方剂学著作，共10卷，收录了788个方剂，均为当时医家和民间常用的有效方剂。剂型以丸、散为主，便于服用和保存，是当时的标准配方手册。书中详细记述了各药方的主治、配伍及制备方法，是一部具有广泛影响的临床方书。

《太平惠民和剂局方》中涉及的新鲜中药包括鲜地黄、生姜、鲜薄荷、鲜藿香叶、鲜牛膝、鲜何首乌、鲜羌活、鲜独活、鲜柴胡、鲜桔梗、鲜防风等。例如，麦门冬饮子方中，使用麦冬、生刺蓟、生地黄汁等，配合伏龙肝末服用，主治吐血、衄血；灵宝丹使用地黄汁合药；润体丸以生姜汁制备；透冰丹用薄荷汁化服；龙脑天麻煎与薄荷同嚼，茶酒任下，用于发汗；娄金丸以地黄汁膏和制，每两作50丸，金箔为衣，主治诸风神志不定等。书中类似方剂众多，均体现了新鲜中药在宋代官方药方中的应用。

十四、《圣济总录》论新鲜中药

《圣济总录》，又名《政和圣剂总录》，是中医学的重要著作，共 200 卷。该书是宋徽宗仿宋太宗诏编《太平圣惠方》之意，由官方组织编撰，广泛征集贤方和内容，较《太平圣惠方》有明显进步，是该时期中医药学的大汇编。内容收集了历代医籍、民间验方和医家献方，是一部珍贵的医学文献。

书中记载了多种使用新鲜中药的方剂，例如治疗风热结硬、肿赤疼痛的消毒涂方，使用大黄和景天捣烂后敷于患处；地黄煎方使用生地黄绞取汁，煮沸后服用，治疗石痈；葵根敷方使用葵菜根捣敷治疗刀斧伤疮；益母草方则使用益母草汁、生地黄汁和白蜜混合，煎至稀饧状，用于治疗筋断伤。

十五、《证类本草》论新鲜中药

《证类本草》由宋代唐慎微所著，后经郭君双等人校注，是宋代政和六年（公元1116 年）国家主持编修的本草专著。在我国医学史上，尤其是在本草文献研究中占有重要地位，是一部传承性强的中医药经典之作。金元时期，该书再次编修，增入《本草衍义》，更名为《重修政和经史备用本草》，全书三十卷，内容涵盖自汉代《神农本草经》以来的主流本草内容，展现了本草学的发展轨迹。

《证类本草》收录了众多民间及名医的单方、验方，条目众多，方法简单，操作方便。例如，黄精的根、叶、花、实均可食用，有记载显示，一名士人的婢女逃入山中，长期食用黄精根部，不仅不感饥饿，还变得轻健；菖蒲根汁可用于催生；白术生用，水浸煎如饧糖，酒调饮之；菟丝子苗生研汁，涂面斑有神效。

十六、《图经本草》论新鲜中药

《图经本草》是根据北宋年间全国各地所产药物编绘而成，汇集了大量民间用药经验，并收载了许多鲜药品种。主要集中于"经外草类"和"经外木蔓类"。经外草类共收药 75 种，其中鲜品（包括干、鲜均可入药的品种）有 48 种，占 64%，其中可内服又可外用的有 31 种，只记外用的 17 种；经外木蔓类收药 25 种，鲜品有 12 种，约占 50%，其中可内服又可外用的 11 种，只记外用的 1 种。

例如，麦冬生长在肥土石间久废处，四季不凋，根黄白色有须，作连珠形，似麦颗。4 月开淡红花，实碧而圆如珠。取新根去心，捣熟绞取汁，和白蜜，银器中重汤煮至如饧，酒化温服；白术生长在郑山山谷、汉中、南郑等地，以嵩山、茅山者为佳，干湿并通用，8 月采之，服食家多单饵之；菊花生长在雍州川泽及田野，以南阳菊潭者为佳，初春布地生细苗，夏茂，秋花，冬实，种类繁多；巴戟天生长在巴郡及下邳山谷，今江淮、河东州郡亦有之，以蜀川者为佳，叶似茗，经冬不枯，有宿根者青色，嫩根者白色，以连珠肉浓者为胜，今方家多以紫色者为良。《图经本草》的记录为后世提供了丰富的鲜药知识。

十七、《履巉岩本草》论新鲜中药

《履巉岩本草》是一部药学著作，共三卷，由宋代王介编撰并手绘。该书是现存的明抄本，代表了南宋时期临安慈云岭一带的地方性本草。作者根据他在山中深入调查，收集了相当数量的民间利用鲜药治病的经验，并亲自上山采药和临床用药，选出206 种有效的地方草药。书中按照实物形态生动地绘成彩色图谱，并记述了别名、性味、功效主治及附方等。书中药物彩绘逼真，易于识别。

书中记载鲜药应用较多，如：大青叶，治喉痹、缠喉风，取叶捣汁灌之；酢浆草，治血淋、热淋，捣取汁入蜜同服；小青草，治中暑毒，用叶先以井水浸去泥，控干，入砂糖 7 文，一处擂取汁，急灌之；青蒿，嫩时可作菜食，绞汁服，衄血极验；青蓝，其叶汁杀百药毒，解狼毒，治唇上生疮连年不差，以 8 月蓝叶 1 斤捣取汁洗，不过 3 日左右；鱼腥草，捣烂取汁，以凉水浸服，治中暑伏热；乌蔹莓，治痈疽发背，捣烂罨患处；野艾，治咽喉闭痛、热壅、饮食有妨者，每用野艾捣汁灌漱，大有神效。

十八、朱丹溪论新鲜中药

朱丹溪是元代著名医学家，其医术高明，临证治疗效如桴鼓，多有服药即愈不必复诊之例，故时人又誉之为"朱一贴""朱半仙"。倡导"阳常有余，阴常不足"之说，创阴虚相火病机学术思想，善用滋阴降火的方药，常用新鲜类中药的滋阴药，为"滋阴派"（又称"丹溪学派"）的创始人，是"金元四大家"之一，在我国医学史上占有重要地位。生平著有《格致余论》《局方发挥》《丹溪心法》《金匮钩玄》《素问纠略》《本草衍义补遗》《伤寒论辨》《外科精要发挥》等医学著作。

如治疗泄泻中，常用鲜荷叶、生姜、姜汁、鲜藿香、萝卜汁、鲜山药、鲜葛汁。治疗燥结血少，不能润泽，常用鲜地黄、鲜山药、生甘草、葱白、生姜。治疗咳嗽肺痿中，常用莱菔汁、杏仁泥、鲜天冬、生姜、鲜地黄、荆汁、竹沥、鲜紫苏，韭汁、白藕捣碎绞汁等。

十九、《饮膳正要》论新鲜中药

《饮膳正要》是一部古代营养学专著，全书共计三卷。其中的食疗配方，涉及大量的新鲜类中药，在《食物中毒》篇就有诸多新鲜中药汁组成的解毒方。

（1）如饮食后不知记何物毒，心烦满闷者，急煎苦参汁饮，令吐出。或煮犀角汁饮之，或苦酒、好酒煮饮，皆良。

（2）食菜物中毒，取鸡粪烧灰，水调服之。或甘草汁，或煮葛根汁饮之。胡粉水调服亦可。

（3）食瓜过多，腹胀，食盐即消。食蘑菇、菌子毒，地浆解之。食菱角过多，腹胀满闷，可暖酒和姜饮之即消。食野山芋毒，土浆解之。食瓠中毒，煮黍穰汁饮之即解。

（4）食诸杂肉毒及马肝漏脯中毒者，烧猪骨灰调服，或芫荽汁饮之，或生韭汁亦可。食牛、羊肉中毒，煎甘草汁饮之。食马肉中毒，嚼杏仁即消，或芦根汁及好酒皆可。食犬肉不消成胀，口干，杏仁去皮、尖，水煎饮之。

（5）食鱼脍过多成虫瘕，大黄汁、陈皮末，同盐汤服之。食蟹中毒，饮紫苏汁，或冬瓜汁，或生藕汁解之。干蒜汁、芦根汁亦可。食鱼中毒，陈皮汁、芦根及大黄、大豆、朴硝汁皆可。

（6）食鸭子中毒，煮秫米汁解之。食鸡子中毒，可饮醇酒，醋解之。

（7）饮酒大醉不解，大豆汁、葛花、椹子、柑子皮汁皆可。

（8）食牛肉中毒，猪脂炼油 1 两，每服 1 匙头，温水调下即解。食猪肉中毒，饮大黄汁，或杏仁汁、朴硝汁，皆可解。

二十、《救荒本草》论新鲜中药

《救荒本草》是明由明代朱橚，此书是一部专讲地方性植物并结合食用方面以救荒为主的植物志，内容分为草部、木部、谷部、果部、菜部等。

朱橚在撰写《救荒本草》时态度严肃认真，他将采集的野生植物先在园里进行种植，仔细观察植物的生长情况，并取得一手可靠的现实资料，并加以实践，亲身体会，因此，这部书具有较高的学术价值。

在菜部中：刺蓟菜（俗名青刺蓟，北方称为千针草）被收录，其性凉无毒，一云味甘、性温平，可救饥，采嫩苗叶炸熟后，水浸淘净，油盐调食，能除风热。大蓟，味苦、性平，无毒，根有毒，救饥，采嫩苗叶炸熟，水淘净，去苦味，油盐调食。牛膝，一名山苋菜，一名百倍，俗名接骨草，一名鼓槌草，一名对节菜，其茎有节如鹤膝，又如牛膝，又如鼓槌，以此名之，根味苦酸，性平、无毒，叶味甘微酸，救饥，采苗叶炸熟，换水浸去酸味，淘净，以油盐调食。

在木部中：茶树，本草有茗，苦茶。冬生叶可作羹饮。救饥，采嫩叶或冬生叶，可煮作羹食之。或蒸、焙作茶食之亦可。夜合树，本草名合欢，一名合昏，味甘、性平、无毒，救饥，采嫩叶炸熟，水浸淘净，以油盐调食，晒干炸食尤好。木槿树，亦有千叶者，人家园圃多栽种，性平无毒，叶味甜，救饥，采嫩叶炸熟，冷水淘净，以油盐调食等。

在谷部中，荞麦，味甘、平，性微寒，无毒，救饥，采嫩苗叶炸熟，油盐调食，多食微泻，其麦或蒸使气馏，于烈日晒，令口开，春取仁煮作饭食，或为面作饼蒸食皆可。赤小豆，味甘酸，性平，无毒。合食成消渴，为酱合，食成口疮，久食之则身重也，救饥，采嫩叶炸熟，水淘洗净，油盐调食，明目。刀豆苗，味微甘、微淡，救饥，采嫩苗叶炸熟，水浸淘净，油盐调食，及采嫩角炸食。豆熟时收豆煮食，亦可磨面食。

在果部中，桃树，本草有桃核仁，味苦、甘，其性平，无毒，救饥，采叶炸熟，水浸，作成黄色，换水淘净，油盐调食，桃实熟软时摘食之，其结硬未熟时亦可煮食，或切作片晒干，研为糁收藏之备用。石榴树，实亦有甘酸两种，甘者可食，其酸者入药。

在菜部中，山葱一名隔葱，又名鹿耳葱，味苦辣，救饥，采苗叶炸熟，油盐调食，生腌食亦可。薤韭，一名石韭，又似肥韭叶微阔，花似韭花颇大，根似韭根甚大，其味辣，可食，救饥，采苗叶炸熟，油盐调食，生亦可食，冬寒之月采取根炸熟可食。

二十一、《急救良方》论新鲜中药

《急救良方》是明代张时彻辑的医方著作，系作者据佚名氏《急救方》与《摄生众妙方》合刻问世。书中实用有效的单验方加以增删订正而成，内容以急救为主，为一本记录人工急救和用药方法的书籍，文字简练，通俗易懂，全书共分五绝死、虚劳诸风、伤寒时疫、中诸毒等39篇。

书中使用鲜药者亦有不少实例，如治虚劳，用枸杞叶半升，细切，粳米2合，瓦器中煮作粥，五味调和食之。治缠喉风用射干（即扁竹叶根也），旋取新者不拘多少，擂烂取汁吞下。又方，用嫩艾叶，研取汁吞下，亦佳。或用鼓槌草、土牛膝2味，生捣烂，取汁灌下。又方，用红花捣汁服之。无湿者，浸干者服。

二十二、《医学纲目》论新鲜中药

《医学纲目》是综合性医书，由楼英编撰，全书共40卷，分11部，以阴阳脏腑分病为纲。包括总论、脏腑疾病、伤寒、妇人、小儿、运气等，记载病症治法、方药，对于金元医家的学说收载较多。

该书收录不少新鲜中药及使用方法，其新鲜中药涉及鲜地黄、生姜、竹沥、藿香叶、天冬、麦冬等。

二十三、《本草蒙筌》论新鲜中药

《本草蒙筌》是由陈嘉谟编著的中药学入门书籍，该书颇具特色，被李时珍在《本草纲目》中专门提及。书中载药742种，涵盖了药物的产地、采集时间、品种鉴别、炮制方法、药性五味、升降浮沉、归经及七情、服法等方面的内容。其特点是以声律对偶句的形式编写，便于记诵。李时珍评价该书"颇有发明，便于初学，名曰蒙筌，诚称其实"。

书中强调，药材的采收应遵循时月的原则："草木根梢，收采惟宜秋末、春初。春初则津润始萌，未充枝叶；秋末则气汁下降，悉归本根。今即事验之。春宁宜早，秋宁宜迟，尤尽善也。茎叶花实，四季随宜。采未老枝茎，汁尚包藏。实收已熟味纯，叶采新生力倍。入药诚妙，治病方灵"。

书中还提到了新鲜中药的保存方法，如"生姜择老砂藏，山药候干灰窖"。在葛根篇中，介绍了药性的不同："成藤蔓旋长。春初发叶，秋后采根。入土深者力洪，去皮用之效速。杀野葛巴豆百毒，入胃足阳明行经。疗伤寒发表解肌，治肺燥生津止渴。解酒毒卒中，却温疟往来。散外疮疹止疼，提中胃气除热。花消酒不醉。壳治痢实肠。生根汁乃大寒，专理天行时病。止热毒吐衄，去热燥消渴。妇人热闷能苏，小儿热痞堪却。葛粉甘冷，醉后宜食。除烦热利大便，压丹石解鸩鸟毒。叶敷金疮捣烂"。

二十四、《证治准绳》论新鲜中药

《证治准绳》是由王肯堂编著的医学著作，全书共120卷，分为"证治""伤寒""疡医""幼科""女科""类方"等六部分。书中内容丰富，参验脉证，辨析透彻，对用药的寒温攻补没有偏见，被誉为当时的中医教科书。

在《证治准绳》中，治疗各种杂证时，处方中用到不少新鲜中药。例如，治疗肝中风、心神烦热、言语謇涩、不得眠卧的方剂中，使用了竹沥、荆沥、葛根汁（各3

合），生姜汁、白蜜（各1合），调和均匀后温服。治疗石痈坚如石未作脓者，使用生商陆根捣烂外敷。治疗食鱼不消生瘕，使用鞭草捣汁内服，或生姜叶汁,1升亦有疗效。治疗饮酒过度，使用白猪乳汁1升饮之，可解酒。

二十五、《重订广温热论》论新鲜中药

《重订广温热论》是经过几代人修订的书籍，初本为戴天章所撰的《广瘟疫论》，后经陆懋修删订补充改名《广温热论》，再经何廉臣参考前贤著作，进行综合印证、增删补充、悉心重订，最终定名为《重订广温热论》。该书主张伏火是伏气温病的共同病因，提出温热四时皆有的观点，阐明新感温病与伏气温病的本质区别，创立了伏气温病辨证论治的完整体系。

在辨证治病时，书中侧重应用新鲜中药。例如，在论湿火之症治中，提到腹痛痞满、呕吐不纳时，使用生莱菔汁最为有效。对于热多者，热重于湿，推荐使用鲜芦根、鲜灯芯。治疗热汗时出、大渴引饮，轻者使用鲜芦根饮子，重者使用白虎汤，加鲜竹叶、鲜枇杷叶等清肺气、泄胃热。治疗饮停胸膈者，使用淡竹叶、活芦根、竹沥、姜汁等清化湿热、通利之。对于神昏烦、舌苔黄燥黑燥而有质地的阴虚者，推荐使用鲜地黄、玄参、鲜芦根、鲜冬瓜子等轻利滑利之品，滋燥养阴。虚极不任下者，宜用雪羹加鲜生地汁、鲜冬瓜汁、蜂蜜、梨汁等，咸滑以去着火，辛润以清燥。

书中提出的"八法"包括发表法、攻里法、和解法、开透法、清凉法、温燥法、消化法、补益法。在这8个治法中，新鲜中药的使用尤为频繁，尤其是发表法、攻里法、开透法、清凉法、温燥法。

二十六、《本草纲目》论新鲜中药

《本草纲目》是明朝李时珍所著，全书共52卷，收载药物1892种，附药图1000余幅，详细阐述药物的性味、主治、用药法则、产地、形态、采集、炮制、方剂配伍等，并载有附方11000余首。本书有多种文字的全译本或节译本，被誉为中国之百科全书。

李时珍在《本草纲目》中广泛运用新鲜中药于临床，据统计，书中运用新鲜中药的条目达1100多条，用法多样，内容十分丰富。具体运用方法包括新鲜中药捣汁内服、连渣外敷、还有孔窍给药、食疗用药等。例如，治疗小便尿血，使用车前草捣汁5合，空心服；治疗急症如疗肿垂死，使用菊花捣汁1升，入口即活；预防牙齿脱落，使用生地黄绵裹咂之，含汁渍牙根并咽之，日五六次；全疮出血不止，使用小蓟苗捣烂涂之；滴鼻多用于急症，如卒然中恶，使用捣韭汁灌鼻中，便苏；滴耳治卒聋，使

用柴胡苗捣汁频滴之；暑月目昏，多眵泪生，使用龙脑薄荷叶捣烂，生绢绞汁点之；食疗用新鲜中药者，如治疗水肿腹大如鼓或遍身浮肿，使用枣 1 斗，入锅内以水浸过，用大蓟根苗盖之，瓦盆合定，煮熟取枣，不时食之，枣尽决愈。

二十七、《生草药性备要》论新鲜中药

《生草药性备要》是我国现存最早的一部岭南草药学著作，全书分上、下两卷，收载《本草纲目》未载之药 315 种，记载草药 311 种，其中首载药物 100 多种，每药分别记述药名、别名、产地、性味和主治等内容。书中从草药形态推断药性，颇具特色。该书记载的草药绝大多数为新鲜中药，其加工和使用方法多样，记载的新鲜中药加工方法共 19 种，使用方法共 25 种。19 种新鲜中药加工方法包括取汁法、成泥法、浸法、煲水法、煲酒法、十蒸九晒法、存性法、烧灰法等；25 种新鲜中药使用方法包括敷法、擦法、搽法、贴法、做糕食、做酿食、去腥味等。

具体如："七星剑，治癫狗、毒蛇、恶物咬伤，理跌打，敷大疮；自消容根，治伤症；柠檬叶，味辛，性温，止咳，化痰，开胃，辟腥甚佳；鸡矢藤，其头治新内伤，煲肉食，补虚益肾，除火补血；洗疮止痛，消热散毒。其叶擂米加糖食，止痢"。

二十八、《外科证治全生集》论新鲜中药

《外科证治全生集》，又名《外科全生集》，刊于 1740 年，是王维德整理祖传秘术及生平经验而成。此书后经清末马培之重新分卷并作评注，以前集三卷、后集三卷流行。

书中收录不少新鲜中药及使用方法，如载鲜角膏："治阴顽恶癣，并治横。5 月初旬，取鲜皂角数斤，打烂入锅，煮汤煎浓，沥出，易水再煎二三度，出渣，以汁共归 1 锅，慢煎成膏。治横，煮糯米粥饮。治顽癣，加醋熬至稠腻，洗剃后涂，日剃日涂，神效异常。"

二十九、薛雪论新鲜中药

薛雪善于治疗湿热证，所著《湿热条辨》即成传世之作，于温病学贡献甚大。又尝选辑《黄帝内经》原文，成《医经原旨》六卷。《薛生白医案》《扫叶庄医案》则系后人在其编撰图书的基础上所编。

如《薛生白医案》中："《内经》称三阳结乃成膈者，单指太阳阳明少阳也……芦根汁、甘蔗汁、茅根汁、鲜藕汁、水梨汁（各 1 杯），生姜汁、沉香汁（各 1 小匙）"。

三十、叶天士论新鲜中药

《临证指南医案》为后世医家的搜集整理的一本医案集，是记录我国清代著名医家叶天士临床经验的一本名医医案专著，全面地展现了叶天士在温热时证、各科杂病方面的诊疗经验。

在医案中，叶天士善用各种新鲜中药。医案中使用新鲜中药的病症共 79 类，以温热病、疫病为主，使用新鲜中药品种多达 75 种，使用频次 718 次。如中风篇中，善用鲜生地、菊花汁、姜汁、猪胆汁、蔗浆、竹沥、燕窝菜、甜梨、鲜天冬、鲜麦冬、鲜黄皮、芦根汁等；肝风篇中，善用生白芍、生鳖甲、生龟甲、鲜地黄、鲜银花等；眩晕篇中，善用青果汁；虚劳篇中，善用各种新鲜有情之品，如牛骨髓、羊骨髓、猪骨髓、猪脊筋、鸡子黄、鲜鱼鳔、鲜河车、人乳汁、鹿鞭、羊肉等；咳嗽篇中，善用鲜枇杷叶、甜水梨肉、青蔗浆、白沙参、大沙参、甜沙参、鲜丝瓜叶、鲜荷叶、甜梨皮、鲜芦根等；吐血篇中，善用郁金汁、杏仁汁、新荷叶汁、鲜枇杷叶、甜水梨、甘蔗浆、鲜莲子肉、生香附汁、韭汁等；失音篇中，善用芦根汁、杏仁汁、莱菔汁、鲜竹沥等；肺痿篇中善用鲜芦根、丝瓜子、真北沙参等。

叶天士在自著的《眉寿堂方案选存》一书中，上卷的春温、时疬、暑、燥、寒、冬温、疟疾等各类时症，下卷的妇、儿、痘疹、外科都善于用不少的新鲜中药，少则一味，多则五六味新鲜中药，如在春温篇中："肺痹，脘中及腹痛，自利清谷，是风温邪热相搏，诸气失于宣降，拟进开手太阴法，以滋气化，得小便利可安。芦根汁、桑叶、栝楼皮、枯芩、杏仁、桔梗、郁金汁、橘红"。

三十一、吴塘论新鲜中药

吴塘，为温病学派的主要代表人物之一，一生严谨治学，在大量临证基础上，采集编辑历代名贤的著述，去其糟粕，取其精华，再加上自己的体会，以及多年的临床经验，编撰成《温病条辨》一书，并提出了"三焦辨证"理论，成为温病学派之圭臬。

在用药方面，辨证根据病情转归及方要，善用当季新鲜中药，如在《温病条辨》的暑温篇中："二七、手太阴暑温，发汗后，暑证悉减，但头微胀，目不了了，余邪不解者，清络饮主之，邪不解而入中下焦者，以中下法治之。既曰余邪，不可用重剂明矣，只以芳香轻药清肺络中余邪足矣。倘病深而入中下焦，又不可以浅药治深病也。清络饮方（辛凉芳香法）。鲜荷叶边（2 钱），鲜银花（2 钱），西瓜翠衣（2 钱），鲜扁豆花（1 枝），丝瓜皮（2 钱），鲜竹叶心（2 钱）。水 2 杯，煮取 1 杯，日 2 服。凡暑伤肺经气分之轻证皆可用之"。

三十二、王旭高论新鲜中药

王旭高，为近代著名医学家，起初从事外科，后来专力于内科杂病，且对温病尤多关注，临证审征用药甚为精当。其学术代表著作为《西溪书屋夜话录》，书成后惜多散佚，仅存治肝三十法。王旭高著述甚丰，后世将其《退思集类方歌注》《医方证治汇编歌括》《医方歌括》《薛氏湿热论歌诀》《医方歌诀》，连同《西溪书屋夜话录》合刊为《王旭高医书六种》。著《医学刍言》，门人方耕霞搜集编辑其师脉案，于1879年刊行《王旭高临证医案》4卷。

在《王旭高临证医案》中，可以看出，王旭高喜用鲜石斛、鲜薄荷、鲜芦根、鲜白茅根、鲜石菖蒲、鲜枇杷叶、蔗汁、鲜地黄、鲜麦冬、鲜天冬等鲜药。

三十三、《急救广生集》论新鲜中药

《急救广生集》又名《得生堂外治秘方》，是清代程鹏程所著，程鹏程悉心博览，广辑方书，穷力搜讨数十年，集内外治法3000余方，并将其外治方1500余个进行分门别类，汇纂成编，为集10卷。其内容总括了以前历代医家行之有效的外治经验，是一部极为丰富的外治法的宝贵史料。原为救急而作，所载方药具有简、便、验、廉的特点，而且大部分是新鲜中药各种验方。书中所用外治疗法包括涂、针、灸、砭、镰、浸洗、熨揭、蒸提、按摩等多种方法，几乎集外治之大全，其中许多方法沿用至今，确有疗效。在治则上，按同病异治、异病同治的理论，多数病种下列多种方法，以备选用。

如：头疾，头痛不可忍，鲜萝卜自然汁，加龙脑、薄荷少许，滴入鼻中。如左痛，滴右鼻；右痛，滴左鼻；左右皆痛，两鼻并滴，立效。太阳痛，生姜3片皮纸包，水湿，入火灰煨熟，以2片贴太阳，1片贴印堂中，以带缚之，立愈。

如：面疾，抓破面皮生姜自然汁，调轻粉末，敷之无疤；腮，青靛花敷之，立愈。

三十四、王孟英论新鲜中药

王孟英为清代的著名温病学家。其在世期间，连年战乱，疫疠流行，亲人死于霍乱，遂专心研究温热病，并对温热有独到见识，代表作《温热经纬》为我国温病学重要著述之一。

在临床应用中，王孟英主张应用新鲜中药，如《温热经纬》中载："若斑出热不解者，胃津亡也。主以甘寒，重则如玉女煎，轻则如梨皮、蔗浆之类。鲜芦根、梨汁、

蔗浆之属，味甘凉而性濡润，能使肌热除而风自息"。

治疗营分证，提出热传营，舌色必绛。绛，深红色也。纯绛鲜色者，包络受病也，宜鲜地黄、连翘、鲜郁金、鲜石菖蒲汁等。延之数日，或平素心虚有痰，外热一陷，里络即闭，非菖蒲、郁金等所能开，须用牛黄丸、至宝丹之类以开其闭，恐其昏厥为痉也。

气热劫津，津干火盛者，再加上西洋参、鲜天花粉、梨汁、蔗浆可耳。心火上炎者，导赤汤入童溲尤良。若白薄而干者，肺津伤也，加麦冬汁、银花露、芦根汁等轻清之品，为上者上之也。表邪挟食，渴不消水，脉滑不数，亦有舌苔生刺者，用保和加竹沥、莱菔汁解之。

另外，王孟英留给后人的著名方剂"清暑益气汤"，其中西瓜翠衣、荷梗就是新鲜中药。

三十五、《重订通俗伤寒论》论新鲜中药

《重订通俗伤寒论》是近代医家曹炳章对清代俞根初所著《通俗伤寒论》，进行查漏补缺，重订而成，全书共12卷。前后曾经几位医家加工，如何秀山的按语，多系经验之谈；其孙何廉臣等复为增订，综合了张仲景以后直至近代各家的伤寒、温热学说；融合古今有关论著，结合作者临床经验阐述伤寒证治较详；既能发扬张仲景本意，又能融汇历代医家精辟之论。

书中收录不少新鲜中药及使用方法，如：七鲜育阴汤，鲜地黄15克，鲜石斛12克，鲜白茅根15克，鲜稻穗2支，鲜鸭梨汁，鲜蔗汁各2瓢（冲），鲜枇杷叶（去毛，炒香）9克。前4味与枇杷叶水煎，去滓，冲入二汁内服。犀地清络饮。清热凉血，活血散瘀，化痰通络，治沮热病，热陷包络，神昏谵语。犀角汁20毫升（冲）、粉丹皮6克、青连翘4.5克（带心）、淡竹沥60毫升（和匀）、鲜地黄24克、生赤芍4.5克、桃仁9粒（去皮）、生姜汁2滴（同冲）。用鲜白茅根30克，灯心草1.5克，煎汤代水以煎上药，另加鲜石菖蒲汁10毫升冲服。

三十六、《疡医大全》论新鲜中药

《疡医大全》一书，共40卷，由清代顾世澄著，内容包括《内经》纂要、脉诊、内景图说，以及全身各种外证，图文并茂，并标有出处，是一部资料非常丰富的外证全书。本书虽名曰"疡医"大全，实际上已远远超出了目前临床所说的"疮疡肿毒"外科范畴，除外科以外，内科、妇科、皮肤科、儿科、性病科、男科、传染科等，凡有外证可见者，无不涉及，故言此书为外证全书，而不言其为外科全书。本书除汇集

了上自《黄帝内经》《难经》等各家学说，下至当时名医的言论之外，更可贵的是记述了作者 40 年临证独特经验，并收录其先祖宁华、父青岩家藏秘方，因此，该书不仅有重要的文献价值，而且具有极高的临床使用价值。

书中鲜药使用涉及众多，不胜枚举，如杨梅疮门主论篇中，胡黄连（3 钱）、牛膝、川黄连（酒炒，各 1 钱），加新鲜土茯苓 1 斤，洗净木槌子打碎，水 8 碗，瓦罐内煎至 4 碗，入猪胰子 1 个，再煎至 2 碗，再将猪胰子 1 个铲碎入药内，同胰子 1 日服尽。

三十七、《急救便方》论新鲜中药

《急救便方》是清代医家文晟所编撰的一本方书类中医文献集，成书于 1850 年，不分卷。书中所录方剂均为临床急救用药，附于《外科摘录》。书中列救自缢、救溺死、救冻死、救火伤等二十病，列方百余首，以单方为主，多数是随手可取的新鲜中药为主。所收录的民间便方用药，简单易求，便于选用，操作简单。

如：汤火伤，使火不能内攻，随取大黄末，用桐油、香油均可，调敷，即垂危者，皆保无虞。又用鸡蛋清、柏叶汁、麻油调匀，敷患处即愈。火药烧汤火伤极重诸药不效者，牛口刺根捣汁，用鸡翎刷患处即愈，此仙方也。烟熏欲死者，用生白萝卜嚼汁咽之立爽。诸物咬伤毒蛇咬伤用蒲公英捣烂，粘贴即愈。

蜘蛛咬伤，用羊乳饮之，几日即平。遍身成疮者，取好酒饮令醉，须臾，虫于肉中如小粟自出。又方，蓝汁 1 碗，细饮其汁，并点咬处，即效。又鸡冠血涂之，亦效，桑白皮捣汁涂，立愈。或蔓荆子油、薤白汁，各涂咬处，俱效。

治蝎刺伤：（蝎有雌雄。雄者，痛在一处，井泥敷之。雌者，痛牵诸处，取瓦檐沟下湿土敷之。无雨时，则取新水从瓦土淋下，取湿泥敷之）用蜗牛角捣烂敷之，极妙。蜗角即扁身天螺蛳。蝎咬，用银朱鸡蛋清调敷。又方，生半夏、白矾等分，和醋敷伤处即愈。又胆矾搽之，立消。蝎螫痛甚，取冷水渍之即不痛，水微温复痛，即易新水渍之。又薄荷细嚼，敷之亦瘥。

蜈蚣咬伤：用雄黄末醋调涂之。又白矾、生姜、半夏等分研末，醋调涂之。又桑白皮捣汁涂伤口，或独头蒜研贴之。又蜗牛取汁滴入咬口，又乌鸡冠血涂之。

艾毒：（久服艾叶则热气冲上，狂躁不禁，眼内生疮或有血出）用甘草、黑豆煎汤服，或蓝叶汁、绿豆汁饮之俱可解。

半夏毒：生姜汁饮之，又干姜煮汁服之亦可。

食蟹中毒：生藕汁、冬瓜汁煮，蒜汁、紫苏叶或子煮汁饮之，俱效。

上述应用中，患者使用的药物不仅易于获取且使用简便，且能在短时间内有效缓解患者的症状，凸显了新鲜中药的特殊优势：获取便捷与显效迅速。

三十八、《六因条辨》论新鲜中药

《六因条辨》为外感病专书，由清代陆廷珍编撰，全书分为3卷；以风、寒、暑、湿、燥、火六因为纲，融会前人学说，参附己见，采用条辨形式分别论述春温、伤暑、中暑、中热、伏暑、秋燥、冬温、温毒、伤湿、暴感风寒、伤风、风温等多种病症。

如在春温条辨篇中，陆廷珍指出："春温热不解，舌赤尖绛，神昏谵妄，口渴脉数，斑疹隐隐，此热传心营。"治疗宜用鲜地黄、鲜石斛、鲜玉竹、玄参心、连翘心、鲜菖蒲、竹叶、牛黄丸等，目的在于清营透邪。

在伤暑条辨中，陆廷珍描述："伤暑日多，舌黄焦黑，大便闭结，少腹硬痛，转矢气者，此有燥矢也。"治疗宜用小承气汤加玄明粉、鲜石斛、玄参心、鲜菖蒲、生首乌等，旨在化内结而保胃津。

中热条辨中，陆廷珍指出："中热卒然昏倒，人事不知，口角流涎，目闭手撒，此热冒心神，阴不上承。"治疗宜用大蒜数枚，打烂取汁，和醋灌之，并移置凉处，即苏。宜用洋参、麦冬、莲子、竹叶、鲜菖蒲、远志、黄连、益元散等味，清心安神也。

秋燥条辨中，陆廷珍描述："秋燥热不解，舌赤黄燥，呛咳胸痛，朝凉暮热，此肺热传营。"治疗宜用沙参、麦冬、鲜石斛、鲜地黄、桑叶、甜杏、川贝母、天花粉、连翘等味，清营却热也。

从以上举例中，可以看出《六因条辨》十分重视鲜药的应用。

三十九、《医原》论新鲜中药

《医原》为清代石寿棠撰写的医论著作，全书分为3卷，共有医论20篇，从生理功能、病理变化等方面进行论述，探求疾病之本原及治本之法。内容包括脏腑气血营卫功能，证治大要，伤寒、内、妇、儿各种证治。用药广泛，其中方中有大量的新鲜中药加入。

石寿棠在用药大要论中提出："病有燥湿，药有燥润。"体质柔软，有汁有油者，皆润；体质干脆，无汁无油者，皆燥。润有辛润、温润、平润、凉润、寒润之殊，燥有辛燥、温燥、热燥、平燥、凉燥、寒燥之异，又有微润、甚润、微燥、甚燥之不同。

其中涉及的新鲜中药如辛润之鲜石菖蒲、鲜郁金、芹菜汁、韭汁之类。凉润之鲜石斛、鲜桑叶、竹沥、梨、藕、蔗汁、荸荠汁、露水之类。寒润之鲜地黄、猪胆汁之类。

在湿气论篇中，石寿棠描述："系舌赤无苔，伤阴确据。治疗宜用犀角、鲜地黄、连翘、金银花、郁金、鲜石菖蒲、芦根、梨汁、竹沥，和姜汁少许，滚煎热服。再用宁上丸或普济丹，开闭养阴，较牛黄至宝尤胜。地黄用鲜者，取其滑利。少加姜汁，凉药热饮，取其流通，此即阴阳开阖之理。"

四十、《时病论》论新鲜中药

《时病论》是外感病专著，由清代雷丰撰于 1882 年，全书共分为 8 卷。此书专论时病（指四时感受六气为病），以《素问·阴阳应象大论》中的理论为基础，分述春温、风温、温毒、伤风、泄泻、痢疾、中暑、疟疾、湿温、秋燥、咳嗽、伤寒、冬温等各种时令病的病因、病理、症状特点，以及辨证立法的依据，次列作者自拟诸法及选方。有较高的临床实效，近代医家颇多采用。

《时病论》方中涉及新鲜中药众多，主要以鲜石斛、鲜地黄、鲜麦冬、鲜芦根、鲜参叶、鲜菖蒲等治温病以清热保津，凉解里热，祛热宣窍。书中的清凉透邪法：治温病无汗，温疟渴饮，冬温之邪内陷，鲜芦根（5 钱）、石膏（6 钱，煨）、连翘（3 钱，去心）、竹叶（1 钱 5 分）、淡豆豉（3 钱）、绿豆衣（3 钱）水煎服；清热保津法，治温热有汗，风热化火，热病伤津，温疟舌苔变黑；如清凉透斑法，连翘（3 钱，去心）、天花粉（2 钱）、鲜石斛（3 钱）、鲜地黄（4 钱）、麦冬（4 钱，去心）、参叶（8 分），水煎服；治阳明温毒发斑，石膏（5 钱，煨用）、生甘草（5 分）、金银花（3 钱）、连翘（3 钱，去心）、鲜芦根（4 钱）、豆卷（3 钱，井水发）。

四十一、《医学从众录》论新鲜中药

《医学从众录》是以论治内科杂病为主的医书，全书共分为 8 卷，论述近 40 种内科病症，且旁及妇人杂病。该书详审脉证，深究病机，辨证选方颇具特色。论治内科病症，多本医学经典之旨，从病机到治法，每引用《黄帝内经》或仲景学说有关内容加以阐释，或选用张仲景的方药作为病症治疗的准则。每篇先概述病因、病机，次到治法方药。其中的方药都有大量用到新鲜中药。

七制松香膏，治湿气第一神方。松香 3 斤，第一次姜汁煮，第二次葱汁煮，第三次白凤仙汁煮，第四次烧酒煮，第五次闹羊花汁煮，第六次商陆根汁煮，第七次红醋煮。桐油（3 斤），川乌、草乌、苍术、官桂、干姜、白芥子、蓖麻（以上各 4 两）。血余（8 两）。上 8 味，共入桐油。熬至药枯发消，滴水成珠。滤去渣，入牛皮膏 4 两烊化。用前制过松香，渐渐收之，离火，加樟脑 1 两，好麝香 3 钱，浓纸摊之，贴患处。神效。

韭汁童便汤。治月水逆行，上行口鼻。韭汁、童便冲温服。

发灰藕汁饮。治血淋痛胀甚者。发灰 2 两，藕汁调服 2 钱。

四十二、马培之论新鲜中药

马培之，清代名医，孟河医派代表人物，被誉为"江南第一圣手"；对中医各科都有高深的造诣和成就，尤以外科见长，其外科著作有《马评外科证治全生集》（亦即《外科全生集》）、《医略存真》《外科传薪集》《外科集腋》等。

马培之，喜用新鲜中药，如鲜蒲公英、鲜荷叶、鲜百部、鲜莲藕、鲜金银花、生何首乌、鲜石斛、鲜菊叶等；尤其喜用"鲜地黄"，而其方"所治疾病，多获奇效"。

四十三、张锡纯论新鲜中药

张锡纯（1860~1933年），中西医汇通学派的代表人物之一，近现代中国中医学界的医学泰斗。

张锡纯的实验精神突出表现在两方面，一是对药物的切实研究，二是临床的细致观察，详细可靠的病历记录。他认为，学医的"凡药皆自尝试"才得真知，于是药物毒如巴豆、硫黄、甘遂、细辛、麻黄、花椒等，均验之于己。特别是他反复尝试总结出萸肉救脱，参芪利尿，白矾化痰热，赭石通肠结，三七消疮肿，水蛭散症瘕，硫黄治虚寒下利，蜈蚣、蝎子定风消毒等，充分发扬了古人学说，扩大了中药效用。他对生石膏、山萸肉、生山药的研究，可谓前无古人。

张锡纯著有《医学衷中参西录》流传于世，全书逾百万言，自拟方约200首，古人成方或民间验方亦约200首，重要医论百余处，涉及中西医基础和临床大部分内容，几乎无一方、一药、一法、一论不结合临床治验进行说明。重要方法所附医案多达数十例，重要论点在几十年临证和著述中反复探讨，反复印证，不断深化。因此，张锡纯被尊称为"医学实验派大师"。

张锡纯治疗疾病时选用对症之药，重用而取效，他曰："恒择对症之药，重用一味，恒能挽回急重之病，且得以验药力之实际"。张锡纯善用生新鲜中药，其认为：有些药物须生用，生用则药力浑全，炙用或煅用则药力减弱，无效甚至引起相反的作用。如石膏、黄芪、山药、赭石、龙骨、牡蛎、乳香、没药、大麦芽、山楂、鸡内金、白芍、蜈蚣、水蛭、赤石脂、甘草、鲜地黄、鲜茅根、鲜芦根、嫩桑叶等。他指出：水蛭最宜生用，切忌火炙；乳香、没药最宜生用，若炒用则流通之力顿减；桃仁生用取其生发之气；龙骨、牡蛎若用以滋阴、敛火、收敛兼开通者皆不可煅；山药宜生者煮汁饮之，不可炒用，否则服之无效；赭石生用性重坠凉镇，能降胃止血，能生血，毫不伤气分，若煅用既不能生血，且具有开破之性，多用令人泄泻；白芍，滋阴柔肝须用鲜生者；鸡内金生者，善消瘀积，以补助脾胃，大能运化饮食，消磨瘀积。老人痰涩壅盛，多是下焦虚惫，气化不摄，痰涎随冲气上泛，食化积消，痰涎自除；嫩桑叶，桑得土之精气而生，谓之精华，而炙及干者，少其生气，有之发散，无之润泽；认为鲜地黄，寒凉相济，入丸汤剂，作用有别，有补肾和逐血痹之功。肾气丸为补肾之药，实兼为开瘀血作用，故在《金匮》虚劳门中，作为丸剂入药，而不作汤剂。因为地黄经水火煎熬，汁浆稠黏、性近似熟地，其逐血痹之力必减，而《神农本草经》注，谓"地黄生者尤良也"。

张锡纯认为，有一些新鲜的中药的汁液有很好的养阴作用，认为阴虚甚者，其周身血脉津液，皆就枯涸。必用汁浆最多之药，滋脏腑之阴，即以溉周身之液，生山药、鲜地黄是也。然脉之数者，固系阴虚，亦系气分虚弱，有不能支持之象，犹人之任重而体颤也。故用人参以补助气分，与鲜玄参、鲜天冬之凉润者并用，又能补助阴分。同时认为鲜山药之性，能滋阴又能利湿，能滑润又能收涩。是以能补肺补肾兼补脾胃。且其含蛋白质最多，在滋补药中诚为无上之品，特性甚和平，宜多服常服耳。

四十四、丁甘仁论新鲜中药

丁甘仁，近代中医临床家、教育家，师从一代宗匠马培之先生。早期创办上海中医专门学校，培养中医人才，成绩卓著。其最早主张伤寒、温病学说统一，打破常规，经方、时方并用治疗急症热病，开中医学术界伤寒、温病统一论之先河。

丁甘仁对外感热病的研究，对《伤寒论》与温病学说的辨证施治原则及其应用方法潜心研究，颇有心得。他认为伤寒与温病学说在实际应用时，必须互相联系，不能对立起来。在治疗外感病的过程中，要把两种学说融会贯通，因人制宜，才能获得好的效果。

例如，在治疗伤寒类疾病方面，丁甘仁于临证中详加辨析证属风温或是湿温。在治疗上，除常见的风温侵袭肺胃，熏灼气分的病例应用桑菊饮、银翘散、白虎汤等法外，丁甘仁尤其注重根据临证表现，随时变通。

丁甘仁所用的新鲜中药，涉及的中药多种多样，有寒凉药性的新鲜中药，如竹茹、竹叶、芦根、枇杷叶等；有辛香类的新鲜中药，如石菖蒲、藿香、佩兰等；有滋阴类的新鲜中药，如鲜地黄、石斛、藕、荸荠等。

丁甘仁用新鲜类中药，主治以温病为主。新鲜类中药的药效药性与温病的热性病的性质相吻合。如风温、暑温、湿温而见高热、大汗、烦躁、喘渴等表现者，常用鲜竹茹、鲜地黄、鲜石斛、鲜竹叶、活芦根、鲜石菖蒲、鲜荷叶、鲜枇杷叶、鲜竹叶心、鲜藿香、鲜佩兰、鲜藕等药，以清热透营，滋阴凉血，生津止渴，和胃清心。

丁甘仁认为，湿温类病症，湿温之邪，常表里兼受，其势弥漫，蕴蒸气分的时间最长，湿与温合，或从阳化热，或从阴变寒，与伤寒六经之传变多相符合，治以宣气化湿、表里双解法为主。而化湿多用芳香类，故用鲜佩兰、鲜藿香、鲜苏叶等。在风温医案中，着重用新鲜中药，如生甘草、鲜竹叶、嫩前胡、鲜薄荷叶、冬瓜子、活芦根、鲜竹茹、鲜荷叶等，以清热，祛风，通肺，护胃，生津。由于鲜类中药，清热不燥，而不伤阴，故在风温及风燥中可以辨证应用。其他各科疾病，只要出现了发热的症状或者热毒证、热入营血证、湿热证等，都使用了相应的鲜药。同时还根据病情，选用同一植物的不同部位选择应用，如藕、荷叶、荷梗，都来源于睡莲科植物莲。

由于热伤脾胃，为顾护胃阴，丁甘仁善用药食两用之品，如医案中用了药食两用之品的新鲜类中药，如藕、佛手、荸荠、荷叶、石斛、谷芽、蚕豆花、金银花、冬瓜皮、西瓜翠衣、笋尖等。

另外，由于鲜药中富含汁液，所以一些鲜药根据其性状制用不同的鲜药剂型。如鲜藕和鲜藕汁，有切片和绞汁的不同；鲜枇杷叶和鲜枇杷叶露；鲜佛手和鲜佛手露；鲜车前草汁、香谷芽露、蚕豆花露、银花露、荸荠汁等。这些"汁"或"露"，在医案中，常用于吐血、肺痈、风温等肺系疾病所致的肺燥伤阴证，因"肺喜润而恶燥"，这些"汁"或"露"可以起到甘寒滋润、清燥救阴、润肺止咳的功效。

四十五、罗止园论新鲜中药

罗止园是近代较为典型的提倡寒温统一论者，著有《新伤寒证治庸言》《止园医话》《止园医话续集》《肺痨病自疗法》《麻疹须知》《恫瘝集》《实验药物学》《结核证治发凡》《骨结核实验谈》等遗稿存世。其中《止园医话》《止园医话续集》，为近代医学家罗止园所撰著，备录其50余年临证医案及治疗心得，其中不乏使用鲜药之处。

罗止园用药灵活，主要特色是着重大量应用新鲜中药，如恶寒身痛，只治内热绝难收效，若稍有类似之表证，不论哪个季节，适宜于清轻芳香，解热透邪药，如鲜连翘、鲜金银花、鲜桑叶、菊花汁、鲜竹叶、鲜佩兰叶、鲜白茅根之类；同时加入清凉发散药品，如葛根汁、鲜荆芥穗、鲜薄荷、鲜白芷叶、鲜藿香之类。

四十六、《岭南采药录》论新鲜中药

《岭南采药录》初版于1932年，并于1936年再版，系统总结了自清代以来岭南医家运用草药的经验。该书全面搜集了两广地区生药共计576味，其中多为《本草纲目》所未收载的当地特色草药。作者萧步丹，广东南海人，出身医学世家，继承并发扬了祖父、父亲的草药治病经验，并积极吸收民间用药经验。书中详细记载了草药的药名、别名、植物形态、入药部位、性味主治及用法用量等内容，并在书后提供索引以方便检索。

为了防止后人在采集草药时出现偏差，该书对植物形态进行了详尽的描述，采用了"托叶""雄蕊""总状花序""穗状花序"等规范名词，这在岭南本草典籍中极为罕见。所有收集记载的鲜药均是经历数十年搜集采访，择其药品有经验所得者，以"得诸实用其效尤确"的原则选择编成，体现了学术的严谨性。书中记载的一些草药至今仍在岭南民间广泛应用，如霸王花、木瓜等用于煲汤；岗梅根、鸡骨草、田基黄、火炭母、破布叶等用于制作凉茶；香茅、柚叶用于沐浴；无花果、凤眼果等用于煲肉食用。书中所载草药多为单味药，使用方法简便，多以煎水、煮汤泡酒、捣烂敷贴、汁液涂抹、泡茶饮等。并详细记录了一些民间的特殊使用方法，如"龙船花……取叶二三十块做一叠，用银簪刺数十孔，好醋1钵，将叶放醋内同蒸，俟冷后，取一叶贴毒上，将干即换"。书中所载草药药效涉及各个方面，包括与岭南特殊自然环境密切相关的病症，如脚气、蛇伤、虫毒、食滞、中暑、上火、皮肤（疮、癞、疥、癣）等。此外，书中亦记载了民间对于植物的各种其他使用经验，体现了对植物利用方法的多样性，如"不死草"暑时置盘中，食物不腐，并可辟蝇；"锡叶"以其叶擦锡器使光滑；"催生兰"遇有吉事则开，其花能催生，凡难产者，悬户上即生；"葫芦茶"干置衣箱中，辟虫去蛀虱等。

四十七、京城四大名医论新鲜中药

京城四大名医之一的萧龙友提出，老少等病治法应有不同，同时，又要顾及同中有异，异中有同。他调理虚证，多采用"育阴培本"之法。其临证用药特色之一，就是擅用鲜药，如鲜白茅根、鲜藿香、鲜佩兰、梨皮、鲜地黄、鲜生姜、生荸荠、鲜荷叶、鲜荷梗、鲜莲子等。

孔伯华强调整体观念和"元气"的重要性，提出"两纲六要"（阴阳为两纲，表里寒热虚实为六要）。孔伯华以善用石膏闻名，有"石膏孔"的称誉。他还善用新鲜中药，认为新鲜中药具有清升之气，汁液充沛，香气足，味纯正，是治疗热病的佳品。如鲜藿香、鲜佩兰、鲜薄荷、鲜藕、鲜荷叶等，擅治各种急性热病；常用的鲜石菖蒲根，辟秽除痰，芳香开窍，非干品所能替代。

施今墨提出："治疑难大症，必须集中优势兵力，一鼓作气，始能奏效，因循应付，非医德也"。施今墨认为，不论外感发热，还是内伤发热，以及原因不明之低热，均宜使用鲜白茅根，认为其有"取其清新之气，清暑生津力强"的特点。

汪逢春认为："脾胃乃气血化生之源，五脏之精气皆赖脾胃运化、转输，若脾胃化源乏竭则灾害至矣"。擅长在时令病、胃肠病时使用芳香化浊的鲜藿香、鲜佩兰、鲜菖蒲、鲜薄荷等新鲜中药。

四十八、蒲辅周论新鲜中药

蒲辅周，现代中医学家，四川梓潼人。长期从事中医临床、教学和科研工作，精于内科、妇科、儿科，尤擅治热病。伤寒、温病学说熔于一炉，经方、时方合宜而施。在几次传染病流行时，他辨证论治，独辟蹊径，救治了大量危重患者，为丰富、发展中医临床医学作出了宝贵的贡献。

蒲辅周著有《蒲辅周医案》《蒲辅周医疗经验》《流行性乙型脑炎》《中医对几种妇女病的治疗法》《中医对几种传染病的辨证论治》等。蒲辅周擅用鲜药，如在《蒲辅周医疗经验》中的二鲜饮，用鲜芦根 90 克，鲜竹叶 30 克。清热解暑，生津止渴。主外感热病，肺胃津伤，身热不退，心烦口渴。水煎服。若热及血分，见鼻衄者，加鲜白茅根 60 克，酌加童便为引。本方鲜芦根甘寒质轻，上可清肺透热，中能养胃生津；鲜竹叶既能清心除烦，又可利尿导热外出。合用具有轻宣透热、生津止渴之功。对暑热伤及肺胃的轻证，本方具有简、便、验、廉的优点。

四十九、赵绍琴论新鲜中药

赵绍琴，著有《温病纵横》《文魁脉学》《赵绍琴临证 400 法》《赵绍琴临床经验集》《赵绍琴内科学》等。

在温病治疗上，赵绍琴善于运用叶天士"透热转气"法救治高热不退、昏迷等危重病证。他把透热转气法广泛地应用于温病的卫、气、营、血各个阶段，以透邪外出为指导原则，取得了很好的治疗效果，极大地发展了叶天士的温病辨治理论。赵绍琴临床辨证施方治病，善用新鲜中药，常选用如鲜地黄、鲜佩兰、鲜芦根、鲜薄荷、鲜茅根、鲜石斛、生姜、葱等新鲜中药。

五十、《中华本草》论新鲜中药

《中华本草》是由国家中医药管理局主持编纂的一部综合性本草著作，全面总结了中华民族二千多年来传统药学成就，并集中反映了 20 世纪中药学科的发展水平。书中不仅对中医药教学、科研、临床、医疗、资源开发、新药研制具有一定的指导作用和实用价值，而且对促进中医药走向世界具有重大的历史意义。

据初步统计，《中华本草》共收集可鲜用中药 4248 种，其中寒凉中药 2180 种，占比 53.29%；平性中药 1102 种，占比 26.93%；温热中药 809 种，占比 19.78%。

《中华本草》中收录的新鲜类中药，性以寒凉为主，味以苦、辛、甘为主，归经以肝、肺、胃、脾为主；用药部位涉及全草、鲜叶、根、茎、根茎、皮、果实、果皮、种子等；附方中涉及鲜药的表述，如鲜者、鲜用或鲜根（茎/皮）、鲜花、鲜（全）草、嫩芽、嫩叶、鲜苗等；给药剂量以适量10~60克、鲜品加倍等；入药前处理方法以捣敷、捣汁、绞汁、磨汁、捣擦、捣搽、捣涂、捣碎、捣成泥绒敷、捣绒等外用为主，内服较少；外用方法主要有敷、涂、搽、滴耳、擦、点眼、塞鼻、含漱、滴眼、含咽、滴鼻、灌鼻、搽洗、浸洗和口含等15种。一种中药可有2种及以上外用方法，如泡桐叶可以醋蒸贴、捣敷或捣汁涂，佛甲草外用可捣敷、捣汁含漱或点眼，地榆可捣汁外涂和捣烂外敷，山矾叶可捣汁含漱和滴耳。鲜药外用方法及代表中药如下。

（1）搽法：龙骨风、枫柳皮、白果叶、绿叶五味子、虎皮楠、林大戟、天脚板、漆叶。

（2）滴耳：金盏菊、挖耳草、柑叶、野靛青、倒赤伞、山矾叶、虎耳草、石蜡红、岩松、山矾叶、水百合。

（3）擦法：木黄连、土常山、绞股蓝、飞机草、山薄荷、茄蒂、黄果茄、鲜地黄、荸荠。

（4）涂法：地榆、菱蒂、鲜地黄、蓟罂粟、白屈菜、槐叶、林大戟、霸王鞭、桃叶、泡桐叶。

（5）敷法：土荆芥、天蓬草、乌药叶、九节菖蒲、威灵仙、白头翁、毛茛、木防己、鸡骨草。

（6）含漱：午时花、落地生根、佛甲草、假蒟根、秋海棠根、大尾摇、山矾叶、女贞叶。

（7）点眼：蘡薁、佛甲草、牛膝茎叶、荠菜、小乌泡叶、大叶刺篱木叶、绿段草、黑节草、秦皮、桑叶汁。

（8）塞鼻：一把伞、粟米草、蜂药、小木通、自扣草。

（9）滴眼：木黄连、天葵子、景天、托盘、托盘叶、十三年花、枸杞叶。

（10）含咽：葡萄、羊蹄草、大苞鸭拓草、青梅。

（11）滴鼻：黄心果、莱菔、水百合。

（12）口含：小叶南蛇簕。

（13）灌鼻：青湘子。

（14）搽洗：紫八宝。

（15）浸洗：小草乌。

第五章

新鲜中药的
采收加工与应用

新鲜中药是中药不可或缺的一部分，鲜采后，经过加工就可以应用于临床，其用法用量需要以中医理论辨证为指导，合理地把握剂量和方法，因病施治，辨证施药，灵活应用。

新鲜中药，即鲜活状态下的中药。新鲜中药的加工炮制，需要合理科学的加工炮制方法，才能最大限度地利用这些新鲜状态下的活性有效成分。

一、新鲜中药采收

中药，品种繁多，绝大多数来源于植物，如不合理采收，不仅破坏了药材资源，还会降低药材产量，同时还会影响药物的临床疗效。采药适时，早在《神农本草经》中就已指出："采造时月，生熟……并各有法"。后续孙思邈在《千金翼方·卷一》中论述用药与中药生长及剂量的关系，如："古者日月长远，药在土中，自养经久，气味真实，百姓少欲，禀气中和，感病轻微，易为医疗。今时日月短促，药力轻虚，人多巧诈，感病浓重，难以为医"；更有"采药时节"的专论，还列举了233种中药的采收时节。历代医药家都十分重视中药的采集，如孔志约有云："动植形生，因地舛性；春秋节变，感气殊功。离其本土，则质同而效异；乖于采收，则物是而时非。名实既虚，寒温多谬"。以上可以看出，从古至今，药物的适时采收能提高药品的质量，有利于提高临床疗效。

（一）新鲜中药采收年限

药材的收获年限是指播种、栽植到采收时，所经历的时间。收获年限对药材的品质、产量的影响甚大，特别是多年生草本和木本植物，虽然到了采收期，但收获年限不足也是不能采收的。因此，收获年限不足的，药用部位生长发育尚未达到药用要求，产量、品质都低。如根及地下茎类药材细小、质嫩，产量低，品质达不到药用要求；皮类药材皮张小，皮薄，品质低劣；全草类药材质嫩，水分含量多，有效成分含量低，产量低。

药材收获年限的长短，主要是取决于植物特性、药用要求和环境条件，其次是品种和一些人为因素。

植物特性是指植物本身是木本或草本，草本是1年生、2年生或多年生。通常木本植物比草本植物收获年限长；草本植物收获一般与其生命周期一致。

药用要求应根据药材规格、质量标准、色泽等要求来确定药材的收获年限，一般是收获年限短于该植物的生命周期，如川芎、生姜、麦冬、白芷、当归等是多年生草本，药材收获年限仅1~2年。

环境条件主要是气候地势的差异，使同种药材收获年限在南方与北方、高海拔与低海拔之间产生差异，如红花在南方 2 年收获，大多在秋季播种，北方是 1 年收获；雅连在海拔 1700m 以下地区栽培的 3~4 年收获，1800~2000m 地区栽培的 4~5 年收获。

此外，品种不同收获年限也会有差异，如冬季播种的益母草要 2 年才收获，早熟的益母草 1 年即可收获。人为因素造成的收获年限不同，主要是播种期不同产生的差异，如荆芥秋播为 2 年收获，春播为 1 年收获。

根据药用植物栽培特点和上述规律，可将药材的收获年限分为 1 年收获、2 年收获、多年收获和连年收获 4 种。播种或栽植后当年就收获药材的为 1 年收获。1 年收获的药材大部分是 1 年生草本，少数是多年生草本或灌木，如姜、郁金、姜黄、蓖麻（北方种植的）等。播种或栽植后次年收获药材的为 2 年收获。2 年收获的药材大部分是 2 年生草本，少数是多年生草本，如浙贝母、延胡索、川芎、附子、白术、党参、当归、山药等（实际上的生长时间多数是不足 2 年的，甚至不满 1 年，只是因其生长期跨年，所以又叫跨年收获或越年收获）。播种或栽植后 3 年以上收获药材的为多年收获。多年收获的药材都是多年生草本或木本植物，收获年限有的可达 30 年以上，甚至 100 年以上，如厚朴、杜仲、黄柏、野山参等。播种或栽植后能连续多年收获药材的为连年收获，连年收获的药材多数是果实、种子、花或叶类入药的多年生草本和木本植物，如佛手、山茱萸、阳春砂、草果、金银花、侧柏叶等。

（二）新鲜中药采收时节

我国中药材种类繁多，药源丰富，分布广泛，大多数中药材在其生长和发育的各个时期中，由于其含有效成分的不同，也影响药材的药性，临床应用会有差异。如果不按时采收或采收方法不当，就会影响药效。俗话说："当季是药，过季是草""一月茵陈二月蒿，三月茵陈当柴烧。九月中旬采麻黄，十月山区五味找。黄芩知母常年采，惟有春秋质量高"。更有民间采药歌："含苞待放采花朵，树皮多在春秋剥，秋末初春挖根茎，全草药物夏季割，色青采叶最为好，成熟前后摘硕果"。所以，采收时节，药材的新鲜程度及生长状态也是影响其质量的因素特点之一。中药材适宜采收期确定的一般原则如下。

（1）双峰期　即有效成分含量高峰期与产量高峰期基本一致时，共同的高峰期即为适宜采收期。许多根及根茎类中药，在秋冬季节地上部分枯萎后和春季初植物发芽前或刚露苗时，既是有效成分高峰期，又是产量高峰期，这个时期是最适采收期；如莪术、郁金、姜黄、天花粉、山药等。

（2）当有效成分的含量出现显著的高峰期，而药用部分的产量变化不大时，此含量高峰期，即为适宜采收期。如三颗针根的适宜采收期应是落果期。

（3）有效成分含量无显著变化，药材产量的高峰期应为最适宜采收期。如牡丹皮以 3 年生以上者为最佳采收年限。

4.有效成分含量高峰期与产量不一致时，有效成分总含量最高时期即为适宜采收期。如栽培人参应以 6 年生以上者，秋季为适宜采收期。

（三）新鲜中药采收原则

新鲜中药入药的第一步是采收，根据临床用药需要，进行有目的的采收。常规采收，即春采花，夏采叶，秋采果，冬采根。中药材的合理有计划地采收不仅可保证药材的质量、药效，而且还对保护、扩大药源具有重要意义。采收适时合法，则使之有序、良性循环，同时也能保证药性强、疗效高；反之，则药性弱、疗效差。

1.按生长采集季节计划采收

新鲜中药与干药材各具优势和不足，鲜药的优势是灵、动、变、细、小、微、轻、柔、锐等，不足之处是这部分药性和有效成分含量一般相对较少、不稳定，容易流失、破坏和转化；或者有效成分含量较大但是容易被破坏和转化流失。力求做到"在味则厚、在气则薄"。

对中药植物的采集应用，历代以来有春采花、夏采叶、秋采果、冬采根的传统。继承发扬新鲜中药的研究应用，做好与干药材的相互配伍，更有助于满足用药需求。

嫩叶、嫩芽、花类的采集，适合在春、夏季，茎叶、嫩枝、须根、多年宿根的采集应用更适合在春末、夏季和早秋。春、夏季和早秋季节，中药植物的嫩叶、嫩芽、花类、茎叶、嫩枝、须根的资源很多，使用方便，而且新鲜状态下使用能够发挥疗效优势，降低成本，简便验廉。但是晒干或长期保存后，其成分更容易丢失。一般情况下，主根或大的块茎相对适合长期保存或晒干久存，因为其中所含的成分多数相对稳定。

当年种的或 1 年生中药根类、块茎，适合在深秋、冬季、初春采挖，种子类适合在秋季采集，而这些中药因在不同的季节、天气条件、地理位置采集，作用和有效成分含量可能会有所差异。

2.春季采收，生机鲜药

生机足、生发强。主要包括嫩芽、嫩苗、嫩叶、细小、花的生发根等。

3.夏季采收，长养鲜药

气味繁秀、药性舒达。主要包括花类、茎叶、嫩枝、须根、多年宿根、树皮等，如鲜黄芩茎叶、鲜佩兰、鲜藿香、鲜萱草花、鲜蒲公英、新鲜枯芩、多年生鲜知母根、多年生鲜芦根、多年生鲜穿山龙、鲜杜仲树皮（适合在夏季生长旺季割皮，树木修复快，不易影响树木生长）。

4. 长夏采收，运化鲜药

津液盛，运化长极。鲜艾叶、鲜鱼腥草、鲜北沙参茎叶、鲜地黄叶、叶类、鲜黄芪茎叶、鲜党参叶等。

5. 秋季采收，敛肃鲜药

气味内敛，精微收潜肃降。鲜泽兰根、鲜地黄、霜桑叶、种子类。

6. 冬季采收，藏固鲜药

存藏气机，守元固真。宿根类，如玉竹、黄精、穿山龙、牛蒡根，尤其是1年生的根，如鲜百合、鲜北沙参、党参、黄芪、生姜、洋姜、鲜地黄、鲜泽兰根。

古人已经认识到，中药植物的部位主要是根茎花实、苗皮骨肉。张元素在《珍珠囊》中指出："凡药根之在土中者，中半已上，气脉之上行也，以生苗者为根；中半已下，气脉之下行也，以入土者为梢。病在中焦与上焦者用根，在下焦者用梢，根升梢降。人之身半已上，天之阳也，用头；中焦用身；身半已下，地之阴也，用梢。乃述类象形者也。"而古代本草类书籍对此用取类比象方法以阐明中草药生长部位与药性相关联的尚有花叶轻浮升散，籽实质重降下，枝能横行四肢，皮能利水消肿。

（1）根和根茎类，在地上部分停止生长后采收为最佳。因为根及根茎为植物的贮藏器官，地上部分开始生长，会消耗根中贮藏的养分，故宜在植物生长停止，花叶萎谢的休眠期，或春季发芽之前采收。不同种类的根和根茎类药材，往往需要生长1年以上才能供药用，一般需2~5年，如北沙参为多年生植物，可生长5年以上；黄芪需2~3年以后才能采挖。

（2）根皮和树皮类，宜在清明到夏至时间采集，此时植物体内的液汁较多、形成层细胞分裂迅速，树皮易于剥离，同时有效成分含量高，如杜仲、厚朴。根皮在冬季采收，如牡丹皮、地骨皮。有些药材取皮，可在取伐木材时采收。根皮、树皮的采收，容易损害植物生长，应注意采收方法，树皮不可整圈剥，否则破坏输导系统，造成树木死亡；根皮是挖根后再剥取。

（3）叶类，应在植物生长最茂盛时，或在花蕾将开放时，或在花盛开而果实种子尚未成熟时采收。此时植物已经完全长成，而且生命力最旺盛。如北沙参叶在夏季采收，叶浓绿而茂盛，可药食两用，也可以减少营养物质往地上部分输送，并能促使地下部分生长。还有一些乔木类的树叶，可以在生命旺盛的时候采收，如杜仲叶等；桑叶需经霜后采收；而枇杷叶、银杏叶需落地后收集采收。

（4）全草类，大多数在生长茂盛的花期采收，从根的上部将植株割下，或整枝拔起，有的只采带花枝梢。也有例外，采其嫩苗，如茵陈蒿；有一些药食两用类，根据其生长特性，可以在鲜嫩时期采收入药。

（5）花类的最佳采收时期，在花朵开放或含苞待放之时，如旋覆花、菊花于初放时采；金银花、辛夷花在含苞待放时采；槐花、公丁香在花蕾时采，一般不宜在花完全盛开后采收，因此时有效成分的含量降低影响药效，而且花瓣易脱落，质量变差，如红花初开时色黄，后变橙红，最后变成暗红色，以橙红色时采收为佳。

（6）果实、种子类，除少数药材如青皮、青梅、枳实须在未成熟时采收外，一般果实须在已经充分长成或将近成熟时采集。多汁浆果易于败坏，要及时采收加工并及时进行保鲜贮存；干果、蒴果须在成熟以前适时采收，若成熟后会开裂散落。种子类药材，需等完全成熟后方可采收，采收时用手摘取或连枝剪下，晒干后再收集。

（7）种子芽类，将种子泡透后，置于适宜温（湿）度条件下，等发芽后，长到合适的长度时，将之入药。如将籼稻、大麦、大豆等用水浸湿润，适宜温度下使其发芽。发芽的目的，主要目的为增加药物健脾和胃、助消化、解表邪的作用，如谷芽、麦芽、大豆卷等。此类鲜药可以根据临床需求，计划性地进行生产。

（8）树芽类中药的采收时间为入春后，植物的嫩芽可直接入药，或者经过有效的保鲜方法处理后，直接食用或入药，如龙芽、枸杞芽等。

（9）树脂的采收，除一部分为收集自然渗出的树脂外，多是将植物体某些部位经机械损伤，如简单切割或刺伤树皮等方法，收集从伤口流出的树脂，用洁净容器收集后加工而成。如桑皮汁、松油脂、松香、加拿大油树脂、吐鲁香、秘鲁香、枫香脂、苏合香、乳香、没药、洋乳香、阿魏、安息香、藤黄、血竭，等等。

（10）菌、藻、孢子类，应按其各自的生长特点采收，如茯苓在立秋后采收质量较好，马勃在子实体刚成熟时采收，过迟则孢子飞散。

（11）动物类药材，因种类不同，采收的时间也不同。如昆虫类药物，必须掌握其孵化发育活动季节，如蝉蜕在夏、秋季黑蚱蝉蜕化时收集；桑螵蛸需每年3月前收集，过时虫卵孵化成虫；林蛙秋末进入冬眠期，易于捕捉，且此时的林蛙油在体内含量较多；鹿茸于清明后40~60天（5~7月）截取，过时则角化。其他如牛角、羊角、熊胆、牛黄、麝香、马宝、蟾酥等，一般在捕捉后或屠宰场采收。

（12）矿物类药材，随时可以采收。

药材的采收，应注意保护药材资源，即计划种植、计划采集，应用多少、采收多少，不要贮存过多，造成积压，导致药材变质而产生浪费。采集时亦要注意合理，如采大留小、保稀采密、合理轮采、封山育药、引种繁殖等，使药材资源取之不竭。

二、新鲜中药的加工

（一）新鲜中药的分拣清洗

1. 分拣

分拣是指对采收回来的新鲜中药进行分类和拣选的过程。由于同一植物的不同部位可能具有不同的药效，如桑枝与桑叶的功效就存在差异，因此分拣工作至关重要。分拣过程中，需要去除不能入药的杂质、杂草、枯枝败叶等。在植物的新鲜状态下，更易识别并去除黄叶、枯叶等不宜入药的部分。分拣归类通常同时进行，主要目的是清除枯黄叶、腐烂霉变物、果柄、枝梗、皮壳、虫蛀、泥块、沙石等。

在分拣分类中，常用的方法如下。

（1）去除种皮法：针对种子类中药，因其种仁上常有保护层，不利于有效成分的溶出。使用两块木板或细砂轮对药物进行磨蹭，以达到去除外皮和擦碎的效果。适用的药物有莱菔子、火麻仁、牛蒡子、扁豆衣、刺蒺藜、苍耳子等。

（2）刷去异物及刺激物法：对于带有茸毛的鲜药，如鲜枇杷叶、鲜骨碎补等，在煎药后口服的过程中可能会刺激咽喉，应在加工过程中使用刷子清除药物表面的灰尘或茸毛。

（3）刮去表皮异物法：对于树皮类中药，如鲜桑皮、鲜杜仲、鲜肉桂、鲜厚朴、鲜黄柏等，其生长过程中可能附着苔藓类植物，采收后，可使用铁刀、竹刀或瓷片刮去表面的粗皮或青苔。对于根类植物，如金毛狗脊、毛知母等，应刮去表面的茸毛状物质。

（4）剥去种壳法：对于外壳坚硬的种子，如莲子、核桃、白果、桃仁、杏仁等，应敲破后去壳取种仁。

2. 清洗

清洗的目的是确保药物的洁净。清洗介质通常为清水，但根据新鲜中药的特性，有时也会使用酒、醋、盐水、碱水等物质进行清洗，以提高药物的清洁度。例如，在制作阿胶时，会使用碱水清洗驴皮；当归则先用清水洗净，再用白酒浸泡，以便于保存。

（二）新鲜中药的加工破碎

为便于加工、调配及应用，通常将药材打碎（如制成浆、糊、粉）或切碎（如切成片、段、丝、丁等）。在加工过程中，选择合适的器具至关重要，例如切制骨碎补时使用铜刀，而石榴皮则不宜使用铁器。

1. 劈、锯

对于粗大、长枝的药材，如松节、鲜鸡血藤、鲜鹿角等，应先进行劈小或锯短处理，以便下一步加工处理。

切片：适用于根类及粗枝类中药，如鲜黄芪、鲜芍药等。

切段：主要用于梗、藤类，如北沙参茎叶、忍冬藤、益母草等。

切丝：多见于叶类、根茎类植物，如鲜天麻、鲜地黄等。这类植物通常具有块状根、肉质茎等，可入药膳，要求粗细均匀、外形美观，并保证口感及药效。

切丁：适用于鲜茯苓、鲜葛根等。

刨丝：使用镑刀或木刨将药材刨成薄片，便于入药煎汁，如木质类及动物角类（水牛角片、羚羊角片等）。

2. 揉

将叶类新鲜中药揉软后，可用于贴敷在患者的患病部位。

3. 打碎

打碎是将新鲜中药完全破碎，以释放其有效成分。常用的方法如下。

（1）破碎取汁法：适用于含水量丰富的新鲜中药，如各种果实、嫩茎叶、根茎等。通过物理手段分离出新鲜中药汁液，适用于危急重症与中毒的抢救，以及外感热病、邪热炽盛或化火伤阴等病症的治疗。取汁法简便、耗时短，鲜药汁的有效成分一般可完好保留，具有起效快、使用灵活的优点。

榨取鲜品药物的自然汁：首先要保证药物的新鲜度，最好现用现采，或采收后使用有效的保鲜方法。对于即将萎蔫的全草或茎叶不宜再榨汁，榨汁前，先用清水洗涤药材2~3遍，剪切成小段或碎块，再放入石臼或陶瓷容器中捣至稀烂，再用消毒纱布挤压取汁。

（2）成泥法：适用于含纤维较少的植物，如新鲜叶类、嫩茎、果等。捣碎成泥后，可内服和外敷，可用于蚊虫叮咬等。

（3）成粉法：适用于木质化及种子类新鲜中药，粉碎成面状后，可用于散剂、丸剂或入煎剂。特点是与溶剂接触面广，可加快溶出速度。

三、新鲜中药的炮制

加工炮制是新鲜中药应用前的一个重要环节，主要目的有两个：一是为了使用方便，二是增效减毒。

（一）新鲜中药炮制过程常用辅料

1. 酒

酒具有通血脉、行药势的作用，是一种良好的溶剂。后世用酒加工炮制药物，是常用辅料之一。甲骨文中已有"鬯其酒"的记载。据汉·班固《白虎通义·考黜篇》注释："鬯者，以百草之香，郁金合而酿之成为鬯。"这进一步表明"鬯其酒"就是制造芳香的药酒。酒剂的使用，有利于提高药物的功效，在临床中多有应用。

2. 盐

盐，其咸寒之性入肾，主沉降，可引药下行，增强入肾经药物的功效。如杜仲用盐水炒后可增强补肾的功效；部分药物经盐制后可增强固精缩尿的功效，如益智仁"盐炒止小便频数"；盐咸寒属阴，可增强药物清热滋阴的功效，如知母"益肾滋阴，盐炒便入""盐水炒泻肾火"，同样的药物还有黄柏等；盐咸寒属阴，可缓和药物辛燥之性，如补骨脂"性大燥，一法用盐水浸 1 日，取出晒干，再同盐炒过用"；盐具有防腐作用，有利于贮存，如肉苁蓉采用盐制也是为了便于防腐保存。

3. 醋

醋是酒的衍生品，具有较好的渗透性和溶解性。新鲜中药与一定量的醋混合后，再经过炒制、煮制、蒸制或醋淬制等炮制过程，可增强药效，降低药物不良反应。如龟甲、鳖甲等，经醋制后，可增加有效成分溶出量；柴胡、香附、三棱、莪术等经过醋制后，可引药归肝经，增强理气止痛的作用；甘遂、京大戟、芫花、商陆等，醋制后可降低毒性，缓和药性。另外，对于部分具有刺激性味道的药物，如乳香、没药等，醋制还有除臭、矫味作用。

4. 蜂蜜

蜂蜜入药历史悠久，《礼记》中载："子事父母，枣栗饴蜜以甘之"。蜂蜜具有清热、补中、解毒、润燥、止痛的功效。蜜炙新鲜中药能改变药性，增强功效。如生甘草，味甘偏凉，长于泻火解毒、化痰止咳，蜜炙后味甘、性温，补脾和胃、益气复脉、缓急止痛的作用增强；紫菀、枇杷叶、桑白皮、款冬花、百部等，蜜炙均可增强润肺止咳作用。另外，蜜炙还可矫味和缓和药性。如生用味苦劣的药物，直接口服易致恶心呕吐，蜜炙可缓和苦寒之性并矫味，如百部、白前蜜炙可缓和对胃的刺激性；麻黄，生用发汗作用峻猛，蜜炙后可缓和其发汗作用，并可增强止咳平喘的功效。

药物的发展源于日常生活中的实践，从实际应用的过程中可以看出，其是从简单的鲜品中药到后来根据临床需要加工炮制而得。加工炮制总体原则，就是最大限度地利用中药的有效成分，让药材发挥最大化的功效。

（二）不同炮制方法对中药功效的影响

1. 不同炮制方法对中药功效的影响举例

中药的炮制加工方法多种多样，对药物的药效产生显著影响。例如，炮姜、干姜和生姜，虽然都来源于同一种植物，但由于炮制方法的差异，其药效也各有侧重。生姜主要用于解表，而干姜和炮姜则主要用于温里。再如鲜地黄，具有滋阴、清热、凉血、止血的功效；晒干后的生地黄，其功效为补血、滋阴、凉血、止血；经过蒸制的处理后的熟地黄，主要功效为补血、滋阴。

2. 鲜品中药炮制品和干品中药炮制品的成分、功效差别

《神农本草经》中载："药有酸、咸、甘、苦、辛五味，又有寒、热、温、凉四气，及有毒无毒，阴干暴干，采造时月，生熟，土地所出，真伪陈新，并各有法"。这表明，早在汉代，中药学就已认识到药材的新鲜与陈旧在药性上存在差异。然而，古今文献中关于鲜品药材的药性特点及其在临床应用上的特殊作用，往往散见于各种单味药品的描述中，缺乏集中的概括性论述。

《本草思辨录》中对生姜与干姜的论述表明："生姜泻心汤，有生姜又用干姜，以生姜治平噫食臭，干姜治腹鸣下利也；通脉四逆汤，有干姜又加生姜，以干姜止利通脉，生姜散寒治呕也"。《本经逢原》中云："愚按生地黄与干地黄功用不同，岂可混论。按徐之才《药录》云，生地黄乃新掘之鲜者，为散血之专药。观本经主治皆指鲜者而言，祗缘诸家本草从未明言，且产处辽远，药肆仅有干者，鲜者绝不可得，是不能无混用之失"。这些文献明确而有力地说明了鲜药的药性、功效与干品不同，有些非干品所能替代。同时也反映出，中药以干代鲜的状况并非今日特有，而对此有深刻认识的医药家一直强调鲜药在中医临床中的特殊作用。

自 20 世纪 80 年代以来，国内中医药领域的许多专家纷纷呼吁恢复新鲜中药的临床供应，并加强对新鲜中药保鲜技术等基础工作的研究。国内不少临床医生及科研单位对此积极响应，结合各自的条件，从不同角度对新鲜中药的临床应用、传统保鲜方法的总结、现代保鲜技术探讨、鲜干药品的化学成分与药效作用区别、新鲜中药制剂的开发应用等方面开展了相应工作。

当前，我国各地药材采收加工的方法主要以烘干或反复日晒为主，这会导致许多植物的活性成分受损。特别是植物激素、生物碱等，在干燥过程中可能与糖、氨基酸

等结合而失去活性；分子量较小的物质，在失重过程中受破坏的程度更大；维生素、酶类、挥发性物质在加温干燥过程中的损失量更为惊人。同时，植物药材在干燥及存放过程中，并非处于固化不变的状态，而是继续进行氧化代谢，导致药物自身所蓄积的各种物质被分解消耗，分解产物堆积在细胞内，使药效发生改变。

酶在植物体内常与多种有效成分共存（如苷、糖类等）。高温干燥时，酶的水解作用会加速，同时发生变性，随着时间的延长，活性逐渐丧失，导致一些有效成分无法被充分利用，达不到理想的治疗效果。然而，对于一些水分较多的药材，为了防止变质，又不得不采用高温干燥的方法。

众所周知，黄芩变绿是黄芩苷被水解后氧化的结果。传统的黄芩加工方法包括干燥、润透、切片、再次干燥等步骤，在润透过程中难以避免一些成分的流失。同时，干燥后的再次润透加工过程中，许多皂苷会被水解成次级皂苷，其在水中的溶解度降低，利用率也随之降低。

植物药材在干燥过程中，细胞结构会发生变化，组织变得紧密，内含物质干结。当再次加水煎煮时，即使吸水膨胀，也难以将所有内容物完全溶解，导致药物的溶解率大大降低。干药材中残留的有效物质比新鲜中药要少得多。此外，干药材的干燥程度并不能完全消除植物体内的水分，在保管过程中，如果处理不当，也容易导致干品中药的变质和变性。

事实上，一些新鲜中药可以直接入药，无需经过浸泡软化和复杂的干燥加工炮制过程，直接使用新鲜中药材可以避免挥发油等有效成分的损失。在应用过程中，鲜药的有效成分更易于析出，这是干品中药所无法替代的。

（三）新鲜中药常用炮制方法

1.冷炮制法

主要包括：漂、泡、渍、提取、压榨、水漂等。

（1）漂：主要目的为去掉一些刺激性成分。如鲜白术，含有多种油性成分，需要用植物淀粉吸收过多的油性成分，制成漂白术，具体方法可用淘米水将切成片的鲜白术浸泡3个小时后入药，可去其燥性而和中。

（2）泡：将新鲜中药浸泡在不同的溶剂里，如用酒、醋、油、蜂蜜、童便、金水等，经过一段时间的浸泡加工后再入药。如酒枣、酒当归、酒党参、人中黄等。

（3）浸：将新鲜中药全草或根、叶等药用部位置于溶剂内，使其有效成分溶出。溶剂有酒、水、童便、米醋、黄酒、姜汁等，该方法广泛用于各种酊类药、酒类药等。

（4）渍：将新鲜中药用糖、盐、碱等进行腌渍后再入药。

（5）提取：分热提取法、凉提取法，现代医药技术及研究方向使新鲜中药的提取技术更进一步提高。如青黛的加工，秋季割取爵床科植物马蓝、十字花科植物菘蓝、蓼科植物蓼蓝等的新鲜茎叶，置水池或大水缸中，浸泡1~2天，至叶腐烂、茎脱皮，去渣，加入纯净石灰膏，每50千克鲜茎叶，约需干石灰1.5~2千克，稀释过滤，除去砂石，不断搅拌。至呈蓝色，略起糊状为度，沉淀后去水，捞起放进瓦缸中浸水约60天，然后再加水搅拌，过滤2~3次，再加清水搅拌，使产生大量泡沫，取泡沫晒干即成。如现入药的有冰片、樟脑、秋石、薄荷脑等，都是新鲜中药提取物。

（6）榨油法：用榨床榨取药物中之油脂，利用中间的油脂，如常用的芝麻油、芥子油、苏子油。

（7）水漂：将新鲜中药浸于清水中或者放在流水中，反复清洗，利用水来溶解、去除药材的毒性成分、盐分及腥臭味等，便于服用和增强疗效。水漂必须注意季节、时间以及水量和换水次数等，最佳季节是春秋两季，此时温度适宜，而夏季气温高，药材易腐烂；冬季气温低，易冻结，都可能致使药材变质，影响药效。漂的时间，一般原则是天凉稍长、天暖较短，并且按不同的药物和药用部分而定，最好在流水中漂洗，半夏、天南星等有毒根茎类，漂洗时间可长些，海藻、昆布等无毒类，漂洗时间可短些。

（8）沉淀：适用于成分中淀粉含量较多的新鲜中药，如莲藕、葛根等。具体操作以葛根为例：将葛根打碎，再用纱布过滤掉药渣，取下清液沉淀，经过一段时间后，水和淀粉会自动分层，再换水将淀粉漂干净。

2.热加工炮制法

根据新鲜中药的性质，以及临床的需要，主要采用炒（炙）、煨、炮、煅、炼、烘、焙、烤、燎等方法。

（1）炒：将新鲜中药，置于锅内用火加热，不断翻动至一定程度称为炒，是常用的一种炮制方法，又分清炒和加辅料炒两类。

①炒黄：将药材置于锅内，以微火加热，慢慢翻动，炒至表面黄色，内部基本无变化，并能嗅到药材所散发出的固有气味，多见于种子类的药物。炒黄后入汤剂有效成分易煎出，并能矫臭，如炒杏仁、炒枣仁、炒王不留行。

②炒焦：将药材置于锅内以微火进行加热，炒至外面焦黄或焦褐，内部淡黄并有焦香气味为度。如焦槟榔、焦山楂、焦内金等药物，可增强健脾消食的功效。

③炒炭：将药材置于锅中以武火加热，炒至表面枯黑，内部焦黄或褐为度，此谓炒炭存性。为防止炒后全部炭化而失去药性，出锅后及时翻动，促使热量散发。如地榆炭、槐花炭，炒炭可增强止血、收敛作用。

（2）辅料炒：根据中药的品种不同，所加辅料不同，分麸炒、土炒、米炒等，加液体辅料（蜜、酒、醋等）炒称炙。

①麸炒：利用麦麸加热时产生的烟熏黄药材的方法称为麸炒。麸炒药物多能增强健脾和胃之功，并能减少药物中的不良刺激或起到矫味、矫臭作用。

②土炒：用灶心土与药材同炒，使药材呈焦黄色或土黄色的方法。因灶心土性味辛温，有温中、止血、止呕之效，并能中和胃酸，与药材同炒可增强补脾和胃、止呕止泻功效。

③米炒：将药材与米同炒，借助热力与米的烟气将药材熏黄，这样能增强药材补中益气的作用，并能降低药材的燥性、毒性。

④蜜炙（炒）：即用蜜炒药材的方法。蜂蜜性味甘平，有补中润肺，缓急宁嗽、解毒矫味的功效，所以蜜炙的药物，能增强其补中润肺的功效。

⑤酒炙（炒）：是药物加酒炙炒的一种方法。酒甘辛大热，能引药上行、活血通络。药材经酒炙后可缓和寒性，增强活血通络作用，也有矫臭矫味的作用。

⑥醋炒：是药材与米醋同拌炒的一种方法。醋酸、苦、微温，能引药入肝，增强行气止痛作用，并有矫臭矫味的作用。

⑦盐炒：是将食盐或盐水与药材拌炒的一种方法。盐味咸寒，能清热凉血，入肾、软坚，并可防腐、矫臭矫味。

⑧姜汁炒：是药物加姜汁拌炒的方法，生姜辛、温，有驱寒、健胃止呕、解毒之作用。

⑨油炙：是用油炸或油拌炒药材的方法，常用芝麻油、羊脂油，使药材炙后酥脆、易于粉碎，便于有效成分易煎出，并可祛毒。

⑩鳖血拌炒：用新鲜鳖血拌炒药材，可增强退虚热、止疟的作用。

（3）煨：将药材用湿纸、面团包裹置于炭火中，放于烘房中烘烤，或放于锅内烫炒的方法，以除去多余的油脂、挥发性物质，达到缓和药性的目的。煨法一般可分为以下6种。

①面裹煨：将面粉加水和成团块，包裹药材，放锅内以热砂土烫煨，或直接放入炭火中，煨至面黄黑为度，除皮备用。

②纸浆煨：利用粗草纸将药物包裹3层以上，放入水中湿透，置锅内热砂中或炭火中煨至焦黄为度。

③隔纸煨：将新鲜中药切成片状，平铺在草纸上、药片上，再铺纸，纸上又铺药，这样层层堆起，置炉火旁烘烤，使部分挥发性成分及油脂，受热渗到草纸中，以降低烈性和副作用。

④直接煨：将新鲜中药直接埋于无焰之灰火中，使药物受热而发泡或快要裂开，将其煨熟或质地松脆。

⑤隔药叶煨：将新鲜中药用药叶包好（如鲜荷叶、鲜芭蕉叶等），直接埋于无焰之灰火中，使药物受热，将其药物煨熟。

⑥隔泥煨：将新鲜中药用泥包住，或先用湿纸或树叶包住，上面再糊上泥，埋于无焰之灰火中，使药物受热变熟、快要裂开或质地松脆。

（4）炮：将新鲜中药用武火急炒，迅速取出，使其表面焦黑爆裂，内部成分未散失。如炮姜，用干姜炮制后起到温中祛寒、止血止泻、守而不走的作用。

（5）烫：是用砂、蛤粉、滑石粉、蒲黄粉一起拌炒的方法，烫后使药材酥脆易被粉碎，有效成分易煎出，以提高药效。

（6）煅：用强火烧制药物的方法，使药材松脆、性能改变、有效成分易于煎出，药材易于加工粉碎。煅可分为明煅、暗煅两类。

（7）燎：是用炭火将药物的外刺、毛、须根烧去的方法，如金毛狗脊、升麻、刺猬皮等。鹿茸的茸毛，一般用燎法将毛燎焦，再用利刃刮净。

（8）蒸：将药材置于蒸罐或笼中隔水加热的方法，能改变药性，增强疗效，便于加工切片，利于保存。如熟地黄、何首乌、黄精等使用的十蒸九晒法，是蒸制与干燥两种工序反复交替。

（9）煮：将药材置于水或药液中加热煮的方法，以消除药物的毒性、刺激性或副作用，如醋煮芫花、甘草水煮远志、姜汁煮半夏等。

（10）取沥：用新采的植物茎截尺余长，架于两砖上，中间烧火炙之，两头以器承取。热服，或入药中。如竹沥、黄荆沥等。

（11）蒸露法：以露剂应用新鲜中药古已有之，露剂既可保持鲜品药物的性味功效之特性，又便于保存备用。但蒸露法仅适用于以挥发性物质为主要成分的药物，特别是一些芳香花类及茎叶类，如金银花、玫瑰花、梅花、薄荷、艾叶、荷叶、石斛、枇杷叶等。

（12）蒸馏：水量最好一次加足，火力要足，保持沸腾。蒸馏器上面的冷凝器中的水，要保持适宜的温度。蒸馏液宜用细口玻璃瓶贮存，待放冷后过滤分装。瓶、瓶塞用前需灭菌消毒，装入蒸馏液后，压紧瓶盖，粘蜡密封。

（13）焯：药物在沸水中短时间处理的方法，有助于除去非药用部分，及破坏酶的活性，使有效成分得以保存，如杏仁、桃仁焯后搓去皮尖，并破坏其苦杏仁苷酶，以保存有效成分。

（14）发酵制曲法：将新鲜中药在一定温（湿）度条件下，使其发酵生出菌丝。如六神曲、半夏曲做成小块后，用草或麻袋盖紧，待其发酵生出菌丝后取出晒干。此法意在通过发酵，增强药物健脾胃、助消化、散风寒的功效。其他如豆豉亦通过发酵制造。

（15）制霜：有压榨去油制霜法、加热熬霜法等。

①压榨去油制霜法：将含油脂类较多的药物去壳研碎，用数层草纸纱布包裹、压榨去其油脂，反复数次至无油为度，所得粉末称"霜"。制霜的目的可降低毒性，缓和

药性。

②加热去胶熬霜法：现常见的为鹿角熬胶后之残角，亦称鹿角霜。

③结晶制霜法：多见于各种盐类，如制西瓜霜，将西瓜去瓤，中置芒硝，将其封固于黄砂罐中，放阴凉通风处，数日后罐外有白色如霜的结晶物析出，扫下即是西瓜霜。

（16）染衣：药物的外表，拌上另一种药粉，以加强主药的作用。如朱砂拌茯苓、茯神、拌灯芯，青黛拌灯芯，即朱茯苓、朱茯神、朱灯芯、黛灯芯。

（17）加热煎煮法

①加水煎煮法：最传统的一种加工制剂方法，即将新鲜中药放入水中，通过加热使其成分被水溶解。

②加酒煎煮法：将新鲜中药与黄酒或白酒共同加热的方法。

③加醋煎煮法：将新鲜中药与陈醋或白醋共同加热的方法。

④加蜜煎煮法：将新鲜中药与水进行煎煮，经多次煎煮后，浓缩药液，加放适量的蜂蜜后，再浓缩收膏。

⑤加油炸煮法：将油加热后，再将新鲜中药放入锅内炸，待水分减少或枯黄后捞出，用油入药。

⑥加热浓缩法：将新鲜中药汁液或新鲜中药煎煮液，加热后，浓缩成无水的硬结晶块或胶块。

（18）烧灰法：将新鲜中药燃烧完全变为灰的过程。

3. 烹饪法

烹饪法是一种特殊的加工方法，可以将新鲜中药整体连同其药液一同摄入。烹饪法有煲、炒、煎、煮、蒸、焙、酿、拌、煨等方法。

①煲：新鲜中药加上一些食材，放在陶器中，加入适量的水，用文火慢煮。

②炒：等同于现在的炒菜，分清炒和加其他材料共炒。

③煎：等同于现在的煎蛋，可以将新鲜的药材切成丝，加入面粉或淀粉内，制成煎饼。

④煮：加水一起煮，如同我们日常所喝的菜汤一样，将新鲜中药一同服下。

⑤蒸：即隔水蒸，可以单方。也可以将新鲜中药加上一些食材隔水蒸。

⑥焙：如同现在的烘焙，新鲜中药中加入一些食材，和匀后，放入烤箱内进行烤制。

⑦酿：将新鲜中药与一些食材和匀后，再放入挖空的食材内，用油煎。

⑧拌：等同于现在的凉拌，可以加入适量的盐、糖调味，再拌。

⑨煨：将新鲜中药用湿纸或者菜叶包好，或者直接放入无焰的灰火中，使药物连同食材，受热变熟、将要裂开或质地松脆。

⑩油炸：将新鲜中药直接放入热油中或者糊上衣再炸。

四、新鲜中药外用的方法

以新鲜中药外用，适应范围较广。可作为内、外、妇、儿等各科疾病的辅助治疗，尤其是在外伤、皮肤等病症方面，由于将药物直接用于患处，起效一般比内服迅速，是一种方便有效的应用方法。

外用的新鲜中药多以清热解毒、化瘀消肿、凉血止血的药物为主。适用于伤暑头晕、急性腮腺炎、乳腺炎、痈疽肿毒、疔疮、荨麻疹、湿疹、跌打损伤、关节扭伤、外伤出血等。使用时，先取新鲜中药洗净，切碎，再用乳钵等器皿细捣，所用的新鲜中药最好随用随捣，不要一次大量捣烂贮存备用以免影响药效。外用法有两种，既连药和汁用或取汁用。

新鲜中药外用前，应先用清水洗净，待表面水分干后，再进行捣碎或用机器破碎，如果需要取汁，则使用消毒纱布2~3层裹紧，挤压使汁出尽。所用的自然汁应保持新鲜，每日滴用数次，每次数滴。

（一）敷法

同"罨"，是临床最常见的使用方法，也是新鲜中药外用的特色之一。新鲜中药外敷法，取材方便，是最快捷的使用方法之一。大多数为清热解毒类，也有部分为消风散毒类、止血生肌类、活血通络类。大部分新鲜中药刚采摘时含水量多，捣碎后，不需要加任何的溶剂，就可直接敷在病灶部位，且治疗范围广，多用于疮、痈、疔、疥、疽等皮肤疾病，其次是跌打损伤。

敷法分药泥直敷法和取汁外敷法，药泥直敷法是将新鲜中药破碎成泥状后，直接敷到病患部位，如《本草征要》用鲜丝瓜叶，捣敷治疗天疱疮；《本草易读》用鲜山药、蓖麻籽、糯米水，研敷治疗肿毒初起；《滇南本草》用新鲜傈罗芸香草挟腑下，治疗腋汗、狐臭；《外科正宗》中的肿疡方（敷药方）是由车前草（连根叶）、豨莶草、五龙草、金银花4味组成；《秘传奇方》中的汉鼠病方，用鲜天南星、白芥子、鲜姜捣细，作饼外贴；《良朋汇集经验神方》用马齿苋嫩叶（连根）捣烂敷患处，治疗癣翻肿极痒不可忍且百治不效；《集验良方》用葱白捣烂敷患处，治疗跌扑损伤，血流不止；《四科简效方》用鲜柏枝捣烂和麻油调敷，治爆竹炸伤；《鲁府禁方》的碧叶膏，用菠菜叶，捣极烂取汁敷，治小儿遍身丹毒；《秘方集验》用萱草根捣汁敷患处，治乳痈等。

取汁外敷法，可以用棉纱浸润新鲜中药的药汁外敷，适用于痈疽疮疡、水火烫伤、蛇虫螫咬、阴道炎、各种皮肤疾患等。用时，根据患部面积大小剪取稍大一点的消毒棉纱，完全浸透于新鲜中药自然汁中数分钟备用。将患部清洗干净，再将蘸满药汁的棉纱平铺于患部，并以纱布等固定。如《备急千金要方》治少白头不生发，用揪叶捣取汁敷头上;《卫生易简方》治白癜风，用萝摩草白汁敷。

（二）擦法

是用新鲜状态下的药，直接在病患部位来回磨蹭，一是利用药的作用，去除病灶的病损物质，主要用于癣、疖、癫或汗斑等，如九里明，擦腐烂疮患，生肌去腐;《备急千金药房》中主狐臭方，用马齿菜 1 束捣碎，以生布揩之 . 二是通过摩擦，使皮肤的毛孔打开，并能促进药汁吸收，如头痛困重，用鲜薄荷叶擦太阳穴后就能提神醒脑。

（三）搽法

是将药物进行提取后，制成可流动的液体在病灶部位进行涂抹。植物药一般分为3 种：脂质类、植物自身流出的汁液或煎（溶）出液。包括用水加热煎出的各种液体，用酒、醋、蜜、油等辅料加热或浸出的物质，而所提取的药材，多为木质，具有含水量较少的特点。在治疗方面多用于外伤、跌打损伤、皮肤感染、溃烂、皮肤癣、疬、癫、疖（寄生虫引起的皮肤疾患）等。如《集验良方》中预防冻疮方，用鲜樱桃搽;《良朋汇集经验神方》中治癣疮，用新鲜羊蹄叶、根取汁，兑白糖搽之。

（四）贴法

1.将药用部位直接贴患处，可以阴干，如，"将荷花阴贴，贴在疮面上"。

2.将新鲜中药切片，直接贴在患处，切片的新鲜中药大多为根茎、果实类。

3.将切好片的新鲜中药，加热后，贴于患处，达到温通经络的目的，同时药物本身的汁液也同样透过皮肤，经组织吸收，达到治疗的目的。如《种杏仙方》治胁肋诸痛，用韭菜连根捣烂，醋拌炒，绢包熨痛处;《卫生易简方》治跌骨碎破，用鲜地黄捣烂，熨热裹 3 日夜;《滇南本草》治骨折，用刺脑包鲜根捣碎，酒炒热敷;《古今医鉴》中的二生膏治跌损手足，系用鲜地黄和生姜，捣烂乘热以布裹罨伤处，先止痛后整骨;《秘传奇方》治诸疮恶毒神效方，用鲜鱼草、糯米草，共擂碎，润湿煨热敷。

4.将新鲜中药捣碎后，加上一些黏合剂，和匀后再加热煎成饼，贴在病患部位，用于治疗各种疼痛，如：羊踯躅（籽），"或槌烂，用灰面、胡椒末共煎饼贴之，立止牙痛"。

5.新鲜中药加上辅料共加工后贴，如《外科证治全书》中治癣的鲜角膏，取新鲜皂角捣烂入锅熬汁，加醋慢熬成膏敷。

6.直接将药物贴在患处，可将新鲜的叶子揉软，不揉碎，展开后，直接贴在患处，多见于疮疖未破时出现红肿疼痛，如：火炭母，贴烂脚拔毒、干水、敛口。

7.将新鲜的树叶及切好片的新鲜中药，可沾水、醋、黄酒类的液体后，直接贴在患处。

（五）洗

是将新鲜中药用水或醋、酒等其他辅料煮或浸出后，用于清洗病患病位，适用于内科、外科、妇科等。如《集验良方》中治各种癣，以土藜藜连根带叶捣烂，熬水烫洗；《万氏秘传外科心法》的鹅掌风方，用新鲜核桃壳和鹁鸽屎，频洗；《医学衷中参西录》治大便脱肛，用鲜曼陀罗水煎融化洗之。

（六）涂

是将药汁涂于病患部位，以使用新鲜中药汁液为主。一般见于捣碎后，榨出或挤出的汁液，也有用水加热煎出的液体，也可以用酒、醋、油或溶液，浸出或者加热煮出后滤过的液体，涂于病灶部位，如民间用土茯苓春汁涂敷可消毒疮、疔疮；《奇方类编》治猫咬，用薄荷捣汁涂；《惠直堂经验方》的冻疮方，用鲜山药和黑砂糖捣和涂；《喻选古方试验》中治面疮粉刺，用菟丝子苗绞汁涂之；《寿世编》治龙缠疮如粟成块成串极痛，用鲜珍珠风毛草，捣汁搽之。

（七）浸泡法

是将新鲜中药煮过、浸过的水或其他溶液制成药液，使患病部位浸在药液中停留一定时间后，药液与患病部位的肌肤充分接触，通过皮肤吸收，再随经络运行到全身，从而发挥治疗作用的方法。

（八）洗浴法

将新鲜中药加水煎煮后洗浴，治疗内、外科的各种疾病。如《卫生易简方》治遍身风痒，生疮疥，用藜藜子苗，煮汤浴洗。

（九）滴入五官法

（1）滴耳法 将新鲜挤出的药液滴入耳内，如：《备急千金要方》"柴胡苗汁治耳聋，灌耳中"；《卫生易简方》治诸虫入耳，用苍耳草捣自然汁，灌少许于耳内，虫即倾出。《外治寿世方》治病后耳聋，用生菖蒲汁滴耳；治耳底痛，用鲜虎耳草捣汁滴耳。《滇南本草》治耳底发炎疼痛，用大红袍鲜根，挤汁滴耳。

（2）塞耳法 《万氏济世良方》治耳聋方，将大菖蒲叶揉软塞之。

（3）滴眼法 将新鲜挤出的药液滴入眼内，如：《卫生易简方》治眼风热赤膜，用枸杞叶捣汁点之；《肘后方》治目赤生翳：枸杞子捣汁，日点三五次；《卫生易简方》治目中肤赤，或烂弦风痒痛，用覆盆子叶绞汁滴目中，有虫出如丝线即效;《四科简效方》治眯目欲瞎，用地肤子白汁，频注目中。

（4）滴鼻法　将新鲜中药煎出液或者新鲜中药原生汁液，滴入鼻内。如《明清验方三种》治喉痹口噤方，用马兰头根或叶捣汁，入米醋少许，滴鼻中。

（5）灌鼻法　如《本草纲目》治喉痹乳蛾，用新鲜牛膝根1握，艾叶7片，捣和人乳，取汁灌入鼻内;《奇方类编》治偏头疼方，用新萝卜自然汁，加冰片少许调匀，昂头灌鼻孔（左疼灌左，右疼灌右）;《四科简效方》治偏头风，用生芦菔汁一蚬壳，仰卧随左右注鼻中。

（6）塞鼻法　如《卫生易简方》的鼻衄方，用生地黄生嚼吸汁及用塞鼻，须臾血止。《秘传奇方》治双单蛾方，取新鲜威灵仙根和乳汁捣，茶匙挑入男左女右鼻中。《喻选古方试验》治目中起星，急取韭菜根塞鼻内。

（7）敷舌法　如《三因极一病证方论》中"薄荷蜜，治舌上生白胎，先以生姜片蘸水楷洗，再取薄荷自然汁和白蜜，傅之";《幼科折衷》治疗口疮舌疮，"以桑树皮中自汁涂之得愈，吞咽亦无妨也，大人小儿俱效";《四科简效方》治舌缩，用生艾捣敷舌。

（8）漱口法　如《回生集》的喉生双单蛾方，用茜草捣烂取汁，和米醋漱口;《良朋汇集经验神方》专治上火牙肿痛方，用鲜马齿苋，嚼汁漱痛处;《菜竹堂集验方》治疗疮方，用苦草、野芥菜捣烂敷患处。倘疮在喉内，捣汁含口漱。

（9）擦牙、贴牙法　如《简便验方》治虫蛀牙痛，用韭菜连根贴痛处腮上;《三补简便验方》治齿龈肿痛，用马齿苋1把，嚼汁渍之，即日肿消;《卫生易简方》治大人小人牙疳，用鸡肠草烂捣，贴患处;《寿世编》预防牙痛，用鲜桑叶捣汁，拌食盐炒，擦牙。

（10）灌喉法　如《医学正传》的喉痹方，用新取青艾叶杵汁，灌入喉中即愈;《喻选古方试验》治咽喉肿塞，喉肿水不得下，用天名精连根、叶，捣汁，鹅翎扫入，祛痰最妙。

（11）敷喉法　如《明清验方三种》治锁喉风方，用臭树根捣汁，醋调敷喉中即愈。

（12）灌肠法　是将中药原液、水煎液灌肠，通过肠道黏膜吸收而达到治疗的一种外治方法。

（13）熏法　①火熏法：是将药物燃烧后靠近穴位或患病部位，以达到治疗疾病的目的，如烧黄荆治疗沙屎虫食脚（真菌感染）。②水熏法：是以药物煎液水蒸气熏蒸患处。如《外治寿世方》治流火方，用鲜紫苏、鲜凤仙花，连根叶捣烂，放木盆内，以滚水冲入，将脚架盆上熏洗;《外科证治全书》治女人阴肿，用甘菊苗叶捣烂，以滚水淋汁熏浸洗之。

（14）穴位敷药法　主要部位有贴寸口、贴肚脐、贴腰眼、贴脚心等，如《集验良方》治疟疾方，用旱莲草捶烂置左手寸口上，以古钱压定，绸条系紧;《外治寿世方》载葱姜熨法，治伤寒胸膈不宽作痛，一切寒结、热结、食结、痰结、痞结、水结等，用连须葱头一大把，老生姜两大块，生萝卜四五个，贴脐腹;《增补神效集》镇惊散，治小儿慢惊风、肚腹膨胀，不思饮食，溏泄无度，疳痞等，用新鲜艾叶心1个，合成1饼，贴小儿肚脐上;《本草纲目》治遍身黄肿，用新鲜百条根捣敷脐上，水从小便出，肿自消;《世医得效方》的趁风膏（治中风、手中偏废不举），捣葱白汁和成厚饼，径约一寸半，贴在所患一边脚中心，用旧绢紧缚定。

五、新鲜中药的内服方法

酒服法，包括煲酒服、酒送服、擂酒服、调酒服、汁调酒服等，多治跌打肿痛、风湿、毒疮、小肠气发等。煲酒服是将草药与米酒共同煎煮，饮其煎液;酒送服是以米酒冲服药物;擂酒服是指将药物加酒捣烂同饮;调酒服是药物水煎液与酒混合后服用;汁调酒服是药物汁液与酒混合后服用。

口含法，多用于口腔疾病，如治疗牙痛、咽痛、口腔溃疡等，有酒含、醋含、水含等，新鲜中药煲酒口含、新鲜中药煮醋口含、新鲜中药煲水或槌汁口含。

饮汁法，一般有两种：一是入汤，一是直接冲服。入汤法多用于复方制剂，可在其他药物煎至将好时，将自然汁兑入，再用武火煎煮一二沸即得。也有的药汁是在其他药味煎煮取汤放温凉后，再兑入药汁搅匀服用，可依据患者病情及药物的性质而定。直接冲服或灌服适用于重症或中毒患者的抢救。有些药物自然汁具有特殊的气味或辛苦重味，对咽喉及消化道有强烈的刺激性，如生姜、败酱等，容易引起服药者恶心呕吐，可在药汁中添白糖、冰糖等加以调味后再冲服或灌服，对刺激味较浓或寒凉之性较强的药汁，在服用时应由少到多，逐渐加大服用量，使肠胃有一个适应过程，否则一旦引起呕吐后，治疗将难以进行。

饮食疗法，药材的发现源于食物的采集过程，故有寓医于食，医食同源。以煲煮法为例，根据所加材料不同，又可分为煲肉、煲粥、煲牛肝、煲鸡肉、煲粉肠等，而仅"煲肉"又有"煲精五花肉""煲瘦肉"之别。炒，等同于现在的炒菜，分清炒和加其他材料共炒。炒、煎、煮、蒸、焙、酿、拌、煨、炖等各种烹饪方法制作出来的药膳，也填补了中药主要剂型丸、散、膏、丹中的不足，在治病防病中起到不可替代的作用，故我国特有的药膳文化影响深远，至今多数用法仍在广泛流传。

第六章

新鲜中药的
保鲜贮藏

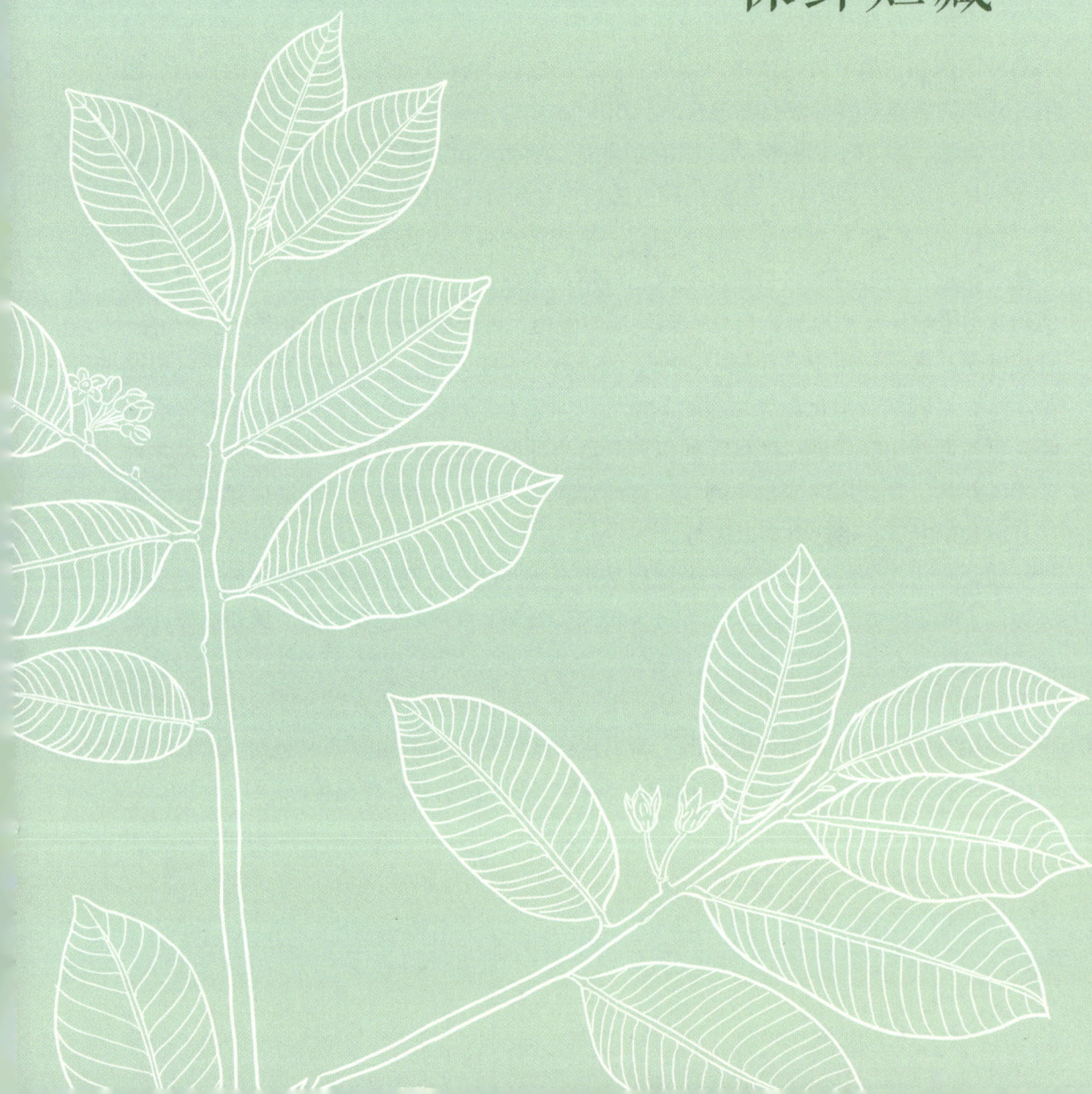

新鲜中药的保鲜贮藏主要目的是确保其中的有效成分稳定，并保持其形态、色泽和味道不受损害。

一、保鲜贮藏的原理

新鲜中药在贮藏过程中仍然是具有生命的有机体。依靠特有的抵抗力来对抗不良环境和致病微生物，从而延长贮藏期限、保持品质、减少损耗，我们将这种特性称为新鲜中药的"耐贮性"和"抗病性"。耐贮性是指新鲜中药在一定贮藏期限内能够保持原有质量而不发生明显不良变化的特性；抗病性则是指其抵抗致病微生物侵害的能力。耐贮性和抗病性是由新鲜中药的物理、化学和生理性状综合决定的。值得注意的是，耐贮的新鲜中药通常具有较强的抗病性，但抗病性强的新鲜中药不一定耐贮。

新鲜中药的生命特征之一是能够进行新陈代谢，一旦生命活动停止，耐贮性和抗病性也就不复存在。例如，茎叶类新鲜中药在采收后脱离了植株，成为独立的有生命个体，必须适应突然的变化和外界环境条件，才能维持生命活动。因此，在贮藏新鲜中药时，首要任务是维持其生命活动，以便发挥其耐贮性和抗病性。只有在维持最低水平的正常生命活动过程中，耐贮性才能得到充分发挥。

在适宜的条件下，新鲜中药会持续进行旺盛的代谢活动，消耗田间生长过程中积累的物质，并向外界蒸发水分。随着贮藏期的延长，新鲜中药体内的物质消耗逐渐增加，其外观、色泽、风味、质地和营养价值也在不断变化。例如，白术在贮存过程中可能会出现发芽生长和"空心"现象，这些都是新鲜中药从"成熟"到"衰老"变化过程的表现。这些变化的快慢与新鲜中药的品种特性和贮藏条件密切相关。为了更好地贮藏新鲜中药，需要使消耗过程缓慢进行，并选择适宜的贮藏品种，创造符合其正常生命活动的条件，以延缓衰老进程，保持良好品质。

在新鲜中药的贮藏保鲜过程中，人们通常通过控制环境条件来控制其耐贮性和抗病性。由于不同品种的新鲜中药遗传特性不同，耐贮性和抗病性也有所差异。因此，应选择适合贮藏的品种，并通过控制最适宜的贮藏环境条件，尽可能延缓耐贮性和抗病性的衰变。只有在内、外因素都非常有利的情况下，才能获得优良的贮藏品质，完成贮藏保鲜的任务。

二、新鲜中药采收后的生理特性

（一）新鲜中药的呼吸作用

新鲜中药采收后仍然进行呼吸作用，这一过程也制约和影响其他生理、生化过程。新鲜中药的呼吸作用是一系列酶促代谢过程，将复杂的有机物质逐步降解为二氧化碳、水等简单物质，并释放出能量以维持正常生命活动。呼吸作用影响着新鲜中药采收后的品质、成熟度、耐贮性、抗病性以及整个贮藏周期。呼吸作用越旺盛，各种生理、生化过程进行得越快，贮藏周期就越短。因此，在保证正常呼吸作用的前提下，应尽量减少呼吸强度，以延长贮藏期限。

新鲜中药的呼吸作用包括两种类型：有氧呼吸和无氧呼吸。有氧呼吸是在氧气参与下进行的，通过氧化酶的催化作用，将体内的糖、酸等有机物质氧化，充分分解成二氧化碳和水，并产生能量。无氧呼吸则是在缺氧条件下进行的，有机物质通过糖酵解产生丙酮酸，进一步转化为乙醇和二氧化碳，或转变为乳酸。无氧呼吸产生的能量远低于有氧呼吸，且会产生有害物质，对贮藏不利。因此，应尽量使新鲜中药进行有氧呼吸。

呼吸强度是指在一定温度下，单位时间内一定质量的新鲜中药吸收的氧气或放出二氧化碳的量。其是新鲜中药新陈代谢的重要生理指标之一。呼吸强度越大，营养物质消耗越快，产品的衰老和贮藏寿命就越短。新鲜中药的种类、品种不同，其呼吸强度也不同：叶类新鲜中药由于与空气接触面广，呼吸强度相对较大；根茎类新鲜中药的呼吸强度相对较小。因此，叶类新鲜中药的保鲜难度较大。

新鲜中药的田间热和呼吸热是影响贮藏的另外两个因素。田间热是新鲜中药收获后体温很高的状态下所带的热量，如果直接运到贮藏库中，会使库温升高，对贮藏不利。新鲜中药的呼吸热是呼吸作用时产生的热量，与呼吸强度密切相关。在生产实践中，应控制适宜的氧和二氧化碳比例，防止不正常的无氧呼吸，并及时排出田间热和呼吸热，以保持新鲜中药的品质。

（二）影响新鲜中药呼吸作用的因素

新鲜中药的种类和品种、发育年龄和成熟度以及贮藏温度都会影响其呼吸作用。不同的新鲜中药在相同条件下的呼吸强度差异很大，这是由遗传特性决定的。成熟度越低的新鲜中药呼吸强度越高，成熟度越高的新鲜中药呼吸强度越低。此外，温度对呼吸强度也有显著影响。温度升高会增强酶活力，增加呼吸强度，对贮藏不利；温度降低则可减少呼吸强度，延长贮藏寿命。因此，应尽可能在不破坏新鲜中药正常生理机能的条件下，维持较低的贮藏温度。

三、新鲜中药贮藏过程中的生理变化及影响因素

（一）温度对新鲜中药贮藏的影响

在正常的生活环境温度范围内（5~35℃），每增加10℃，新鲜中药的呼吸强度会相应增加1~1.5倍，即温度系数 Q10 值为2~2.5。然而，当温度超过35℃时，新鲜中

药中的蛋白质和酶可能会受损，导致结构变性，进而抑制或破坏正常的生命活动。不同种类、品种和成熟度的新鲜中药对低温的适应性各异。在低温范围内，新鲜中药的呼吸温度系数较高温范围更大，这表明在贮藏新鲜中药时，应严格控制温度，即适宜的、稳定的低温。但值得注意的是，新鲜中药贮藏并非温度越低越好，例如姜、千年健、山药等喜温的新鲜中药，都有一个适宜的低温限度，低于此限度可能会引起呼吸代谢异常，导致冷害。此外，贮藏温度的波动会对细胞原生质产生刺激作用，促进呼吸作用，增加营养消耗，缩短贮藏寿命。因此，在贮藏新鲜中药时，应力求库温稳定，以延长贮藏期。

（二）湿度对新鲜中药贮藏的影响

对于新鲜中药而言，适当的干燥状态较湿润状态更能抑制呼吸作用和抑制致病原微生物的生长。不同种类的新鲜中药对空气相对湿度的要求存在显著差异。例如，卷心菜类、十字花科的叶类植物等，在收获后经过短暂晾晒或风干，有利于降低其呼吸强度，增强耐贮性。鳞状茎如百合、薤白、洋葱、大蒜等，贮藏要求湿度低，有助于抑制呼吸作用，保持休眠状态，延迟发芽。而薯芋类新鲜中药（如黄药子、甘薯）则要求高湿度条件，过于干燥的条件会促进呼吸，引发病害。因此，新鲜中药的贮藏应根据其种类来确定适宜的环境湿度。

（三）空气成分对新鲜中药贮藏的影响

在正常条件下，空气中氧气含量约为 21%，二氧化碳约为 0.03%。空气中氧气和二氧化碳含量的变化对新鲜中药的呼吸作用具有直接影响。适当降低氧气含量或提高二氧化碳含量，可以抑制呼吸强度，且不影响正常代谢，有利于延长贮藏寿命。近代贮藏技术中的调节空气成分贮藏（简称气调贮藏，也称 CA 贮藏），正是基于这一理论。实践证明，将空气中氧气含量降至 10% 以下，可显著降低新鲜中药的呼吸作用。然而，氧气含量的降低存在极限，当氧气含量过低时，许多新鲜中药会产生生理伤害（低氧伤害），这主要是由于无氧呼吸导致乙醇、乙醛等有害物质积累的结果。二氧化碳含量超过 0.03% 时，对新鲜中药呼吸均有抑制作用，有助于保持新鲜中药中叶绿素含量等，但浓度过高时会引起异常代谢。不同的新鲜中药对二氧化碳含量的上限值要求不同，多数在 5% 以下能正常生存。对于一般新鲜中药而言，氧的安全有效浓度为 2%~5%，二氧化碳与氧相等或较低更为合适。在新鲜中药贮藏库中，经常可闻到果实成熟过程中散发的芳香气味，如山楂、宣木瓜等，这些物质中的乙烯气体对新鲜中药的呼吸具有促进作用，也具有催熟作用。因此，在实际操作中，应进行适当的通风换气，防止乙烯气体的累积，以免影响新鲜中药的贮藏。

（四）机械损伤对新鲜中药贮藏的影响

机械损伤是新鲜中药在采收、分级、包装、运输和贮藏过程中常见的问题，如挤压、碰撞、破皮等损伤。新鲜中药遭受机械伤害后，呼吸强度会急剧增加，这种呼吸被称为创伤呼吸。任何机械损伤，即使是轻微的挤压、划痕或摩擦，都会引起新鲜中药的创伤呼吸强度增强，乙烯产量增加。同样的机械损伤和病虫害造成的伤口都可能引起微生物的侵染，导致新鲜中药腐烂变质。因此，在新鲜中药的采收时及收获后，应尽可能避免任何损伤。

（五）其他物理、化学因素对新鲜中药贮藏的影响

利用钴60产生的γ射线是一种电离射线，适当强度的γ射线照射新鲜中药可延长贮藏时间。例如，一些在一定温度下发芽的植物，经5000~10000Gy剂量的γ射线照射后，至少可贮藏1年。

此外，多种植物生长调节剂具有促进或抑制呼吸的作用。乙烯是典型的刺激呼吸作用上升的物质，能促进呼吸加速后熟，同时使叶色变黄，促使叶片脱落，加速组织纤维化，甚至引起生理障碍；萘乙酸甲酯也能增强新鲜中药的呼吸作用；青鲜素、矮壮素、比久、6-苄基腺嘌呤、2,4-D等均具有抑制呼吸的作用，延缓后熟。当然，由于浓度和种类的不同，各种植物激素的反应也相当多样。

（六）呼吸作用对新鲜中药贮藏的影响

呼吸消耗和呼吸热：新鲜中药在呼吸过程中消耗底物并放出热量，这种热称为呼吸热。新鲜中药采后的呼吸消耗是干物质的净消耗，这种消耗应尽可能减少。据计算，1mol葡萄糖通过有氧呼吸完全氧化为二氧化碳和水时，约有55%的能量以热的形式释放出来，释放出的呼吸热会使环境温度升高，对新鲜中药贮藏保鲜不利，这也是新鲜中药在采收后要尽快降低呼吸强度的原因。然而，所有降低呼吸强度的措施都必须以不违背新鲜中药正常生命活动为原则。

呼吸失调与生理障碍：新鲜中药在贮藏期间，如果管理不善，可能导致无氧呼吸加强或呼吸途径的某一环节出现异常情况，产生生理紊乱，这都属于呼吸失调。由于呼吸失调，某些生理环节中的酶或酶系统受到破坏，呼吸反应可能受挫或中断，并积累氧化不完全的中间产物。这种呼吸失调必然导致生理障碍，这是生理病害的根本原因。一旦新鲜中药发生生理性病害，就会影响其商品价值和食用价值。

呼吸的保卫反应：呼吸的保卫反应主要针对新鲜中药处于逆境、受到伤害和病虫侵害时，机体内表现出的一种积极的生理机能。创伤呼吸就是保卫反应的一个例证。随着成熟衰老的不可逆进行，新鲜中药组织的代谢活性降低，必然使呼吸的保卫反应

削弱，使其容易感染病害。此外，创伤呼吸的进行使呼吸消耗和呼吸热增加，水分散失增多，这对保持新鲜中药的品质无疑将带来危害。呼吸保卫反应受遗传特性影响，抗病、耐贮的品种反应迅速而强烈；抗病性弱的品种则反应迟缓，不明显，甚至不发生反应。

（七）蒸腾作用对新鲜中药贮藏的影响

大部分新鲜中药含水量高达 85%~96%，在贮藏中容易因蒸腾脱水而引起组织萎蔫。只有当新鲜中药细胞的水分充足，膨压大时，才能使组织呈现坚挺脆嫩的状态，显出光泽并有弹性，即只有在这种状态下，新鲜中药才算是新鲜的。如果新鲜中药水分蒸发过多，细胞膨压降低，组织萎蔫、疲软、皱缩、光泽消退，就失去新鲜状态。新鲜中药失鲜主要是蒸腾脱水的结果。同时，蒸腾作用也会使新鲜中药的重量减轻，造成成分损失甚至变质，不能应用。

新鲜中药水分蒸发主要通过两个途径：一是由于新鲜中药呼吸过程中散发出一部分水分，但量不大；另一方面是贮藏环境中空气的水蒸气压低于新鲜中药表面的水蒸气压（即空气干燥），引起水分向外扩散。由于新鲜中药失水，表面产生萎蔫。萎蔫的新鲜中药失去了新鲜饱满的外观，食用品质变差，自然损耗增大，新鲜中药中营养物质分解加快，实用价值下降，同时容易受真菌侵染而腐烂，这些都不利于新鲜中药的长期贮藏。

（八）成熟与衰老对新鲜中药贮藏的影响

新鲜中药采收后，物质积累停止，干物质不再增加。已积累在新鲜中药中的各种物质，有的逐渐被呼吸作用消耗，有的在酶的催化下经历转化、转移、分解和重新组合。同时，新鲜中药在生理上经历由幼嫩到成熟再到衰老的过程，在组织和细胞的形态、结构、特性等方面发生一系列变化。这些变化导致新鲜中药的耐贮性和抗病性也发生相应改变，总的趋势是不断减弱。

1. 物质转变的一般现象

新鲜中药采后一个重要的物质转变过程是同类物质间的合成和水解过程。水解大于合成，这是细胞衰老的主要特征。碳水化合物的糖分作为呼吸基质可提供新鲜中药维持新陈代谢的能量，如叶类新鲜中药贮藏过程中，糖分被消耗而逐渐减少。贮藏条件适宜时，糖分消耗慢，贮藏时间延长。纤维素属于多糖物质，存在于幼嫩植物组织的细胞壁内，食用时口感细嫩，贮藏过程中，纤维组织老化后，则会木质化和角质化，从而品质下降，不易咀嚼，影响口感。叶类植物中的多酚氧化酶、多酚类物质往往是诱导酶促反应（叶类新鲜中药变色）的因素，主要包括叶绿素、胡萝卜素、花青素等，由于这些天然色素稳定性差，在光、热、氧的作用下，导致新鲜中药在贮藏期间常出现褪色现象，尤其是叶类新鲜中药，叶绿素含量很不稳定，使叶类新鲜中药的颜色很快变黄。维生素和矿物质在叶类新鲜中药贮藏过程中，也极易被氧化分解。物质转变的另一特点是物质在组织和器官之间的转移和再分配，如薤白结束休眠后发芽而导致鳞茎蔫缩，萝卜、胡萝卜发芽抽薹而导致肉质根变糠，这些都是物质转移的结果。新鲜中药在贮藏保鲜中的物质转移，几乎都是从作为食用部分的营养器官移向非食用部分的生殖器官，这种物质的转移也是食用器官组织衰老的症状，因此，从贮藏观点来说，物质转移是不利的。

2. 完熟衰老的调节

植物激素和钙对完熟衰老起着极其重要的调节作用。植物激素是植物自身产生的一类物质，已知的植物激素有 5 类，即生长素、赤霉素、细胞分裂素、脱落酸和乙烯。前 3 类属于促进植物生长发育的激素，有防止衰老的作用；后 2 类属抑制生长发育的激素，有促进衰老和促进休眠的作用。当植物生长进入成熟期时，生长素、赤霉素和细胞分裂素的含量减少，乙烯和脱落酸的含量增高，因而植物体或器官的生长受到抑制，促进植物体或器官进入成熟衰老阶段。在新鲜中药采收后，如果人为地改变新鲜中药体内的激素平衡，如抑制体内乙烯的产生，或采取适当措施去除贮藏环境中的乙烯，可以抑制或促进衰老的过程。如降低贮藏环境中乙烯的含量，常用一些能够吸附乙烯的化学物质（活性炭、高锰酸钾、臭氧等）来吸收乙烯，可使新鲜中药呼吸作用减弱，衰老延迟，延长贮藏期。又如用生长素、细胞分裂素等处理新鲜中药，有防止衰老的作用。近年来研究表明，钙在调节植物呼吸和推迟衰老方面，以及在防止新鲜中药代谢病害方面，都有着重要的作用。一般钙含量高的呼吸强度低，含钙低的呼吸强度高。呼吸强度低可使衰老延迟，因而钙只有调节成熟、衰老的作用。新鲜中药采前或采后用钙处理，可延迟衰老和防止生理病害。

（九）休眠对新鲜中药贮藏的影响

一些块茎、鳞茎、球茎、根茎类新鲜中药，在结束田间生长时，繁殖器官内积贮了大量的营养物质，原生质内部发生深刻变化，新陈代谢明显降低，生长停止而进入相对静止的状态，这就是休眠。新鲜中药在休眠期间，呼吸作用、新陈代谢、物质消耗和水分蒸发都降低到最低水平，暂停发芽生长，即使有适于生长的环境条件也不发芽生长。这是新鲜中药在其进化过程中形成的适应其生活环境的特性，借此度过严寒、酷暑或干旱等不适宜生长的气候条件，从而保存其生命和繁殖能力，所以对贮藏来说是有利的生理阶段。有些新鲜中药由于某一环境因素不适，如温度不适或空气中氧气浓度太低，会停止生长，但经过改善环境，便能恢复生长，这种休眠称强制休眠或他发性休眠。有的新鲜中药虽然各种环境因素都适宜生长，但仍然要休眠一段时间，暂不萌发，这就是生理休眠或称自发性休眠。如地黄、白术、莲、姜等是具有典型生理休眠的新鲜中药；四叶参及北沙参2年生以上新鲜中药没有明显的生理休眠阶段，却因为贮藏中温度低，不适宜生长，常处于强制休眠状态。休眠的器官在经历一段时间后，又逐渐脱离休眠状态，此时如有适宜的环境条件，就迅速发芽生长。发芽时产品器官内贮存的营养物质供给芽的生长，本身则萎缩干空，品质急剧恶化，最终不堪应用。休眠的长短，因种类、品种、栽培条件和贮藏条件不同而有变化。一般早熟和中早熟品种休眠期短，晚熟和中晚熟品种休眠期长。对很多休眠器官来说，短日照是诱导休眠的重要因素之一，但鳞类茎植物的休眠则是在长日照条件下形成的。冷藏是最有效、方便、安全的抑制发芽的措施，对强制休眠效应尤其明显。休眠对贮藏有利，因此，希望尽可能延长产品的休眠期，并且在生理休眠解除后，继续保持强制休眠状态。如采用低温、低氧、低湿和适当提高二氧化碳浓度等改变环境条件抑制呼吸的措施，都能延长休眠期，抑制萌发；利用外源抑制生长的激素，来改变植物激素的平衡，从而延长休眠；采用辐射处理块茎、鳞茎类新鲜中药，防止贮藏期间发芽，已在世界范围内得到公认和推广。用60~150Gyγ射线处理后，可以使新鲜中药长期不发芽，并在贮藏期中保持良好品质。

四、采收前后因素对新鲜中药贮藏的影响

新鲜中药因其种类、内含物质及组织结构的差异，表现出不同的耐贮性。此外，即使同种新鲜中药，由于生长环境及采前采后处理措施的不同，其耐贮性亦存在显著差异。因此，在进行新鲜中药的贮藏保鲜工作时，必须首先深入了解各种栽培因素。若忽视这些先决条件，单纯追求贮藏技术，往往难以取得成功。

（一）采收前因素的影响

1. 新鲜中药的生物学特性

（1）不同种类和品种的新鲜中药，由于遗传特性的差异，导致其代谢方式、品质特征及贮藏性能的不同。例如：块茎、球茎、鳞茎、根茎类新鲜中药通常具有一个生理休眠期或可被控制在被迫休眠状态，此时各种生理生化过程和物质消耗降至最低，因而表现出较高的耐贮性。相比之下，组织疏松、呼吸旺盛、失水快且物质成分变化消耗迅速的新鲜中药，其品质下降速度亦较快。因此，在贮藏保鲜工作中，选择耐贮品种显得尤为重要。

（2）成熟度对新鲜中药的耐贮性具有显著影响。成熟过度或不足的新鲜中药，其

耐贮性较差。成熟度的判断常以风味品质为首要依据，然而对于贮藏而言，还需考虑贮藏后的风味品质及贮藏特性。对于生长在地下的根茎类新鲜中药，如山药、黄药子、薤白等，建议在地面部分枯黄后进行采收，以提高其耐贮性。

（3）某些新鲜中药含有特殊成分，如薤白、大蒜、葱头等含有大蒜素，这是一种具有强烈杀菌能力的含硫物质，使得含有大蒜素的新鲜中药不易染病，耐贮性较强。此外，组织中含有较高固形物（如淀粉等）的新鲜中药，如葛根、山药、泽泻等，也较耐贮藏。

（二）自然环境因素

（1）地理条件对新鲜中药的生长环境产生重要影响。不同地区的地理纬度、海拔高度差异，导致温度、雨量和光照等自然气候条件的变化，进而影响新鲜中药的结构、成分、生理特性及耐贮性。

（2）温度对新鲜中药的生长发育及贮藏环境产生显著影响。高温时，植物中叶绿素活性降低，光合作用受阻，呼吸作用增强，细胞内蛋白质凝聚变性，脂类液化，细胞膜半透性丧失，导致组织损伤，耐贮性及抗病力下降。温度过低时，生理、生化反应减缓，生长发育受阻，植物受害甚至死亡。冰晶形成可导致原生质膜破裂和蛋白质失活与变性，降温速度越快，植物受伤害越严重；低温期越长，植物受害亦越重，导致组织液化。除此之外，温度较高时，植物生长迅速，糖分等可溶性固形物含量低；昼夜温差大时，生长发育良好，可溶性固形物含量高。不同季节、不同年份的气温条件差异，亦会导致植物自身特性变化。

（3）湿度对新鲜中药的成分和组织结构产生直接影响。生长阶段雨水不足，可能影响矿物质元素的吸收，导致营养缺乏症，并在贮藏过程中造成损失。干旱缺水年份栽植的植物易老化，纤维多，易在贮藏中产生老化糠心。相反，在水分充足的年份，植物水分多，营养丰富，糠心出现的时间较晚。

（三）栽培管理条件

栽培管理中的技术措施，如灌溉、施肥、整枝、打杈等，均对新鲜中药的化学成分、风味、品质及耐贮性产生影响。

（1）灌溉对新鲜中药的生长发育、品质及耐贮性具有重要影响。采收前灌水对植物贮藏不利，可能导致其腐烂现象增多。土壤中水分过多，可能导致地黄或玄参等药材出现裂根，贮藏时易发生霉烂。

（2）施肥对获得优质高产新鲜中药至关重要。合理施用有机肥，减少化肥使用，有助于提高耐贮性。氮肥虽对生长重要，但过量使用会降低耐贮性及抗病害能力。微量元素肥的合理施用，如提高植物含钙量，可克服不良影响。

（3）整枝、打杈对新鲜中药养分分配具有调节作用，影响耐贮性。可根据药用部位进行调整，如针对根部用药，还可采取打顶等措施，促进根部营养贮存。

（4）喷洒植物生长调节剂、杀菌剂或其他矿物质营养元素，可从栽培上改进新鲜中药品质，增强耐藏力，防止生理病害和真菌病害。常用的植物生长调节剂包括萘乙酸、二氯苯氧乙酸、比久、矮壮素、赤霉素、乙烯、乙烯利等。化学杀菌剂则包括无机杀菌剂（如波尔多液）、有机硫杀菌剂、有机砷杀菌剂、内吸杀菌剂等。

五、新鲜中药采收后的病害

新鲜中药在采收之后的分级、包装、贮藏等环节中，可能会遭遇病害的侵袭，这些病害统称为采后病害。采后病害主要分为生理性病害和浸染性病害两大类别。

新鲜中药产品的耐贮藏性与其采收期和采收方法密切相关。若采收过早，由于组织幼嫩且呼吸强度旺盛，产品不易贮藏；反之，若采收过晚，新鲜中药进入完熟阶段，接近衰老死亡期，同样不耐贮藏。因此，确定适宜的采收期对于新鲜中药的贮藏保鲜至关重要。正确的采收方式和适当的处理是保持新鲜中药品质的关键。不当的采收和粗放的处理不仅会直接影响新鲜中药的销售品质，还可能引起损伤和变色，导致呼吸作用显著增加，从而引发生理性病害。即便是轻微的表皮损伤，也可能成为微生物侵入的通道，进而导致其腐烂，缩短贮藏寿命。目前，我国在贮藏新鲜中药时，仍主要采用人工采收。但对于地下根茎类新鲜中药，建议在经济条件允许的情况下，推广使用机械采收，如大型犁耙等。机械采收可显著提高效率、降低成本，但相较于人工采收，其腐烂率较高。

（一）生理性病害

又称非浸染性病害，是指新鲜中药在采前或采后受到不适宜的理化环境因素影响而产生的生理障碍或伤害。此类病害包括日灼、冷害、冻害、高温和低温伤害、二氧化碳伤害、机械伤害、氨伤害、光伤害等。生理性病害不具传染性，但可能为浸染性病害的传播创造条件。

1. 田间逆境造成的生理性病害

不当的日照、温度、湿度、水分、土壤条件、营养元素、耕作方法、病虫害防治等因素均可能诱发生理性病害。矿物质元素的过量或不足常常导致营养元素中毒或缺乏。田间管理不当，如灌水、施肥、喷药等，也可能引起生理病害。例如，氮肥过量而磷、钾肥不足，可能导致新鲜中药的耐贮性降低。采收期的不当，无论是过早还是过晚，都可能导致贮藏期间生理病害的发生。此外，栽培期间的非正常气候条件，如不正常的气温、降雨、光照等，也可能诱发生理性病害，如在高温干燥的年份，发育不良的植株在贮藏前应予以摘除，以防生理性病害而腐烂。

2. 采收后逆境造成的生理性病害

逆境指的是所有可能导致生物体生活功能失常的环境条件，这些条件总会对生物体造成某种程度的损伤、伤害或病害。

（1）机械伤害　机械伤害会导致创伤呼吸和乙烯的大量产生，伤口易被微生物感染，从而导致腐烂。

（2）冷害　冷害是指新鲜中药组织在冰点以上的不适低温下出现的生理障碍。这种伤害主要发生在喜温性的热带新鲜中药中，地下根茎类新鲜中药对冷害较为敏感，即使在冰点以上的低温下也可能出现代谢异常，导致腐败变质。例如，山药、生姜等不宜低于10~15℃。普遍认为，冷害是由细胞膜变性引起的，常见冷害症状包括表皮组织坏死、变色、水浸状凹陷、烫伤状、萎蔫、不正常后熟及二次感菌腐败等。伴随冷害的产生，呼吸作用、化学组成及其他代谢都会发生异常变化。新鲜中药的种类、贮藏环境、成熟度及栽培条件的不同，使得冷害的敏感性也存在差异。易感冷害的新鲜中药，其适宜的低温限度随原产地而异。原产于温带地区的新鲜中药，温度低限为0~4℃；亚热带地区的为8~10℃；热带地区的为10~12℃。减轻冷害的方法包括逐渐降温法、间歇加热法和气调贮藏法。

（3）冻害　冻害是指贮藏环境的温度长时间处于新鲜中药细胞冰点以下所造成的伤害。低温导致组织中的游离水结冰，形成冰晶，使原生质脱水变性；同时，大冰晶还可能造成细胞的机械伤害，最终导致细胞死亡。新鲜中药的冰点是指组织开始结冰的温度。不同种类和品种的新鲜中药对冻害的敏感性不同。例如，地黄、玄参等根茎类新鲜中药属于中等敏感型，即轻度冻结1~2次后仍能恢复原状。在引起冻害的温度下，温度越低，组织受害越快；低温持续时间越长，受害越重。防止冻害的关键在于严格掌握贮藏适温，尤其是对于适温在0℃附近的新鲜中药，不能长时间处于冰点以下的温度。冷库中靠近蒸发器和通风口的部位，应在产品上适当覆盖，以防寒。

（4）高温障害　一些新鲜中药在30℃以上的高温条件下处理一定时间后，其形成乙烯或对乙烯的反应能力会显著下降，从而无法进行正常的后熟，这种生理病害称为高温障害。这种情况多见于南方的果类植物。

（5）气体成分导致的生理性病害　新鲜中药在贮运过程中，由于呼吸作用释放的某些挥发性气体可能对贮藏产生不利影响。例如，微量的乙烯、过低的氧气和过高的二氧化碳都可能导致生理病害。低氧环境可能导致某些新鲜中药产生异臭或酒精味。1%~3%的低氧环境可能使某些新鲜中药的呼吸异常，导致细胞组织内乙醛、乙醇等物质积累而致病。高二氧化碳环境同样可能引起某些新鲜中药的褐变、出现褐斑、异味、异臭、凹陷等症状。氨是冷库常用的制冷剂，氨泄漏可能导致新鲜中药色变或中毒，例如，山药在氨的作用下可能出现黑褐色凹陷斑，内部发生色变与水肿。

（6）其他因素导致的生理性病害　新鲜中药在采收后的运输过程中，由于振动、冲击、摩擦等，常导致呼吸强度增高并释放乙烯，从而诱发生理性病害。例如，在贮藏保鲜过程中长时间的照明可能导致玉竹、黄精、芦根等根茎类新鲜中药变绿。

（二）浸染性病害

新鲜中药在采收后的贮运过程中，可能会受到病原微生物的侵染，导致腐烂变质，这类病害称为浸染性病害。一旦发生，这种病害会相互传染，造成较大损失。浸染性病害的种类通常根据病原菌感染后在植株上所表现的症状来区分，包括干腐、软腐、各种变色斑、组织肿大或坏死、器官破坏或表面粗糙等。引起新鲜中药浸染性病害的病原菌主要包括真菌、细菌、病毒和原生物，其中真菌和细菌性病原菌占主导地位。

1.病原菌的浸染和发病过程

浸染性病害的发生需要病原菌、寄主和环境条件3个因素同时具备。发病过程分为传播、侵入、潜育和病痕4个阶段。水、空气、人体、使用工具、产品间接触等都可能成为病原菌传播的媒介。病原菌的致病机制主要通过分泌毒素和分解酶，导致细胞消解破坏。病原菌引起的症状包括寄主表面出现水浸状斑点、局部凹陷或隆起、黑色斑点等。

根据病原菌从寄主体内摄取营养的方式不同，可分为寄生性和腐生性两大类。田间病害多为寄生菌和兼性腐生菌，而采收后病害则以兼性寄生菌和腐生菌为主。病原微生物主要通过新鲜中药的伤口侵入体内，有些病原菌还可以通过角质层、气孔、水孔、皮孔及花器等部位侵入。通常，采收前已浸染的新鲜中药可能病症不明显或处于潜伏期，不易被发现，从而为贮藏保鲜带来隐患。

病原菌通常具有一定的最适生长温度，在适宜的温度范围内，病原菌生长迅速，容易导致病害发生。低温条件下，病原菌生长缓慢，病害发生减少或不出现，然而，这并不意味着病原菌的生命活动完全停止。在贮藏过程中，应避免创造适宜病原菌生长的温度条件，以减少染病机会，将病害控制在最低限度。

通常，在低湿环境中，细菌的繁殖受到抑制。但是，一旦病原微生物侵入新鲜中药体内，由于其分泌的纤维素分解酶、果胶分解酶等作用，新鲜中药细胞壁会崩溃，渗透压发生改变，水分向外渗透，有利于细菌的发育。真菌病原菌虽然在低湿条件下也能生存，但湿度越高，浸染越容易。由于新鲜中药的含水量通常较高，非常有利于微生物生长，因此新鲜中药很容易感病腐败。总之，创造一个适宜的高湿低温贮藏环境，可以防止或减少绝大多数新鲜中药病害的发生。

2.浸染性病害的预防

（1）清除病原菌　在采收前，应做好田间卫生，清除中药基地的枯枝败叶、腐烂产品等病原菌栖居地，以减少产品中的病原菌数量。

（2）提高产品抗病性　选择耐贮藏的品种，认真进行田间栽培管理，生产出品质优良且耐贮藏的新鲜中药产品。此外，可以通过提前或推迟成熟技术，避开病害高发期，从而增强寄主的抗病性。

（3）改善环境条件　采用低温贮藏、气调贮藏等方法，改善环境条件，抑制病原菌的繁殖和生长。

（4）防止机械伤害　许多病原菌是通过采收和后处理过程中所造成的机械和生理性损伤来浸染产品的。因此，在新鲜中药的采收、运输、贮藏和销售过程中，应注意防止机械伤害，减少病原菌的浸染机会。

（5）理化防治　如果病原菌已经传播蔓延，在不十分严重的情况下，可以采用杀菌剂以及其他物理方法，杀灭病原菌或抑制其蔓延。在病害较为严重的情况下，应考虑产品早期出库，并彻底消毒库房，防止循环、交叉感染。

六、新鲜中药采后处置

新鲜中药的贮藏保鲜是一项系统工程技术，其影响因素主要包括温度、湿度、气体和防腐等。贮藏方法的选择主要依据新鲜中药在采收前和采收后生理变化的不同特点，因此，对环境条件的要求也各有差异。目前，国内外应用的贮藏方法较为多样，但总体上可以归纳为两大类：一是低温贮藏，即通过自然冷源或人工降温（如机械制冷或加冰）的方式，维持贮藏环境的低温状态；二是控制气体成分的气调贮藏，通常在降温条件下调节贮藏环境中的气体成分，以达到适宜新鲜中药贮藏的气体指标，从而获得更佳的贮藏效果。

温度、湿度、气体和防腐是新鲜中药保鲜的4个关键因素。其中，温度的作用占60%~70%，而湿度、气体和防腐各占10%~15%。这意味着，尽管拥有冷库设施可以解决温度问题，相当于解决了新鲜中药保鲜的主要问题，但为了获得更为理想的保鲜效果，还需解决湿度、气体和防腐这3个因素。

（一）分拣及标准

分拣是新鲜中药采后处理的必要步骤。采收期不当、采前灌水、采收机械损伤过多、野蛮装卸以及采收前使用不适宜的生长调节剂（如膨大剂、乙烯利等）等因素均会影响保鲜贮存。分拣的总原则是按品种和入药部位进行归类，去除杂质，确保外形无机械损伤（如表面刮伤、挤伤、压伤、碰伤切口、裂伤等），无病虫害，无残虫卵，气味正常，无农药残留，无污染，无霉变、腐烂变质。各类新鲜中药的具体分拣标准如下。

（1）花类　应适时采收，花朵大小正常，新鲜度高，无损伤，花叶挺立，硬度正常，水分充足，无萎蔫，色泽正常，无变色，光泽鲜艳，花瓣完整无脱落，无黄叶、腐烂叶，花气味与该品种相符。

（2）茎叶类　应适时采收，枝叶丰满结实，大小正常，曲线协调，无病理结节，新鲜度高，叶挺立，硬度正常，水分充足，无萎蔫，色泽正常，无变色，光泽鲜艳，无脱落，无黄叶、腐烂叶，气味与该品种相符，茎无病理性空心。

（3）肉质根茎类　应适时采收，硬度和脆度正常，无硬结，外观色泽正常，外皮无斑点及病理性结节，无腐烂变质，无破皮，无皱皮及脱水现象，无糠心、无空心，组织清晰，气味正常。

（4）木质根茎类　应适时采收，硬度正常，结构正常，无硬结，外观色泽正常，外皮无斑点及病理性结节，无破皮，无皱皮及脱水现象，无空心，组织清晰，无腐烂变质，气味正常且与该品种相符。

（5）瓜果类　形状大小应符合植物学特征，饱满充实，软硬度适中，无萎蔫，无硬结，无不良异状，色泽正常，成熟度正常，气味符合该品种特征，新鲜度正常，外皮无斑点，无软塌及果汁外流、腐烂，水分充足，无空壳、皱皮、干涩现象。

（二）愈伤

新鲜中药在采收过程中难免遭受各种机械损伤，尤其是微小伤口不易被察觉。忽视这些伤口可能导致微生物侵入，引起腐烂。愈伤组织的形成包括受伤细胞表面栓质化或木质化，以及皮下细胞分裂形成的伤周皮组织。愈伤的形成有助于减少水分蒸腾、氧化变质，阻止病菌侵入，恢复被破坏的表面保护结构，从而使产品恢复正常的生理功能，对贮藏非常有益。完整的愈伤应包括栓质化和形成伤周皮两个过程，两者的完整性和形成速度受环境条件影响较大。因此，在贮藏前应创造最适宜的愈伤条件，以促进尽快形成完整的愈合组织。

例如，地黄、白术、玉竹、山药等新鲜中药在采收后进行愈伤处理非常重要。山药需要高温高湿环境进行愈伤，而薤白则适宜在高温低湿条件下进行愈伤，效果较好。

（三）入库前晾晒

对于部分根茎类和果类品种，入库前进行必要的晾晒有利于贮藏。晾晒适用于含水量高、组织脆嫩、呼吸与蒸腾作用旺盛的新鲜中药，如葱、蒜类。晾晒可以使外部鳞片干燥形成保护层，有利于贮藏。适度晾晒能延长保存期，但过度晾晒会导致萎蔫，品质下降，水分丢失。晾晒失水控制在 5% 左右为宜，损耗少，贮期长。在晾晒过程中，应注意气候变化，做好夜间防冻措施。

（四）预冷

预冷是指在贮运、加工前迅速除去田间热，将采收后的新鲜中药温度快速冷却至规定温度的过程。预冷过程中，可以同时进行新鲜中药的包装或前期防腐措施。通过预冷，可以防止因呼吸热导致的贮藏环境温度升高，降低新鲜中药的呼吸强度，减少采收后损失。预冷后，应尽快进入下一贮存环节，时间控制在 2 天以内。不同种类、不同品种的新鲜中药所需预冷的温度条件不同，适宜的预冷方法也有所差异。新鲜中药的预冷方法主要包括以下内容。

（1）自然降温预冷　将采收后的新鲜中药置于阴凉通风处，利用自然散热达到降温目的。这种方法简便易行，无需设备，适用于条件简陋的地方，但受外界温度制约，预冷时间较长，效果较差，可节省成本。

（2）冷库预冷　通过强制冷风冷却，将装在包装箱中的新鲜中药产品堆放在冷库中，保证气流顺利通过以带走产品热量。库内空气流速应达到每秒 1~2m，避免新鲜中药过分脱水。这是目前较普遍的预冷方式，适用于各种新鲜中药，冷却速度较快，但需增加机械设备，新鲜中药水分蒸发量大。

（3）强制通风预冷（压差预冷）　在包装箱垛两侧造成不同压力的气流，使冷空气强行穿过包装箱，带走产品热量。这种方法比冷库预冷速度快 4~10 倍，但需防止水分含多的新鲜中药出现冻伤。

（4）隧道式冷却　将产品放在有均匀通风孔的箱内，码放成长方形垛，中心留空隙，与风机连接向外排气，形成降压区，使冷空气从包装箱通风孔进入，带走热量。这种方法需注意包装箱的合理堆放和风机的合理放置。

（5）真空预冷　将新鲜中药放在密封容器内，迅速抽出空气，降低压力，使产品因表面水分蒸发而冷却。这种方法成本高，不适用于叶类新鲜中药，可能导致成分丢失。

（6）冷水预冷　将冷却的水（接近 0℃）喷淋在新鲜中药上，或将新鲜中药浸入流动的冷水中。这种方法速度快，冷却水可循环使用，但需对水施加消毒措施，防止微生物污染。

（7）接触加冰预冷　将细碎冰块或冰盐混合物放在包装容器或车厢内新鲜中药的顶部，降低温度，保证新鲜度，同时起到预冷作用。这种方法适用于与冰接触不会产生伤害的产品。

（五）包装

包装是提高和保持新鲜中药商品价值、方便运输与贮藏、减少损耗、延长贮藏期限的重要环节。包装前应进行分级，根据大小、重量、颜色、形状、成熟度、清洁度、新鲜度及病虫害感染和机械伤害等因素进行。包装容器应质轻坚固，无不良气味，就地取材，价廉易得。容器大小应适当，便于堆放和搬运，内部平整光滑，避免新鲜中药损伤。根据产品特性和所需达到的效果选择包装材料，不同材质的保鲜效果不同。包装分为内包装和外包装，外包装应具有一定的硬度，如篓筐、木箱、纸箱、塑料筐等，便于码堆运输；内包装多选用密封性较好的塑料袋，具有限气贮藏作用，能适度延长保质期。

（六）自然贮藏法

自然贮藏法简便易行，利用自然冷源，无需特殊设备和场地，适用于冬季低温休眠的新鲜中药，如生姜、地黄、何首乌等根茎类药材的贮藏保鲜。主要方法是控制温度和湿度。贮藏前，根据植物的耐贮性特性分类存放，拣除腐烂者。入贮过程中，应每隔10~20天翻晾1次，及时淘汰腐烂变质者。自然贮藏法包括砂藏、堆藏、沟藏、窖藏、通风库贮藏等。

（1）砂藏法　选择通风、湿润的地方做贮藏地，用细河砂湿润后平摊，四周撒上生石灰防虫。存贮前，挑出病斑或腐烂者，局部腐烂者可切除烂部分并晒干。新采挖的药材应摊晾数日，存贮时依河砂平面摆放，相互间隔适中，上面覆盖1层湿石砂。上层砂不宜过湿，注意保持空气新鲜，注意温度变化。

（2）堆藏　在产业园区或空地上设立临时性贮藏方法。堆藏时，将耐贮型根茎类及果实直接堆放在地面或浅沟中，根据气温变化分次加厚覆盖，以遮阴或防寒保温。覆盖物多就地取材，如苇席、草帘、作物秸秆、土等。

（3）沟藏　在地势高、排水良好的地方挖贮藏沟，沟底与地下水位的距离应在1m以上。沟的方向、深度、长度和宽度根据地区气候和贮藏量而定。沟藏具有遮阴防雨、防寒、保暖、保湿及自发气调等作用。覆盖物可就地取材，如芦苇、作物秸秆等。随着气温降低，覆盖层应逐次加厚，土层要高出地面以便排水。

（4）窖藏　土窖根据当地自然、地理条件建造，利用稳定的土温和简单的通风设备调节控制窖内温度。井窖和土窑洞是常见的土窖类型，利用土壤对温度、湿度的调节作用，保持洞内温度较低且平稳，相对湿度较高，有利于新鲜中药贮藏保鲜。

（5）防空洞　利用现有的人防工程进行保鲜贮藏，温度、湿度相对平稳，日常管理简单、不耗电。但前期降温速度慢，保鲜时间短，受地域或场所局限。

（6）通风库　北方地区的传统贮藏设施，利用昼夜温差通过导气设备导入低温空气，排出热空气和不良气体，保持适宜的贮藏环境。通风库依靠自然温度冷却贮藏，受气温限制较大，尤其在贮藏初期和后期，库温较高时，可利用电风扇、鼓风机、加冰或机械制冷等方法加速降低库温。

（七）控温冷藏法

控温冷藏法主要采用机械控温，即冷库。冷藏室应具有良好的保温性能，通过机械冷凝系统将库内热量传递到库外，使库内温度降低并保持在有利于新鲜中药长期贮藏的范围内。根据库内温度，机械冷藏库可分为高温库、低温库和速冻库。库内可加装通风、加湿等装置，使库内的温度、湿度及气体适合于各种新鲜中药短期、长期保鲜或预冷。控温冷藏法是当今应用最广泛的一种保鲜贮藏法，打破了新鲜中药的供应季节性。小量新鲜中药贮藏可以用电冰箱贮藏，应分门别类，包装密封，有特殊性气味的应单独贮藏。入贮的药材应置于冷藏室内，温度控制为3~5℃，冰箱内不宜再贮放其他异味或油脂类物质。全草类或根茎类药材在贮藏过程中应注意随时翻捡，及时去除腐烂变质者。冷藏法通过将植物引入高度休眠状态，保持一定活性，产生乙烯气体，可放置乙烯吸收剂，如用高锰酸钾浸泡砖块或蛭石，放在冷库内或塑料薄膜袋中吸收乙烯。

（八）直接作用于植株的保鲜技术

1. 防腐剂保鲜技术

可分为化学合成防腐剂和天然防腐剂。化学合成防腐剂种类多，包括有机和无机的防腐剂，如苯甲酸钠、山梨酸钾、二氧化硫、亚硫酸盐、丙酸盐及硝酸盐和亚硝酸盐等。天然防腐剂来源于生物体分泌或体内存在的防腐物质，如茶多酚、蜂胶提取物、橘皮提取物、魔芋甘露聚糖、鱼蛋白、植酸、连翘提取物、大蒜提取物、壳聚糖等。天然保鲜剂研究趋向于天然、安全、有效。

2. 生物保鲜技术

利用酶的催化作用，防止或消除外界因素对新鲜类植物的不良影响，保持原有品质。酶的催化作用具有专一性、高效性和温和性，可应用于各种新鲜中药保鲜，有效防止氧化和微生物影响。生物保鲜物质直接来源于生物体自身组成成分或其代谢产物，无二次污染，无味、无毒、安全、可降解。

3. 臭氧保鲜技术

臭氧具有强烈的杀菌防腐功能，能快速分解乙烯，减缓新陈代谢，降低成熟速度。

臭氧处理可促进创伤愈合，增加抵抗力，延长贮藏期。臭氧和负氧离子保鲜可避免冷藏和气调贮藏中的生理性病害，降解果蔬表面有机物，清除库内异味。

4. 辐照保鲜技术

利用钴60、铯137发出的X线，以及加速电子、X线穿透有机体时产生的电离效应，达到杀虫、杀菌、防霉、调节生理生化等目的。辐照保鲜具有高效、安全可靠、无污染、无残留等优点，可替代化学试剂。

5. 控气保鲜技术

包括限气贮藏、减压保鲜、气调贮藏法、氮气保鲜法和密封无气体保存。限气贮藏通过包装材料改变气体成分，自发调节贮藏环境中降低 O_2 升高 CO_2 的浓度。减压保鲜通过密闭容器内抽出部分空气，降低气压，减缓新鲜中药的成熟和衰老。气调贮藏通过降低温度、减少氧气含量，创造无氧环境。氮气保鲜利用氮气的惰性抑菌特性，延缓新陈代谢过程。密封无气体保存通过抽真空处理，去除包装内氧气，隔离外界空气，防止有机物变质。

> **小贴士**
>
> 注：植物成分的感观辨别主要包括以下内容。
>
> 颜色：绿色多含叶绿素；橙色、黄色多含类胡萝卜素；红色、紫色、蓝色多含花青素；白色、黄色多含类黄酮素。
>
> 香气：各种芳香气味主要来源于挥发性成分。
>
> 味道：甜味含糖类物质；酸味含酸性物质；涩味含单宁类物质；苦味含糖苷类物质；鲜味含氨基酸类物质；辣味含辣椒素类物质。
>
> 营养成分：主要含有脂肪类、蛋白质、维生素、矿物质、水等。
>
> 形态及质地：果胶类物质影响植物的致密度、完整度、硬度；纤维素影响粗糙、细嫩；水分影响植物的脆度。

七、新鲜中药的保鲜贮藏举例

（一）茎叶类新鲜中药的保鲜贮存

茎叶类新鲜中药保持着生机勃勃的状态，其内含有丰富的自然色素（如叶绿素、类胡萝卜素、花青素、类黄酮素等）、碳水化合物、维生素、无机盐、蛋白质以及脂肪（挥发油）等，这些是人体所需重要营养的来源之一。然而，该类新鲜中药由于具有较大的叶表面积、高含水量、组织脆弱等特点，在收获后易迅速失水、遭受机械损伤、呼吸作用旺盛，导致呼吸热产生量大，从而引发营养成分的丢失与转化。在不适宜的贮存条件下，茎叶类新鲜中药常出现衰老、黄化、脱帮、失水萎蔫、腐烂等现象，最终导致无法使用。

影响茎叶类新鲜中药保鲜的因素众多，包括化学成分、自然环境条件、栽培技术、生理性及病理性病害等，均会对其保鲜产生影响。鉴于叶类新鲜中药的生理特性各异，且生长期与收获期存在差异，故从采收、预冷、保鲜处理到采后贮藏保鲜，均需制定合理的方案。

1. 采前及采收的注意事项

在栽培过程中合理施肥，可提高茎叶中的可溶性固形物、矿物质和维生素 C 等营养物质含量，同时增强叶菜的抗病虫害能力。采收前控制灌溉，以减少茎叶中游离水的含量，避免因水分过多导致腐烂变质。采收时间应选择在晴天或露水干后的清晨，以避免高温时段采收。采收时应尽量采用无损采收方式，并及时进行包装，以减少因机械损伤导致的耐贮性降低。

2. 贮前处理

对采收后的茎叶类新鲜中药进行整理分级，剔除腐烂、撕伤、萎蔫的叶片，并根据外形的长短、大小进行分级。

3. 采后预冷

部分叶类新鲜中药在采摘后需迅速进行预冷处理。预冷方式应根据植物品种的不同而选择。一般而言，茎叶类新鲜中药的预冷温度应控制在 2~3℃，预冷时间为 20~24 小时。

4. 杀菌消毒

在包装前，应对新鲜中药进行杀菌消毒处理。可采用臭氧杀菌技术，以杀灭附着在植物表面的细菌，有利于延长药材的保鲜期。

5. 保鲜袋包装技术

将新鲜中药按级别捆扎好后，选用 30μm 厚度的微孔保鲜膜进行包装。包装完成后，将其放入塑料筐中，每筐装满一层，并在货架上有序、均匀地堆放，避免因挤压而受损。

6. 充氮

采用氮气保鲜技术，可有效抑制细菌的生长与繁殖，延缓新鲜中药细胞的新陈代谢过程，从而达到保鲜的目的。氮气充气包装后，可防止新鲜中药在运输与贮藏过程中受到挤压，避免破碎与黏结，有效保持植物的外观形状。

7.低温保鲜

对于大多数叶类新鲜中药而言，适当的低温贮藏能抑制其呼吸作用及相关酶活性，减缓叶绿素降解、膜脂过氧化、膜透性增大、微生物繁殖等衰老相关进程。低温贮藏可延缓叶类新鲜中药可溶性糖含量的下降速率，降低游离氨基酸含量的上升及蛋白质的降解速率，从而延长新鲜中药的采后衰老进程。各类叶类新鲜中药适宜的温（湿）度虽有所差异，但一般可控制在温度为 2 ± 0.5℃、湿度为 90%~95% 的范围内。

8.贮放姿势

贮藏时应尽量按照药材的生长姿势进行保存。新鲜的茎叶类药材即便已从土壤中采摘，仍具有一定的生命力。为了延长其保存期限，应尽可能地模拟药材在自然环境下的生长状态进行存放。因此，建议以直立式的方式保存茎叶类新鲜药材。

9.贮藏条件及管理

（1）配备杀菌消毒设施：库内应安装臭氧杀菌设备，建议每 10 天进行一次处理，处理浓度为 $13mg/m^3$，处理时间为 30 分钟。具体处理浓度和时间可根据库存装货量进行适当调整。

（2）通风换气：根据冷库的通风条件，适时进行通风换气。在贮藏过程中，最好配备气体检测设备，通过监测二氧化碳和氧气的浓度变化，及时采取相应的通风措施。

10.运输条件

在运输过程中，应尽量维持较低的运输温度，以 2℃ 左右为宜，最高不宜超过 10℃。同时，应尽量避免在运输过程中对新鲜药材造成挤压损伤。

（二）根茎类新鲜中药的保鲜与贮存

根茎类新鲜中药往往处于一种休眠状态，一般包括块茎、鳞茎、球茎和根茎等，因气温变化，其地上部分的生长终止，而繁殖器官内部则积累了大量的营养物质。此时，原生质内部发生显著变化，新陈代谢速度减缓至最低水平，生长活动暂停，进入一种相对静止的状态。在休眠期间，新鲜中药的呼吸作用、新陈代谢、物质消耗以及水分蒸发均降至最低程度，即便在适宜的生长环境下，也不会发芽生长。这种特性是新鲜中药在其演化过程中形成的，用以适应不利环境，如严寒、酷暑或干旱等，从而保持其生命力和繁殖能力。因此，休眠期对于根茎类新鲜中药的贮藏而言，是一个极为有利的生理阶段。在适宜的温度和湿度条件下，可以有效地保存这类药材。

1. 采收前及采收时的注意事项

在采收前，应控制灌溉量，并选择在晴朗天气、露水干透后进行采收。采收过程中，应尽量减少对药材的机械损伤，并及时进行包装，以防耐贮性降低。

2. 贮前处理

对采收后的药材进行整理和分级。首先，剔除腐烂或品质不佳的根茎，然后根据其外形的长短、大小进行分级。

3. 采后预冷

根据药材的品种特性，选择适宜的预冷方法。预冷能够有效地减缓药材的新陈代谢，延长其保鲜期。

4. 杀菌消毒

在包装前，应对新鲜药材进行杀菌消毒处理。可采用臭氧杀菌技术，有效杀灭附着在药材表面的细菌，有利于提高药材的保存质量。

5. 包装

考虑到根茎类药材的植物学特性，推荐采用减气真空包装技术。这种包装方式能够减少包装内部的氧气含量，从而降低药材的新陈代谢速率，延长保鲜期。

6. 贮放姿势

在贮藏根茎类药材时，应尽量模拟其自然生长状态。建议采用直立式保存，这有助于延长药材的保存时间，保持其新鲜度和药效。

各　论

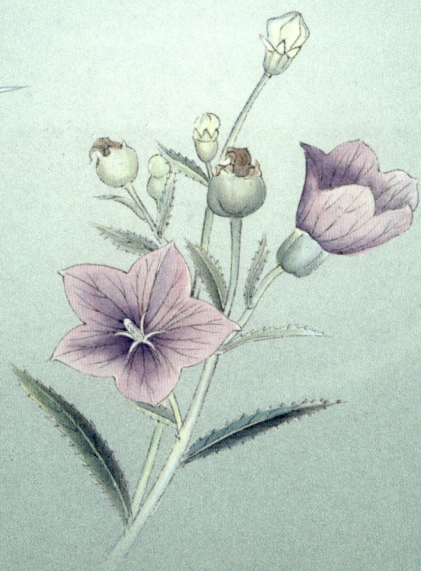

艾

1 药材基原

为菊科植物艾 *Artemisia argyi* Lévl. et Vant.。

2 鲜药谱

鲜艾叶、艾实、鲜艾根。

2.1 鲜艾叶

2.1.1 药用部位 本品为菊科植物艾（图1）的新鲜叶。

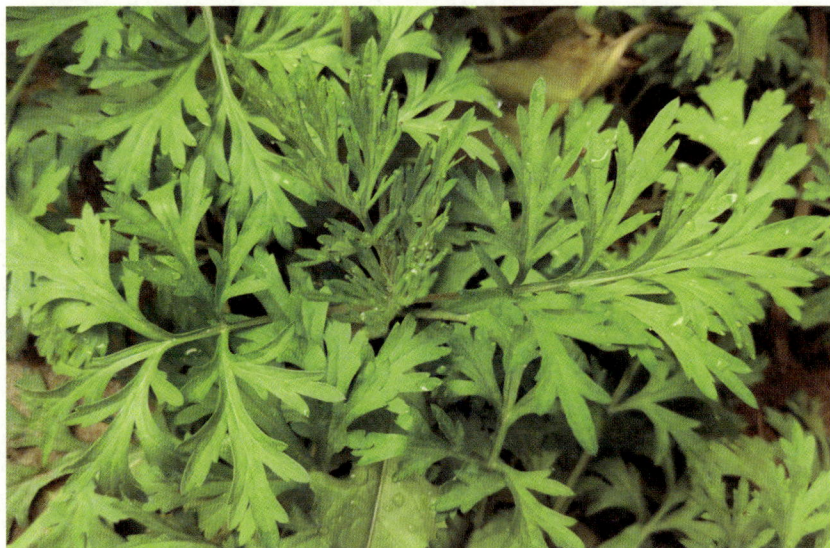

图1 艾

2.1.2 性味归经 味辛、苦，性温。归肝、脾、肾经。

2.1.3 功能主治 干艾叶温经散寒，鲜艾叶清热祛风；生寒熟温，鲜品有清热止血，通经止痛，祛湿止痒的功效。主要用于吐血、衄血、咯血、便血、崩漏、妊娠下血等各种血证及月经不调，痛经，胎动不安，心腹冷痛，泄泻久痢，霍乱转筋，带下，湿疹，疥癣，痔疮，痈疡等。

2.1.4 采收加工　根据生长环境，常年可以采收，最佳的采收季节是在地上部分生长茂盛时采收。

2.1.5 用法用量　内服：干品 5~10 克，鲜品 30~60 克，根据医嘱，煎汤，破碎绞汁煮沸服或生服。外用：适量，捣烂外敷或绞汁外涂，煎汤熏洗患处。

2.1.6 本草医籍论述

捣叶以灸百病，亦止伤血。汁又杀蛔虫。苦酒煎叶疗癣。（《本草纲目》）

治咽喉闭痛热壅，饮食有妨者，捣汁灌漱。（《本草纲目》）

咽喉骨鲠：用生艾蒿数升，水、酒共 1 斗，煮 4 升，细细饮之，当下。（《外台秘要》）

艾汤。生艾叶 1 把，麻黄 2 两（去节），大黄 6 分，大豆 1 升。上切。清酒 5 升，煮取 2 升，分 3 次服。主治酒疸，身目俱黄，心中懊痛。（《外台秘要》）

艾汁方。生艾（捣，取汁）。肥香脯 1 方寸片，先吃，令虫闻香，然后即饮 1 升。治下蛔。主蛔虫，或心如刺，口吐清水。（《证类本草》）

治卒心痛：白艾成熟者 3 升，以水 3 升，煮取 1 升，去滓，顿服之。若为客气所中者，当吐出虫物。（《补缺肘后方》）

艾汁涂方。艾 1 两（锉细）。以酽醋半升，煎取浓汁，去滓，涂摩癣上，日 3~5 次。主治一切癣。（《圣济总录》）

妊娠猝下血。治妊娠猝下血不止，胎上逼心，手足逆冷欲死。艾叶汤方。生艾叶（捣绞取汁 1 盏），阿胶（炙令燥半两），蜜（1 合）上 3 味，取艾叶汁 1 盏，入阿胶及蜜 1 合，煎取 1 盏，去滓分为两服，温温服之。（《圣济总录》）

治蛲虫攻心如刺，吐清水，艾汁方。生艾叶（并嫩心切 2 升），上一味，捣研绞取汁两盏许，宿不食，平旦先嚼干脯少许后，顿饮汁，不能尽，即两日服。（《圣济总录》）

脾胃虚冷呕逆，霍乱泻痢胀满。诃黎勒丸方：诃黎勒皮、五倍子、黄连（去须）、钟乳粉、白矾（熬令汁枯各 4 两），缩砂蜜（去皮），浓朴（去粗皮生姜汁炙），当归（切焙），酸石榴皮（锉炒），胡椒荜根皮（锉各 2 两半），干姜（炮 1 两半），干木瓜（锉），乌梅肉（炒），橡实（微炒各 5 两），肉豆蔻（煨去壳 5 枚），陈橘皮（汤浸去白焙 2 两）。上 17 味。捣罗为末，醋并艾叶汁，煮面糊和丸，梧桐子大。每服 50 丸，枣汤下，空心食前，日两服。（《圣济总录》）

中风掣痛，不仁不随。并以干艾斛许，揉团纳瓦甑中，并下塞诸孔，独留一目，以痛处著舌缩口噤；以生艾捣敷之。干艾浸湿亦可。（《圣济总录》）

葶苈酒汤。治发狂烦躁，面赤咽痛。苦酒（米醋是也，1 升半）、葶苈（熬，杵膏，1 合）、生艾汁（半升，无生艾煮熟艾汁，或用艾根捣取汁）。（《类证活人书》）

发汗吐下后杂病证，下部，疮，雄黄散。雄黄、青葙子、苦参、黄连（各3分）、桃仁（1分）。为散，以艾汁和丸，枣核大，绵包内下部，蓄汁更佳。冬月无艾，浓煎艾汁，和为丸，更以米饮调下2钱，温饮之，日两服。上件煎取7合，作3服。（《伤寒总病论》）

治喉痹。青艾和茎叶1握，用醋同杵敷痹处，冬月用干者。（李亚方）一法用青艾汁灌下。（《医学纲目》）

疗小儿客忤。（是小儿神气软弱，忽有非常之物，或未经识见之人触之，与儿神气相忤而发病，谓之客忤也。亦名中客，又名中人。其状吐下青黄白色，水谷解离，腹痛如倒天地，面变易五色，其状似痫，但眼不上插耳。其脉弦、急、数者是也）生艾汁内口中。（《元和纪用经》）

心腹虫痛，恶心吐水，痛极如咬，面清白少光彩，时痛时止，四肢微冷，痛定便能饮食者，是虫。虫咬如刺，生艾汁（如无生艾，用熟艾2两，水3碗，煎汁1碗）隔宿勿食，早晨空心先食香味之物少许，咀嚼勿吞下，令虫闻香，然后饮艾汁，虫自出。（《文堂集验方》）

疯狗伤人，凡遇此伤，先将刺破患处用艾汁洗，又服此药，无不效矣。否则腹中闻犬声，不救。（《奇方类编》）

心如刀刺（口吐清水有虫），生艾杵汁一大碗，先半日勿吃晚饭，次日五鼓先嚼烧肉于口内，切勿吞下，候口中水入肚，虫闻香则头朝上矣。良久饮艾汁，立时打下虫出。（《奇方类编》）

毓清丸。女服，顺气生血，易孕神效。陈皮4两（分作4分，乳酒、甘草、水、艾汁各浸一宿，晒干），山茱萸（去核，酒蒸晒干）2两，胡索（炒）2两，地黄4两（分作2分，酒、姜汁各浸极透，晒干），香附米8两（分作4分，童便、酒、醋、盐水各浸1分，浸5日，晒干，炒），当归4两（分作2分。1分酒浸，炒；1分人参3钱煎汁浸，晒干，条芩2两（酒蒸，炒），鸡腿白术4两（米泔浸，切片，黄土炒），覆盆子（炒）1两，砂仁（去壳，炒）1两，川芎（酒炒）3两。共为末，用山药糊为丸，桐子大。每早服50丸，晚服60丸，白汤下。（《奇方类编》）

法炼石灰散。止血，除疼痛，辟风，续筋骨，生肌肉。主金疮。地松、地黄苗、青蒿、苍耳苗，赤芍药5两（捣研，入少许水，浓换取汁），石灰3升（新者），生艾汁3合，黄丹2两半（后入）。制法取5月5日，或7月7日，于日中修合；以前药汁，拌石灰令汁尽，候干，始研入黄丹令匀，密封。（《普济方》）

腹内热，肠胃虚，虫行求食。上唇有疮曰惑，虫食其脏；下唇有疮曰狐，虫食其肛。雄黄锐散（活人）治前证，雄黄、青葙子、苦参、黄连（各2钱）、桃仁（1钱）上为末，捣新艾汁和，捏如小指头大纳谷道中，治虫食其肛也。（《医学正传》）

本事地黄散。治金疮，止血除疼痛，辟风续筋骨，生肌肉。地黄（苗）、地菘、青蒿、苍耳（苗）、生艾汁（3合）、赤芍（各5两，入水煎取汁）上5月5日、7月7日午时修合，以前药汁拌锻石阴干，入黄丹3两，更杵为细末。凡有金疮，伤折出血，用药包封不可动，10日瘥，不肿不脓。（《证治准绳·疡医》）

治妇人胎漏下血，手足厥冷欲死。用生艾汁2盏，牛皮胶、白蜜各2两，煎1盏半。稍热服之，无生艾，浓煎干艾。一方加刮下竹青一大把同煎。（《急救良方》）

柴胡双解饮。柴胡、黄芩、半夏、甘草、人参、陈皮、芍药。水2盅，姜1片，枣2枚，槌法，入生艾汁3匙，煎之温服。治足少阳胆经受证，耳聋胁痛，寒热，呕而口苦，脉来弦数。（《伤寒六书》）

补肌散。地黄苗、地松、青蒿、苍耳苗、赤芍药（水煎取汁）各150克。生艾汁300毫升。以前药汁拌石灰阴干，入黄丹90克，更杵为细末。主外伤出血。凡有伤折出血，用药包封，不可动，约10日可愈，不肿不脓。（《医宗金鉴》）

治猝食不消，欲成症积方。煎艾汁如饴，取半升服之，便刺吐去宿食，神良。（《备急千金要方》）

柴胡百合汤：此汤治瘥后昏沉发热，渴而错语失神，及百合、劳复等证。柴胡、人参、黄芩、甘草、知母、百合、生地黄、陈皮。劳复时热不除，加葶苈、乌梅、生艾汁。水两盅，枣1枚，姜3片，槌法，醋煮鳖甲，煎之温服。（《千金翼方》）

阳起石丸：治冲任不交；虚寒之极，崩中不止，变生他证：阳起石（火煅红，别研，令极细）2两，鹿茸（去毛，醋炙）1两。上为细末，醋煎艾汁，打糯米和为丸如桐子大。每服百丸，食前空心米饮下。（《济生方》）

治妇人产后，或经绝血行逆上，心不能主，或吐血、鼻衄、舌衄，生艾汁调亦妙，其血立止，然后服药以绝原。（《仙传外科集验方》）

四生丸：治阳乘于阴，以致吐血、衄血，生荷叶、生艾叶、生柏叶、生地黄各等分。上研，丸鸡子大。每服1丸，水煎服。（《妇人良方》）

喉痹肿痛，水浆不入，死在须臾。（扶满刘汇昆传）先用皂角、细辛为末擦牙。次用陈盐松菜烧灰。霜梅肉、生艾叶擂烂。同扎于筷头上，蘸喉数次，吐痰尽，即食百沸汤，食后。（《寿世保元》）

葶苈苦酒汤：苦酒（即米醋）300毫升，葶苈（熬，杵膏）9克，生艾汁（无生艾，以熟艾，或用艾根捣取汁）100毫升。上药煎取100毫升，分三次服。用于伤寒七八日，内热不解，发狂烦躁，面赤嚼痛。（《类证活人书》）

立患丹：治湿气两腿作痛，艾叶2两，葱头1根（捣烂），生姜1两5钱（捣烂）。上用布共为1包，蘸极热烧患处，以痛止为度。（《万病回春》）

治小儿胎毒，头生红饼疮，先用生艾、白芷、大腹皮、葱白煎汤洗净拭干，次用生蓝叶、生艾叶，入蜜捣膏敷之。（《医学入门》）

治阴中生虫，如小蛆者，乃湿热甚而心气又郁，气血凝滞而生。外用生艾汁调雄

黄末，烧烟熏之，更用雄黄锐散纳阴中。(《医学入门》)

2.1.7 治验医案举隅

清·祝登元《心医集》

钟武卿妇患一症，饮食不能进，羸瘦已极，忽吐血如倾，五昼夜不止，第六日目闭口噤，直倒气绝。又阅一日，是日化纸，将入棺矣，而血唾犹未止。予视脉无可踪迹，然脉气尚在，世有气绝已久而生血上行者乎？此必命门火未灭也，用生大黄一钱，捣烂入鼻孔，须臾鼻气渐通。又以参三分同生地六分，入滚汤捣汁，灌入喉，须臾作叹息，而口能叫疼矣。再视脉已有一息，予曰：血者水谷之精，生于心，化于脾，布于肺，气行则血行。若内已受伤，妄行于上，此必尽出而后快者。医家不知，误用止血药太多，止血脾郁，血遂不能化于脾矣，脾不化，则止血肺郁，血遂不能化于肺矣。脾不化，则谷气不入，新血不生。其叫疼者，脾伤而肺筋下坠也。气已绝而血不止者，为药所误，而命火虽坠犹未灭，心血消长也。血脉自苉，小弱者生，脉静身凉，有似乎死，而不知乃生机也，是以投之辄验。

汤方：生地参(一钱)、赤芍药(八分)、侧柏叶(一钱)、生艾叶(八分)、黄芩(一钱)、川芎(八分)。

服此方三剂而病体痊愈。用药之奇在生大黄与生参地耳，夫生大黄气最盛，脾血不化，壅热已极，遂一吸而通，且性寒能凉血。随以参培元气，地归血路，其气已复，以地芍柏艾芩芎除旧生新，数剂愈矣。

张海滨用理气通阴法治疗心慌

徐某某，女，52岁，于2019年4月13日初诊。患者诉心慌1个月，头晕、恶心欲吐，心慌，任何诱因均可导致不适；有时觉得不清醒，记忆力减退；咽喉不适、稍有痰。饮食可，不敢吃生冷寒凉的食物，偶尔反酸。不易入睡，睡眠质量差。平日运动量少，运动出汗后自觉病情好转。脾气急，怕冷怕热。血压、血糖、血脂自述无异常，二便可。

查其脉濡、弦、满、较实、有余，舌淡红，苔白稍腻厚。

本病由肝脾湿热，阴虚痰湿而引起。治则用理肝脾之气、运肺阴的治疗方法。

处方：鲜艾叶50克、鲜鱼腥草70克、人参果70克、金银花30克、山药30克、灯盏花30克、鲜锁阳70克、鲜牛膝50克、鲜肉苁蓉60克、鲜北沙参80克、鲜芦根80克、鲜射干60克、牡蛎30克、鲜藿香30克。

二诊：患者心慌、头晕、恶心欲吐症状均减轻，脉濡、弦、稍满、稍有余，舌淡红，苔白微腻厚。

思考与讨论：干艾叶温经散寒，鲜艾叶清热祛风；生寒熟温，生捣汁服可止血。《中国药典》记载干艾叶；有小毒。"辛、苦，温；有小毒。温经止血，散寒止痛"《疡医大全》中记载喉蛾用"新艾叶绞汁，和童便服。"《本草纲目》："咽喉肿痛，同嫩艾捣汁，细咽之"。

2.2 艾实

2.2.1 药用部位 本品为菊科植物艾的果实。

2.2.2 性味归经 味辛、苦，性温。归肝、脾经。

2.2.3 功能主治 温肾壮阳。主要用于肾虚腰酸，阳虚内寒等。

2.2.4 采收加工 种子成熟后采收。

2.2.5 用法用量 内服：干品 5~10 克，鲜品 30~60 克，根据医嘱，煎汤。外用：适量，捣烂外敷或外涂，煎汤熏洗患处。

2.2.6 本草医籍论述

治一切冷气：艾实与干姜为末，蜜丸如梧子大，每服 30 丸。（《孟诜方》）

艾实可壮阳，助水藏、（利水）腰、膝及暖子宫。（《日华子本草》）

艾实，又治百恶气，取其子，和干姜捣作末，蜜丸如梧子大，空心 30 丸服，以饭三五匙压之，日再服。其鬼神速走出，颇消一切冷气。田野之人与此方相宜也。（《食疗本草》）

艾实：味甘，气平，入脾肾两脏。能健脾养阴止痛，治腰膝疼痛、强志益神、聪明耳目、补肾固精，治小便不禁、遗精白浊带下、延年耐老。或散丸或煮食皆妙。但其性缓，难收奇效。（《景岳全书》）

锁精丸，治精滑不禁。川续断、川独活、白茯苓、石莲子、干菱米、金樱子、谷精草、川楝子（酥炙）、莲花蕊、小茴香、干藕节、艾实子、木楮苓、锦龙骨（各等分）上为细末，用鸡子清为丸，如梧桐子大。每服 40 丸，空心盐汤下，食干物压之。（《古今医统大全》）

2.2.7 治验医案举隅

张海滨用通阳补气法治疗肺胀

刘某某，男，29 岁，于 2016 年 7 月 30 日初诊。患者诉气短、乏力、间隔性胸闷十余年。自述：幼食欲不强，胃口差，不思饮食，服用一些西药、中成药，食欲无明显改善。入春易感冒，感冒时胸口憋闷，气短，鼻腔干燥，咽喉有痰，睡眠可，冬天脚凉怕冷，1 周未大便。检查：肺大疱，右中上肺发育不良、支气管扩张、慢性鼻窦炎、肺动脉高压轻度，体重 46.3 千克，血压 100/70mmHg。

查其脉弦、细、濡，舌偏暗红齿痕多，苔白稍厚腻。

患者由于长期脾阳虚而引起诸症，同时久病伤肾、肺、胃等多脏腑，治以补损、扶正、固表、健脾祛痰等治疗方法。

处方：艾实 10 克、鲜荆芥 15 克、鲜紫苏 20 克、鲜山药 150 克、鲜黄芪 80 克、鲜青蒿 50 克、鲜黄芪茎叶 60 克、鲜北沙参 60 克、鲜牛蒡 150 克、当归 25 克、益智仁 15 克、锁阳 35 克、肉苁蓉 30 克、全瓜蒌 40 克、党参 30 克、砂仁 5 克、炒神曲 35 克、炒枳壳 15 克、炒麦芽 15 克、炒山楂 10 克。

2016 年 8 月 14 日诊，患者食欲改善，平时气短症状消除，鼻腔干燥症状消除，大便通畅。查其脉弦、细、濡，舌偏暗红、齿痕多，苔白稍厚腻。

思考与讨论：艾实为果，性温，故能散瘀寒，攻结节。杆能行气散寒；而根则通下焦，温少腹。

2.3　鲜艾根

2.3.1 药用部位　本品为菊科植物艾的根。

2.3.2 性味归经　味辛、苦，性凉。归肝、肾经。

2.3.3 功能主治　益肾凉肝。主要用于阴虚内热，肝火上扰，视物不明等。

2.3.4 采收加工　随时可以采收。

2.3.5 用法用量　内服：干品 5~10 克，鲜品 30~60 克，根据医嘱，煎汤、研磨成浆或破碎绞汁煮沸服或生服。外用：适量，捣烂外敷或绞汁外涂，煎汤熏洗患处。

2.3.6 本草医籍论述

葶苈苦酒汤，主治伤寒 7~8 日内热不解。发狂烦躁，面赤咽痛。苦酒 1 升半（即米醋），生艾汁半升（无生艾，煮熟艾汁，或用艾根捣取汁用），葶苈 1 合（熬，杵膏）。上煎取 7 合，作 3 服。（《类证活人书》）

治人工流产、放环后引起的崩漏：苎麻根 150 克，五月艾根 100 克，猪肾 1 对，糯米酒 50 毫升，白盐少许。水煎服。（《全国中草药汇编》）

3 鲜药应用探讨

3.1　鲜品炮制要点

3.1.1 要据艾的生长情况，在生长季可以随机采收。将采收后的鲜艾叶、鲜艾根选去黄叶及腐叶，清洗干净后，分类存放，以便于调剂和制剂。

3.1.2 可以将鲜艾叶、鲜艾根、鲜艾实在生鲜的状态下，切碎入药，也可以破碎入药，也可以榨汁。

3.1.3 根据医嘱，将生鲜艾加醋炮制：取生鲜的艾叶加米醋拌匀，置锅内用文火加热，慢慢炒干，取出，及时摊晾，凉透。鲜艾叶每 100 千克用米醋 15 千克。

3.1.4 根据医嘱，将醋艾叶继续翻炒，炒至表面焦黑色，喷淋米醋，灭尽火星，炒干，取出，及时摊晾，凉透。鲜艾叶每 100 千克用米醋 25 千克。

3.1.5 根据医嘱，将鲜艾叶炒成炭：取生鲜艾叶置炒置容器内，用中火加热，炒至表面焦黑色，喷淋清水少许，灭尽火星，炒微干，取出摊开晾干。

3.1.6 炒艾实：将艾实放入热锅内，快速翻炒，炒至有香气逸出并有爆破声即可，放凉后，即用。

3.1.7 煎煮炮制品鲜药：先用凉水浸泡后，再开火煎，与未炮制的鲜药同煎，最好是炮制品鲜药先煎煮 10 分钟，有利于有效成分的溶出。

3.1.8 所有的炮制加工品，从生鲜品到炮制熟鲜品，加工应在最短的时间完成，防止变质。炮制品应在低温环境下保存，并尽快入药，防止有效成分散失和改变。做到当天炮制，当天入药，方可保证药效。

3.2　不同炮制方式饮片的有效含量及功效区别

3.2.1 将艾所有部位进行分类，是因部位不同，药效也存在一定的差异。

3.2.2 将鲜艾切片或破碎后，在煎煮或溶出的过程中，有效而又快速地将有效成分溶出或煎出。

3.2.3 将鲜艾药用部分捣碎后，榨汁，入药，疗效迅速、方便快捷。

3.2.4 新鲜的艾经过加工炮制后，其药性有所改变，醋艾叶能增强止痛作用，多用于虚寒之证。炒炭后止血力强，多用于虚寒性出血证。

白背三七

1 药材基原

为菊科植物白子菜 *Gynura divaricata*（L.）DC.。

2 鲜药谱

鲜白背三七茎叶、鲜白背三七根。

2.1 鲜白背三七茎叶

2.1.1 药用部位 本品为菊科植物白子菜（图2）的新鲜茎叶。

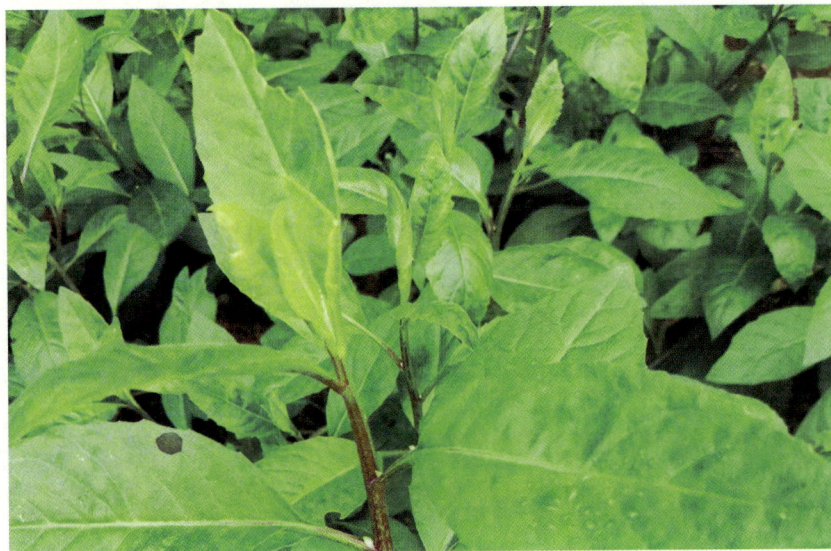

图2 白子菜

2.1.2 性味归经 味咸、微辛，性寒。归肺、大肠、肝、肾经。

2.1.3 功能主治 清热、舒筋、止血、祛瘀。主要用于百日咳、风湿痛、骨折、创伤出血、痈肿疮疖。

2.1.4 采收加工 根据生长环境，常年可以采收，最佳的采收季节是在地上部分

生长茂盛时。

2.1.5 用法用量　内服：干品 5~10 克，鲜品 30~60 克，根据医嘱，煎汤，研磨成浆或破碎绞汁煮沸服，或生服。外用：适量，捣烂外敷或绞汁外涂，煎汤熏洗患处。

2.1.6 本草医籍论述

治骨折，外伤出血：白背三七茎叶研末撒布患处。另用白背三七根适量，泡酒服。（《云南中草药选》）

治水火烫伤：白背三七鲜叶，捣烂，加白糖适量，拌成糊状，敷患处。（《云南中草药选》）

治百日咳：白背三七茎 2~3 钱。红糖引，煮鸡蛋吃。（《云南中草药》）

（白背三七）清热消炎、舒筋活络，治骨折、外伤出血、支气管炎、肺结核、崩漏。（《云南中草药》）

治疮疖痈肿：白背三七叶研末敷。（《云南中草药选》）

治跌扑损伤，疮疖痈肿。鲜白背三七适量，捣患处。（《浙江药用植物志》）

治疮痈，消肿散毒：土生地（白背三七）、雾水葛等分。捣烂敷。（《广西药植图志》）

治跌打损伤：土生地（白背三七）、荆芥等分。捣烂，好酒炒敷。（《广西药植图志》）

（白背三七）清热解毒、舒筋活血，治痈肿、跌打损伤、骨折、创伤出血、水火烫伤。鲜品捣敷。（《中医大辞典·中药分册》）

2.1.7 治验医案举隅

张海滨用新鲜中药辨证治疗消渴并发症

王某某，女，59 岁，于 2016 年 8 月 4 日初诊。患者诉双手小指、中指、无名指偶有麻木感 2 月余，下楼梯膝关节不适，全身乏力，怕冷，上午偶尔头晕，睡眠质量一般、醒后不易再入眠，胸前区不适、发闷，口中有异味。自觉胃肠不好，大便时干时稀，脱发 1 年余，运动量少，脾气可。高血压病史 8 年余，口服苯磺酸氨氯地平；血糖偏高，口服二甲双胍；血脂可。

查其脉濡、弦、细、滑、急、数，舌淡红，苔白厚腻。

处方：鲜景天三七 80 克、鲜白背三七 70 克、肉苁蓉 30 克、当归 20 克、人参果 60 克、菟丝子 25 克、合欢花 10 克、莲子 30 克、山萸肉 20 克、党参 30 克、鲜杜仲叶 80 克、吴茱萸 2 克、锁阳 20 克、鲜佩兰 60 克、鲜牛膝 90 克、三七 5 克、鲜牛蒡根 90 克、鲜首乌藤 40 克、黄连 10 克、天花粉 30 克。

2016 年 8 月 14 日诊，患者诉胸闷不适，持续时间数秒。食欲可，睡眠可，梦多，大便稀，全身乏力，血糖、血脂高。查其脉弦、细、涩，舌淡红，苔薄白、中间稍厚。

2016 年 8 月 24 日诊，患者乏力、胸闷症状较前改善，大便稀有所减轻，脱发明显。脉弦、细，舌偏红，苔白中间厚腻。后辨证增减药。

思考及讨论：白背三七又名明月草、降糖草、降糖树、血米草。现代研究发现，茎叶中含有大量的藻胶素、甘露醇、维生素B、钾及多种氨基酸等营养元素，对高血压、糖尿病有一定疗效。因有一定的降血压、降血脂作用，最好是配合一些降血压药物或其他药物一起食用，但不宜单用或长期食用。

白背三七茎叶，与根比较，叶长于清热，舒经通络；而根，则长于化瘀。

2.2 鲜白背三七根

2.2.1 药用部位 本品为菊科植物白子菜的新鲜根及根茎。

2.2.2 性味归经 味甘，性凉。归肺、大肠、肝、肾经。

2.2.3 功能主治 清热凉血，散瘀消肿。主要用于支气管炎，肺结核，崩漏痈肿，烫伤，跌打损伤，刀伤出血等。

2.2.4 采收加工 根据生长环境，常年可以采收。

2.2.5 用法用量 内服：干品 5~10 克，鲜品 30~60 克，根据医嘱，煎汤，研磨成浆或破碎绞汁煮沸服，或生服。外用：适量，捣烂外敷或绞汁外涂，煎汤熏洗患处。

2.2.6 本草医籍论述

煮汤内服，凉血解毒；捣烂外敷跌打伤、消肿散瘀；又用以敷热痈、散痛消肿。经九蒸十晒，浸酒或煎汤服补血。（《广西药植图志》）

治支气管炎，肺结核，崩漏，白背三七根 6~9 克，水煎服。（《云南中草药》）

治骨折，外伤出血，白背三七根，适量，泡酒服，外用茎叶研末撒布患处。（《云南中草药》）

治妇女血崩，白背三七根 6~9 克，水煎服。（《云南中草药选》）

治烫火伤、刀伤：大绿叶（白背三七）根粉，加糖调成糊状，包患处。（《云南中草药选》）

3 鲜药应用探讨

3.1 鲜品炮制要点

3.1.1 鲜白背三七茎叶、鲜白背三七根从地里采收后，进行分类，择选去杂质及枯黄部分，洗净后按医嘱切碎入药，或破碎后入药，也可取鲜汁入药。最好做到当天采，当天用为最佳。

3.1.2 鲜白背三七茎叶、鲜白背三七根不需要过多复杂炮制，在新鲜生品状态就可以入药。

3.1.3 因为白背三七在 15℃左右就能生长，故在温室就能生长，不需要晒干保存。

3.2 不同炮制方式饮片的有效含量及功效区别

3.2.1 将鲜白背三七茎叶、鲜白背三七根清洗后择净，使药物洁净，切碎或破碎后，增加与溶液的接触面，便于药效成分的快速煎出或溶出，同时也便于调剂、制剂。

3.2.2 鲜白背三七不需要过多炮制，一些成分在加热或干燥的过程中容易破坏，故鲜用入药为最佳方式之一。

3.2.3 白背三七虽然是全株入药，但不同部位的药性还是存在差别。

3.2.4 即时采、即时入药，以防止新鲜药品在保存的过程中变质及腐烂。

白茅

1 药材基原

为多年生禾本科植物白茅 *Imperata cylindrica* Beauv. var. *major*（Nees）C.E.Hubb.。

2 鲜药谱

鲜白茅根、鲜白茅针、鲜白茅花、鲜茅草叶。

2.1 鲜白茅根

2.1.1 药用部位 本品为多年生禾本科植物白茅的地下新鲜根茎。（图3）

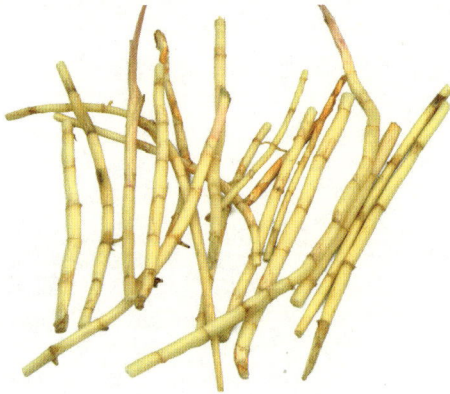

图3 白茅根

2.1.2 性味归经 味甘，性寒。归肺、胃、心、膀胱经。

2.1.3 功能主治 凉血止血，清热生津，利尿通淋。主要用于血热出血，热病烦渴，胃热呕逆，肺热喘咳，小便淋沥涩痛，水肿，黄疸。

2.1.4 采收加工 全年可以采挖取鲜白茅根，洗净泥土，除去残茎、膜质状叶片、须根及杂质，用时切段或捣碎榨汁。

2.1.5 用法用量 口服：干品15~30克，鲜品30~60克，根据医嘱，煎汤，或研磨破碎绞汁煮沸服，或生服。外用，适量，捣烂外敷或绞汁外涂，煎汤熏洗患处。

2.1.6 本草医籍论述

治吐血不止：白茅根 1 握。水煎服之。（《千金翼方》）

治血黄头闷，心中痛结块。心烦吐逆：白茅根汤方，生鲜白茅根（锉 1 握）、生地黄（拍碎 1 两）、刺蓟（锉半两），上 3 味，以水 3 盏。煎至 1 盏半。去滓食后分温两服。（《圣济总录》）

治血热鼻衄：白茅根汁 1 台。饮之。（《妇人良方》）

如神汤，治喘：白茅根 1 握（生用旋采），桑白皮等分。水 2 盏，煎至 1 盏，去滓温服，食后。（《太平圣惠方》）

治小便出血：白茅根 1 把。切，以水一大盏，煎至 5 分，去滓，温温频服。（《太平圣惠方》）

茅根汤，治温病有热，饮水暴冷哕者：白茅根、葛根（各切）半升。以水 4 升，煮取 2 升，稍温饮之，哕止则停。（《小品方》）

治胃反，食即吐出，上气：芦根、白茅根各 2 两。细切，以水 4 升，煮取 2 升，顿服之，得下，良。（《备急千金要方》）

治小便热淋：白茅根 4 升。水 1 斗 5 升，煮取 5 升，适冷暖饮之，日 3 服。（《肘后备急方》）

治黄疸、谷疸、酒疸、女疸、劳疸、黄汗：生白茅根 1 把。细切，以猪肉 1 斤，合作羹，尽啜食之。（《补缺肘后方》）

疗发热体气昏昏，不痛不痒，小便赤涩方：生白茅根 5 大斤，净洗择捣，绞取汁服之瘥。（《外台秘要》）

虚劳证，痰中带血：二鲜饮，鲜白茅根 4 两（切碎），鲜藕 4 两（切片）。二药煮汁，常常饮之，旬日中自愈。若大便滑者，白茅根宜减半，再用生山药末 30 克，调入药汁中，煮作茶汤服之。（《医学衷中参西录》）

白茅根，治阳虚不能化阴，小便不利，或有湿热壅滞，以致小便不利，积成水肿：白茅根 1 斤。掘取鲜者，去净皮与节间小根，细切，将白茅根用水 4 大碗，煮 1 沸，移其锅置炉旁，候十数分钟，视其若不沉水底，再煮 1 沸，移其锅置炉旁，须臾视其根皆沉水底，其汤即成，去渣温服，多半杯，日服五六次，夜服两三次，使药力相继，周 12 时，小便自利。（《医学衷中参西录》）

阳水肿，已用宣上发汗，通利小便，水肿已退者：百合茅根汤，清肺气以滋化源。苏百合 1 钱，生桑皮 1 钱，通草 1 钱，鲜白茅根 50 支。（《重订通俗伤寒论》）

外感病呕血吐血过多、阴液亏虚者：八仙玉液。鲜生地汁 2 杯，藕汁 2 杯，梨汁 1 杯，蔗汁 1 杯，人乳 1 杯，鸡子白 2 枚，鲜白茅根 100 枝，龙眼肉 7 朵。补心养阴。先将鸡子白、鲜白茅根、龙眼肉煎取浓汁 2 杯，和入前 4 汁、人乳，重汤炖温服。（《重订通俗伤寒论》）

食治老人热淋、石淋、尿急、尿频、少腹疼痛、小便黏稠有结块，或时下砂粒，舌苔白滑，脉沉弦者：白蒺藜茅根粥方。白蒺藜（1两，包煎）、鲜白茅根（2两）、粳米（1两，净淘）。上3味，先煎白蒺藜、鲜白茅根，以水两碗熬取1碗半汁，过滤去滓，下粳米煮粥1碗，空心顿服之。日服2次，至病愈为度。（《养老奉亲书》）

治肺热气喘：用生白茅根1把，1口咬细，加水2碗，煮成1碗，饭后温服。3服病愈。此方名"如神汤"。（《中药大辞典》）

2.1.7 治验医案举隅

张锡纯医案

白茅根，味甘，性凉，中空有节，最善透发脏腑郁热，托痘疹之毒外出；又善利小便淋涩作疼、因热小便短少、腹胀身肿；又能入肺清热以宁嗽定喘；为其味甘，且鲜者嚼之多液，故能入胃滋阴以生津止渴，并治肺胃有热、咳血、吐血、衄血、小便下血，然必用鲜者其效方著。春前秋后剖用之味甘，至生苗盛茂时，味即不甘，用之亦有效验，远胜干者。茅针：即茅芽，初发犹未出土，形如巨针者，其性与白茅根同，而稍有破血之力。凡疮溃脓未破者，将茅针煮服其疮即破，用一针破一孔，两针破两孔。

一人年近五旬，受温疹之毒传染，痧疹遍身，表里壮热，心中烦躁不安，证实脉虚，六部不起，屡服清解之药无效，其清解之药稍重，大便即溏。俾用鲜茅根六两，煮汤一大碗顿服之，病愈强半，又服一次痊愈。

萧龙友医案

萧龙友临证用药轻灵，鲜白茅根是其临证常用鲜药，用于肺胃郁热兼有出血表现者，如咯血、痰中带血、便血、溺血等，子宫肿瘤导致的阴道出血也会使用鲜白茅根，出血量多势急则用量极大，如"血证"。

张某，男，46岁。头部昏眩，精神萎靡，大便下血，已逾五月，临围脐腹隐隐作痛，肠鸣时作。近数日胸次作痛，口干而不引饮，服药1月，三诊时腹痛便血未减，遂将鲜白茅根用量加至二两，服药多帖后诸症均有所改善。

张海滨应用新鲜中药治病举例

方某，男，55岁，于2016年5月28日来北京广阳博海医院（以下简称我院）就诊，诉近两日鼻干、带血丝、咳嗽，痰不多，打喷嚏明显，咽喉不适。问诊前1日，打哈欠、流鼻涕症状减轻，仍咳嗽。以前对冷空气过敏，原有规律服用降压药，血压136/90mmHg，血糖、血脂正常。曾患前列腺炎、甲状腺结节、心律不齐。

查其舌红暗，苔白厚，少津液，有裂纹，脉濡、弦、滑、有余、稍大。

患者原来的基础病加外感风热，出现伤津动血的不适症状，故给予清热养阴，生津解表为主的治疗方案。给予鲜白茅根70克、鲜葛根150克、鲜芦根80克、鲜透骨草30克、鲜合欢皮50克、鲜荆芥30克、鲜北沙参60克、鲜射干50克、鲜黄芪80克、鲜蒲公英100克、鲜百合50克、鲜天花粉60克、鲜薄荷60克、鲜铁线莲70克为基础方进行加减。经上方治疗后，患者痊愈，全程全中药治疗。

思考与讨论：白茅根，生鲜者，有活动的津液，有节，入地能种，能成发新芽，有灵动之气，能透发脏腑郁热，透表邪降外出，故能用于各种皮肤病及痘疹。同时能引热下行，用于治疗各种暑热病引起的小便淋涩作疼、小便短少、腹胀身肿；走表还能入肺，清热宁嗽定喘；鲜品嚼之多液，能入胃、滋阴、生津止渴，用于咳血、吐血、衄血、小便下血等各种血证。

鲜干之物有所区别，干白茅根凉血止血、清热利尿；鲜白茅根还具有生津止渴的功效。《中国药典》记载干白茅根："甘，寒。归肺、胃、膀胱经。凉血止血，清热利尿。用于血热血证。"《医学衷中参西录·白茅根解》："为其味甘，且鲜者嚼之多液，故能入胃滋阴以生津止渴……然必用鲜者其效方着……春前秋后剖用之味甘，至生苗盛茂时，味即不甘，用之亦有效验，远胜干者。"

鲜白茅根，其功效既能清热滋阴，生津止渴，又能凉血止血，利尿消肿，其最大特点是甘甜不腻膈（中），寒凉不伤胃，利水不伤阴，在临床上用于各种热病伤阴，津液匮乏时用，疗效比干白茅根佳甚。

2.2 鲜白茅针

2.2.1 药用部位
本品为多年生禾本科植物白茅的初生未放花序。

2.2.2 性味归经
味甘，性平。归肺、胃、心、膀胱经。

2.2.3 功能主治
止血，解毒。主要用于衄血，尿血，大便下血，外伤出血，疮痈肿毒。

2.2.4 采收加工
在夏季时节，采收白茅的初生未放花序。

2.2.5 用法用量
口服：干品15~30克，鲜品30~60克，根据医嘱，煎汤或鲜生食。外用，适量，捣烂外敷或绞汁外涂，煎汤熏洗患处。

2.2.6 本草医籍论述

白茅针：即白茅芽，初发犹未出土，形如巨针者，其性与白茅根同，而稍有破血之力。凡疮溃脓未破者，将白茅针煮服其疮即破，用一针破一孔，两针破两孔。（《医学衷中参西录》）

白茅芽根，其芽一名白茅针。其根至洁白亦甚甘美。根性寒，白茅针性平，其花性温，俱味甘，无毒。救饥：采嫩芽剥取嫩茸食，甚益小儿。及取根咂食甜味，久服利人，食此白茅针可断谷。（《古今医统大全》）

2.3 鲜白茅花

2.3.1 药用部位
本品为多年生禾本科植物白茅的花穗。

2.3.2 性味归经
味甘，性温。归肺、胃、心、膀胱经。

2.3.3 功能主治
止血定痛。主要用于吐血，衄血，刀伤。

2.3.4 采收加工　在夏秋时节，采收白茅的花穗。

2.3.5 用法用量　口服：干品 15~30 克，鲜品 30~60 克，根据医嘱，煎汤。外用，适量，捣烂外敷，煎汤熏洗患处。

2.3.6 本草医籍论述

治吐血衄血。上用白茅花，每服秤 1 钱，水 1 盏，同煎至 6 分，去滓，温服，不以时。(《幼幼新书》)

治鼻衄：白茅花 5 钱，猪鼻 1 个。同炖约 1 小时，饭后服，服多次，可望根治。(《泉州本草》)

旱莲草、白茅花、丝瓜叶等，有止血之功，适用于浅表创伤之止血。用时洗净，捣烂后敷出血处加压包扎，白茅花不用捣烂可直接敷用。(《中草药》)

2.3.7 治验医案举隅

张聿青医案

衄血，潘（左）咳嗽鼻衄，腰酸肢重。肝肾空虚，恐延衰症。

丹皮炭、杜仲、当归、生地炭、炙黑丝瓜络、川断肉、白芍、川贝母、牛膝炭、海蛤粉、白茅花、炒麦冬。

二诊补肾清金，衄血未来，咳减纳加。是水亏而虚火上炎，载血逆行也。乘此善调，以图恢复为要。

生熟地（三钱）、杜仲（三钱）、炒麦冬（三钱）、川贝母（二钱）、杭白芍（一钱五分）、生山药（三钱）、茯神（三钱）、牛膝炭（三钱）、龟甲心（五钱先煎）、代赭石（四钱）。

丁甘仁医案

天癸初至，行而不多，腹痛隐隐，鼻红甚剧。气滞血瘀，肝火载血，不能顺注冲任，而反冲激妄行，上溢清窍，有倒经之象。逆者顺之，激者平之，则顺气祛瘀，清肝降火，为一定不易之法。

紫丹参（二钱）、怀牛膝（二钱）、全当归（二钱）、粉丹皮（一钱五分）、鲜竹茹（三钱）、茺蔚子（三钱）、制香附（一钱五分）、白茅花（包，一钱）、炒荆芥（八分）、福橘络（一钱）、春砂壳（八分）。

2.4 　鲜茅草叶

2.4.1 药用部位　本品为多年生禾本科植物白茅的叶。

2.4.2 性味归经　味辛、微苦，性平。归肺经。

2.4.3 功能主治　祛风除湿。主要用于风湿痹痛；皮肤风疹。

2.4.4 采收加工　在生长季节叶绿时，均可采收。

2.4.5 用法用量　口服：干品 15~30 克，鲜品 30~60 克，根据医嘱，煎汤。外用，适量，捣烂外敷，煎汤熏洗患处。

2.4.6 本草医籍论述

治妇女产后风湿痛：老茅草叶、石菖蒲、陈艾。水煎外洗。(《重庆草药》)

治发风丹：茅草叶、南木叶、糠壳（炒）各1两。以水煎服。(《重庆草药》)

3 鲜药应用探讨

3.1 鲜品炮制要点

3.1.1 将鲜白茅根、鲜白茅针、鲜白茅花、鲜茅草叶进行分类采收，择去黄叶及腐叶，清洗干净后，分类存放，以便于调剂和制剂。

3.1.2 鲜白茅根、鲜白茅针、鲜白茅花、鲜茅草叶在鲜品的状态下，切碎入药，也可以破碎入药，也可以榨汁。

3.1.3 将生鲜的鲜白茅根、鲜白茅针、鲜茅草叶切成段，长约1厘米，入药。

3.1.4 根据医嘱，炒鲜茅根炭：取鲜茅根段置炒制容器内，用中火加热，炒至表面焦黑色，喷淋少许清水，灭尽火星，取出，晾干。

3.1.5 在煎药时，鲜茅根炭入煎：先用凉水浸泡后，再开火煎，如果是同生鲜药一起入药，最好的是先煎煮半小时，有利于有效成分的溶出。

3.1.6 所有的炮制加工品，从生鲜品到炮制熟鲜品，加工应在最短的时间完成，防止变质。炮制品应在低温环境下保存，并尽快入药，防止有效成分散失和改变。做到当天炮制，当天入药，方可保证药效。

3.2 不同炮制方式饮片的有效含量及功效区别

3.2.1 将鲜白茅根、鲜白茅针、鲜白茅花、鲜茅草叶清洗、选净，是为了保证药的纯净度。

3.2.2 将鲜白茅根、鲜白茅针、鲜白茅花、鲜茅草叶进行分别采收、归类，是因部位不同，药效也存在一定的差异。

3.2.3 将鲜白茅根、鲜白茅针、鲜白茅花、鲜茅草叶切片或破碎后使用，是为了在煎煮或溶出的过程中，有效而又快速地将有效成分溶出或煎出。

3.2.4 将鲜白茅根、鲜白茅针，捣碎或捣碎后榨汁入药，吸收迅速，见效快。

3.2.5 进行炒制后，药性稍有些改变。鲜白茅根长于凉血生津，清热利尿。而白茅根炭，味涩，寒性减弱，偏于收敛止血，专用于各种出血。

3.3 综合利用

现在临床所用的白茅类中药饮片，大多为便于保存的干存品白茅根，而地上部分未较好应用，可进一步开发、利用。

白屈菜

1 药材基原

为罂粟科植物白屈菜 *Chelidonium majus* L.。

2 鲜药谱

鲜白屈菜、鲜白屈菜根。

2.1 鲜白屈菜

2.1.1 药用部位 本品为罂粟科植物白屈菜（图4）的地上部分。

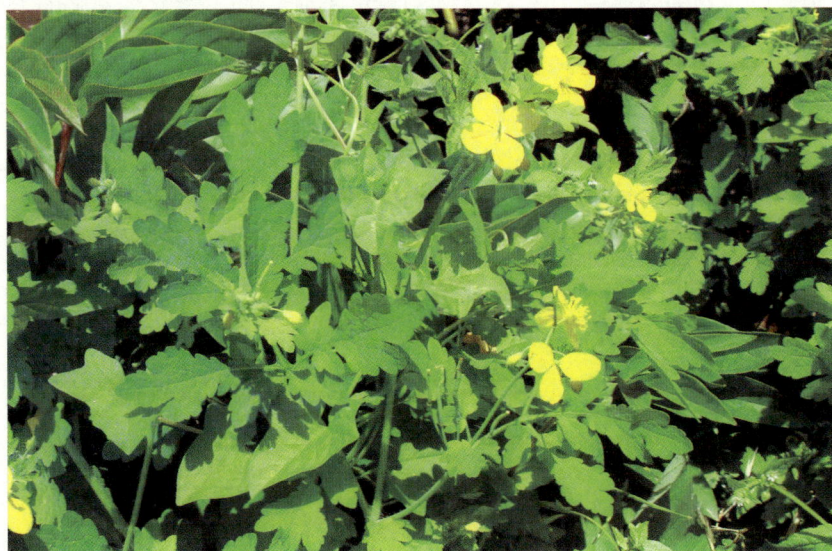

图4 白屈菜

2.1.2 性味归经 味苦，性凉；有小毒。归肺、心、肾经。

2.1.3 功能主治 镇痛，止咳，杀菌，利尿，解疮毒。用于急、慢性胃炎，胃溃疡，腹痛，泻痢，咳嗽，肝硬化腹水。

2.1.4 采收加工 根据气候特征，生长季节，全年可以采收，去除杂质，用时切段或捣碎榨汁。

2.1.5 用法用量　口服：干品 15~30 克，鲜品 30~60 克，根据医嘱，煎汤，或研磨破碎绞汁煮沸，或生服，用酒炒或根据医嘱进行炮制。外用，适量，捣烂外敷或绞汁外涂，煎汤熏洗患处。

2.1.6 本草医籍论述

治顽癣：鲜白屈菜用 50% 的乙醇浸泡，擦患处。（《辽宁常用中草药手册》）

治疮肿：鲜白屈菜捣烂敷患处。（《辽宁常用中草药手册》）

治稻田皮炎，毒虫咬伤，疥癣：白屈菜捣烂外敷或制成浸膏涂患处。（《东北常用中草药手册》）

治外科疮肿，毒虫咬伤：鲜白屈菜适量。捣烂外敷。（《陕甘宁青中草药选》）

治水田皮炎：白屈菜、黄柏各 60 克，狼毒 30 克水煮制成膏，再加樟脑 6 克，涂患处。（《全国中草药汇编》）

2.1.7 治验医案举隅

清热散结治皮下结节

聂某某，女，81 岁，于 2014 年 9 月 8 日初诊。患者诉周身皮疹病史 10 年，皮下皮上疙瘩较大较深、瘙痒剧烈，暗处皮肤发痒、发红。怕热不怕冷，大便很干需服用通便药。并诉近几天反酸烧心，打饱嗝，腹胀，口干，血糖正常。

查：舌淡红，舌下瘀血明显、粉底白晕、微偏暗，苔薄白、少津液，脉弦、急、细、欠柔和。

处方：鲜白屈菜叶 200 克、鲜苦参 150 克、鲜紫苏 90 克、鲜蒲公英 200 克、积雪草 60 克、鲜百部 150 克、鲜大青叶 80 克、当归 12 克、鲜牛蒡茎叶 200 克、鲜地黄 200 克、生姜皮 25 克、金银花 50 克、鲜芦根 100 克、牡丹皮 10 克、鲜黄芪 200 克、鲜铁线莲 50 克、鲜首乌藤 200 克、仙鹤草 30 克、鲜北沙参 80 克、鲜荆芥 40 克。水煎 3 次，日 1 付，全身药浴。

另使用鲜白屈菜叶 200 克、榨汁，外敷。辨证口服中药。

2014 年 9 月 8 日诊，患者皮肤表面未再出现新发皮疹，留下深色的皮肤色斑，诉有时大便干燥。

2.2 鲜白屈菜根

2.2.1 药用部位　本品为罂粟科植物白屈菜地下部分。

2.2.2 性味归经　味苦涩，性温；有小毒。归肺、心、肾经。

2.2.3 功能主治　破瘀消肿，止血止痛。用于劳伤瘀血，月经不调，痛经，消化性溃疡病，蛇咬伤。

2.2.4 采收加工　根据气候特征，生长季节全年可以采收，去除杂质，用时切段或捣碎榨汁。

2.2.5 用法用量 口服；干品15~30克，鲜品30~60克，根据医嘱，煎汤，或研磨破碎绞汁煮沸，或生服，用酒炒或根据医嘱进行炮制。外用，适量，捣烂外敷或绞汁外涂，煎汤熏洗患处。

2.2.6 本草医籍论述

治月经不调，痛经：白屈菜根1钱，甜酒煎服。（《陕西中草药》）

治支气管哮喘：白屈菜根7两，枯矾3两。共研细粉。1日3次，每服1钱。（沈阳药学院《中草药验方制剂栽培选编》）

治劳伤：白屈菜根3克，嚼服，冷开水送下。（《陕西中草药》）

2.2.7 治验医案举隅

通络散瘀补气法治妇科痛经

周某某，女，24岁，于2015年9月26日初诊。患者诉月经周期延长情况发生1年，周期40天1次，月经有血块、量适中，7天干净。平时容易感冒，免疫力差，脱发，多梦，手足凉，夜间出虚汗，大便有时不成形，小便可。曾经因乳腺纤维瘤进行手术，并诉自幼偶有腹痛。

查：脉涩、无力，舌淡红、微暗，舌尖有瘀点。

处方：鲜白屈菜根20克、当归10克、鲜北沙参40克、山楂核20克、鲜党参根70克、桃仁15克、鲜首乌藤150克、鲜蜜炙黄芪80克、九香虫4克、炒枳壳12克、鲜牛蒡100克、菟丝子30克、鲜山药120克、合欢皮30克、鲜红花苗40克、青皮7克、肉苁蓉30克、鲜牛膝100克、升麻10克、沙苑子10克。

2015年10月30日诊，患者诉本次月经周期正常，月经有少量血块，月经量比原来多，痛经减轻。服药期间未发生感冒，手足冰凉好转，出虚汗减少，大便正常。

思考与讨论：白屈菜，味苦，性凉，有镇痛、止咳、杀菌、利尿、解疮毒之功。而根则入下焦，与地上部分相比，则多破瘀消肿、止血止痛功效，少了些地上部分的寒凉之性。

3 鲜药应用探讨

3.1 鲜品炮制要点

3.1.1 将鲜白屈菜、鲜白屈菜根采收后，分类，择选去杂质及枯黄腐叶部分，洗净后，按医嘱切碎入药或破碎后入药，也可取鲜汁入药；按病情所需，也可以鲜品生食。

3.1.2 鲜白屈菜、鲜白屈菜根在煎取时，宜武火急煎，煎煮的时间不宜过长，以防止有效成分散失。

3.1.3 如在寒冷的季节，无鲜白屈菜、鲜白屈菜根供应，可以在适合生长鲜白屈菜、鲜白屈菜根的季节，将鲜白屈菜、鲜白屈菜根打成浆后，密封，低温冷冻保存，做成冻鲜品。入药前，解冻，煮沸，但不宜生食。

3.1.4 从生鲜品到熟鲜品，最好做到当天采收，当天炮制加工，当天入药为最佳。

3.2 不同炮制方式饮片的有效含量及功效区别

3.2.1 将鲜白屈菜、鲜白屈菜根进行分类，因为部位不同，其功效也有一些差异。

3.2.2 将鲜白屈菜、鲜白屈菜根清洗后择净后，使药物洁净，切碎后或破碎后，增加与溶液的接触面，便于有效成分快速地煎出或溶出，同时也便于调剂、制剂。

3.2.3 鲜白屈菜、鲜白屈菜根不需要过多的炮制，一些成分在加热或干燥的过程中，容易被破坏，所以，以鲜用入药为最佳的方式之一。

3.2.4 将鲜白屈菜、鲜白屈菜根捣碎或捣碎后榨汁，入药，因为液体进入消化道或外涂于皮肤黏膜后，吸收迅速，见效快。

白术

1 药材基原

为菊科植物白术 *Atractylodes macrocephala* Koidz.。

2 鲜药谱

鲜白术茎叶、鲜白术。

2.1 鲜白术茎叶

2.1.1 药用部位 本品为多年生菊科植物白术（图5）的茎叶。

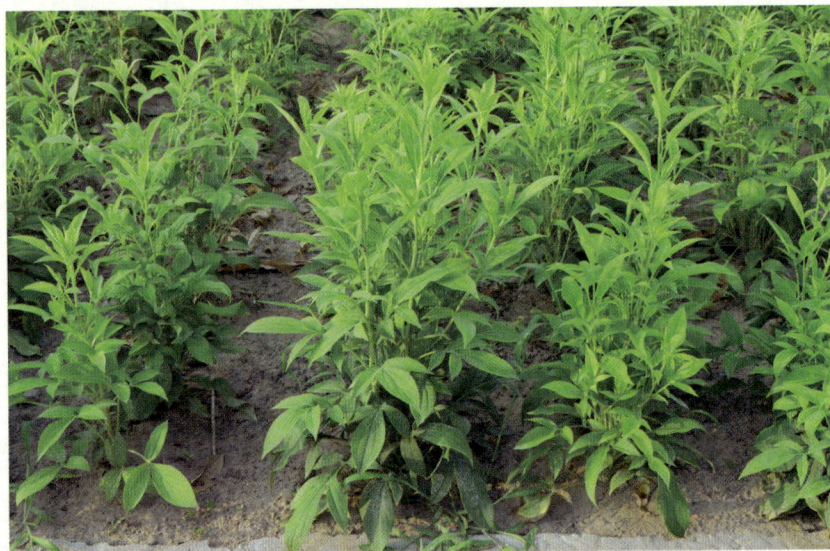

图5 白术

2.1.2 性味归经 味甘淡，性微温。归脾经。

2.1.3 功能主治 益气，活血，利水。可用于气虚血瘀，无力汗出，倦怠乏力，头昏耳鸣，面色暗，浮肿等。

2.1.4 采收加工 根据生长环境，常年可以采收，最佳的采收季节是在地上部分

生长茂盛，无枯萎时节。

2.1.5 用法用量

内服：干品 5~10 克，鲜品 30~60 克，根据医嘱，煎汤，研磨成浆或破碎绞汁煮沸服，或生服。外用：适量，捣烂外敷或绞汁外涂，煎汤熏洗患处。

2.1.6 本草医籍论述

白术，桴蓟也，吴越有之。人多取根栽莳，1 年即稠。嫩苗可茹，叶稍大而有毛。（《本草纲目》）

白术叶 3~5 克。将叶揉碎为粗末，放入茶杯内，沸水冲泡。代茶饮。功能补气虚。适用于气虚卫外不固之自汗。（《普济方》）

2.1.7 新鲜药膳应用

白术藿香正气茶：鲜白术叶 5 克、鲜藿香 5 克。用法：用沸开水冲泡，代茶饮。功能主治：健脾益气、祛暑和胃，可用于夏日防暑及腹痛吐泻。

2.1.8 治验医案举隅

张海滨用白术全株入药治疗阳虚寒性胃疾

白某某，女，61 岁，于 2015 年 2 月 14 日初诊。患者诉慢性浅表性胃炎 3 年余，食欲差，晚上饭后胃胀，严重时自觉胃脘部堵闷，烧心，稍反酸，腹泻，怕冷，胸闷心慌，睡眠不佳，腿软，双膝疼痛，空腹血糖 6.5mmol/L。

查：舌淡暗有白晕，苔薄白稍厚，脉弦、缓、沉滞。

处方：鲜白术及茎叶 100 克、鲜黄芪 100 克、鲜当归 30 克、鲜紫苏 50 克、鲜藿香 40 克、炒麦芽 12 克、炒山楂 12 克、鲜党参 80 克、鲜丹参 30 克、高良姜 10 克、生姜 15 克、巴戟天 15 克、鲜防风 50 克、刺五加子 25 克、鲜牛膝 100 克、鲜艾叶 30 克、茯苓 15 克、砂仁 5 克、鲜荆芥 35 克。

上药服用 14 付后于 2015 年 2 月 30 日复诊，患者诉食欲见长，但晚饭后还觉胃胀堵闷、烧心、反酸、腹泻、怕冷、胸闷心慌症状消除，睡眠好转，腿软、双膝疼痛减轻。查其舌淡暗有白晕，苔薄白稍厚，脉弦、缓、沉滞。后再方。

2.2　鲜白术

2.2.1 药用部位

本品为多年生菊科植物白术的根茎。

2.2.2 性味归经

味苦，甘，性温。归脾、胃经。

2.2.3 功能主治

补脾，益胃，燥湿，和中，安胎。主要用于脾胃气弱，不思饮食，倦怠少气，虚胀，泄泻，痰饮，水肿，黄疸，湿痹，小便不利，头晕，自汗，胎气不安。

2.2.4 采收加工

根据生长环境，常年可以采收，最佳的采收季节是在地上部分未长出或叶面枯萎时。

2.2.5 用法用量

内服：干品 5~10 克，鲜品 30~60 克，根据医嘱，煎汤，研磨成浆或破碎绞汁煮沸服，或生服。外用：适量，捣烂外敷或绞汁外涂，煎汤熏洗患处。

2.2.6 本草医籍论述

白术截疟饮。白术（一半生用，一半炒用）4钱，橘红2钱，麦芽2钱，乌梅1枚，姜5片。水煎，临发日五更服。主治虚弱久疟，脾虚呕吐，不思饮食，不拘寒热。（《赤水玄珠》卷二十六）

治脚弱风虚，五劳七伤万病皆主之方。术膏酒。（《备急千金要方》）

水臌，气臌。鸡胵茅根汤。生鸡内金（去净瓦石糟粕，轧细）15克，生于术（分量用时斟酌），鲜白茅根60克（锉细）。（《医学衷中参西录》）

刘草窗泻湿汤。生白术（3钱）、白芍（2钱）、陈皮（炒，1钱5分）、防风（1钱）、升麻（5分）。上锉作帖，水煎服。此用风药以举其气，抑胜其湿也。河间云：有肠胃燥郁，水液不能宣行于外，反以停湿而泄，或燥湿往来而时结时泄者，此又湿泻之变。余见有老人久泄，饮牛乳而泄反止者，此类是耳。（《金匮翼》）

湿久伤阳，痿弱不振，肢体麻痹，痔疮下血，术附姜苓汤主之。生白术（5钱）、附子（3钱）、干姜（3钱）、茯苓（5钱）。（《三因极一病症方论》）

白术糖，生白术30~60克、绵白糖50~100克。先将生白术晒干后，研为细粉，过筛；再把白术粉同绵白糖和匀，加水适量，调拌成糊状，放入碗内，隔水蒸或置饭锅上蒸熟即可。每日服10~15克，分作2~3次，温热时嚼服。健脾摄涎。适用于小儿流涎。（《江苏中医》）

2.2.7 治验医案举隅

《古今医案按》叶天士医案

叶天士先生治嘉善周姓，体浓色苍，患痛风，膝热而足冷，痛处皆肿，夜间痛甚发之甚时，巅顶如芒刺，根根发孔觉火炎出，遍身燥热不安，小便赤涩，口不干渴，脉沉、细、带数。用生黄芪五钱、生于术三钱、熟附子七分、独活五分、北细辛三分、汉防己一钱五分，四剂而诸证皆痊。惟肿痛久不愈，阳痿不举，接用知、柏、虎膝、龟板、苁蓉、牛膝不应。改用乌头、全蝎各一两，穿山甲、川柏各五钱，汉防己一两五钱，麝香三钱，马料豆生用二两，茵陈汤泛丸。每服一钱，开水下而痊愈。

张海滨用鲜白术治疗风湿痹痛

贾某，女，58岁，2015年12月24日初诊。患者诉左膝关节肿痛2年，加重1个月，春节时双侧膝关节肿胀、疼痛剧烈，用西药后好转，左膝关节腔积液，站久双下肢酸胀，形寒，怕冷，口干、眼睛干涩减轻，神疲乏力较前好转，气短，纳可，寐安，大便不成形，小便可。又诉甲状腺功能减退，服用左甲状腺素纳片，每天3片，2014年10月于大连医大二院住院15天，每天口服激素1片，出院后继续服用至2015年7月。

查其舌淡红暗，苔稍厚、干，脉濡、沉、软。

处方：鲜白术 70 克、鲜山药 150 克、鲜党参 80 克、鲜牛膝 100 克、五味子 10 克、仙茅 20 克、狗脊 30 克、菟丝子 30 克、当归 15 克、南五加皮 30、刺五加子 30 克、鲜车前草 70 克、炙黄芪 60 克、白芍 40 克、灵芝 30 克、熟地黄 15 克、炒杜仲 30 克、山萸肉 30 克、酒浸桑椹 80 克、鸡矢藤 40 克。

上方为基本方加减口服，同时还配合中药外敷及外洗，疼痛消退。

2016 年 3 月 8 日复诊，患者未显不适症状，上方有改动。

2019 年 10 月 21 日诊，患者双膝关节疼痛明显减轻，右手关节疼痛 1 周，0.5 片激素完全停用 1 周，容易腹胀，加鲜大黄梗 20 克。

2019 年 11 月 10 日诊，患者诉睡眠差，近两天入睡困难，血压 150/90mmHg，因天气变化所致疼痛。

处方：鲜白术 50 克（先煎 30 分钟）、党参 30 克、鲜牛膝 70 克、五味子 8 克、鲜萝藦 20 克、菟丝子 40 克、当归 20 克、鲜丝瓜络 80 克、鲜鱼腥草 90 克、南五加皮 30 克、炙黄芪 40 克、鲜当归 90 克、炒白术 10 克、白芍 30 克、鹿角 25 克、鲜肉苁蓉 100 克、鲜杜仲叶 100 克、山萸肉 20 克、鲜金荞麦 70 克、鲜首乌藤 80 克。

2019 年 12 月 5 日诊，患者血压平稳，疼痛消失，睡眠可。

张海滨用鲜白术治疗多年汗证

李某某，女，50 岁，2015 年 5 月 30 日初诊。患者诉自汗、盗汗 5 年余，诉半年加重，食欲一般，夜尿频，睡眠差，运动量可，视物模糊，无口干，无水肿，怕冷、怕热，记忆力减退，大便可。又诉绝经 1 年，腰骨折，腿乏，膝关节酸，肩关节炎病史半年，总胆固醇高，血压 120/70mmHg。

查其脉濡、沉、弦，舌偏淡，苔白腻稍厚。

患者处于围绝经期，又由于肝肾亏损，营卫失调，因此给予补益肝肾，调和营卫为主。同时还在饮食上加强营养，多食一些高蛋白类的食物，少食油腻。

处方：炒鲜白术 30 克、鲜黄芪 90 克、炙黄芪 30 克、鲜党参 80 克、茯苓 30 克、鲜地参 100 克、鲜杜仲茎叶 80 克、当归 30 克、鲜牛膝 150 克、覆盆子 30 克、太子参 30 克、沙苑子 30 克、白芍 20 克、泽泻 30 克、鲜防风 40 克、桂枝 25 克、麻黄根 30 克。

又诊，服用上药 7 付后，腿乏之症减轻，饮食比吃药前佳，余下同前。上方再服。

思考与讨论：白术有健脾益气、燥湿利水的功效，鲜白术长于祛游风，祛风湿，健脾通便；漂鲜白术长于祛湿补脾；土炒鲜白术长于温脾燥湿；麸炙鲜白术长于补中健脾益气。

在《本草思辨录》邹氏云："术开花于初夏，结实于伏时，偏于湿热弥漫之际，显其有猷有为，确知其入脾胃，能力固中气，外御湿侮矣……白术味甘多脂，有似湿土，非脾之正药而何。其肉白，老则微红，味复带辛，故能由脾及胃而达肌表。白术除脾湿，固中气，为中流之砥柱。其散表邪，非辅以麻黄、桂枝、附子之属，不能由肌肉而透皮毛。盖其味浓而甘，擅长于守也。麻黄、桂枝、附子，为走散风寒之剂，加以白术除湿，则为治风湿，治寒湿。无湿不加，故麻黄、桂枝、附子多用于伤寒太阳病，而术惟有水气始用之……仲圣治风寒湿痹方，多有不用术者，以术于风胜湿胜者为最宜，寒胜者差减。"

从上文中记载白术的形态特征可以看出，白术味甘多脂，有似湿土，而是"鲜白术"。到后来《江苏中医》中的白术糖，生白术 30~60 克、绵白糖 50~100 克。先将生白术晒干后，研粉，也就是说古代医者所说的生于术就是现在的鲜白术。生鲜白术，味香，油多，有运脾通窍（脾主四肢），可用于四肢因各种原因引起的不通，而出现的痹证，故可以治疗各种风湿性疾病。

3 鲜药应用探讨

3.1 鲜品炮制要点

3.1.1 鲜白术从地里采收，清洗后，除去黄叶及腐叶，再进行分类，将白术可分成鲜白术茎叶（鲜白术茎、叶、花）、鲜白术（鲜白术块茎、鲜白术须根、鲜白术根皮）。

3.1.2 将鲜白术茎叶（鲜白术茎、叶、花）在生鲜的状态下，就可以切碎入药，也可以破碎入药，不需要过多的加工。

3.1.3 将鲜白术的块茎、鲜白术须根、鲜白术根皮根据医嘱，可以切成片状，也可以直接破碎。

3.1.4 根据医嘱对生鲜白术进行炮制，如漂、麸炒、土炒、蜜炒、人乳拌炒、炒焦、炒炭后入药。

3.1.5 漂白术：将鲜生白术放到含淀粉的糯米或米泔的淘米水中浸泡 2 个小时后，再换水，浸泡一次，为漂鲜白术。主要目的是用淘米水中的淀粉吸收鲜白术中理脾（油）的成分，留下白术中健脾的成分。

3.1.6 麸炒鲜白术：先将鲜白术在锅内加热后用文火慢慢炒至半干状态，将白术盛出。再将锅烧热，将一份麸皮撒于热锅内，等有烟冒出时，再将 10 份白术片倒入微炒至淡黄色，取出，筛去麸皮后放凉。（每 50 千克白术片，用麸皮 5 千克）

3.1.7 土炒鲜白术：将锅烧热，取一份灶心土（伏龙肝）研为细粉，置锅内炒热，加入 5 份白术片，炒干后，至外面挂有土色时取出，筛去泥土，放凉。

3.1.8 蜜炒鲜白术：先将鲜白术在锅内加热后用文火慢慢炒至半干状态，将白术盛出。再将蜜兑入水，按 0.5 千克蜜兑 0.25kg 水进行勾兑，再倒入 10 千克生鲜白术中，润透后，再将锅烧热，炒干，即可。

3.1.9 人乳炒鲜白术：先将鲜白术在锅内加热后用文火慢慢炒至半干状态，将白术盛出。鲜白术片 10 千克，用人乳 1 千克。润透后，再将锅烧热，炒干，即可。

3.1.10 焦鲜白术：将锅烧热，取一份灶心土（伏龙肝）研为细粉，置锅内炒热，加入 5 份鲜白术片，炒至外面焦黄后，有香味溢出，筛去泥土，喷淋少量清水，放凉。

3.1.11 鲜白术炭：将鲜白术片放入锅内装有灶心土（伏龙肝）细粉或细砂中，用武火炒至外焦褐色，内焦黄色为度，有焦香味溢出，筛去泥土或细砂，喷淋少量清水，取出晾干。

3.1.12 所有的炮制加工品，从生鲜品到炮制熟鲜品，加工应在最短的时间完成。炮制品应在低温环境下保存，并尽快入药，防止有效成分散失和改变，最好当天炮制，当天入药，方可保证药效。

3.2　不同炮制方式饮片的有效含量及功效区别

3.2.1 鲜白术在净洗后进行分类，因部位不同，药效也存在一定的差异。

3.2.2 将白术切片或破碎，在煎煮或溶出的过程中，有效而又快速地将有效成分溶出或煎出。

3.2.3 将鲜白术进行炒制后，鲜白术的性味稍有改变。鲜白术，味香，油多，有运脾通窍（脾主四肢），除湿益燥、消痰利水、散腰脐间血的作用，可用于四肢因各种原因引起的不通，各种风湿性疾病，风寒湿痹，死肌痉疸，及冲脉为病，脾胃气弱，逆气里急，不思饮食，倦怠少气，虚胀，泄泻，痰饮，水肿，黄疸，湿痹，小便不利，头晕，自汗，胎气不安；漂鲜白术有健脾，养胃阴的作用，可以用于脾虚泄泻，便溏，消化不良。麸炒白术，增加其温性，辅加其谷气，长于胃，守而不善走，长于健脾燥湿，用于慢性泄泻，不思饮食；土炒鲜白术，增加其土气，故以健脾和胃、止泻止呕为著；蜜炒鲜白术，以甘温养脾，益气补中为著；人乳炒鲜白术以和胃气，补元和中。适用于大病脾虚，脾气虚弱之症的治疗。焦鲜白术、鲜白术炭，温化寒湿，收敛止泻为优。

3.2.4 白术麸皮炒制后燥性缓和，宣发之性减少，健脾和胃作用增强，用于脾胃不和，运化失常，食少胀满，倦怠乏力，表虚自汗，胎动不安。从实验证明，白术挥发油含量减少：白术生品＞蜜制麸炒白术＞麸炒白术＞土制白术＞炒焦白术，其中挥发油主要成分苍术酮含量生品为麸炒品 2 倍多。随着温度的增高，白术内酯 I 含量为：麸炒黄品＞麸炒轻品＞麸炒焦品＞炒黄品＞白术生品，炮制品中的含量明显高于生品，说明白术麸炒后，挥发含量减少，白术内酯含量增加，故增强其健脾功效。综上所述，白术炮制方法繁多，炮制目的是缓和燥性，增强健脾功能。现代研究发现，白术炮制后，其化学成分会发生明显变化，尤以白术内酯和挥发油变化较大，这必将为中药炮制找到科学的依据，更好地指导临床用药。

3.3 综合利用

目前，白术在临床应用多为地下部分，即生长两年以上的白术的根茎，而地上部分较少利用（重量是地下部分的两倍以上）；且对白术的研究多集中于地下根茎部分（主要含有倍半萜及内酯、多炔醇等）。有文献研究发现，白术地上部分分离得到 14 个化合物，所有化合物均为从白术地上部分中首次分出，如将白术的地上部分很好地开发利用，将可合理利用资源、扩大药源。

参考文献

［1］李庆. 白术的不同炮制法对临床作用的影响［J］. 中国中医，2013，11（19）：302-303.

［2］彭伟，韩婷，刘青春，等. 白术地上部分化学成分研究［J］. 中国中药杂志，2011，6（5）：578-581.

白芷

1 药材基原

为伞形科植物白芷 *Angelica dahurica*（Fisch. ex Hoffm.）Benth. et Hook. f. 或杭白芷 *Angelica dahurica*（Fisch. ex Hoffm.）Benth. et Hook. f. var. *formosana*（Boiss.）Shan et Yuan。

2 鲜药谱

鲜白芷叶、鲜白芷。

2.1 鲜白芷叶

2.1.1 药用部位 本品为伞形科植物白芷或杭白芷的地上叶片部分。（图6）

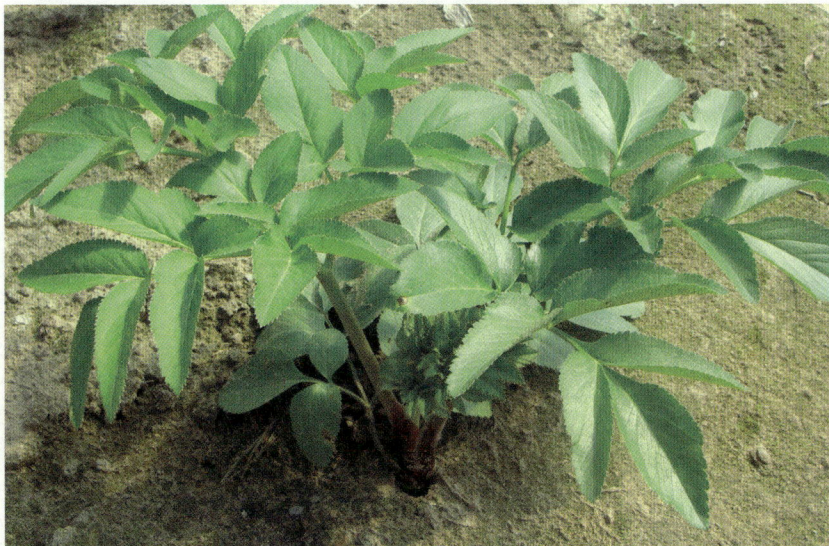

图6 鲜白芷叶

2.1.2 性味归经 味辛，性平。归肾、肺经。

2.1.3 功能主治 清热祛风。主要用于皮肤瘙痒、身热病证。

2.1.4 采收加工 地上部分生长茂盛后采收。

2.1.5 用法用量 内服：干品 10~20 克，鲜品 30~60 克，根据医嘱，煎汤，或研磨成浆，或破碎煮沸服，或生服。外用：适量，捣烂外敷或绞汁外涂，煎汤熏洗患处。

2.1.6 本草医籍论述

治风瘙瘾疹：白芷根、叶煮汁洗之。（《备急千金要方》）

除热汤：治小儿身热，白芷根苗、苦参等分。为粗散，用清浆水煎，更入盐少许，以浴儿。浴毕，用粉粉之。（《备急千金要方》）

2.2 鲜白芷

2.2.1 药用部位 本品为伞形科植物白芷或杭白芷的地下部分。

2.2.2 性味归经 味辛，性温。归胃、大肠、肺经。

2.2.3 功能主治 散风除湿，通窍止痛，消肿排脓。用于感冒头痛，眉棱骨痛，鼻塞，鼻渊，牙痛，白带，疮疡肿痛。

2.2.4 采收加工 地上部分停止生长后采收。

2.2.5 用法用量 内服，干品 10~20 克，鲜品 30~60 克，根据医嘱，煎汤，或研磨成浆服，或破碎煮沸服，或生服。外用，适量，捣烂外敷或绞汁外涂。

2.2.6 本草医籍论述

治刀箭伤疮：香白芷嚼烂涂之。（《濒湖集简方》）

治鹤膝风，取新鲜白芷，用酒煎制成膏，收贮瓷瓶。每日取 2 钱，陈酒送服；再取 2~3 钱涂患处，至消乃止。（《外科全生集》）

3 鲜药应用探讨

3.1 鲜品炮制要点

3.1.1 将鲜白芷类生鲜品入药。采收后，分类，择选去杂质及枯黄腐叶部分，洗净后，按医嘱切碎入药，或破碎后入药。

3.1.2 从生鲜品到熟鲜品，最好做到当天采收，当天炮制加工，当天入药为最佳。

3.2 与干品中药的比对

鲜生白芷含有丰富的挥发油，为了更好地保存，大部分白芷都是通过不同的干燥方法进行干燥，为了减少有效成分的挥发，探索药材初加工过程中不同干燥方法对杭白芷中香豆素及挥发油类化学成分的影响及其变化规律，以优化和建立适宜的干燥加工方法及其条件。杭白芷鲜品洗净，经烘干、晒干、阴干、石灰掩埋干燥、冷冻干燥、微波干燥等不同干燥方法处理后，粉碎，过 60 目筛，得 24 组样品。UHPLC-PA 同时测定其中香豆素类化学成分含量，GC-MS 测定其挥发油类化学成分含量。将 24 个不同干燥加工方法处理样品的分析结果标准化处理，进行主成分分析。经主成分分析，不同干燥方法处理的杭白芷药材中香豆素和挥发油类成分含量综合评分依次为：带皮石灰掩埋干燥、带皮热风（100℃）干燥、带皮（40℃）干燥、去皮红外干燥、去皮热风（60℃）、干燥去皮热风（40℃）干燥、去皮晒干带皮热风（60℃）、干燥去皮热风（100℃）干燥、去皮微波干燥去皮热风（80℃）干燥、带皮晒干带皮硫熏干燥、去皮硫熏干燥带皮热风（120℃）干燥、带皮冷冻干燥、带皮红外干燥、去皮热风（120℃）干燥、去皮冷冻干燥、去皮石灰掩埋干燥、带皮热风（80℃）干燥、去皮阴干、带皮阴干、带皮微波干燥。不同干燥加工方法对杭白芷药材中香豆素和挥发油类化学成分有一定影响，杭白芷产地初加工方法以传统带皮石灰掩埋干燥处理为宜，次之为带皮热风（100℃）干燥方法。从上可以看出，不同的干燥方法对其挥发油丢失都有影响，如果要利用这一部分挥发性有效成分，故建议在新鲜状态入药为最佳。

3.3　不同炮制方式饮片的有效含量及功效区别

3.3.1 将鲜白芷类生鲜品入药。清洗、择净，使药物洁净，切碎或破碎后，可增加与溶液的接触面，便于药效成分快速煎出或溶出，同时也便于调剂、制剂。

3.3.2 将鲜白芷类生鲜品入药。不需要过多炮制，一些成分在加热或干燥的过程中容易被破坏，故以鲜用入药为最佳方式之一。

3.3.3 将鲜白芷类生鲜品入药。捣碎或捣碎后榨汁浸汁入药，吸收迅速，见效快。

3.4　综合利用

现市场所用的白芷类产品，多用白芷的根部，而很少用及白芷叶，大部分将之弃之不用。如将白芷叶再进一步开发利用，将更好地发挥白芷的价值。

参考文献

[1] 刘培，陈京，周冰，等. 不同干燥加工方法及其条件对杭白芷中香豆素及挥发油类化学成分的影响 [J]. 中国中药杂志，2014，39（14）：2653-2659.

败酱

1 药材基原

为败酱科植物白花败酱 *Patrinia villosa*（Thunb.）Juss. 或黄花败酱 *Patrinia scabiosifolia* Link。

2 鲜药谱

鲜败酱。

2.1 鲜败酱

2.1.1 药用部位 本品为败酱科植物白花败酱（图7）、黄花败酱的全草。

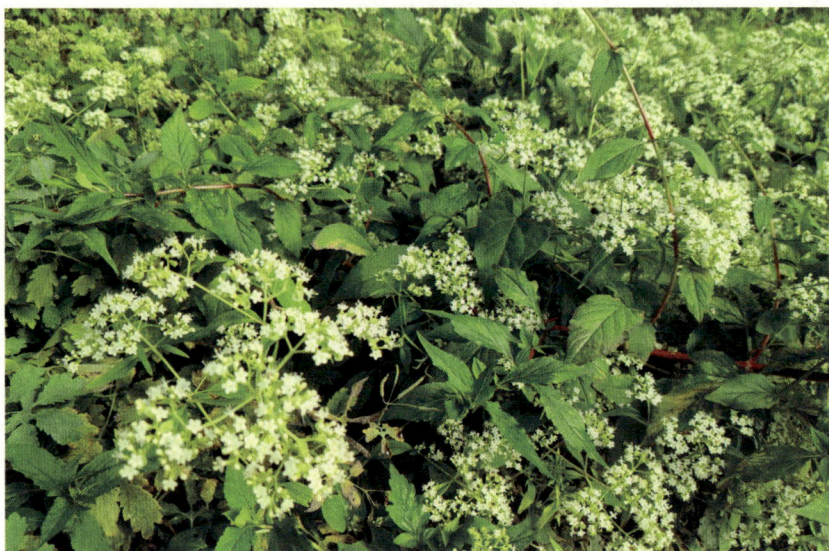

图7 白花败酱

2.1.2 性味归经 味苦，性平。归肝、胃、大肠经。

2.1.3 功能主治 清热解毒，排脓破瘀。主要用于肠痈、下痢、赤白带下、产后瘀滞腹痛、目赤肿痛、痈肿疥癣等。

2.1.4 采收加工　地上部分长出可随时采收。

2.1.5 用法用量　内服：干品 5~10 克，鲜品 10~15 克，根据医嘱，煎汤，或研磨成浆或破碎煮沸服，或绞汁生服。外用：适量，煎水洗、捣烂外敷或绞汁外涂。

2.1.6 本草医籍论述

治产后腰痛，乃气血流入腰腿，痛不可转者：败酱、当归各 8 分，川芎、芍药、桂心各 6 分。水 2 升，煮 8 合，分 2 服。忌葱。(《广济方》)

治赤眼、障痛并胬肉攀睛：败酱 1 握，荆芥、草决明、木贼草各 2 钱，白蒺藜 1 钱 5 分。水煎服。(《硕虎斋省医语》)

肠痈有脓：薏苡仁附子败酱散：用薏苡仁 10 分，附子 2 分，败酱 5 分。捣为末。每以方寸匕，水 2 升，煎 1 升，顿服。小便当下，即愈。(《金匮玉函经》)

产后恶露七八日不止：败酱、当归各 6 分，续断、芍药各 8 分，川芎、竹茹各 4 分，生地黄（炒）12 分，水 2 升，煮取 8 合，空心服。(《外台秘要》)

产后腹痛如锥刺者：败酱草 5 两，水 4 升，煮 2 升。每服 2 合，日 3 服，良。(《卫生易简方》)

败酱汤，产后疹痛引腰腹，如锥刀所刺：败酱 3 两。上切。以水 4 升，酒 2 升，微水煎取 2 升，食前适寒温服 7 合，1 日 3 次。(《千金翼方》)

治吐血、衄血，因积热妄行者：败酱 2 两，黑山栀 3 钱，怀熟地 5 钱，灯心草 1 钱。水煎徐徐服。(《硕虎斋省医语》)

治产后宿血内病：败酱 2 两，没药、乳香各 3 钱，当归、川芎各 1 钱，香附、续断（俱酒洗）各 5 钱。共为末，每早服 2 钱，白汤调服。(《产育宝庆集》)

治无名肿毒：鲜（败酱）全草 30~60 克。酒水各半煎服；渣捣烂敷患处。(《闽东本草》)

治痈疽肿毒，无论已溃未溃：鲜败酱草 4 两，地瓜酒 4 两。开水适量冲炖服。将渣捣烂，冬蜜调敷患处。(《闽东本草》)

治蛇咬：败酱草半斤，煎汤顿服。另用鲜败酱草杵细外敷。(《闽东本草》)

2.1.7 治验医案举隅

鲜败酱草配伍应用治疗肺脓肿（主治医师肖遵香）

患者：汪某某，女，30 岁，2017 年 10 月 1 日来诊，反复咳嗽咳痰 3 个月，加重半月来诊。

患者于 2 个月前出现咳嗽、咳浓臭痰，发热，当地医院检查诊断为肺脓肿，给予抗炎等治疗后症状明显好转，复查脓液未完全吸收，医生建议手术引流，因患者症状明显减轻，未行手术治疗。后有轻微咳嗽，未予重视，半月天前咳嗽加重，无发热，应用抗生素治疗后无明显效果，来我院就诊。症见：咳嗽，稍有胸痛，咳痰浓臭，乏力，舌质红，苔白，脉虚数。

检查：听诊右上肺片状呼吸音消失，胸部 X 线片示肺脓肿。

诊断：肺脓肿。

中医诊断：肺痈。

辨证：热搏血瘀，壅结不通。

治则：清肺排脓，扶正排毒。

处方：鲜败酱草 50 克、鲜鱼腥草 50 克、鲜天花粉 50 克、鲜芦根 40 克、桃仁 10 克、薏苡仁 20 克、鲜黄芪 50 克、桔梗 9 克、甘草 8 克、金银花 15 克、连翘 15 克、炒苦杏仁 9 克，7 付，水煎服，日 1 付。

二诊：患者症状明显减轻，咳痰量较前明显减少，咳痰转清稀，较前易排出，口干，减连翘，加鲜北沙参 30 克。7 付水煎服。

治疗效果：辨证加减治疗 1 月余，诸症消失，复查 X 线片示肺脓肿消失。

按语：该患者由急性肺脓肿治疗不彻底转变为慢性肺脓肿，抗生素治疗效果不佳，应用新鲜中药治疗时，停用抗生素。方中鲜鱼腥草、鲜败酱草、鲜天花粉、金银花、薏苡仁等清肺排脓，鲜芦根、鲜黄芪等益气养阴，扶正透邪，桃仁活血化瘀。

3 鲜药应用探讨

3.1 鲜品炮制要点

3.1.1 将鲜败酱生鲜品入药。采收后，分类，择选去杂质及枯黄腐叶部分，洗净后，按医嘱切碎入药，或破碎后入药。

3.1.2 从生鲜品到熟鲜品，最好做到当天采收，当天炮制加工，当天入药为最佳。

3.1.3 鲜败酱不需要过多复杂炮制，在新鲜生品状态时就可以入药。

3.1.4 因为败酱比较耐寒，在北方的温室，冬天也能生长，不需要晒干保存。

3.2 不同炮制方式饮片的有效含量及功效区别

3.2.1 将鲜败酱生鲜品入药。清洗后择净，使药物洁净，切碎或破碎后，可增加与溶液的接触面，便于有效成分快速地煎出或溶出，同时也便于调剂、制剂。

3.2.2 将鲜败酱生鲜品入药。不需要过多的炮制，一些成分在加热或干燥的过程中容易破坏，故以鲜用入药为最佳方式之一。

3.2.3 将鲜败酱生鲜品入药。捣碎或捣碎后榨汁，浸汁入药，吸收迅速，见效快。

薄荷

1 药材基原

为唇形科植物薄荷 *Mentha haplocalyx* Briq.。

2 鲜药谱

鲜薄荷、鲜薄荷根。

2.1 鲜薄荷

2.1.1 药用部位 本品为唇形科植物薄荷（图8）的全草。

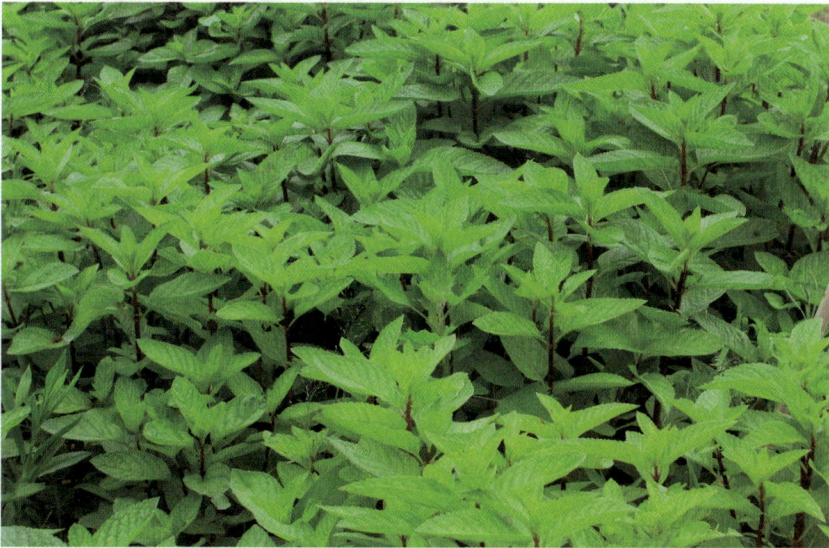

图8 薄荷

2.1.2 性味归经 味辛，性凉。归肺、肝经。

2.1.3 功能主治 散风热，清头目，利咽喉，透疹，解郁。主要用于风热表证，头痛目赤，咽喉肿痛，麻疹不透，隐疹瘙痒，肝郁胁痛等。

2.1.4 采收加工 根据生长环境，常年可以采收，最佳的采收季节是在地上部分

生长茂盛时。

2.1.5 用法用量　内服：干品 5~10 克，鲜品 30~60 克，根据医嘱，煎汤，研磨成浆或破碎绞汁煮沸服，或生服。外用：适量，捣烂外敷或绞汁外涂，煎汤熏洗患处。

2.1.6 本草医籍论述

治暑月目昏多眵泪：生龙脑、薄荷叶捣烂，生绢绞汁点之。(《圣济总录》)

支饮不消。胸膈满闷：参苓丸方。人参、天南星（炮）、赤茯苓（去黑皮各 3 分），半夏、生姜、晋矾（各 1 两），上 6 味，先取天南星半夏，于砂盆内，擦洗令净，用生姜同捣烂，拍作饼子，慢火炙令黄，同余 3 味，捣罗为末，薄荷汁煮面糊为丸，如梧桐子大，食后生姜蜜汤下 20 丸。(《圣济总录》，其枸杞丸方、鳖甲丸方等均有使用本药)

薄荷煎丸。主治急劳骨蒸：薄荷汁 1 升，生地黄汁 1 升，青蒿汁 1 升，童便 2 升，桃仁 3 两（汤浸，去皮尖双仁，麸炒微黄，别研如膏），麝香 2 钱（细研），朱砂 1 两（细研），秦艽 3 两（去苗，捣罗为末）。薄荷等汁并小便同煎，然后下桃仁膏及朱砂等，以慢火熬，候可丸即丸，如梧桐子大。每服 30 丸，空腹以清粥饮送下，晚食前再服。(《太平圣惠方》)

治咽喉急闭，腮颔肿痛。并单蛾，结喉，重舌，木舌。硫黄（细研，1 两半）、川芎（1 两）、腊茶、薄荷（去根梗，各半两）、贯众（2 两）、硝石（研，4 两）、荆芥（2 两）。上为末，生葱汁搜和为锭，每服先用新汲水灌漱，次嚼生薄荷 5~7 叶，用药 1 锭，同嚼极烂，井水咽下。甚者连进 3 服，并以 1 锭安患处，其病随药便消。(《医学纲目》)

瘰结核，或破未破：以新薄荷 2 斤（取汁），皂荚 1 挺（水浸去皮，捣取汁）。同于银石器内熬膏。入连翘末半两，连白青皮、陈皮，黑牵牛（半生半炒）各 1 两，皂荚仁 1 两半，同捣和丸梧子大。每服 30 丸，煎连翘汤下。(《济生方》)

治衄血不止：薄荷汁滴之。或以干者水煮，绵裹塞鼻。(《普济本事方》)

热闷昏迷。用生地黄汁 1 碗灌下。如大渴饮水不止，则用生地黄根、生薄荷叶等分捣烂，榨取汗，加麝香少许，冷水调服。觉心下顿凉，即不再服药。(《本草纲目》)

结胸不软，痛楚喘促，或发狂乱者，宜用：地龙水。大头缩地龙 4 条，洗净研烂。入生姜自然汁 1 匙、白蜜半匙、薄荷汁 1 匙、更入片脑 1 分或半分，研匀，徐徐灌令尽，良久渐快。稳睡一顿饭时久，即与，揉心下片时，再令睡，当有汗即愈。若服下半时不应，须再服 1 次效。(《寿世保元》)

治小儿腮颔里外肿核：用薄荷汁调涂。漱口，新水调亦得。(《洪氏集验方》)

初生，口内白屑满舌上，不能吮乳，谓之鹅口：急以乱发缠指头，蘸薄荷汁或井华水拭净。如不脱，用四宝丹掺之。(《疡医大全》)

长春膏除翳膜：主眼撞伤生翳膜。生地汁、薄荷汁、冬青子汁。制法 3 味汁熬浓，

加蜜 1 两熬成膏。点眼。(《眼科全书》)

吹喉散。治三焦大热，口舌生疮，咽喉肿塞，神思昏闷。并能治之，蒲黄（1两），盆硝（8两），青黛（1两半）。上件用生薄荷汁 1 升，将盆硝、青黛、蒲黄一处，用瓷罐盛，慢火熬令干，研细。每用 1 分或半钱，掺于口内，良久出涎，吞之不妨。或喉中肿痛，用筒子入药半钱许，用力吹之，无不立效。(《太平惠民和剂局方》)

截惊法：芭蕉油、薄荷汁煎匀。涂头顶留囟门；涂四肢留手、足心勿涂，甚效。(《串雅内外编》)

产后眼前黑暗，血晕血热，口渴烦闷，如见鬼神，狂言不省人事：薄荷自然汁，如无生者，浓煎薄荷汤下，及童子小便。酒各半亦可。(《证治准绳·女科》)

黄连化痰丸：热嗽。伤于暑热而得嗽，其脉数，必兼口燥，声嘶，烦热引饮，或吐涎沫，甚至咯血。黄连、梨汁、藕汁、莱菔汁、生薄荷汁各等分。入砂糖，细火熬膏。以匙挑服。(《杂病源流犀烛》)

鹅梨煎丸：治热痰、凉心肺、利咽膈、解热毒、补元气。大鹅梨（20 枚，去皮核，用净布绞取汁）、薄荷（生半斤研汁）、皂角（不蛀者 10 枚，去皮子，浆水 2 升揉取浓汁）、白蜜（滤净半斤）、生地黄（半斤研取汁，同上 5 味慢火熬膏和下药）。人参、白茯苓（去皮）、白蒺藜（炒去刺）、肉苁蓉（酒浸切焙干）、牛膝（酒浸）、半夏（汤泡）、木香（各 1 两）、槟榔（煨 2 两）、防风（去叉）、青橘皮（去白）、桔梗（炒）、羌活、白术、山药（各 7 钱半）、甘草（炙各半两），上为细末，同前膏拌匀，杵令得所，丸如梧子大。每服 50 丸，加至 20 丸，食后荆芥汤送下，日 2 服。(《医门法律》)

伤寒热瘴，头疼足热，发渴烦躁，不呕不泻，其脉洪实。生地黄根、生薄荷叶不拘多少。上净洗，砂钵内捣烂，取自然汁，入麝香少许，井华水调下。如觉心间顿凉，不须再服。(《岭南卫生方》)

毒蛇咬伤：用驱风通干或鲜叶捣烂，加酒或酒糟热敷患处，或用干粉加鲜薄荷叶，加酒少许捣烂外敷。(《全国中草药汇编》)

治疗稻田皮炎：枫杨鲜叶半斤，煎水熏洗患部，再用鲜薄荷叶适量捣烂外敷。(《中药大辞典》)

治乳痈：水苋菜、侧耳根、鲜薄荷。捣绒外敷。(《四川中药志》)

治耳痛：鲜薄荷绞汁滴入。(《闽东本草》)

2.1.7 治验医案举隅

《张聿青医案》虚损

胡（左）肺感风邪，邪郁肺卫。以致咳嗽不已，身热连绵。肺合皮毛，肺邪未泄，所以凛凛畏风。因邪致咳，因咳动络，络损血溢，日前咯血数口，血止而咳逆如前。脉细而数，右寸关微浮。此即伤风成劳是也。咳因邪起，因咳成劳兹则去其邪而保其正，明知鞭长莫及，然人事不得不尽。备方就是高明。

前胡、象贝、鲜薄荷、桔梗、茯苓、生熟、莱菔子、连翘、牛蒡子、杏仁泥、桑叶、梨皮、炒黑丹皮。

张海滨清凉透表治疗反复性鼻疾

刘某某，女，30岁，2018年3月15日初诊。患者诉经常性鼻塞流涕5年余，有时咳嗽，晨起时咽喉疼痛、咽干、口干，思饮。腰痛腿疼严重，足跟疼痛，膝关节（腿）疼，肌肉酸痛，后背发热。冬天手脚凉，容易冻伤，夏天手足热胀。有时偶有受凉时腹痛，饮食可，睡眠可，睡眠时流口水，运动量少，脾气急，眼干，口周起痘，面部皮肤容易过敏，晨起眼皮肿，心里堵得慌，牙痛。月经提前，有血块，轻微痛经，色暗，月量少。二便正常。

查：脉濡、弦、小、数，舌偏红，苔薄白、微黄厚（少津液）。

处方：鲜薄荷50克、山药30克、炒扁豆30克、鲜桑叶50克、百合30克、鲜牛蒡根120克、灵芝20克、鲜青蒿60克、山萸肉30克、鲜人参10克、当归30克、党参20克、鲜肉苁蓉70克、莲子30克、防风15克、鲜知母40克、生姜15克、大枣15克、荜茇10克。

3月24日诊，患者足跟疼痛，咽喉不疼，咽喉不适，眼皮浮肿消除，容易腹部受寒。脉濡、弦、细、稍有余，舌淡红微暗，苔薄白、微厚。再改方服药。

思考与讨论：薄荷为辛凉之品，在应用上主要是取其气的部分，而气的部分则是能透发轻盈辛凉之气。辛凉之气在干燥的过程中，遇热则减弱，透热的作用同时也与之减弱。故在应用的过程中要根据病情把握其度。

2.2 鲜薄荷根

2.2.1 药用部位 本品为唇形科植物薄荷的根。

2.2.2 性味归经 味辛，性凉。归肝、肾经。

2.2.3 功能主治 清里热，散郁结。适用于久热伤津，热结于里，里热仍炽，出现的便结，口渴等。

2.2.4 采收加工 根据生长环境，常年可以采收，最佳的采收季节是在地上部分生长茂盛时。

2.2.5 用法用量 内服：干品5~10克，鲜品30~60克，根据医嘱，煎汤、研磨成浆或破碎绞汁煮沸服，或生服。外用：适量，捣烂外敷或绞汁外涂，煎汤熏洗患处。

2.2.6 本草医籍论述

治新吐血方，用薄荷根煮肉吃，3次立心（亦要失力劳动吐血者有效）。（《跌打损伤回生集》）

牙漏：鲜石斛、炒山栀、元参、桑叶、杏仁、花粉、连翘、薄荷、麦冬、悉尼汁、荆芥、羚羊角、淡芩、淡豆豉、瓜蒌、忍冬藤、鲜薄荷根。水煎服。（《外科传薪集》）

3 鲜药应用探讨

3.1 鲜品炮制要点

3.1.1 鲜薄荷、鲜薄荷叶、鲜薄荷梗、鲜薄荷根从地里采收后，分类，择选去杂质及枯黄部分，洗净后，按医嘱切碎入药，或破碎后入药，也可取鲜汁入药，也可鲜品生食。最好做到当天采，当天用为最佳。

3.1.2 鲜薄荷、鲜薄荷叶、鲜薄荷梗、鲜薄荷根在煎取时，宜武火急煎，煎煮的时间不宜过长，以防止有效成分散失。

3.2 鲜品与干品中药的成分含量比对

鲜薄荷含有丰富的挥发性成分，随着温度的升高，挥发越快。不同的干燥方法对薄荷醇、咖啡酸、迷迭香酸含量都影响最大，其次为绿原酸、香叶木素 –7–O– 葡萄糖苷；同温度下，热风干燥对活性成分的保留作用优于微波干燥与红外干燥；从实验数据来看，低温（40~45℃）干燥对活性成分总量的保留显著高于高温（60~70℃）干燥。

3.3 不同炮制方式饮片的有效含量及功效区别

3.3.1 将鲜薄荷、鲜薄荷叶、鲜薄荷梗、鲜薄荷根清洗后择净，使药物洁净，切碎或破碎后，可增加与溶液的接触面，便于有效成分快速煎出或溶出，同时也便于调剂、制剂。

3.3.2 鲜薄荷、鲜薄荷叶、鲜薄荷梗、鲜薄荷根不需要过多的炮制，一些成分在加热或干燥的过程中容易破坏，故以鲜用入药为最佳方式之一。

3.3.3 部位不同，作用有所差异，如薄荷梗偏于疏肝解郁和中；薄荷叶偏于疏风散热；根则善于散结。

3.4 综合应用

薄荷为药食两用植物，可将鲜薄荷茎叶蒸馏，制成薄荷露，有散风热、清头目的功效，主治风热客表、头痛、目赤、发热、咽痛、牙痛；还可加工成薄荷油，可用于皮肤或黏膜不适及疼痛；也可以加工成薄荷脑，有疏风、清热的功效。主要用于风热感冒、头痛、目赤、咽喉肿痛、齿痛、皮肤瘙痒。

参考文献

［1］朱邵晴，朱振华，郭盛，等. 不同干燥方法对薄荷药材中多元功效成分的影响与评价［J］. 中国中药杂志，2015，40（24）：2862–4866.

北沙参

1 药材基原

为多年生伞形科植物珊瑚菜 *Glehnia littoralis* Fr. Schmidt ex Miq.。

2 鲜药谱

鲜北沙参、鲜北沙参梗、鲜北沙参叶、鲜北沙参花。

2.1 鲜北沙参

2.1.1 药用部位　本品为多年生伞形科植物珊瑚菜（图9）的新鲜根茎。

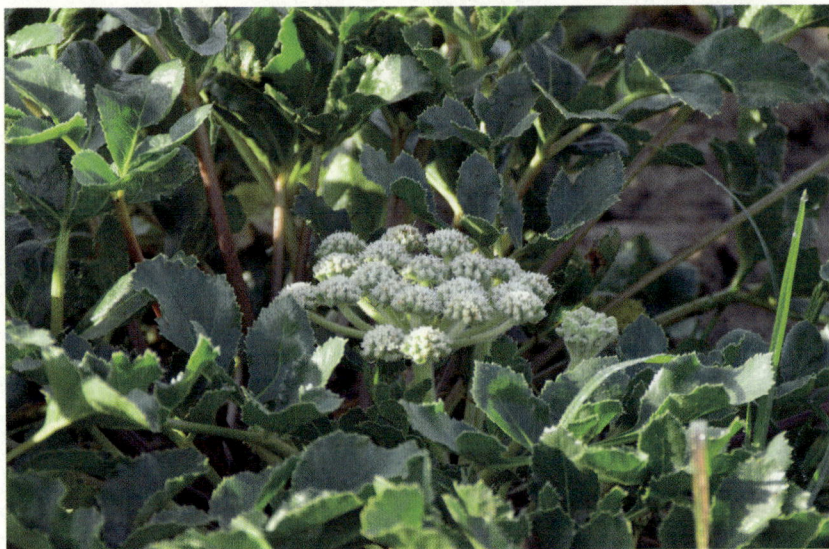

图9　珊瑚菜

2.1.2 性味归经　味甘，性凉。归肺、胃经。

2.1.3 功能主治　养阴清肺，益胃生津。主要用于肺燥干咳，虚劳嗽血，胃阴不足，津伤口干等。

2.1.4 采收加工　可常年采收，最佳采收季节是地上部分停止生长后。

2.1.5 用法用量 内服：干品15~30克，鲜品30~60克，根据医嘱，煎汤，或研磨成浆或破碎绞汁煮沸服，或生服。外用：适量，煎水洗、捣烂外敷或绞汁外涂。

2.1.6 本草医籍论述

治一切阴虚火炎，似虚似实，逆气不降，消气不升，烦渴咳嗽，胀满不食：真北沙参5钱。水煎服。（《林仲先医案》）

肺胃素虚，咽干唇裂，上干痛，频渴不多饮，脉偏大于右寸，此属秋燥致伤。拟甘寒生津，霍石斛（1钱），北沙参（1钱5分），麦冬（2钱），鲜地黄（5钱），玉竹（2钱），生甘草（3分）。（《冯氏锦囊秘录》）

治阴虚火炎，咳嗽无痰，骨蒸劳热，肌皮枯燥，口苦烦渴等证：真北沙参、麦冬、知母、川贝母、熟地黄、鳖甲、地骨皮各4两。或作丸，或作膏，每早服3钱，白汤下。（《卫生易简方》）

肺经轻清淡补之品。予治肺虚咳嗽，每用党参、玄参、北沙参，或加降气消痰，名三参饮，获效甚多。若肺中有邪，不可漫施。（《药笼小品》）

北沙参。补阴、清肺火。甘苦微寒，味淡体轻，专补肺阴、清肺火，治久咳肺痿。金受火刑者宜之，寒客肺中作嗽者勿服。（《本草从新》）

治喉哑，因伤气。金水八物汤，北沙参、玉竹、山药、白术、黄芪、百合、桂圆肉、燕窝，水煎服。（《医门补要》）

一贯煎。治肝木乘胃，胃脘当心而痛，及胁痛吞酸，吐酸，疝瘕，一切肝病：北沙参、麦冬、地黄、当归、枸杞、川楝。肺热咳嗽者，用北沙参半两、水煎服之、甚效。（《柳州医话》）

秋天肺燥，咳嗽无痰。咳嗽简便方，养阴润燥止咳：北沙参。每服15克，净水浓煎热服。（《幼幼集成》）

七味沙参汤，治各种肺热咳嗽脓痰、咯血、衄血、哮喘。北沙参90克，柯子、栀子、茜草、紫草、紫草茸各15克，川楝子9克，共为细粉，每次3~6克，每日2~3次煎服。（《中国民族药志》）

治热病后干渴，食欲不振。北沙参、麦冬、石斛各12克，生地、玉竹各15克，水煎服。（《青岛中草药手册》）

2.1.7 治验医案举隅

"叶天士医案"中治疗秋燥伤肺

丁（六三）秋令，天气下降，上焦先受燥化，其咳症最多，屡进肺药无功。

经云：久咳不已，则三焦受之，是不专于理肺可知矣。六旬又三。形体虽充。而真气渐衰。古人于有年久嗽。都从脾肾子母相生主治。更有咳久，气多发泄，亦必益气，甘补敛摄，实至理也。兹议摄纳下焦于早服，而纯甘清燥暮进。填实在下，清肃在上。凡药味苦辛宜忌，为伤胃泄气预防也。（肾阴胃阴兼虚）

早服水制熟地（八两），白云苓（乳蒸四两），五味子（去核蒸烘三两），建莲（去心衣三两），淮山药（乳蒸四两），车前子（三两），淮牛膝（盐水拌蒸烘三两），柴衣胡桃肉霜（连紫皮研三两）。

上为末。用蒸熟猪脊髓去膜捣丸，服二三钱，开水送。

晚用益胃土以生金方法。

真北沙参（有根有须者四两），生黄芪、橘皮（三两），麦冬（去心二两），生白扁豆（囫囵连皮四两），生细甘草（一两），南枣肉（四两）。

淡水煎汁。滤清收膏。临成加真柿霜二两收。晚上开水化服五钱。

张海滨用宣达通络法治疗难治性局限性硬皮病

杨某，男，14岁。患者于2006年出现左足皮肤紧硬，当地治疗，2008年病情加重就诊于北京协和医院，病理活检诊断为"局限性硬皮病"，治疗4个月后病情好转，2010年溃疡加重，就诊于辽宁中医药大学附属医院，诊断为"局限性硬皮病，坏疽性脓皮病"，建议植皮。因多年就诊经济困难，家属放弃植皮治疗，经各地医院抗炎等治疗，未见明显好转，于2011年3月份来我院应用新鲜中药治疗。来诊时，双足多个脚趾出现数个小水疱，色白，饱满，双脚有腊肠样肿胀。中医辨证，患者寒毒较盛，阳气不能通达，气化不利，水停下位，故出现双手腕部皮肤稍发暗。病理产物，痰、浊、瘀、热、寒、毒等相互交阻，阻滞气血不能正常运行，而常规中药通透力稍有不足，故选择一些透发能力强的中药，宣以透达，以通脉络。

查：舌淡暗，苔少，脉稍韧欠刚强。治以清热、祛瘀、化痰、透脓、固表、扶正、固元等法进行辨证论治。

处方：鲜北沙参根皮30克、鲜车前草30克、鲜透骨草30克、蛇蜕5克、白薇8克、巴戟天12克、白扁豆30克、升麻6克、徐长卿15克、鲜肉苁蓉60克、鲜百合60克、白及15克、郁金10克、鲜牛膝30克、鲜当归20克、山萸肉20克、金银花20克、熟地黄12克。

本病病情反复，治疗时，应该注意病情的变化，同时还应该配药一些外用药，必要时可使用一些西药。

配合鲜药熏洗等治疗，4个月后患者皮肤溃疡基本愈合。

2.2 鲜北沙参梗

2.2.1 药用部位
本品为多年生伞形科植物珊瑚菜的新鲜叶柄梗。

2.2.2 性味归经
味甘，性温，微香。归肺、胃、大肠经。

2.2.3 功能主治
行气和胃，润肺化痰。主要用于干咳痰少，咽干鼻燥，热伤胃阴，口渴舌干，食欲不振，大便干结等。

2.2.4 采收加工
可常年采收，全株可食，在长到3个月后，就可以适当地采收一些地上茎叶，一株留下 5 片叶为原则进行采收。

2.2.5 用法用量

内服：干品 15~30 克，鲜品 30~60 克，根据医嘱，煎汤，或研磨成浆或破碎绞汁煮沸服，或生服。外用，适量，煎水洗、捣烂外敷或绞汁外涂。

2.2.6 治验医案举隅

张海滨用滋阴通络法治疗数年不失眠津亏证

孙某某，女，34 岁，2013 年 10 月 25 日初诊。患者诉产后 3 年睡眠差，入睡困难，月经量少，周期不准，延后或提前数日，月经期间小腹，腰部蔓延至双膝关节疼痛发凉，盆腔炎反复发作 3 年余，眼角干，流黄涕，耳鸣，颈椎不适，曾经胸闷心慌气短，现症状消失，四肢酸痛，发沉，手脚冰凉，有时睡觉时手麻，胃疼，胃胀，乏力疲倦，头晕头痛（头部两侧），偶尔起湿疹，怕冷，不怕热，饮食可，不愿喝水，大便黏，2~3 天 1 次，小便可，否认高血压、高血糖、高血脂，对粉尘、螨虫、部分金属和水果过敏。

查其脉弦、细、滑、力不足，舌淡红、微偏红，苔薄白少。

处方：党参 30 克、鲜北沙参梗 60 克、当归 15 克、升麻 10 克、鲜肉苁蓉 50 克、菟丝子 30 克、巴戟天 10 克、鲜牛膝 10 克、鲜黄芪 40 克、鲜知母 20 克、山萸肉 30 克、炒白芍 20 克、炒扁豆 30 克、菊花 20 克、鲜芦根 60 克，鲜百合萱草花汁 1 袋。

2015 年 11 月 2 日诊，患者诉服药后睡眠好转，月经来潮前，容易腹泻，乏力减轻，眼干减轻。

2015 年 11 月 9 日诊，患者诉近几天胃不适，右侧头胀不疼，大便黏，每天 1 次。

2.3　鲜北沙参叶

2.3.1 药用部位

本品为多年生伞形科植物珊瑚菜的新鲜叶。

2.3.2 性味归经

味甘，性温，微香。归肺、胃、大肠经。

2.3.3 功能主治

行气和胃，润肺化痰。主要用于干咳痰少，咽干鼻燥，热伤胃阴，口渴舌干，食欲不振，大便干结。

2.3.4 采收加工

可常年采收，全株可食，在长到 3 个月后，就可以适当地采收一些地上茎叶，一株留下 5 片叶为原则进行采收。

2.3.5 用法用量

内服：干品 15~30 克，鲜品 30~60 克，根据医嘱，煎汤，或研磨成浆或破碎绞汁煮沸服，或生服。外用：适量，煎水洗、捣烂外敷或绞汁外涂。

2.3.6 治验医案举隅

张海滨用新鲜中药宣肺透表法治疗多年不愈类风湿疾病

邓某某，女，50 岁，于 2015 年 2 月 22 日初诊。患者诉眼睛干燥 11 年，发现类风湿关节炎 6 年，晨僵 6 年左右，最近腕关节疼，曾于其他医院治疗后未见好转。现眼干，口干，皮肤干，睡眠可，手足凉，饮食可，特别不敢进凉食，水果煮着吃，最近体检血糖偏高，血压及血脂无异常，运动量可，大便可。小便无明显异常。

查：舌少津液，无苔，脉濡、弦、满软。

处方：鲜北沙参叶100克、鲜北沙参根皮80克、当归15克、鲜白芍80克、鲜当归50克、鲜芦根200克、防风10克、鲜肉苁蓉50克、菊花20克、鲜知母50克、鲜党参50克、沙苑子30克、桂枝8克、鲜甘草15克、山药30克、鲜地黄叶90克。

2015年3月2日诊，患者手胀减轻，舌少津液，无苔，脉稍弦、细。

2015年3月9日诊，患者手胀减轻，腕关节疼痛减轻，舌少津液，无苔，脉稍弦、细。

2.4 鲜北沙参花

2.4.1 药用部位 本品为北沙参，为多年生伞形科植物珊瑚菜的新鲜花及花蕾。

2.4.2 性味归经 味甘，性平，微香。归肺经。

2.4.3 功能主治 清肺止咳。可用于咳呛气逆、干咳少痰或无痰、痰质黏稠或痰中带血。

2.4.4 采收加工 在开花季进行采收。

2.4.5 用法用量 内服：干品15~30克，鲜品30~60克，根据医嘱，煎汤，或研磨成浆或破碎绞汁煮沸服，或生服。外用：适量，煎水洗、捣烂外敷或绞汁外涂。

2.4.6 治验医案举隅

张海滨用扶助元气、宣发肺气法治疗肺纤维化疾病

蔡某某，男，79岁，于2018年5月3日初诊。患者诉间断咳嗽咳痰伴活动后气短、喘息5年，加重1日来我院就诊。患者主诉于2013年7月无明显诱因出现咳嗽，以夜间为主，发作时咯血，伴有气短，偶有胸闷，就诊于中日友好医院，胸部CT示："1.双肺间质性改变。2.肺气肿，右肺中叶及下叶小结节影。3.左肺内钙化灶。4.双侧胸膜局部增厚"，肺功能示"限制性通气功能障碍，弥散功能障碍"，诊为"肺间质纤维化"。给予治疗后，夜间咳嗽症状稍有好转，出院后服药，仍有间断咳嗽，以夜间为主，后每遇感冒症状明显加重，轻度活动后喘憋，呈进行性加重。医院检查心脏彩超示：主动脉瓣硬化，三尖瓣反流，肺动脉高压。现弯腰时胸痛，偶有咳嗽，活动后气短及喘息较重，夜间口干，太息，间断胸闷、气短。时有颈部僵硬不适，偶有头晕，无明显视物旋转及眼前一过性黑矇。精神欠佳，胃口欠佳，睡眠质量差，大便干结，小便频短。舌偏红，略暗，舌苔稍厚，少津液，脉濡、弦、满，刚走到诊室血氧饱和度最低82%，很缓慢上升为94%~95%，心率每分钟71次。

由于患者患病多年，痰浊久蕴伤正，肺失宣降，肺气壅痹，久病伤肾，出现肾不纳气，故气短，动则气喘，同时因久病伤精，精亏则液少，出现阴虚等症状，在治疗上现阶段以扶助元气为基本方法，同时要宣发肺气。

处方：鲜北沙参花汁1袋、白僵蚕15克、黄精15克、当归10克、鲜杜仲嫩皮

40 克、鲜锁阳 20 克、鲜肉苁蓉 50 克、人参果 50 克、桃仁 5 克、升麻 15 克、鲜垂盆草 40 克、丹参 30 克、蛤蚧半只、地龙 10 克、肉苁蓉 20 克、党参 30 克、白芍 5 克、灵芝 15 克、鲜四叶参 70 克、鲜黄精 30 克。

上述药为基本方，水浓煎口服。同时还配合西药强心、化痰等治疗方法。在生活上还加强食物健康管理。因为肺纤维化为慢性病，在治疗上以缓解症状为主，同时还应该注意病情变化。

2018 年 5 月 10 日诊，患者服用上方后，气短改善，痰易咯出，大便通畅，余下同前。

思考与讨论：现沙参分南沙参和北沙参，虽同属沙参，却功效有所差异，南沙参质轻而空，以治肺病见长，而北沙参还有滋胃阴的功效，如肺病兼有胃阴不足的。

徐灵胎曰："肺主气，故肺家之药气胜者为多。但气胜之品必偏于燥，而能滋肺者又腻滞而不清虚，惟沙参为肺家气分中理血药，色白体轻，疏通而不燥，润泽而不滞，血阻于肺者，非此不能清也。"沙参以体质轻松，中心空者为佳，然必生于沙碛之上，土性松活，始能如此。渤海之滨，沙碛绵亘，纯系蚌壳细末，毫无土质，其上所长沙参，粗如拇指，中空大于藕孔。

在《医学衷中参西录》中述沙参："其味且甘于他处沙参，因其处若三四尺深即出甜水，是以所长之沙参，其味独甘，鲜嚼服之，大能解渴，故以治消渴尤良。其叶光泽如镜，七月抽茎开白花，纯禀金气，肺热作嗽者，用之甚效，洵良药也。"从上描述上看，应为北沙参。

《本草从新》中述："北沙参。补阴、清肺火，甘苦微寒，味淡体轻，专补肺阴，清肺火。治久咳肺痿，金受火刑者宜之，寒客肺中作嗽者勿服。（人参补五脏之阳、沙参补五脏之阴、肺热者用之）白实长大者良，恶防己，反藜芦。（肺热咳嗽者、用沙参半两、水煎服之、甚效）南沙参（补阴、清肺火）功同北参，而力稍逊，色稍黄。形稍瘦小而短。"

《本草害利》中述："北沙参，甘寒体轻，专清肺热，补阴而制阳。八九月采根，白实长大者良。"而我们多年的观察来看，多年生北沙参，根多，实长，而且粗大，而一年生的北沙参，只是单根，远比多年生的北沙参细。

在叶天士医案中，用"真北沙参（有根有须者四两）"入药，现代中药加工，却去皮晒干后用，从中可以看出，根须透发和通络强。

有研究发现，北沙参去皮和不去皮前后对比，观察补骨脂素、欧前胡素和异欧前胡素 3 种香豆素有效成分在北沙参不同部位中的含量进行测定后发现，根皮中三种香豆素的总量最高。从组织化学定位后发现，在珊瑚菜根中，分泌道在周皮及靠近周皮的次生韧皮部有所分布，而且分泌道的腔道中分布有大量的香豆素。对同一批次种植的北沙参进行检测，其根中 3 种香豆素总量于 10 月 15 日前后达到最高，而根和叶的总香豆素含量于9月15日达到最高。因此，可以根据生产的不同需要选择采收期。同时，一年生及二年生、三年生、四年生等多年生的北沙参中香豆素的研究结果显示，补骨脂素、欧前胡素和异欧前胡素3种香豆素的各自含量和总量都随北沙参的生长年份的增加而增加，因此，北沙参可以多年种植。同时对去皮前后的北沙参中法卡林二醇的含量进行测定，结果表明，未去皮的北沙参含量约为0.1458%，而去皮北沙参的含量约为0.007%，在炮制过程中法卡林二醇大量损失，因此不提倡药用北沙参去皮炮制。

北沙参为多年生草本植物，入药的北沙参，经研究证明，生长年份越久，质量越优。

一年生北沙参，根外形直，少有须根，叶少，芦头1个，不开花，或个别少量有开花。

二年生北沙参，主根大多2支以上，芦头2个，并开花结籽，地上部分叶稍多。叶片比一年大。

三年生北沙参，主根3支以上，并带有大量须根，根直径比两年粗壮，芦头3个以上，并开花结籽，籽可留种，用于繁育。

四年以上北沙参，主根5支以上，主根连结部分出现空心，芦头也随之增多，叶片多，花枝随着芦头增多，根内纤维开始增多，淀粉含量比一年少，香气比一年生的北沙参浓郁。

3 鲜药应用探讨

3.1 鲜品炮制要点

3.1.1 要根据北沙参的生长情况，可以随机采收。将采收后的鲜北沙参梗、鲜北沙参叶、鲜北沙参花进行分别采收及归类，选去黄叶及腐叶，清洗干净后，分类存放，以便于调剂和制剂。

3.1.2 鲜北沙参、鲜北沙参叶、鲜北沙参梗、鲜北沙参花在生鲜的状态下，切碎入药，也可以破碎入药，或榨汁。

3.1.3 将生鲜的根切成段，长4厘米左右，再根据医嘱进行炮制。

3.1.4 根据医嘱，将鲜北沙参炮炙成炒鲜北沙参。取鲜北沙参段，置热锅内，文火慢炒至黄色，有香气溢出，取出放凉，备用。

3.1.5 根据医嘱，将鲜北沙参炮炙成蜜鲜北沙参：将鲜北沙参放入锅内用慢火焙干后，盛出，炼蜜加少量水拌匀，置锅内，再倒入焙干的鲜北沙参，润透后，再用文火炒至表面黄色，略有黏性，有滋润感，不粘手时，出锅放凉。鲜北沙参每100千克，用炼蜜 5 千克。

3.1.6 根据医嘱，将鲜北沙参炮炙成米炒北沙参：将鲜北沙参放入锅内用慢火焙干后，盛出。先将大米置锅内，加热至冒烟时，倒入焙干的北沙参，拌炒至大米焦药黄时，取出，去大米，放凉，备用。鲜北沙参每 100 千克，用大米 3 千克。

3.1.7 在煎药时，炮制品鲜药，先用凉水浸泡后，再开火煎，与未炮制的鲜药同煎时，最好是炮制品先煎煮 10 分钟，有利于有效成分的溶出。

3.1.8 所有的炮制加工品，从生鲜品到炮制熟鲜品，加工应在最短的时间完成，防止变质。炮制品应在低温环境下保存，并尽快入药，防止有效成分散失和改变。做到当天炮制，当天入药，方可保证药效。

3.2　与干品中药的比对

北沙参的化学成分分析中发现，其含有大量的活性生物碱、欧前胡素、补骨脂素及佛手内酯等多种香豆素、北沙参多糖、磷脂（卵磷脂、脑磷脂）、生物碱、淀粉、挥发油等。一部分活性成分在高温加工干燥的环境中，处于活跃状态，但多种香豆素及大量的挥发油就会被破坏和丢失。

北沙参中香豆素类的主要化合物欧前胡素和异欧前胡素有较高的生物学活性，研究表明，两者有镇痛、抗炎、抗肿瘤及舒张血管等药理活性。其中异欧前胡素在体外抗肿瘤实验中，对人中枢神经系肺癌细胞株 A549 等都有明显的抑制作用。

北沙参归肺、胃经，对肺部有明显的保护作用，经实验结果显示，北沙参可降低肺纤维化大鼠血清中纤连蛋白和层连蛋白含量，对肺纤维化有治疗作用，同时还对肺部的炎症有明显的减轻作用。

从上述可知，在北沙参加工的过程中，不同的干燥方法都会造成北沙参的有效成分丢失或破坏。

3.3　不同炮制方式饮片的有效含量及功效区别

3.3.1 将鲜北沙参所有部位进行分类，是因部位不同，药效也存在一定的差异。

3.3.2 将鲜北沙参清洗后择净，使药物洁净。切片或破碎后，在煎煮或溶出的过程中，有效而又快速地将有效成分溶出或煎出。

3.3.3 将鲜北沙参等药用部分捣碎后，榨汁、入药，因为经过食用进入消化道及外涂于皮肤黏膜后，药物有效成分吸收迅速。

3.3.4 新鲜的北沙参经过加工炮制后，其寒性减弱；炒鲜北沙参，缓和药性，炒过不腻，适用于脾胃虚弱患者；蜜炙北沙参，补脾润肺，增强止咳化痰的功能，用于肺虚咳嗽；米炒北沙参，增强补脾益胃之功，偏于和胃止泻。

3.4 综合利用

现在临床所用的中药饮片，大多为干燥而且是脱去根皮的北沙参根，而北沙参皮去掉的原因是有利于保存，但实验和临床应用都表明，根皮有很好的化痰作用。

有研究发现，北沙参茎叶水提物及醇提物具有抑制环磷酰胺致小鼠外周血白细胞数、胸腺指数降低的作用，并能拮抗环磷酰胺所致的小鼠免疫器官损伤，增强机体对有害刺激的抵抗作用，减轻机体损伤，增强小鼠巨噬细胞的吞噬功能；还具有促进小鼠迟发型变态反应的作用，能明显提高实验小鼠细胞免疫功能。北沙参茎叶含有较多的多糖、黄酮类、香豆素类化合物，多糖、黄酮类化合物均具有抗氧化、抗衰老及增强免疫的功能。故将北沙参地上部分很好地开发利用，也是一种有效资源利用。

参考文献

[1] 刘伟，李中燕，原忠. 北沙参的化学成分及药理作用研究进展 [J]. 国际药学研究杂志，2013，40（3）：291-294.

[2] 董芳，三年生北沙参中化学成分的初步的研究 [D]. 青岛：青岛农业大学，2010：13-14.

[3] 许一平，崔海燕，沈伟，等. 北沙参茎叶醇提物及其不同极性部位的体外抗氧化活性研究 [J]. 中药新药与临床药理，2019，30（7）：784-789.

萹 蓄

1 药材基原

为蓼科植物萹蓄 *Polygonum aviculare* L.。

2 鲜药谱

鲜萹蓄、鲜萹蓄根。

2.1 鲜萹蓄

2.1.1 药用部位 本品蓼科植物萹蓄（图 10）的新鲜茎叶。

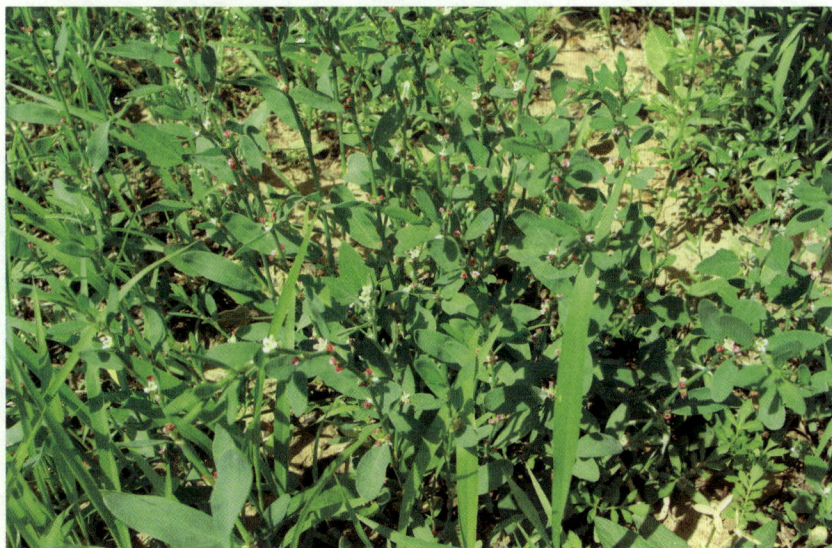

图10 萹蓄

2.1.2 性味归经 味苦，性微寒。归膀胱、大肠经。

2.1.3 功能主治 有利水通淋，杀虫止痒的功效。主要用于淋证，小便不利，黄疸，带下，泻痢，蛔虫病，蛲虫病，钩虫病，妇女蚀，皮肤湿疮，疥癣，痔疮。

2.1.4 采收加工 根据生长环境，常年可以采收，最佳的采收季节是在地上部分

生长茂盛时。

2.1.5 用法用量 内服：干品 5~10 克，鲜品 30~60 克，根据医嘱，煎汤，研磨成浆或破碎绞汁煮沸服，或生服。外用：适量，捣烂外敷或绞汁外涂，煎汤熏洗患处。

2.1.6 本草医籍论述

治热淋涩痛：扁竹（萹蓄）煎汤频饮。（《生生编》）

热黄疸疾：扁竹（萹蓄）捣汁，顿服 1 升。多年者，日再服之。（《药性论》）

霍乱吐利：扁竹（萹蓄）入豉汁中，下 5 味，煮羹食。（《食医心镜》）

丹石冲眼，服丹石人毒发，冲眼肿痛：扁竹（萹蓄）根 1 握，洗净，捣汁服之。（《食疗本草》）

恶疮痂痒作痛：扁竹（萹蓄）捣封，痂落即瘥。（《肘后备急方》）

（萹蓄）救饥：采苗叶炸熟，水浸淘净，以油盐调食。（《古今医统大全》）

治痔疮：以萹蓄根叶捣汁，每服 1 升，1 两服瘥。（《必效方》）

治乳糜尿：鲜萹蓄 15 克，石莲子 30 克。煎服。（《安徽中草药》）

2.1.7 治验医案举隅

通淋利湿法治疗热淋

赵某某，女，76 岁，于 2016 年 7 月 9 日初诊。患者患尿道炎，疼痛难忍加重 1 月余，用西药无效。患者诉侧腹背部去年夏天起疱疹后现仍痒刺痛，手麻胀痛，腿趾刺痛，手心有结节。睡眠瘥，不易入睡。大便头干，后面不成形，2~5 天 1 次。尿频，乏力。糖尿病 30 余年，使用胰岛素，口服降糖药。

查：舌淡红、暗，苔白很厚腻，脉弦、细、稍不足。

鲜萹蓄 100 克、鲜车前草 150 克、鲜瞿麦 100 克、鲜金钱草 100 克、当归 30 克、鲜小蓟 150 克、鲜牛膝 100 克、覆盆子 15 克、鲜首乌藤 150 克、合欢皮 25 克、巴戟天 15 克、党参 40 克、炒苍术 15 克、鲜佩兰 70 克、鲜白术 40 克、茯苓 20 克、柏子仁 30 克、郁李仁 30 克、火麻仁 30 克、鲜垂盆草 100 克、鲜杜仲叶 80 克。

2016 年 7 月 16 日，患者尿道症状消除，疱疹遗留的痒刺痛感频率减少，睡眠质量好转，服药期间大便溏泻。舌淡红、暗，苔白，脉弦。

2.2 鲜萹蓄根

2.2.1 药用部位 本品为蓼科植物萹蓄的根。

2.2.2 性味归经 味苦，性微寒。归膀胱、大肠经。

2.2.3 功能主治 有清热祛湿，利胆退黄的作用。主要用于黄疸，恶疮，肿疔，瘰疬等。

2.2.4 采收加工 根据生长环境，常年可以采收，最佳的采收季节是在地上部分生长茂盛时。

2.2.5 用法用量　内服：干品 5~10 克，鲜品 30~60 克，根据医嘱，煎汤，研磨成浆或破碎绞汁煮沸服，或生服。外用：适量，捣烂外敷或绞汁外涂，煎汤熏洗患处。

2.2.6　本草医籍论述

丹石发，冲眼目肿痛：取（萹蓄）根 1 握，洗。捣以少水，绞取汁服之。若热肿处，捣根茎敷之。（《本草纲目》）

2.2.7　治验医案举隅

芳香化浊法治疗多年反复性发作银屑病

周某某，男，44 岁，于 2016 年 7 月 29 日初诊。患者诉全身银屑病史 10 余年，痒、脱皮严重。偶有气短，饮食可，不敢进凉食，胃不适，有时食道及纵隔烧灼感。睡眠一般，睡觉轻浅。运动量少，乏力。怕冷，腰酸，手脚心发热。脾气急，不吸烟不饮酒。大便两天一次，黏，不爽快，小便可。

查：舌淡红，有白晕，苔白厚腻，舌根部厚明显，脉濡、弦、沉、稍有余。

处方：鲜萹蓄根 30 克、鲜瞿麦 30 克、鲜车前草 100 克、鲜藿香 50 克、炒苍术 30 克、蛇床子 30 克、鲜佩兰 50 克、薏苡仁 40 克、升麻 15 克、鲜青蒿 120 克、鲜泽兰 80 克、鲜山药 150 克、鲜荆芥 40 克、滑石 30 克、炙甘草 5 克、灵芝 30 克、巴戟天 20 克、徐长卿 20 克、薤白 12 克、生北沙参 50 克、茯苓 20 克、生紫苏 50 克、党参 30 克、生黄芪茎叶 60 克、鸡冠花 30 克、鲜牛蒡 120 克、鲜红花苗 70 克、厚朴 10 克。

2016 年 8 月 20 日复诊，患者皮疹无新发，原皮疹消退。气短消除，胃不适减轻，大便畅通，小便可。舌淡红，苔白厚腻比来诊时减少，脉濡、弦、沉、稍有余。

2019 年带陪家属来诊，现皮疹无新发，服药巩固治疗。

思考与讨论：萹蓄地上部位与地下部位比较，其根部，化郁结作用较强，故可用于热结所致的黄疸，恶疮，肿疖，瘰疬。

3 鲜药应用探讨

3.1　鲜品炮制要点

3.1.1 鲜萹蓄茎叶、鲜萹蓄根，从地里采收后，进行分类，择选去杂质及枯黄部分，洗净后，按医嘱，切碎入药，或破碎后入药，也可取鲜汁入药。最好做到当天采，当天用为最佳。

3.1.2 鲜萹蓄茎叶、鲜萹蓄根。不需要过多复杂炮制，在新鲜生品状态就可以入药。

3.1.3 因为萹蓄在 15 度左右就能生长，在温室就能生长，不需要晒干保存。

3.2 不同炮制方式饮片的有效含量及功效区别

3.2.1 将萹蓄茎叶、鲜萹蓄根，清洗后择净，使药物洁净，切碎后，或破碎后，可增加与溶液的接触面，便于有效成分，快速地煎出或溶出，同时也便于调剂，制剂。

3.2.2 鲜萹蓄不需要过多的炮制，一些成分在加热或干燥的过程中，容易被破坏，所以，以鲜品入药为最佳的方式之一。

3.2.3 萹蓄虽然是全株入药，但不同的部位药性还是存在差别。

3.2.4 即采、即时入药，是防止新鲜中药在保存的过程中变质及腐烂的有效方法。

苍耳

1 药材基原

为菊科植物苍耳 *Xanthium sibiricum* Patr.。

2 鲜药谱

鲜苍耳、鲜苍耳根、苍耳子、鲜苍耳花。

2.1 鲜苍耳

2.1.1 药用部位 本品为菊科植物苍耳（图11）的新鲜茎叶。

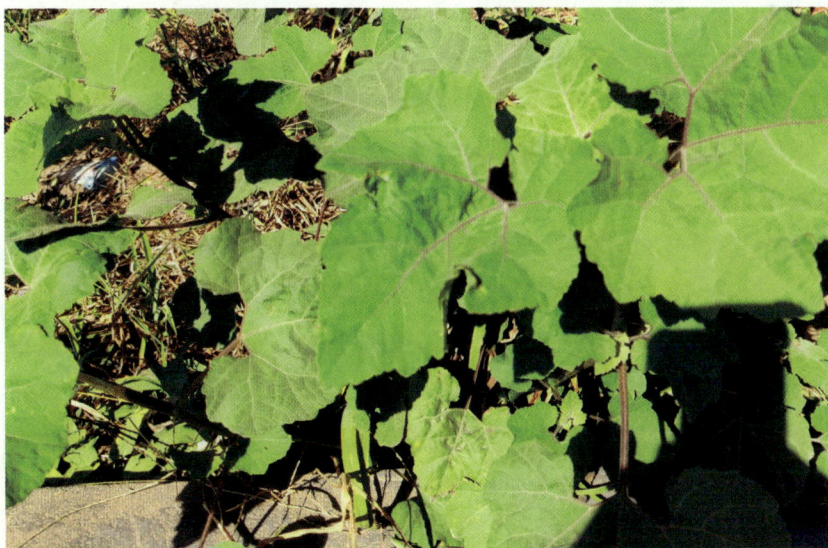

图11 苍耳

2.1.2 性味归经 味苦、辛，性微寒；有小毒。归肺、脾、肝经。

2.1.3 功能主治 祛风散热，除湿解毒。主要用于感冒，头风，头晕，鼻渊，目赤，目翳，风温痹痛，拘挛麻木，风癞，疔疮，疥癣，皮肤瘙痒，痔疮，痢疾。

2.1.4 采收加工 根据生长环境，常年可以采收，最佳的采收季节是在地上部分

生长茂盛时。

2.1.5 用法用量 内服：干品 5~10 克，鲜品 30~60 克，根据医嘱，煎汤，破碎绞汁煮沸服或生服。外用：适量，捣烂外敷或绞汁外涂，煎汤熏洗患处。

2.1.6 本草医籍论述

治中风伤寒头痛，又疗肿困重：生捣苍耳根叶，和小儿尿绞取汁，冷服 1 升，日 3 度。(《食疗本草》)

治中风，头痛，湿痹，四脚拘挛痛：苍耳嫩苗叶 1 斤，酥 1 两。先煮苍耳三五沸，漉出，用豉 1 合，水 2 大盏半，煎豉取汁 1 盏半，入苍耳及 5 味调和作羹，入酥食之。(《太平圣惠方》)

治鼻衄终日不止：苍耳茎叶，捣绞取汁，每服一小盏。频服效。(《太平圣惠方》)

治热毒攻手足，赤肿焮热，疼痛欲脱：苍耳草绞取汁以渍之。(《千金翼方》)

治五痔：苍耳茎叶捣为末，水服方寸匕，日 3。(《千金翼方》)

蛇螫人，窍出血。白矾 2 两（研），大麻黄 5 两（锉），苍耳茎叶 5 两（锉）。(《普济方》)

治赤白下痢：苍耳草不拘多少，洗净，以水煮烂，去滓，入蜜，用武火熬成膏。每服一二匙，白汤下。(《医方摘元》)

治虫咬性皮炎：鲜苍耳茎叶、白矾、明雄各适量。共捣成膏，外敷螫咬处，固定。(《全国中草药新医疗法展览会资料选编》)

2.2 鲜苍耳根

2.2.1 药用部位 为菊科植物苍耳的新鲜地下根。

2.2.2 性味归经 味微苦，性平；有小毒。归肺、脾、肝经。

2.2.3 功能主治 清热解毒，利湿。主要用于疔疮，痈疽，丹毒，缠喉风，阑尾炎，宫颈炎，痢疾，肾炎水肿，乳糜尿，风湿肿痛等。

2.2.4 采收加工 根据生长环境，常年可以采收，最佳的采收季节是在地上部分生长茂盛时。

2.2.5 用法用量 内服：干品 5~10 克，鲜品 30~60 克，根据医嘱，煎汤，破碎绞汁煮沸服或生服。外用：适量，捣烂外敷或绞汁外涂，煎汤熏洗患处。

2.2.6 本草医籍论述

治伤寒咽喉闭塞。舌根肿痛方：苍耳根（两半锉），甘草（3 钱生锉）上为粗散，每服 5 钱。水一大盏，煎至 5 分，去滓。不计时候，温服。(《太平圣惠方》)

治痔疮久不瘥者。洗药。桃条、柳条、槐条、桑条、艾叶、荆芥、茄根、苍耳根、萱草根（各等分），上每用 3 两，五倍子（5 个灰火炮），香白芷（2 钱），轻粉（2 钱），黄丹（2 钱），麝香（少许）上为细末。(《普济方》)

治一切疔肿：苍耳根 3 两半，乌梅 5 个，连须葱 3 根。酒 2 盅，煎 1 盅，热服取汗。（《秘传经验方》）

万应膏，治痈疽发背，无头恶疮，肿毒疔疖，风痒癞疮，牙疼喉痹：采苍耳根、叶数担，洗净，晒萎，细锉，以大锅 5 口。入水煮烂，以筛滤去粗滓，布绢再滤，复入净锅，武火煎滚，文火熬稠，搅成膏，以新罐贮封。每以敷贴，牙疼即敷牙上，喉痹敷舌上或噙化，每日用酒服 1 匙。（《濒湖集简方》）

玉女长春不老丹，牛膝根汁、苍耳根汁各 2 碗，不可入水，和一处，瓷器熬成膏，如稠蜜。金罂子为末散半斤，用不去皮莲子实、猪肚（即羯猪肚）蒸熟，取莲子晒干 4 两，和前二末膏子丸如梧子大，温酒下廿丸。1 月身和暖，2 月觉精神，服一料验甚。（《医学纲目》）

治高血压：苍耳根 5 钱至 1 两。水煎服。（《陕西中草药》）

治痢疾：苍耳根 1 两。煨红糖水服。（《贵州草药》）

治肾炎水肿：苍耳根 1 两。水煎服或配伍应用。（《云南中草药》）

治尿路感染：苍耳根、车前草各 30 克，白茅根 15~30 克。水煎 2 次服，每日 1 剂。（《广西本草选编》）

治乳糜尿：苍耳根 30 克，地龙干 9 克。水煎服。（《福建药物志》）

治皮肤瘙痒：（苍耳）干根 60 克，瘦猪肉适量，水炖服。另取鲜全草水煎外洗。（《常用青草药选编》）

治子宫功能性出血：（苍耳）鲜根 60 克，阿胶 15 克，当归尾 5 克。水炖，分 3 次饭前服。（《常用青草药选编》）

治消渴（糖尿病）：苍耳鲜根 15~30 克。煲猪瘦肉服。（《壮族民间用药选编》）

治耳聋气闭：苍耳根煮猪耳朵食。（《湖南药物志》）

治目黄：苍耳子根 15 克，用猪胆煮服。（《湖南药物志》）

2.3　苍耳子

2.3.1 药用部位　本品为菊科植物苍耳的成熟带总苞的果实。

2.3.2 性味归经　味辛、苦，性温；有毒。归肺、肝经。

2.3.3 功能主治　散风寒，通鼻窍，祛风湿，止痒。主要用于鼻渊，风寒头痛，风湿痹痛，风疹，湿疹，疥癣等。

2.3.4 采收加工　根据生长环境，最佳的采收季节是秋季果实成熟后。

2.3.5 用法用量　内服：5~10 克，根据医嘱，煎汤。外用：适量，捣烂外敷或外涂，煎汤熏洗患处。

2.3.6 本草医籍论述

苍耳子粥，治目暗、耳鸣：苍耳子半分。捣烂，以水 2 升，绞滤取汁，和粳米半

两煮粥食之，或作散煎服。（《太平圣惠方》）

脚气肿满。苍耳子半斤（捣，研），赤小豆半升，盐1两。以水3斗同煮，以豆烂为度，去滓，看冷暖于避风处淋蘸。（《太平圣惠方》）

苍耳散，治鼻渊鼻流浊涕不止：辛夷仁半两，苍耳子2钱半，香白芷1两，薄荷叶半钱。上并晒干，为细末。每服2钱，用葱、茶清食后调服。（《济生方》）

治牙疼：苍耳子5升，以水1斗，煮取5升，热含之，疼则吐，吐复含。无子，茎、叶皆得用之。（《千金翼方》）

久疟不愈。苍耳丸，苍耳草子、根、茎皆可用。上锉，焙干，为末，酒煮面糊为丸。不拘时候服。（《朱氏集验方》）

治诸风眩晕，或头脑攻痛：苍耳仁3两，天麻、白菊花各3钱，或丸或散，随病酌用。（《本草汇言》）

除风湿痹，四肢拘挛：苍耳子3两。捣末，以水1升半，煎取7合，去滓呷。（《食医心镜》）

治大麻风：苍术1斤，苍耳子3两。各为末，米饭为丸，如梧子大。日3服，每服2钱。忌房事3月。（《洞天奥旨》）

妇人积乳，苍耳子7个，针扎着在豆油灯上烧焦，为末，水冲服，发汗，神效。（《本草易读》）

苍耳酒，治疔疮恶毒：苍耳子5钱。微炒为末，黄酒冲服；并用鸡子清涂患处，疔根拔出。（《经验广集》）

2.4　鲜苍耳花

2.4.1 药用部位　本品为菊科植物苍耳的花朵。

2.4.2 性味归经　味辛、苦，性温；有毒。归肺、肝经。

2.4.3 功能主治　祛风，除湿，止痒。主要用于白癜顽痒，白痢。

2.4.4 采收加工　根据生长环境，最佳的采收季节是夏秋季花开时。

2.4.5 用法用量　内服：5~10克，根据医嘱，煎汤。外用：适量，捣烂外敷或外涂，煎汤熏洗患处。

2.4.6 本草医籍论述

治白癜，语声嘶哑，四肢顽痹，瘙痒生疮。乌蛇（酒浸去皮骨炙）、葛根〔锉各一（分）两〕，苦参、紫参、沙参、人参、川芎、天麻（酒炙）、术蓣、槟榔（煨锉）、熟干地黄（切焙）、葳蕤、芍药、肉桂（去粗皮）、玄参（坚者）、龙骨（研如粉）、升麻、菊花（未开者微炒）、蒺藜子（炒去角）、秦艽（去苗土）、细辛（去苗叶）、天雄（炮裂去皮脐各二钱），当归（切焙）、甘草（炙锉）、远志（去心）、巴戟天（去心）、苍耳花〔炒干各二（分）钱〕，吴茱萸（汤洗焙炒），麝香（研各半两）上为细散。每服二

钱匕。空腹温酒调下。渐加至三钱匕。晡时再服。(《太平圣惠方》)

妇人风瘙，隐疹，身痒不止。苍耳花、苍耳叶各等分。上为细末。每服 2 钱，以豆淋酒调下。(《太平圣惠方》)

苍耳花治白痢。(《南宁市药物志》)

思考与讨论：苍耳子在《本草新编》中认为："耳实，味苦、甘，气温，叶苦、辛、微寒，俱有小毒。善解大麻风之毒，余病禁用""苍耳子盖此物最利关节，凡邪物在脏腑者，服之无不外出"。认为苍耳子不但能利关节，还能引邪由内向外透出。认为"大麻风之毒，正苦其留于脏中，必借此引出于皮毛。他病原非脏毒，何必借重。况苍耳子与叶，散尽真气，乌可轻服哉。若大麻风，亦畏散其气，然受毒甚炽，有病则病受之，尚不至十分尽耗，故用之无妨。然亦必入之活血、凉血之药中始得，非单用一味可恃之而取效也"。同时，也认为苍耳子因为走窜性强，耗伤元气，不可久服，同时还要配用其他药应用。

苍耳子在《本草崇原》中述："苍耳《本经》名耳，该茎叶而言也。今时用实，名苍耳子，子内仁肉，气味甘温，外多毛刺，故有小毒，花白实黄，禀阳明燥金之气。金能制风，故主治风头寒痛，谓头受风邪，为寒为痛也。燥能胜湿，故主治风湿周痹，四肢拘挛痛，谓风湿之邪，伤周身血脉而为痹，淫于四肢而为拘挛疼痛也。夫周痹，则周身血脉不和，周痹可治，则恶肉死肌，亦可治也。四肢拘挛痛可治，则膝痛亦可治也。久服则风湿外散，经脉流通，故益气"。从上可以看出，苍耳子以祛风为胜，可用于诸风病症。

3 鲜药应用探讨

3.1 鲜品炮制要点

3.1.1 要根据苍耳的生长情况，在生长季可以随机采收，将采收后的鲜苍耳、鲜苍耳根、苍耳子、鲜苍耳花择去黄叶及腐叶，清洗干净后，分类存放，以便于调剂和制剂。

3.1.2 鲜苍耳、鲜苍耳根、苍耳子、鲜苍耳花在生鲜的状态下，切碎入药，也可以破碎入药，也可以榨汁。

3.1.3 根据医嘱，将苍耳子去毒，制成炒苍耳子。在《本草拾遗》中述："炒令香，捣去刺，使腹破。"现行取净苍耳子置锅内，用中火炒至焦黄色，刺焦时即可，碾去刺，筛净，用时捣碎。

3.1.4 在煎药时，炮制品鲜药先用凉水浸泡后再开火煎，与未炮制的鲜药同煎时，最好是炮制品先煎煮 10 分钟，有利于有效成分的溶出。

3.1.5 所有的炮制加工品，从生鲜品到炮制熟鲜品，加工应在最短的时间完成，防止变质。炮制品应在低温环境下保存，并尽快入药，防止有效成分散失和改变。做到当天炮制，当天入药，方可保证药效。

3.2 不同炮制方式饮片的有效含量及功效区别

3.2.1 将苍耳所有部位进行分类，是因部位不同，药效也存在一定的差异。

3.2.2 将鲜苍耳、鲜苍耳根、苍耳子、鲜苍耳花切片或破碎后，在煎煮或溶出的过程中，有效而又快速地将有效成分溶出或煎出。

3.2.3 将鲜苍耳药用部分捣碎后，榨汁，入药，因为经过食用进入消化道及外涂于皮肤黏膜后，药物有效成分的吸收迅速。

3.2.4 苍耳子经过加工炮制后，使药物洁净。炒后去刺可降低毒性，利于调剂和煎出有效成分。

柴胡

1 药材基原

为伞形科植物柴胡 *Bupleurum chinense* DC. 或狭叶柴胡 *Bupleurum scorzonerifolium* Willd.。

2 鲜药谱

鲜柴胡、鲜芸蒿。

2.1　鲜柴胡

2.1.1 药用部位　本品为伞形科植物柴胡（图 12）或狭叶柴胡的根。

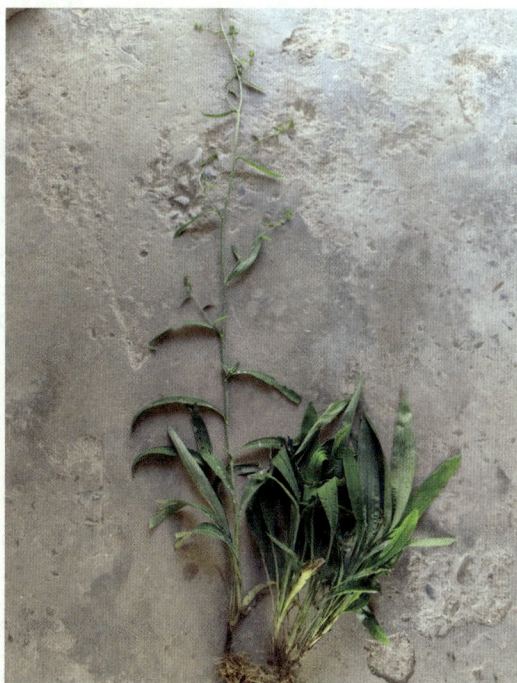

图12　柴胡

2.1.2 性味归经 味苦，微寒。归肝、胆经。

2.1.3 功能主治 有和解表里，疏肝升阳之功效。主要用于感冒发热，寒热往来，疟疾，肝郁气滞，胸胁胀痛，脱肛，子宫脱垂，月经不调等。

2.1.4 采收加工 地上部分未长出或枯萎后采收。

2.1.5 用法用量 内服：干品5~10克，鲜品10~15克，根据医嘱，煎汤，或破碎煮沸或生服。外用：适量，捣烂外敷或绞汁外涂，或煎汤熏洗患处。

2.1.6 本草医籍论述

治伤寒少阳证。往来寒热，胸胁苦满，不欲饮食，心烦喜呕，口苦，咽干，目眩；妇人伤寒，热入血室；疟疾、黄疸与内伤杂病而见少阳证者。小柴胡汤，和解少阳。柴胡12克、黄芩9克、人参6克、半夏（洗）9克、甘草（炙）5克、生姜（切）9克、大枣（擘）4枚。上药七味，以水1.2升，煮取600毫升，去滓，再煎取300毫升，分两次温服。（《伤寒论》）

治少阳阳明合病。往来寒热，胸胁苦满，呕不止，郁郁微烦，心下痞硬，或心下满痛，大便不解或协热下利，舌苔黄，脉弦数有力。大柴胡汤主之，和解少阳。柴胡（15克）、黄芩（9克）、芍药（9克）、半夏（9克）、生姜（15克）、枳实（9克）、大枣（4枚）、大黄（6克）。水煎2次，去渣，再煎，分两次温服。（《金匮要略》）

治目逐积热，口干烦躁，喘，咳嗽。调经柴胡汤主之。柴胡1钱，黄芩1钱，人参1钱，甘草1钱，大黄1钱，当归1钱，白芍1钱。水2盏，加生姜3片，食后服。（《女科万金方》）

治其人所禀偏阳，壮火食气，肝热髓实，勇悍过甚，或热遗精窍，痛楚不宁。柴胡汤主之。柴胡3两，升麻3两，黄芩3两，泽泻4两，细辛3两，枳实3两，淡竹叶（切）1升，栀子仁3两，生地黄（切）1升，芒硝3两。水煎2次，去渣，再煎，分两次温服。（《圣济总录》）

治虚劳发热：柴胡、人参等分。每服3钱，姜、枣同水煎服。（《圣济总录》）

解毒汤，治伤寒初觉发热，头疼脚痛：柴胡（去苗）半两，黄芩（去黑心）荆芥穗各1分。上3味，锉如麻豆大。每服5钱匕，水盏半，生姜一枣大（拍碎），煎至8分，去滓，入生地汁1合，白蜜半匙，更煎三五沸。热服。（《圣济总录》）

治黄疸：柴胡1两（去苗），甘草1分。上都细锉作剂，以水1碗，白茅根1握，同煎至7分，绞去滓。任意时时服1日尽。（《孙尚药方》）

治眼目昏暗：柴胡6铢，决明子18铢。治筛，人乳汁和敷目上，久久夜见五色。（《备急千金要方》）

治验医案举隅金元四大家之一的李杲记述生柴胡的功能与干熟品有所不同，述："柴胡泻肝火，须用黄连佐之。欲上升则用根，酒浸；欲中及下降，则生用根，又治疮疡癖积之在左。十二经疮药中，须用以散诸经血结气聚，功用与连翘同"。

2.2 鲜芸蒿

2.2.1 药用部位 为伞形科植物柴胡或狭叶柴胡的地上部分。

2.2.2 性味归经 性味苦，微寒。归肝、胆经。

2.2.3 功能主治 有疏肝和胃，理气化结的功效。主要用于心腹肠胃结气，饮食积聚，寒热邪气，伤寒心下烦热，诸痰热结实，胸中邪逆，五脏间游气，大肠停积水胀，湿痹拘挛。

2.2.4 采收加工 地上部分长出后采收。

2.2.5 用法用量 内服：干品 5~10 克，鲜品 10~15 克，根据医嘱，煎汤，或研磨成浆或破碎煮沸服，或生服。外用：适量，捣烂外敷或绞汁外涂，或煎汤熏洗患处。

2.2.6 本草医籍论述

（柴胡）苗汁治耳聋，灌耳中。（《备急千金要方》）

3 鲜药应用探讨

3.1 鲜品炮制要点

3.1.1 将鲜柴胡类生鲜品入药。采收后，分类，择选去杂质及枯黄腐叶部分，洗净后，按医嘱，切碎入药，或破碎后入药。

3.1.2 按医嘱将鲜柴胡制成醋柴胡：取柴胡鲜片加米醋拌匀，闷润至透，置炒药锅内，用文火加热炒干，取出放凉。柴胡鲜片每 100 克用米醋 20 克。

3.1.3 按医嘱将鲜柴胡制成鳖血柴胡：取柴胡鲜片用鳖血合黄酒的混合液拌匀，使之吸尽，文火炒干。柴胡鲜片 1000 克，用鳖血 125 克、黄酒 250 克。

3.1.4 从生鲜品到熟鲜品，最好做到当天采收，当天炮制加工，当天入药为最佳。

3.2 与干品中药的比对

柴胡经晒干、晾干、阴干后，容易使柴胡的组织受到破坏、分解，使柴胡有效成分特别是皂苷流失、分解，性味消失，从而丧失药用价值。

3.3 不同炮制方式饮片的有效含量及功效区别

3.3.1 将鲜柴胡类生鲜品入药。清洗后择净，使药物洁净，切碎后，或破碎后，可增加与溶液的接触面，便于有效成分，快速地煎出或溶出，同时也便于调剂、制剂。

3.3.2 将鲜柴胡类生鲜品入药。不需要过多炮制，一些成分在加热或干燥的过程中，容易破坏，所以，以鲜用入药是最佳的方式之一。

3.3.3 将鲜柴胡类生鲜品入药。捣碎或捣碎后，浸汁入药，因为液体进入消化道及外涂于皮肤黏膜后，吸收迅速，见效快。

3.3.4 生柴胡的升散作用较强，多用于解表退热。醋制能缓和升散之性，增强疏肝止痛作用，多用于肝郁气滞的胁痛、腹痛及月经不调等。柴胡对升阳劫阴，阴虚阳浮者皆不相宜，鳖血制能填阴滋血，抑制浮阳，增强清肝退热的功效，可用于热入血室，骨蒸劳热。

3.4 综合利用

现市场所用的柴胡类产品，几乎全部使用柴胡的根部，而很少用及柴胡茎叶。如将鲜柴胡茎叶再进一步开发利用，那将充分发挥鲜柴胡及柴胡全株的药用价值。

现代研究表明：柴胡的花、叶、茎浸剂对动物有利胆作用，对胆囊炎、胆管炎及肝炎亦有治疗作用，能提高胆汁中胆酸、胆红质的含量，增大胆汁的胆甾醇－胆盐系数。

柴胡地上部分不同醇提物对金黄色葡萄球菌、粪肠球菌、表皮葡萄球菌、福氏志贺菌、鼠伤寒沙门菌、化脓链球菌、大肠埃希菌具有体外抑菌效果。柴胡地上部分的抑菌作用与其主要活性成分黄酮类化合物有一定关系，从而为进一步开发利用本药材提供理论依据。

参考文献

[1] 宗洁，张仲欣，李叶贝，等. 柴胡中皂苷损失率的干燥工艺优化研究 [J]. 山东化工，2015（44）：10-12.

[2] 王红燕，郝彩琴，李军. 柴胡地上部分不同醇提物抑菌活性的初步研究 [J]. 轻工科技，2018（9）：36-37.

车前

1 药材基原

为车前科植物车前 *Plantago asiatica* L. 或平车前 *Plantago depressa* Willd.。

2 鲜药谱

鲜车前草、鲜车前根、鲜车前子。

2.1 鲜车前草

2.1.1 药用部位 本品为车前草科植物车前（图 13）、平车前的地上部分或全草。

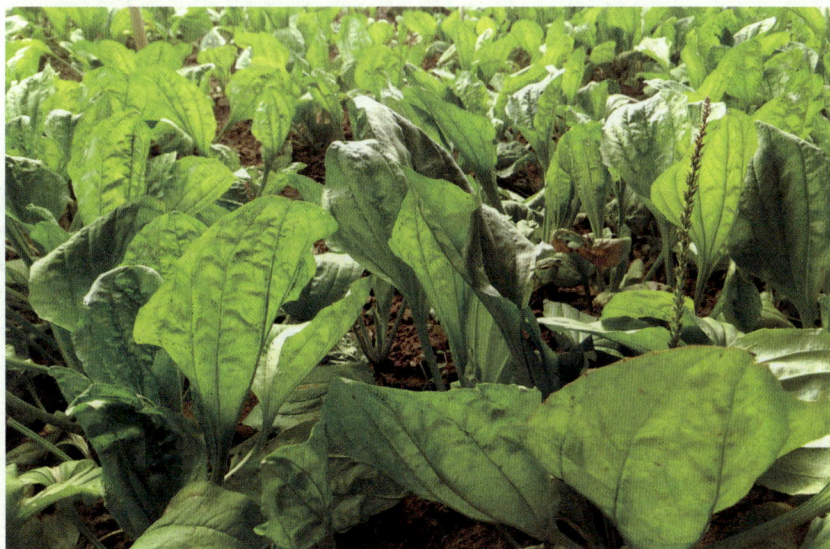

图13 车前

2.1.2 性味归经 味甘，性寒。归肝、肾、肺、小肠经。

2.1.3 功能主治 清热通淋，利湿利尿，凉血，解毒化痰。用于热结膀胱，小便不利，淋浊带下，暑湿泻痢，衄血，尿血，肝热目赤，咽喉肿痛，痈肿疮毒等。

2.1.4 采收加工 采收地上部分入药，全年可以采收。

2.1.5 用法用量 内服：干品 15~30 克，鲜品 30~60 克，根据医嘱，煎汤，或研磨成浆或破碎绞汁煮沸服，或生服。外用：适量，煎水洗、捣烂外敷或绞汁外涂。

2.1.6 本草医籍论述

车前叶捣汁温服，疗火盛泄精甚验，若虚滑精气不固者禁用。(《本经逢原》)

治热痢：车前草叶捣绞取汁 1 盏，入蜜 1 合，同煎一二沸，分温两服。(《太平圣惠方》)

治目赤肿痛：用车前草自然汁，调朴硝末，卧时涂眼胞上，次早洗去。(《圣济总录》)

喉痹、乳蛾：蛤蟆衣（车前草）、凤尾草擂烂，入霜梅肉、煮酒各少许，再研绞汁，以鹅翎刷患处。(《圣济总录》)

鼻衄不止：生车前叶，捣汁饮之甚善。(《图经本草》)

车前汁饮，车前草 1 握。用于虚劳失精，小便余沥，尿血不止。(《本草纲目》)

治小便不通：用生车前草捣取自然汁半盏，入蜜 1 匙调下。(《摄生众妙方》)

治泄泻：车前草 4 钱，铁马鞭 2 钱，共捣烂，冲凉水服。(《湖南药物志》)

治高血压：用鲜车前草、鲜鱼腥草各 1 两，水煎服。(《浙江民间常用草药》)

治痰嗽喘促、咳血：鲜车前草 2 两（炖），加冬蜜 5 钱或冰糖 1 两服。(《闽东本草》)

治疮疡溃烂：鲜车前叶，以银针密刺细孔，以米汤或开水泡软，整叶敷贴疮上，日换 2~3 次。有排脓生肌作用。(《福建民间草药》)

小儿水肿：鲜车前草、鲜玉米须各 50~100 克，煎水代茶，每日 1 剂。用于阳水。(《中医儿科学》)

2.1.7 治验医案举隅

张子和《儒门事亲》医案

张子和治一妇人，病大便燥结，小便淋涩，半生不孕。常服疏导之药，则大便通利，暂止则结滞。忽得孕，至四月间，医者禁疏导之药，大便仍难，临圊则力努为之胎堕，凡如此胎坠者三。又孕已经三四月，前后结涩，自分胎陨。张诊之，两手脉虽滑，不敢陡攻，遂以食疗之，用花胶煮菠菜、葵菜，以车前苗作蔬，杂猪羊血作羹食之。半载居然生子，燥病亦愈。屡见孕妇利脓血，下迫极努损胎，但用前法治之愈者，莫知其数。

《丁甘仁医案》癃闭案

王左三焦者，决渎之官，水道出焉。上焦不宣，则下焦不通，以肺为水之上源，不能通调水道，下输膀胱也。疏其源则流自洁，开其上而下自通，譬之沉竹管于水中，一指遏其上窍，则滴水不坠，去其指则管无余水矣，治癃闭不当如是乎？

苦桔梗（一钱）、带皮杏仁（三钱）、赤茯苓（三钱）、六一散（包，三钱）、炙升麻（八分）、黑山栀（一钱五分）、黄柏（盐水炒，一钱）、知母（盐水炒，一钱）、肉桂心（饭丸吞服，二分）、土牛膝根（三钱）、鲜车前草汁（二两）、鲜藕汁（二味炖温冲服，二两）。

张海滨用行水化积法治疗中风后遗症

李某，男，58岁，2019年10月20日来诊。主诉2019年9月2号发病，入院诊断为脑梗死，发病后头晕，眼干、眼涩、耳鸣，左侧肢体无力，左腿自觉迈步无力，不能自行行走，口吃，发病后送入当地人民医院进行治疗，病情暂时稳定。2019年9月4号查出乙肝指标较高。原有左眼近视，高血压3级病史20余年，面瘫10余年，颈椎3~7节退行性病变，不饮酒。

2019年10月20日来我院就诊，就诊时由家人陪同前来，当时诉：睡眠差，夜间0~1点易醒，不易入睡。爱出汗，后背怕冷。平时不喜喝水，有低钾血症，排便无力，大便不成形，小便可，饮食可，既往否认高血脂、高血糖病史。

查：血压正常，舌淡红，苔白较腻厚，脉濡、弦、满、软、较有力。

案例分析：本病因湿浊瘀阻而引起脑梗，出现各种症状，此病症主要以利湿为主，活血通络为辅，兼顾补肾元，方用自拟祛湿通络方加减应用，同时配合针灸。并叮嘱，加强肢体功能恢复训练。

处方：鲜车前草70克、鲜藿香60克、鲜莐草60克、鲜佩兰50克、鲜石菖蒲15克、茯苓30克、泽泻30克、灯盏花30克、白僵蚕15克、淫羊藿30克、鲜甘草6克、锁阳12克。

2019年10月26日复诊，患者左手指活动较前灵活，较前爱出汗。原方不变，加黄芪30克。

2019年11月26日三诊，患者血压120/80mmHg，减少西药用量，脉濡、弦、满。

2019年12月9日四诊，患者诉前一天，晚上右手有麻木感，大便恢复正常，睡眠质量改善，家人诉说打鼾严重。查脉濡、软、弦、细，舌淡红，苔白较腻厚不均匀、少津液，稍口干，原方加鲜党参100克。

2019年12月17日五诊，患者右手麻木感，腿麻，右脚不适症状减轻，面部发木减轻，后背怕冷减轻，大便可，小便可。

本病是由于痰湿阻络引起，在我院就诊后，症状有所改善，但由于痰湿病邪比较黏腻，病情复杂，所以要辨证论证，细分病情病因。

思考与体会：虽整个车前都有利水的作用，但车前草偏于凉血、清热解毒；车前根则重于下焦；车前子偏于渗湿止泻、明目。有热用叶，下焦有湿热者用车前根，湿多用子。

鲜药利水宁心治疗反复性胸痹（不稳定型心绞痛）

李某某，女，77岁。患者反复发作性心前区疼痛30余年，多于劳累、情绪激动后疼痛发作。近 1 个月，心前区疼痛较前发作频繁，疼痛时间延长。今晨起外出散步时，心前区疼痛，伴左上肢无力，随含服复方丹参滴丸后无缓解，于 2020 年 10 月 3 日上午前来我医院门诊后收住院。

门诊查：血压 145/95mmHg，空腹血糖 5.2mmol/L。

西医诊断：不稳定型心绞痛、冠状动脉粥样硬化性心脏病、心功能 Ⅳ 级、高血压 3 级（极高危）、2 型糖尿病、肾功能不全。

中医辨证：瘀阻脉络、阴阳两虚。

治疗：入院给予鲜车前草、猪苓利水消肿，鲜锁阳、郁金补肝肾，地龙通络，麦冬滋阴，鲜肉苁蓉、鲜景天三七、鲜桑椹等补肾活血通络，中药局部熏洗治疗，病情明显好转。主要指标变化见下表：

	临床症状、体征	BNP	心电图
治疗前	阵发性心前区憋闷，伴左上肢、后背放射痛、下肢中度可凹陷性水肿	1615pg/ml	缺血性改变
治疗后（1 个月）	无心慌胸闷，下肢水肿消退	649pg/ml	基本恢复正常

2.2 鲜车前根

2.2.1 药用部位
本品为车前草科植物车前或平车前的根。

2.2.2 性味归经
味甘，性寒。归小肠、大肠、胃经。

2.2.3 功能主治
清热凉血，解毒化痰。用于火眼，惊风，热结膀胱，小便不利，淋浊带下。

2.2.4 采收加工
气候温暖、常年生长的地方，可随时采收；北方地区，可在生长旺季进行采收。全草挖出，剪出地方部分作为他用，保留根部后，清洗，切碎入药。

2.2.5 用法用量
内服：干品 15~30 克，鲜品 30~60 克，根据医嘱，煎汤，或研磨成浆或破碎绞汁煮沸服，或生服。外用，适量，捣烂外敷或绞汁外涂，煎汤熏洗患处。

2.2.6 本草医籍论述

伤寒，小便不通，尿血涩痛：瞿麦散，瞿麦 3 分、车前根 3 分，木通 1 两（锉）、栀子仁 1 两、川大黄 1 两（锉碎，微炒）、黄芩 1 两、川升麻 1 两、牵牛子 3 分（微炒）、滑石半两、川朴硝 1 两、甘草半两（炙微赤，锉）。上为散。每服 5 钱，以水 1 中盏，加葱白 2 茎，灯心草半束，煎至 6 分，去滓温服，不拘时候，以通利为度。（《刘涓子鬼遗方》）

治孩子身上无故肿，但觉肉色赤热。即用鸡子白或车前根叶处敷亦得。（《太平圣

惠方》卷十三）

治黄疸后小便淋沥方：猪肾（1 具切），茯苓（1 斤），瞿麦（6 两），车前根（切 3 升），黄芩（3 两），椒目（3 合绵裹），泽泻、地肤子（各 4 两）。上 8 味咀，以水 2 斗，煮车前取 1 斗 6 升，去滓，下猪肾，煮取 1 斗 2 升，去肾下药，煮取 3 升，分为 3 服。（《备急千金要方》）

治火眼：车前草根 3 钱，青鱼草、生石膏各 2 钱，水煎服。（《湖南药物志》）

治惊风：鲜车前根、野菊花根各 2 钱 5 分。水煎服。（《湖南药物志》）

2.3 鲜车前子

2.3.1 药用部位
本品为车前草科植物车前或平车前的成熟或近成熟的种子。

2.3.2 性味归经
味甘、淡，性微寒。归肺、肝、肾、膀胱经。

2.3.3 功能主治
清热利尿，渗湿止泻，明目，祛痰。主要用于小便不利，淋浊带下，水肿胀满，暑湿泻痢，目赤障翳，痰热咳喘等。

2.3.4 采收加工
待种子成熟时，割下种穗，后打下种子入药。

2.3.5 用法用量
内服，15~30 克，根据医嘱，煎汤，或破碎入药。外用：适量，捣烂外敷，或煎汤熏洗患处。

2.3.6 本草医籍论述
治小便热秘不通：车前子 1 两，川黄柏 5 钱，白芍药 2 钱，甘草 1 钱。水煎徐徐服。（《普济方》）

治小便血淋作痛：车前子晒干为末，每服 2 钱，车前叶煎汤下。（《普济方》）

治风热目暗涩痛：车前子、黄连各 1 两。为末，食后温酒服 1 钱，日 2 服。（《太平圣惠方》）

治久患内障：车前子、干地黄、麦门冬等分。为末，蜜丸如梧桐子大。服之。（《太平圣惠方》）

老人淋病（身体发热）。用车前子 5 合，煮汁，去渣，用汁煮米粥吃，有效。常服此方，亦可明目。（《中药大辞典》）

2.3.7 鲜药药膳应用

车前薏仁去湿粥

配料：生车前子 15 克、蚕沙 10 克、薏苡仁 30 克。

制作方法：①将车前子和蚕沙分别装入棉布袋内，扎紧袋口放入锅内；②加入适量的水煮开 30 分钟；③取出布袋，在汁液中加入薏米慢煮 30 分钟成粥。

功能主治：此粥具有清热解毒、祛风利湿之功效。可用于慢性湿疹、风湿、痛风等疾病。

2.3.8 治验医案举隅

《医学衷中参西录》薯蓣苢汤

治阴虚肾燥，小便不利，大便滑泻，兼治虚劳有痰作嗽。

生山药（一两，轧细）、生车前子（四钱）。上二味，同煮作稠粥服之，一日连服三次，小便自利，大便自固。盖山药能固大便，而阴虚小便不利者服之，又能利小便。车前子能利小便，而性兼滋阴，可为补肾药之佐使（五子衍宗丸中用之），又能助山药以止大便。况二药皆汁浆稠黏，同作粥服之，大能留恋肠胃，是以效也。治虚劳痰嗽者，车前宜减半。盖用车前者，以其能利水，即能利痰，且性兼滋阴，于阴虚有痰者尤宜。而仍不敢多用者，恐水道过利，亦能伤阴分也。

按：车前子能利小便，而骤用之亦无显然功效。惟将车前子炒熟（此药须买生者自家经手炒，以微熟为度，过熟则无力），嚼服少许，须臾又服，约六点钟服尽一两，小便必陡然利下，连连不止。此愚实验而得之方也。

又：单用车前子两半，煮稠粥，顿服之，治大便滑泻亦甚效验。黄姓媪，大便滑泻，百药不效。或语以此方，一服即愈。然必用生者煮之，始能成粥，若炒熟者，则不能成粥矣。

3 鲜药应用探讨

3.1 鲜品炮制要点

3.1.1 将鲜车前草、鲜车前根、鲜车前子分类采收，选去黄叶及腐叶，清洗干净后，分类存放，以便于调剂和制剂。

3.1.2 可以将鲜车前草、鲜车前根在鲜品的状态下切碎入药，也可以破碎入药，也可以榨汁。

3.1.3 将车前子除去杂质及灰屑，净选，入药前可用粉碎机打碎，方便易于煎出。

3.1.4 炒车前子：取净车前子置炒制容器内，用文火加热，炒至略有爆声，并有香气逸出时，取出放凉后入药，也可入药前粉碎机打碎。将表面炒黄，易于车前子仁煎出。

3.1.5 加盐炒车前子：取净车前子置炒制容器内，用文火加热，炒至略有爆声时，喷淋盐水，炒干，取出放凉。车前子每 100 千克，用食盐 2 千克。

3.1.6 所有的炮制加工品，从生鲜品到炮制熟鲜品，加工应在最短的时间完成，防止变质。炮制品应在低温环境下保存，并尽快入药，防止有效成分散失和改变。做到当天炮制，当天入药，方可保证药效。

3.2 不同炮制方式饮片的有效含量及功效区别

3.2.1 将鲜车前全草及籽清洗、选净，是为了保证药的纯净度；进行分别采收、归类，是因部位不同，药效也存在一定的差异。

3.2.2 将鲜车前及籽切碎或破碎，在煎煮或溶出的过程中，可有效而又快速地将有效成分溶出或煎出。

3.2.3 将鲜车前捣碎后，榨汁、入药，因为液体进入消化道及外涂于皮肤黏膜后，吸收迅速，见效快。

3.2.4 将鲜车前子炒制后，易于煎出或溶出其有效成分。

3.2.5 加盐炒车前子，药性稍有一些改变。加入食盐，入肾经，同时也防利水太过。而多数患者食盐摄入量超标，故少用盐炒车前子为佳。

垂盆草

1 药材基原

为景天科植物垂盆草 *Sedum sarmentosum* Bunge。

2 鲜药谱

鲜垂盆草。

2.1 鲜垂盆草

2.1.1 药用部位 本品为景天科植物垂盆草（图 14）的全草。

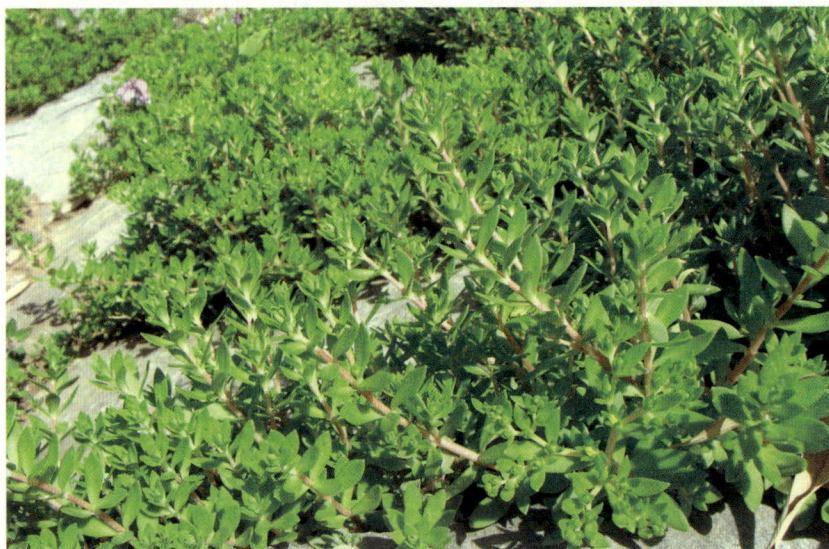

图14 垂盆草

2.1.2 性味归经 味甘、酸、淡，性凉。归肝、胆、小肠经。

2.1.3 功能主治 清热利湿，解毒消肿。主要用于湿热黄疸，淋病，泻痢，肺痈，肠痈，疮疖肿毒，蛇虫咬伤，水火烫伤，咽喉肿痛，口腔溃疡，湿疹，带状疱疹等。

2.1.4 采收加工 根据生长环境，常年可以采收，最佳的采收季节是在地上部分

生长茂盛，无枯萎时。

2.1.5 用法用量 内服：干品 5~10 克，鲜品 30~60 克，根据医嘱，煎汤、研磨成浆或破碎绞汁煮沸服，或生服。外用：适量，捣烂外敷或绞汁外涂，煎汤熏洗患处。

2.1.6 本草医籍论述

治喉癣，用狗牙半支（垂盆草）捣汁，加陈京墨磨汁，和匀，漱喉，日漱四五次，甚者半月。（《本草纲目拾遗》引《敦生苦海》）

慢性迁延性肝炎，鲜垂盆草 30 克，当归 10 克，红枣 10 枚。水煎服，每日 1 剂。（《中华本草》）

半枝莲饮。治一切大毒，如发背、对口、冬瓜、骑马等痛，初起者消，已成者溃，出脓亦少：鲜垂盆草 1 两，捣汁，陈酒和服，渣敷留头，取汗而愈。（《百草镜》）

治水火烫伤，痈肿疮疡，毒蛇咬伤：鲜垂盆草 1~4 两，洗净，捣汁服。外用鲜草适量捣烂敷患处。（《上海常用中草药》）

治疗蜂窝织炎、乳腺炎、阑尾炎、肺脓肿、痈疖。蛇虫咬伤，鲜狗牙半支（垂盆草）全草 60~120 克，洗净捣烂，加面粉少许，调成糊状（或干研末加凡士林适量调成软膏）。外敷患处，每日或隔日 1 次（如脓肿已溃，中间留一小孔排脓）。同时可用鲜牙半支（垂盆草）30~60 克，捣烂汁冲服（肺脓肿加冬瓜仁、薏苡仁、鱼腥草同煎服，阑尾炎则去鱼腥草，再加红藤、蒲公英、紫花地丁同煎服）。（《全国中草药汇编》）

治咽喉肿痛，垂盆草 15 克，山豆根 9 克。水煎服。（《青岛中草药手册》）

治烫伤、烧伤，鲜垂盆草适量，捣汁涂患处或用垂盆草 12 克，瓦松 9 克，共研细末，菜油调敷。（《陕甘宁青中草药选》）

治耳内肿痛，三阳经风热也，治面肿、牙痛、咽喉疳，耳内痛引脑疳者。垂盆草取汁，滴之尤佳。（《外科大成》）

治蜂虫蜇伤，取鲜垂盆草 20 克左右，去根，洗净备用。治疗时，先用镊子清除遗留在蜇伤处的毒刺和毒囊，再挤压伤口周围组织，将毒液挤出，再用本品在蜇伤部位反复涂擦约 30 秒，为巩固疗效，2 小时后用上法再涂擦 1 次。（《鲜药的研究与应用》）

治颈痈。取鲜垂盆草洗净、捣烂，用药泥覆盖病灶为度。敷药厚度约为 0.5 厘米，然后用纱布固定，2~6 小时换药 1 次，以保持药料湿润为准。（《鲜药的研究与应用》）

2.1.7 治验医案举隅

张海滨用清热固精法治疗反复性咯血

朱某某，女，46 岁，于 2015 年 5 月 10 日初诊。患者诉有咯血病史近 20 年，约 5 年发作 1 次。2024 年 4 月痰中带血，量多，3 天后消除，服用云南白药，又于中国中医科学院广安门医院服用中药。3~4 月份开始咽喉疼痛较重，不咳嗽，无痰，无血，西医诊断为咽喉炎，有时烧心反酸，打嗝，有时呕吐，睡眠可，晨起出汗有梦，月经期不准，怕冷，手足凉，特别容易感冒，大便可，经常尿黄。

查：舌淡红，微暗偏淡，苔白厚微腻，脉濡、弦、满、软、力不足。

本病因患者素体虚弱，兼热兼热，故在治法上，寒凉并施。

处方：鲜垂盆草 50 克、鲜杜仲皮 60 克、干姜 10 克、鲜鬼针草 70 克、透骨草 30 克、防风 15 克、鲜红草 60 克、鲜芦根 70 克、鲜紫苏 40 克、川牛膝 15 克、鲜地麦 50 克、制川乌 5 克、竹叶 10 克、连翘 20 克、鲜薄荷 50 克、鲜北沙参 80 克、锁阳 20 克、鲜荆芥 40 克、芦子藤 30 克、茵陈 15 克。

上方为基本方口服，进行加减应用。

2015 年 6 月 1 日诊，患者打嗝减轻，有时乏力心烦，早晨梦多，怕冷，脉濡、弦、满、软、稍沉，舌淡红，苔薄白微厚少津液。服原方。

2015 年 6 月 8 日诊，患者诸症减轻，近日觉口干，稍受凉后脚趾知觉差，舌淡红、微暗偏淡，苔白厚、少津液，脉濡、弦、满、软。

2015 年 8 月 10 日诊，患者脚趾知觉改善，舌淡红、微暗偏淡，苔白厚、少津液，脉濡、弦、细、软、稍沉。

2020 年随访，无咯血。

思考与讨论：垂盆草，在现代中药学及各研究单位显示，鲜者，因多津液，清热利湿，解毒消肿力多比干品强，临床上用鲜品较多。而干品在干燥的过程中，寒凉之性减退，故用于各种热性病的作用却减弱。

3 鲜药应用探讨

3.1 鲜品炮制要点

3.1.1 鲜垂盆草从地里采收后，择选去杂质及枯黄部分，洗净后，按医嘱切碎入药，或破碎后入药，也可取鲜汁入药，也可鲜品生食。最好做到当天采、当天用为最佳。

3.1.2 鲜垂盆草在煎煮时，宜武火急煎，煎煮的时间不宜过长，以防止有效成分散失。

3.1.3 如在寒冷的季节，无新鲜垂盆草供应，可以在适合生长鲜垂盆草的季节，将垂盆草打成浆后，密封，低温冷冻保存，做成冻鲜品。入药前解冻、煮沸，但不宜生食。

3.1.4 从生鲜品到熟鲜品，最好做到当天采收、当天炮制加工、当天入药为最佳。

3.2 不同炮制方式饮片的有效含量及功效区别

3.2.1 将鲜垂盆草清洗后，使药物洁净，切碎或破碎后，可增加与溶液的接触面，便于有效成分的快速地煎出或溶出，同时也便于调剂、制剂。

3.2.2 鲜垂盆草不需要过多的炮制，一些成分在加热或干燥的过程中容易破坏，故以鲜用入药为最佳方式之一。

3.2.3 将生鲜的垂盆草制成冻生鲜品中药，留备，以便用时之需，因为有效成分破坏较少，虽在应用时，没有生鲜用时效果佳，但远比干存品中药效果好。

蒺藜

1 药材基原

为蒺藜科植物蒺藜 *Tribulus terrestris* L.。

2 鲜药谱

鲜蒺藜、鲜蒺藜花、鲜蒺藜苗。

2.1 鲜蒺藜

2.1.1 药用部位　本品为蒺藜科植物蒺藜（图 15）的成熟果实。

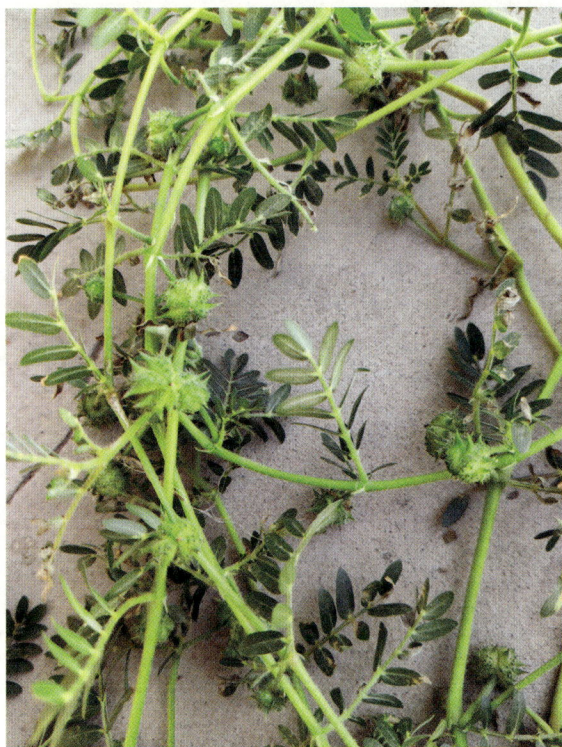

图15　刺蒺藜

2.1.2 性味归经　味苦、辛，性温。归肝、肺、肾经。

2.1.3 功能主治　散风，明目，下气，行血。可用于头痛，眩晕，胸胁胀痛，乳房胀痛，乳闭不通，经闭，目赤翳障，风疹瘙痒，白癜风，疮疽，瘰疬等。

2.1.4 采收加工　种子成熟后采收。

2.1.5 用法用量　口服：15~30克，根据医嘱，煎汤，或研磨破碎入散剂及丸剂，用酒炒或根据医嘱进行炮制。外用，适量，煎水洗、捣烂外敷或外涂。

2.1.6 本草医籍论述

鼻塞出水，多年不闻香臭：蒺藜2握，当道车碾过，以水1大盏，煮取半盏。仰卧，先满口含饭，以汁1合灌鼻中。不过再灌，嚏出1~2个息肉，似赤蛹虫，即愈。（《太平圣惠方》）

治急引腰脊痛：捣蒺藜子末，蜜和丸。酒服如胡豆大2丸，日3服。（《外台秘要》）

蛔虫心痛吐清水：7月7日采蒺藜子阴干，烧作灰，先食服方寸匕，日3服。（《外台秘要》）

30年失明：补肝散，用蒺藜子（7月7日收），阴干捣散。食后水服方寸匕，日2。（《外台秘要》）

一切疔肿：蒺藜子1升，作灰，以醋和封头上，拔根。（《外台秘要》）

白癜风疾：白蒺藜子6两，生捣为末。每汤服2钱，日2钱。1个月绝根。服至半个月，白处见红点，神效。（《孙真人食忌》）

大便风秘：蒺藜子（炒）1两，猪牙皂荚（去皮，酥炙）5钱。为末。每服1钱，盐茶汤下。（《普济方》）

四白散，治伤寒头痛，身热，百节疼痛：蒺藜子（炒，去刺）、白芷、附子（炮）、白僵蚕（炒）等分。上四味捣罗为散，每服2钱匕。茶清或酒调下，不拘时候。（《圣济总录》）

蒺藜子散，治口常有疮：蒺藜子（炒去角）、扁豆（炒）各2两。上2味，捣罗为散，如茶点吃。（《圣济总录》）

治少小洞注下痢：蒺藜子2升，捣汁温服。以瘥为度。（《备急千金要方》）

蒺藜散，治气肿痛：蒺藜子1升，熬令黄，为末，以麻油和之如泥，炒令焦黑，以敷故熟布上，如肿大小，勿开孔贴之。干易之。（《备急千金要方》）

治小便不通，腹胀：土蒺藜炒黄为末，黄酒调下。（《寿世保元》）

蒺藜汤，治阴疝牵引小腹痛：蒺藜（去角炒）、附子（炮，去皮、脐）、栀（子）各等分。上为末。每服3钱，水1盏半，煎至6分，去滓，食前温服。（《宣明论方》）

治眼疾，翳障不明：刺蒺藜4两（带刺炒）、葳蕤3两炒。共为散。每早食后服3钱，白汤调服。（《方龙潭家秘》）

治胸痹，膈中胀闷不通或作痛：刺蒺藜 1 斤（带刺炒）磨为细末。每早、午、晚各服 4 钱，白汤调服。（《方龙潭家秘》）

治肺痈、肺痿，咳唾脓血腥秽：刺蒺藜 5 两（带刺炒），百合、川贝母 1 两（炒）。共为细末。每早晚各服 3 钱，白汤调下。（《方龙潭家秘》）

治乳胀不行，或乳岩作块肿痛：刺蒺藜二三斤（带刺炒），为末。每早、午、晚不拘时，白汤作糊调服。（《方龙潭家秘》）

治恶血积聚或成癥瘕：刺蒺藜 1 斤（带刺妙），干漆 2 两（炒）。俱为末，水发为丸，绿豆大。每晚饭后、临睡服 2 钱，酒下。（《方龙潭家秘》）

治一切脚气，不问虚实寒热：刺蒺藜 8 两（带刺炒），木瓜 5 两（妙）。共为末。每早服 5 钱，白汤调服。（《方龙潭家秘》）

治黄疸：刺蒺藜 5 两（带刺炒），茵陈草 4 两（炒），俱为末。每早、晚各取 5 钱，水 2 碗煎汤饮。（《方龙潭家秘》）

2.1.7 治验医案举隅

张海滨鲜药清肺祛风法治疗银屑病兼面部皮肤抽搐

耿某某，男，72 岁，于 2015 年 9 月 22 日初诊。患者诉手足癣 2 年余，伴瘙痒，晚上明显，在其他医院及自行用药，效果不佳，面部皮肤抽搐 3 年，二便可。

查：舌淡红，苔白厚，脉濡、弦。

处方：鲜蒺藜 40 克、鲜百部 120 克、牡丹皮 10 克、蛇床子 25 克、鲜北沙参茎叶 150 克、鲜黄芪 120 克、连翘 30 克、鲜苦参 20 克、鲜首乌藤 150 克、地肤子 12 克、炙甘草 6 克、麦冬 15 克、鲜荆芥 40 克、鲜南沙参 90 克、鲜山药 150 克、鲜蒲公英 100 克、当归 10 克、鲜薄荷 60 克、紫苏梗 50 克、鲜百部 100 克。

2015 年 11 月 20 日复诊，手足癣明显好转，面部皮肤抽搐频率减少，有时 1 周 1 次，时间在 1 分钟左右。大便有时干，有时出现轻微的头痛。舌淡红，苔薄白，少津液，脉濡、弦。再辨证用药。

2.2 鲜蒺藜花

2.2.1 药用部位 本品为蒺藜科植物蒺藜的花。

2.2.2 性味归经 味苦、辛，性温。归肝、肺、肾经。

2.2.3 功能主治 散风，行血。可用于头痛，眩晕，风疹瘙痒，白癜风等。

2.2.4 采收加工 种子成熟后采收。

2.2.5 用法用量 口服：15~30 克，根据医嘱，煎汤，或研磨破碎入散剂及丸剂，用酒炒或根据医嘱进行炮制。外用，适量，捣烂外敷或外涂，煎汤熏洗患处。

2.2.6 本草医籍论述

治白癜风。阴干为末，每服三二钱，饭后以酒调服。（《本草衍义》）

2.3 鲜蒺藜苗

2.3.1 药用部位 本品为蒺藜科植物蒺藜的苗。

2.3.2 性味归经 味辛，性平。归脾、肺、肝经。

2.3.3 功能主治 祛风，除湿，止痒，消痈。主要用于暑湿伤中，呕吐泄泻，鼻塞流涕，皮肤风痒，疥癣，痈肿等。

2.3.4 采收加工 在生长季，均可采收，采收后清洗干净，去除黄色腐叶。

2.3.5 用法用量 内服：干品 15~30 克，鲜品 30~60 克，根据医嘱，煎汤，或研磨破碎绞汁煮沸服，或生服。外用：适量，煎水洗、捣烂外敷或绞汁外涂，煎汤熏洗患处。

2.3.6 本草医籍论述

治小儿中暑吐利：白蒺藜苗，研汁服。(《普济方》)

鼻流清涕：蒺藜苗 2 握，黄连 2 两，上锉细，水 5 升，煎 1 升，少少灌鼻中取嚏，不过再灌。(《圣济总录》)

治痈肿：蒺藜蔓（净洗）3 寸截之，取得 1 升。以水 3 升，煮取 2 升，去滓，纳铜器中，煮取 1 升，纳小器中，煎如稠糖，取涂疮肿上。(《千金翼方》)

治风身体生瘾疹，宜用蒴根汤洗之。蒴根、蒺藜苗、当归（各 5 两），蛇床子、细辛（各 2 两）。上件细锉。用水 1 斗 5 升煮取 1 斗，去渣。看冷热洗患处，日用三五度，药水冷，再温用之。(《证治准绳·疡医》)

集验痰饮积聚呕逆，兼风虚劳阴疝方。霜后蒺藜苗子，捣汁 1 石，先以武火煎减半，即以文火煎，搅勿停手，候可丸止，空腹酒下梧子大 30 丸，煎服亦得。(《外台秘要》)

2.3.7 治验医案举隅

张海滨用蒺藜全草入药治疗慢性湿疹

臧某某，女，50 岁，于 2015 年 9 月 26 日初诊。主诉慢性湿疹 20 余年，现周身发作湿疹 1 月余，痒，有渗出物。睡眠差，不易入眠，饮食可，手足凉。咽喉稍有疼痛，有痰，发干。自汗，小便可，大便干。

查：脉濡、沉，舌红，苔少、不均匀、有裂纹。

处方：鲜蒺藜苗 100 克、蒺藜 10 克、鲜首乌藤 150 克、鲜荆芥 30 克、鲜北沙参 50 克、蜜炙鲜黄芪 120 克、鲜牛蒡 120 克、鲜山药 120 克、鲜党参 60 克、合欢皮 30 克、升麻 10 克、炒杜仲 30 克、当归 15 克、柏子仁 30 克、全瓜蒌 40 克、鲜百合 120 克、沙苑子 30 克、赤小豆 20 克、桂枝 7 克、巴戟天 15 克、鲜车前草 100 克。

2015 年 10 月 15 日复诊，瘙痒减少，皮肤结痂，有些皮痂脱落，睡眠可，咽喉现发干，有时有痰，易咯出，大便正常。

思考与讨论：刺蒺藜，因有刺，故能破，其为种，则入肝、肾，有散风，明目，下气，行血的功效。蒺藜苗，蒺藜蔓，其味苦，与刺蒺藜比较，则多有除湿，清热消痈的作用。

3 鲜药应用探讨

3.1 鲜品炮制要点

3.1.1 鲜蒺藜、鲜蒺藜花、鲜蒺藜苗采收后，进行清洗，除去黄叶、腐叶及杂质。

3.1.2 鲜蒺藜、鲜蒺藜花、鲜蒺藜苗可以在生鲜品状态下，不需要过多地加工炮制，就可切碎及破碎入药。

3.1.3 炒鲜蒺藜：取干净无杂的蒺藜置炒制容器内，用文火加热，有爆裂声，略有香气逸出时，取出晾凉。用时捣碎。

3.1.4 所有蒺藜类药炮制加工品，从生鲜品到炮制熟鲜品，加工应在最短的时间完成。炮制品应在低温环境下保存，并尽快入药，防止有效成分散失和改变，做好当天炮制，当天入药，方可保证药效。

3.2 不同炮制方式饮片的有效含量及功效区别

3.2.1 将蒺藜类药物净洗后进行分类，因部位不同，药效也存在一定的差异。

3.2.2 将蒺藜药谱类生鲜类药物切片或破碎后，在煎煮和溶出的过程中，有效而又快速地将有效成分煎出或溶出。

3.2.3 将蒺藜炒后，可提高其有效成分的煎出率，同时，药性稍有改变。生品味辛，其性开散，能散肝经风邪，常用于风热瘙痒，风热目赤，白癜风等。炒蒺藜炒后辛散之性减弱，长于平肝潜阳，开郁散结，多用于肝阳头痛、眩晕，肝郁胸胁疼痛，乳汁不通，亦用于肾虚风热的目赤昏暗。

3.3 综合应用

目前，临床应用方面，大多使用蒺藜，很少使用藤蔓，建议加强对蒺藜整株的综合利用，以发挥其最大药用价值。

大黄

1 药材基原

为蓼科植物掌叶大黄 *Rheum palmatum* L.、唐古特大黄 *Rheum tanguticum* Maxim. ex Balf. 或药用大黄 *Rheum officinale* Baill.。

2 鲜药谱

鲜大黄、鲜大黄茎叶（图16）。

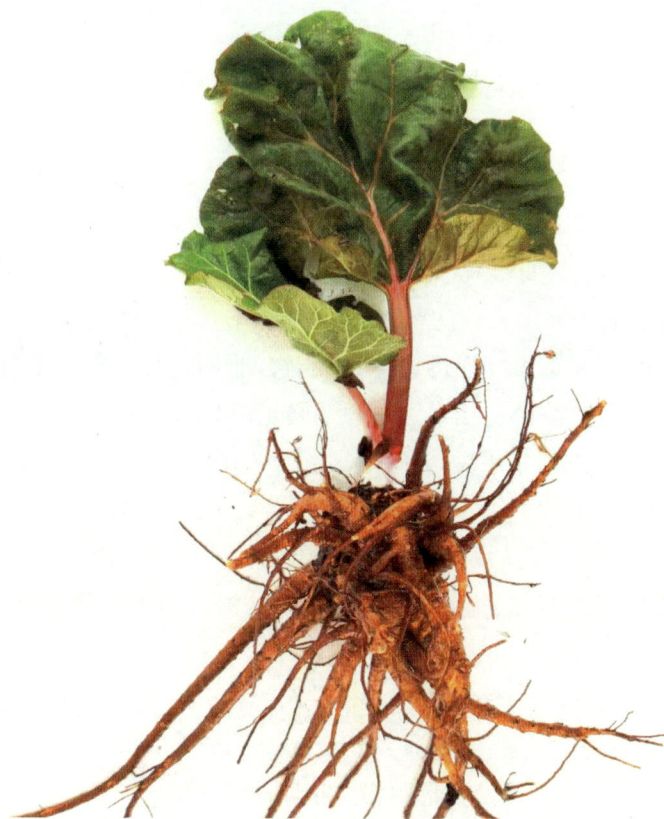

图16 鲜大黄茎叶

2.1 鲜大黄

2.1.1 药用部位
本品为蓼科植物掌叶大黄、唐古特大黄、药用大黄地下根茎。

2.1.2 性味归经
味苦，性寒。归脾、胃、大肠、肝、心包经。

2.1.3 功能主治
泻热通肠，凉血解毒，逐瘀通经。主要用于实热便秘，积滞腹痛，泻痢不爽，湿热黄疸，血热吐衄，目赤，咽肿，肠痈腹痛，痈肿疔疮，瘀血经闭，跌打损伤；外治水火烫伤，上消化道出血等。

2.1.4 采收加工
常年可以采收。

2.1.5 用法用量
内服：干品 15~30 克，鲜品 30~60 克，根据医嘱，煎汤，或研磨破碎绞汁煮沸服，或生服，外用，适量，捣烂外敷或绞汁外涂，煎汤熏洗患处。

2.1.6 本草医籍论述
治汤火灼伤：庄浪大黄（生研），蜜调涂之，不唯止痛，又且灭瘢。（《夷坚志》）

锁口疗：用顶大蚯蚓（2 条），小者（不拘条），用面捣敷。如干燥时，加蜜涂之。后用大黄汁，扫上立消。（《夏氏简易方》）

治蟹腹中有毒，食之或致死，急治之。方：大黄汁、紫苏汁、冬瓜汁，上 3 味汁，共 1 大盏饮之，解毒立效。（《圣济总录》）

解疮散，主治气虚热壅，或失饥冒暑，风热上壅，耳内闭痛，脓血流出：赤芍药半两，白芍药半两，木鳖子仁 1 两，当归 1 两，甘草 1 两，大黄汁 1 两，黄芩 2 钱半，防风 2 钱半。上为末。每服 5 钱，水煎，食后临卧服。（《普济方》）

食鱼脍过多成虫瘕，大黄汁、陈皮末，同盐汤服之。（《饮膳正要》）

舌苔白腻不燥，自觉闷极，属脾湿重，宜加减正气散、三仁汤之类，去薏苡仁、芦根、滑石，加醒头草、神曲，辛淡开化，芳香逐秽。舌胀大不能退场门，属脾湿胃热郁极，毒延于口，前法加生大黄汁利之，舌胀自消。（《医原》）

治痼冷在肠胃间，频年腹痛泄泻，休作无时，服诸热药不效，宜先取去，然后调治，不可畏药以养病也。浓朴、干姜、甘草、桂心、附子（生，各 2 钱），大黄（生，细切，水 1 盏浸半日，煎汁用之）上咀，水 2 升半，煎 8 合，后下大黄汁，再煎 6 合，去渣，分 3 温服。服自夜至晓令尽，否则更以干姜丸佐之。（《医学纲目》）

凡伤寒遗毒，发于耳之前后及项下肿硬。用见肿消草、生白及、生白蔹、生大黄、生大蓟根、野苎麻根，捣成饼，入芒硝 1 钱，和贴留头，干即易之，若加金线重楼，及山慈菇尤妙，出伤寒蕴要。（《古今医彻》）

食猪肉中毒，饮大黄汁，或杏仁汁、朴硝汁，皆可解。（《救急方》）

2.1.7 治验医案举隅

《董廷瑶医案》虫积阻结案

王某，男，9 岁。初诊：1975 年 6 月 5 日。

主诉：素有蛔虫、感寒腹痛 3 天，日夜阵作。

诊查：痛且拒按，腹部膨胀，吵扰不安，食入即呕，便下闭结，形瘦神软，舌质淡润。

辨证：此属虫积中阻。

治法：亟须安蛔杀虫，温里下积。

处方：乌梅 6 克、川椒目 3 克、胡黄连 3 克、雷丸 9 克、淡干姜 3 克、榧子肉 9 克、使君子 9 克、白芍 9 克、白芜荑 9 克、党参 6 克、生大黄 9 克（绞汁冲入），2 帖。

因不能受食，药液由胃管灌入。

服上方药头汁后 30 小时左右，下蛔虫 16 条；38 小时左右，又下蛔虫百余条。腹痛缓解而诸症悉平，第三天即出院回家。

按：本例属虫积腹痛，故用乌梅丸之变法。因虫得酸则伏，乃以乌梅大酸伏之；虫得苦则安，乃以胡黄连大苦安之。白芍缓急止痛，姜椒温中散寒。使君、雷丸、芜荑、榧子并力杀虫。以生大黄绞汁冲入，功能通利腑气，下其虫积。由于患儿体弱，恐其攻伐太过，故加党参益气健脾。诸药合用，终于获得预期功效。

《续名医类案》痔疮

一男子患痔成漏，每登厕则痛，以秦艽防风汤加条芩、芎、归，一帖即瘥。如肛门下脱，作痛良久，加以大黄汁、枳壳，四剂而愈。以四物加升麻、芩、连、荆、防，不复作。

2.2 鲜大黄茎叶

2.2.1 药用部位
本品为蓼科植物掌叶大黄、唐古特大黄、药用大黄的茎叶。

2.2.2 性味归经
味甜、酸，性寒。归脾、胃、大肠经。

2.2.3 功能主治
消食化滞，利水下积，杀虫，泻火通便。用于饮食积滞，大便秘结，疥疮等。

2.2.4 采收加工
地上部分长出后即可以采收。

2.2.5 用法用量
15~30 克，根据医嘱，煎汤，或研磨破碎入散剂及丸剂，用酒炒或根据医嘱进行炮制。外用，适量，煎水洗、捣烂外敷或外涂。

2.2.6 本草医籍论述

发黄，胸中热，气闷方：胡荽（1 把，切），上 1 味，以水 7 升，煮取 2 升半，分再服便愈，如不瘥，更作，亦主通身发黄者，浓煮大黄叶令温，自洗渍尤良。（《千金翼方》）

大黄茎，醒酒，堪生啖，亦以解热。（《新修本草》）

3 鲜药应用探讨

3.1 鲜品炮制要点

3.1.1 鲜大黄、鲜大黄茎叶采收后，进行清洗。除去黄叶、腐叶及杂质。

3.1.2 鲜大黄、鲜大黄茎叶可以在生鲜品状态下，不需要过多的加工炮制，就可以切碎及破碎入药。

3.1.3 根据医嘱，将鲜大黄制成酒大黄：取鲜大黄切成块，加黄酒喷淋拌匀，置炒制容器内，用文火炒干，再用黄酒泡第二次，稍闷润，再炒干，色泽加深，取出晾凉，筛去碎屑。鲜大黄片或块每 100 千克用黄酒 10 千克。

3.1.4 根据医嘱，将鲜大黄制成熟大黄：鲜大黄切成大块，置木甑、笼屉或蒸制容器内，隔水加热，蒸至大黄内外均呈黑色为度，取出，干燥。

3.1.5 根据医嘱，将鲜大黄制成醋大黄：取鲜大黄切成大块，加米醋拌匀，置炒制容器内，用文火加热，炒干，取出，晾凉，再抖入米醋，润透，再炒干，取出，晾凉，筛去碎屑。鲜大黄片或块每 100 千克用米醋 15 千克。

3.1.6 根据医嘱，鲜大黄炒成炭：取鲜大黄放在容器内，用文火慢炒，炒至表面焦黄，表面黑色，中间黄色即可。

3.1.7 所有大黄类药炮制加工品，从生鲜品到炮制熟鲜品，加工应在最短的时间完成。炮制品应在低温环境下保存，并尽快入药，防止有效成分散失和改变，做好当天炮制，当天入药，方可以保证药效。

3.2 不同炮制方式饮片的有效含量及功效区别

3.2.1 将鲜大黄、鲜大黄茎叶净洗后进行分类，因部位不同，药效也存在一定的差异。

3.2.2 将鲜大黄、鲜大黄茎叶生鲜类药物切片或破碎后，在煎煮和溶出的过程中，有效而又快速地将有效成分煎出或溶出。

3.2.3 将鲜大黄炮制后，药味有所改变。生鲜大黄，苦寒沉降，气味重浊，走而不守，直达下焦，泻下作用峻烈，攻积导滞，泻火解毒力强，用于实热便秘，高热，谵语发狂，吐血，衄血，湿热黄疸，痈疮肿毒，里急后重，血瘀经闭，产后瘀阻腹痛，癥瘕积聚，跌打损伤；外治烧烫伤等。酒炙后，其泻下作用稍缓，并借酒升提之性，引药上行，以清上焦实热为主，用于血热妄行之吐血、衄血及火邪上炎所致的目赤肿痛。熟大黄，经加热炮制后，泻下作用缓和，减轻了腹痛之副作用，并增强了活血祛瘀的作用。用于瘀血内停、腹部肿块、月经停闭等。大黄炭，泻下作用极微，并有止血作用。用于大肠有积滞的大便出血及热邪伤络，血不循经之呕血、咯血等出血证。醋大黄泻下作用稍缓，以消积化瘀为主，用于食积痞满，产后瘀滞，癥瘕癖积等。

3.3 综合应用

有文献对大黄地上部分化学成分与药理作用进行研究，结果表明，大黄地上部分富含蛋白质、粗纤维、果胶、氨基酸等营养成分，以及蒽醌类、黄酮类、二苯乙烯类等化合物，具有泻下、抗炎、止血、抗氧化、降血糖、降血脂等药理活性。目前，临床应用大多为其根茎，却很少用及茎叶，若能将大黄茎叶进行综合利用，这对延伸大黄经济产业链具有重要意义。

参考文献

［1］冯银平，苗小楼，张云鹤，等. 大黄地上部分化学成分与药理作用研究进展［J］. 中国中医药信息杂志，2022，29（3）：151–156.

大蓟

1 药材基原

为菊科植物蓟 *Cirsium japonicum* Fisch. ex DC.。

2 鲜药谱

鲜大蓟。

2.1 鲜大蓟

2.1.1 药用部位　本品为菊科植物蓟的全株植物。（图 17）

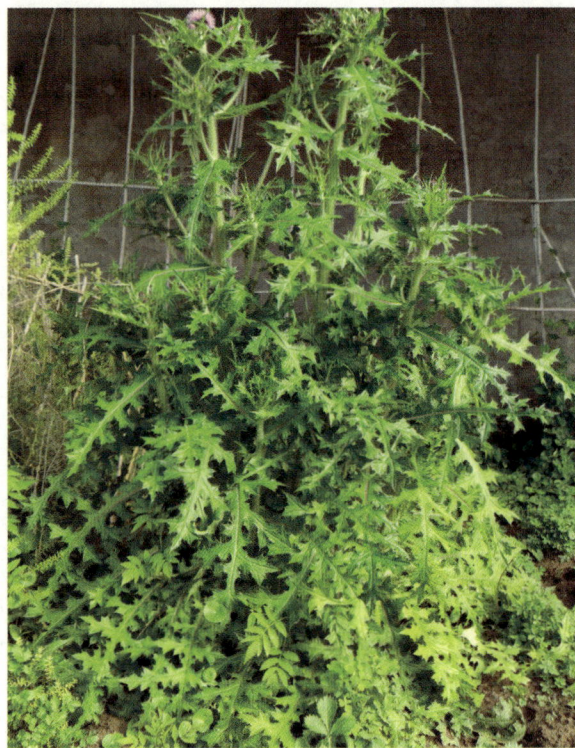

图17　蓟

2.1.2 性味归经 味甘，性凉。归肝、脾、肾经。

2.1.3 功能主治 凉血，止血，祛瘀，消痈肿。主要用于吐血，衄血，尿血，血淋，血崩，带下，肠风，肠痈，痈疡肿毒，疔疮等。

2.1.4 采收加工 在植物的生长期，根据其生长情况，进行分批采收。

2.1.5 用法用量 内服：干品 15~30 克，鲜品 60~120 克，煎汤，或研磨成浆或破碎绞汁煮沸服，或生服。外用：捣烂外敷或绞汁外涂，煎汤熏洗患处。

2.1.6 本草医籍论述

主治内损吐血。紫蓟（大蓟）菜。捣汁半盏，调飞罗生面 3 钱，作 1 服。（《普济方》）

大效丸，治肠风泻血：大蓟根 7 截（各长 1 寸），白矾 1 两细研，麝香当门子七豆许。上用不沾土大瓜蒌 1 个，割下盖子，并去瓤，入大蓟根、白矾、麝香当门子在内，用篦子左搅七遭，却安盖子在上，以盐 1 合，和土为泥，固济阴干，用炭火煅，候透赤便住，候冷打去泥，细研为末，取一半为散，一半以糯米粥为丸，梧桐子大，每日空心，将大蓟苗煎汤调下半钱，至日午、临卧，又煎大蓟苗调下 10 丸，服三两日便住。须是吃得三五个瓜蒌，永去病根。（《普济方》）

癣疮作痒：刺蓟（大蓟）叶，捣汁服之。（《备急千金要方》）

治吐血衄血，崩中下血：大蓟 1 握。捣，绞取汁，服半升。（《本草汇言》）

治肠痈、内疽诸证：大蓟根叶、地榆、牛膝、金银花。俱生捣汁，和热酒服。如无生鲜者，以干叶煎饮亦可。（《本草汇言》）

治吐血、唾血、鼻血、腹中聚血：用生藕汁、生地黄汁、大蓟汁各 3 合，蜜 1 匙调匀。每服 1 小盏，不拘时服。（《卫生易简方》）

小儿浸淫，疮痛不可忍，发寒热者：刺蓟（大蓟）叶新水调敷疮上，干即易之。（《简要济众方》）

治疗疖疮疡，灼热赤肿：大蓟鲜根，和冬蜜捣匀，贴患处，日换两次。（《福建民间草药》）

治汤火烫伤：大蓟新鲜根，以冷开水洗净后，捣烂，包麻布炖热，绞汁，涂抹，日二三次。（《福建民间草药》）

治妇女干血痨或肝痨，恶寒发热，头疼，形体消瘦，精神短少：新鲜大蓟 2 两，黄牛肉 4 两。共入罐内煮烂，天明吃毕后，复熟睡。忌盐。（《滇南本草》）

治结核于项左右，或栗子疮红肿溃烂出脓久不收口者：独根大蓟，不拘多少，或煮水牛肉，或猪肉，或单用，煨点水酒服。外用新鲜大蓟捣烂，入发灰、儿茶、血竭同拌，敷疮口，生肌。（《滇南本草》）

治淋巴结结核：鲜核桃树嫩枝、鲜大蓟等分，煎水当茶饮；另煮马齿苋当菜吃。（《新疆中草药单方验方选编》）

3 鲜药应用探讨

3.1 鲜品炮制要点

3.1.1 大蓟采收后，进行清洗，除去黄叶、腐叶及杂质。

3.1.2 大蓟可以在生鲜品状态下不需过多加工炮制，就可以切碎及破碎入药。

3.1.3 根据医嘱，将大蓟药炮制成炭，以增加其温性，用于各种出血证。

3.1.4 大蓟药炮制加工品，从生鲜品到炮制熟鲜品，加工应在最短的时间完成。炮制品应在低温环境下保存，并尽快入药，防止有效成分散失和改变，做好当天炮制，当天入药，方可以保证药效。

3.2 不同炮制方式饮片的有效含量及功效区别

3.2.1 将大蓟净洗以保证其药品的洁净度。

3.2.2 将鲜大蓟切碎或破碎后，在煎煮和溶出的过程中，有效而又快速地将有效成分煎出或溶出。

3.2.3 将大蓟药炮制成炭，增加其温性，减少其寒性，性收涩，用于各种出血证，尤其适合于各种虚证兼有出血证。

丹参

1 药材基原

为唇形科植物丹参 *Salvia miltiorrhiza* Bge.。

2 鲜药谱

鲜丹参。

2.1 鲜丹参

2.1.1 药用部位 本品为唇形科植物丹参（图18）的根。

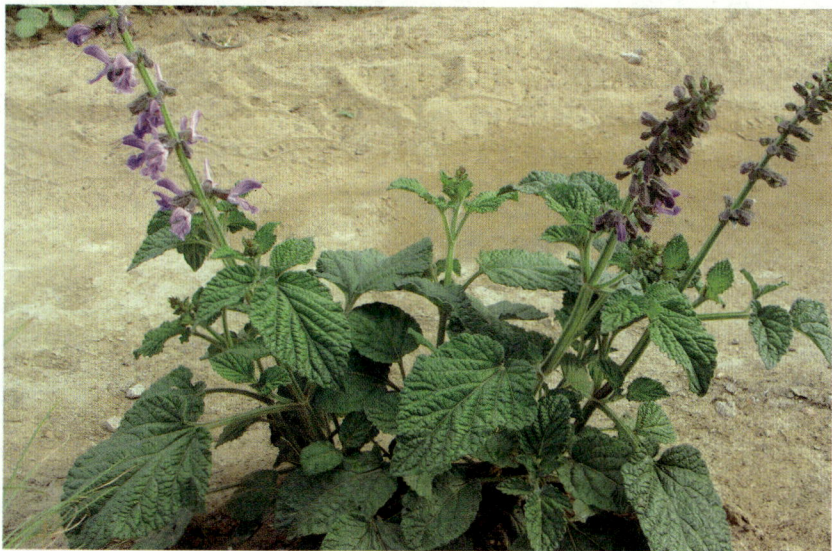

图18 丹参

2.1.2 性味归经 味苦，性微寒。归心、心包、肝经。

2.1.3 功能主治 活血祛瘀，调经止痛，养血安神，凉血消痈。主要用于治妇女月经不调，痛经，经闭，产后瘀滞腹痛，心腹疼痛，癥瘕积聚，热痹肿痛，跌打损伤，热入营血，烦躁不安，心烦失眠，痈疮肿毒等。

2.1.4 采收加工 根据生长环境，常年可以采收，最佳的采收季节是在地上部分生长茂盛，无枯萎时节。

2.1.5 用法用量 内服：干品 5~10 克，鲜品 30~60 克；根据医嘱，煎汤，研磨成浆或破碎绞汁煮沸服，或生服。外用：适量，捣烂外敷或绞汁外涂，煎汤熏洗患处。

2.1.6 本草医籍论述

治妊娠胎堕，下血不止：丹参 12 两，细切，以清酒 5 升，煮取 3 升，温服 1 升，日 3。(《备急千金要方》)

丹参散：治妇人经脉不调，或前或后，或多或少，产前胎不安，产后恶血不下，兼治冷热落胎下血：丹参 12 两，酒 5 升，煮取 3 升，温服 1 升，每日 3 服。亦可水煮。(《备急千金要方》)

小儿摩膏，治惊痫发热：丹参、雷丸各半两，猪囊 2 两。同煎，7 上 7 下，滤去滓，盛之。每以摩儿身上，日 3 次。(《备急千金要方》)

丹参饮，治心腹诸痛，属半虚半实者：丹参 1 两，白檀香、砂仁各 1 钱半。水煎服。(《医学金针》)

(张文仲)治腰髀连脚疼：杜仲 8 两，丹参 5 两，独活、当归、川芎、干地黄各 4 两。上 6 味切，以绢袋盛，上清酒 2 斗渍之 5 宿，服 2 合，日再。忌芜荑。(《本草纲目》)

丹参膏，治妇人乳肿痛：丹参、芍药各 2 两，白芷 1 两。上 3 味，以苦酒渍 1 夜，猪脂 6 合，微火煎三上下，膏成敷之。(《刘涓子鬼遗方》)

丹参汤，治风热，皮肤生瘑癣，苦痒成疥：丹参 4 两(锉)，苦参 4 两(判)，蛇床子 3 合(生用)。上药以水 1 斗 5 升，煎至 7 升，去滓，乘热洗之。(《太平圣惠方》)

治热油火灼，除痛生肌：丹参 8 两，剉，以水微调，取羊脂 2 斤，煎 3 上 3 下，以涂疮上。(《肘后备急方》)

丹参饮，治心腹诸痛属半虚半实者：丹参 1 两，檀香、砂仁各 1 钱半。水煎服。(《时方歌括》)

引杨石林方，治妇人卒然风狂，妄言妄动，不避亲疏，不畏羞耻：丹参 8 两。醋拌炒，研极细末。每早晚各服 3 钱，淡盐汤调灌，3 日即愈。(《本草汇言》)

消乳汤，治疮痈或乳痈初起：丹参 4 钱，金银花 3 钱，连翘 4 钱，知母 8 钱，穿山甲 2 钱(炒捣)，瓜蒌 5 钱(切丝)，生明乳香 4 钱，生明没药 4 钱。煎服。(《医学衷中参西录》)

治腹中包块：丹参、三棱、莪术各 3 钱，皂角刺 1 钱。水煎服。(《陕甘宁青中草药选》)

治神经衰弱：丹参 15 克，五味子 30 克。水煎服。(《陕甘宁青中草药选》)

治血栓闭塞性脉管炎：丹参、金银花、赤芍、土茯苓各 30 克，当归、川芎各 15

克。水煎服。(《全国中草药汇编》)

治痛经：丹参15克，郁金6克。水煎，每日1剂，分2次服。(《全国中草药汇编》)

思考与讨论：丹参善于里，主活和化血的作用，主要针对化有形之物，主瘀血阻络而出现心神不宁，丹参茎叶善于走表，故常用于皮肤及表证。

3 鲜药应用探讨

3.1　鲜品炮制要点

3.1.1 将鲜丹参类中药采收后，分类，择选去杂质及枯黄腐叶部分，洗净后，按医嘱切碎入药，或破碎后入药，也可取鲜汁入药，也可鲜品生食。最好做到当天采，当天入药为最佳。

3.1.2 如隆冬时节不适合生长丹参的季节，可以在鲜丹参类中药盛产的季节，将鲜丹参类中药真空包装或打成浆后，密封，低温冷冻保存，做成冻鲜品。入药前解冻、煮沸，但不宜生食。

3.1.3 也可以将生鲜品的鲜丹参类中药，加工成熟鲜品，冷冻保存。最好做到当天采收，当天加工炮制，当天入冷冻保存。

3.2　与干品中药的比对

有文献研究表明，冷冻干燥法、烘干法（50℃、60℃、70℃）、阴干法、晒干法4种干燥方式比较，以冷冻干燥法为对照，晒干过程中丹参酮类成分损失达到50.8%，而阴干法仅损失4.7%，烘干法可使丹参酮类成分损失14.9%~23.9%。阴干过程中丹酚酸B损失达到30.2%，而晒干法仅损失1.8%，烘干法可使丹酚酸B损失18.7%~32.9%，且60℃烘干对丹参酮类和丹酚酸B的保留率均高于80%。

为更好地保存丹参中有效成分含量，建议首选采用冷冻干燥法，其次是快速60℃烘干，因为阴干法和晒干法，所耗费的时间较长，其有效成分散失也多。从综合考虑指标成分的含量和生产实际，60℃烘干法为鲜丹参的最佳干燥方法。

3.3　不同炮制方式饮片的有效含量及功效区别

3.3.1 将鲜丹参类中药清洗后择净，使药物洁净，切碎或破碎后，增加与溶液的接触面，便于有效成分的快速煎出或溶出，同时也便于调剂、制剂。

3.3.2 鲜丹参类中药不需要过多炮制，一些成分在加热或干燥的过程中容易被破坏，故以鲜用入药为最佳方式之一。

3.3.3 将鲜丹参类中药捣碎或捣碎后榨汁，入药，吸收迅速，见效快。

3.3.4 将生鲜的鲜丹参类中药制成冻生鲜品或冻熟鲜品中药，以备用时之需。

3.4 综合应用

古往今来，丹参一直是根为药用部位，茎叶弃去。近年来，随着人口老龄化，心脑血管病患者数量的递增，丹参的需求量也在不断加大。有研究表明，丹参茎叶有与根类似的药理活性和临床药效，其中丹参素在叶中含量最高达 1%（丹参素是丹参的有效成分之一，具有扩张冠状动脉并使血流量增加的作用）；同时研究还发现，丹参茎叶水提取物能明显增强小鼠耐缺氧能力。对丹参叶的化学成分研究发现，丹参叶中含黄酮类、酚酸类、皂苷类及香豆素类成分等。所以，对丹参地上部分有效成分研究，或许能扩大其药用价值。

参考文献

［1］喻芳君，钱浩，马志国. 鲜丹参的干燥工艺研究［J］. 海峡药学，2016，11：38-40.

［2］仲惟燕. 丹参地上部分化学成分及抗氧化活性研究［D］. 济南：山东中医药大学，2009.

地肤

1 药材基原

为藜科植物地肤 *Kochia scoparia*（L.）Schrad.。

2 鲜药谱

鲜地肤苗、鲜地肤子。

2.1 鲜地肤苗

2.1.1 药用部位 本品为藜科植物地肤（图19）的地上部分茎叶。

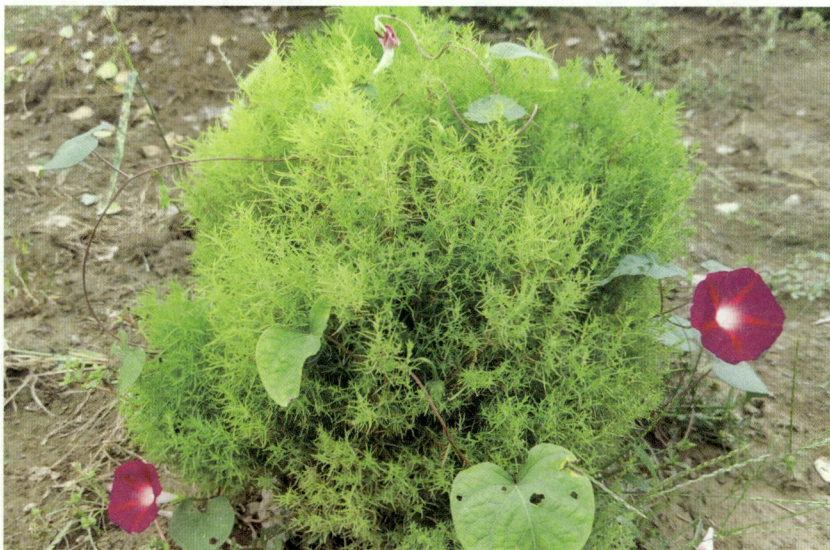

图19 地肤

2.1.2 性味归经 味辛、苦，性寒。归肝、脾、大肠经。

2.1.3 功能主治 清热解毒，利尿通淋。主要用于赤白痢，泄泻，小便淋痛，目赤涩痛，雀盲，皮肤风热赤肿，恶疮疥癣等。

2.1.4 采收加工 根据生长环境，常年可以采收，最佳的采收季节是在地上部分

生长茂盛，无枯萎时节采收。

2.1.5 用法用量

内服：干品 5~10 克，鲜品 30~60 克，根据医嘱，煎汤，研磨成浆或破碎绞汁煮沸服，或生服。外用：适量，捣烂外敷或绞汁外涂，煎汤熏洗患处。

2.1.6 本草医籍论述

疗小便数多，或热痛酸楚，手足烦疼：地肤草 3 两，以水 4 升，煮取 2 升半，分 3 服。（《产乳集验方》）

治眼为物所伤，或肉翳：生地肤苗 5 两，净洗，捣绞取汁，瓷盒中盛，以铜箸频点目中。冬月以干者，煮汁点之。（《太平圣惠方》）

地肤苗叶，苦，寒，无毒。捣汁服治赤白下痢，烧灰亦良。水煎服疗手足烦痛，诸淋亦通。洗目去热暗，亦洗雀盲涩痛。固肠止泻痢，并除恶疮疥癣。（《本草易读》）

地肤草汤。地肤草 4 两，水 4 升，煮取 2 升，分 3 服。取自然汁服亦可。子淋者，妊娠患子淋，小便数，出少，或热痛酸疼，及足肿，此方主之。（《医方考》）

地肤大黄汤。疗妊娠患子淋，宜下。川大黄、地肤草（各 3 两），知母、黄芩、猪苓、赤芍药、通草、川升麻、枳实、甘草（各 2 两）。上咀，每服 4 钱。水 1 盏，煎至 7 分，去滓温服。（《妇人大全良方》）

治风湿关节痛，小便少，地肤苗 12 克，水煎服。（《沙漠地区药用植物》）

治头痛，地肤苗、马屎烧灰，共捣烂，敷头顶。（《湖南药物志》）

2.1.7 治验医案举隅

张海滨用通利二便法缓解肠癌进展

韩某某，男，78 岁，于 2019 年 8 月 2 日在北京市房山区第一医院住院 8 天，诊断为直肠癌，高血压 2 级，极高危，冠状动脉粥样硬化性心脏病，缺血性心肌病，心律失常，Ⅰ度房室传导阻滞，心功能Ⅰ级，右肾囊肿，右腹股沟疝，高脂血症，肝周少量积液，前列腺增生，胃肠功能紊乱，反流性食管炎，高同型半胱氨酸血症。

2019 年 8 月 8 日检查示双肾多发囊肿，左侧腹股沟疝，肝周少量积液，前列腺增生钙化，直肠上段及乙状结肠远端肿物。

2019 年 8 月 19 至 8 月 22 日在北京市房山区第一医院住院 4 天，直乙交接处占位性质待定，直乙交接处癌，冠状动脉粥样硬化性心脏病，高脂血症，反流性食管炎。

现检查：肌酐高，红细胞低，怕冷，静息血氧饱和度 96%，心率每分钟 72 次。行走 30 米刚回来血氧饱和度 95%，心率每分钟 82 次，坐下血氧饱和度最低 92%。

现眼干，早晨起来流涕，偶尔咳嗽，喝水少，睡眠可，饮食差，量少，尿频，曾患有哮喘，小便每夜 3 次，排尿费力，排便量少 3~5 天甚至 1 周，舌暗红，苔白厚、粗糙，舌底脉络瘀滞，脉弦、细、滑、稍涩。

患者选择做保守治疗，故来我院就诊。

处方：鲜地肤苗 45 克、灵芝 20 克、当归 10 克、鲜地黄 150 克、炙麻黄 5 克、鲜首乌藤 50 克、党参 30 克、鲜垂盆草 30 克、鲜丝瓜络 80 克、鲜穿心莲 70 克、地榆 12 克、鲜四叶参 60 克、锁阳 20 克、鲜当归 20 克、鲜牛蒡根 120 克、川贝母 15 克、地龙 10 克、鲜黄芪 150 克、鲜鬼针草 60 克、鲜肉苁蓉 80 克、巴戟天 20 克、鲜萝藦 40 克、黄精 20 克。

2019 年 9 月 11 日诊，主诉双腿有力，排尿费力减轻，大便不通畅，需要服用通便药，睡眠可，食欲可，食量略少，体重 63 千克，舌暗红，苔白厚、粗糙，舌底脉络瘀滞，脉弦、细、滑、稍涩。

2019 年 9 月 21 日诊，患者发生便血，食欲可，睡眠可。

2019 年 9 月 24 日诊，患者少量便血，量不多，疝气减轻。

2019 年 10 月 5 日诊，患者无便血，大便通畅，精神可，无明显不适。

2.2　鲜地肤子

2.2.1 药用部位　本品为藜科植物地肤的新鲜成熟果实。

2.2.2 性味归经　味苦，性寒。归肾、膀胱经。

2.2.3 功能主治　清热利湿，祛风止痒。用于小便涩痛，阴痒带下，风疹，湿疹，皮肤瘙痒等。

2.2.4 采收加工　根据生长环境，待种子成熟后，在秋季可以采收。

2.2.5 用法用量　内服：干品 5~10 克，鲜品 30~60 克，根据医嘱，煎汤、研磨成浆或破碎绞汁煮沸服，或生服。外用：适量，捣烂外敷或绞汁外涂，煎汤熏洗患处。

2.2.6 本草医籍论述

妊娠患淋，热痛酸楚，手足烦疼：地肤子 12 两，水 4 升，煎 2 升半，分服。（《子母秘录》）

地肤子散。治肝虚目昏：地肤子 1 斤（阴干，捣罗为末），生地黄 5 斤（净汤捣，绞取汁）。上药相拌，日中曝干，捣细罗为散。每服，空心以温酒调下 2 钱，夜临卧，以温水调再服之。（《太平圣惠方》）

血痢不止：地肤子 5 两，地榆、黄芩各 1 两，为末。每服方寸匕，温水调下。（《太平圣惠方》）

治雷头风肿：地肤子，同生姜研烂，热酒冲服，取汗愈。（《圣济总录》）

治胁痛，积年久痛，有时发动：六七月取地肤子，阴干，末。服方寸匕，日五六服。（《补缺肘后方》）

风热赤目：地肤子（焙）1 升，生地黄半斤，取汁和作饼，晒干研末。每服 3 钱，空心酒服。（《本草纲目》）

肢体疣目：地肤子、白矾等分，煎汤频洗。（《寿域神方》）

宣阳汤。治阳虚气弱，小便不利：野台参 4 钱，威灵仙钱半，寸麦冬 6 钱（带

心），地肤子1钱。煎服。（《医学衷中参西录》）

地肤子丸。治雀目：地肤子5两，决明子1升。上两味捣筛，米饮和丸。每食后，以饮服20丸至30丸。（《广济方》）

地肤酒。治吹乳：地肤子为末。每服3钱，热酒冲服，出汗愈。（《经验广集》）

2.2.7 治验医案举隅

张海滨鲜用地肤全株入药治反复发用性过敏

程某某，女，47岁，于2019年8月24日初诊。患者反复性皮肤过敏3年，口服盐酸西替利嗪片能控制，但复发。最近1周皮肤发痒严重。现腰痛，心慌，喉间有痰黏着，有少量痰咳出，饮食可，睡眠可，大便可，月经量多，脉弦、细、数，舌偏红，苔白微厚腻。

本患者为阴虚体质，同时内生寒湿，生风。治经补阴，祛风，化湿。

处方：地肤子20克、鲜地麦苗60克、鲜泽兰50克、升麻12克、鲜杜仲皮70克、茯苓30克、鲜葛根60克、鲜景天三七70克、鲜黄芩茎叶50克、白术15克、麦冬30克、鲜浮萍60克、党参30克、灵芝20克、鲜垂盆草60克、鲜藿香60克、鲜白背三七70克。

2019年9月15日复诊，诉吃药期间无过敏现象发生，停服西药1周。心慌症状消失，腰痛减轻，有少量痰咳出。脉弦、细、数，舌淡红，苔白。

2020年10月，因感冒咳嗽来我院就诊，现询问，反复过敏症状治疗后不再出现。

思考与讨论：地肤苗，因味苦，而长于清热解毒，利尿通淋，在《名医别录》中捣绞取汁，主亦白痢；洗目，去热暗、雀盲、涩痛；苗灰主痢亦善。《玉楸药解》（地肤）苗、叶利水亦捷。《本草备要》载（地肤）叶：作浴汤，去皮肤风热丹肿。《本草图经》载（地肤）主大肠泄泻，止赤白痢，和气，涩肠胃，解恶疮毒。《本草纲目》载（地肤）煎水日服，利小便诸淋。而地肤子，质轻扬，而长于祛风，主要用于各种皮肤因风疾出现的各种症状，由于地肤子，结子属阳，故善于走阳经，故在《本草求原》中述：地肤子，清利膀胱邪热，补膀胱阴血，热去则小便利，中焦之阴气自受益，而耳目聪明矣。故有阴火而小便不禁，尿数或淋疝，客热丹毒并治。而因其味苦，在《本草述》中载：地肤之味，始微甘而后纯苦，且其气寒，应属清热之剂。每见用之者或假酒力，或不须酒。愚谓清热则酒可不用，如用之起阴达阳，则宜以火酒浸一日夜，于饭上蒸透，晒干以去其寒性，乃为得之。

3 鲜药应用探讨

3.1 鲜品炮制要点

3.1.1 鲜地肤苗从地里采收后，清洗，除去黄叶及腐叶，再进行分类。

3.1.2 将鲜地肤苗在生鲜的状态下，可以切碎入药，也可以破碎入药，不需要过多的加工。

3.1.3 将地肤子从植株上分离后，除去杂质，可以在低温环境保存，在入药前，根据医嘱，可以将其破碎，也可经适当炒制。

3.1.4 所有的炮制加工品，从原生鲜品到炮制熟鲜品，加工应在最短的时间完成。炮制品应在低温环境下保存，并尽快入药，防止有效成分散失和改变，做好当天炮制，当天入药，方可以保证药效。

3.2 不同炮制方式饮片的有效含量及功效区别

3.2.1 将鲜地肤苗净洗后和去除杂质后，保证入药前纯净。

3.2.2 将鲜地肤苗切碎或破碎后，在煎煮或溶出的过程中，有效而又快速地将有效成分溶出或煎出。

3.2.3 将鲜地肤子炒制后或破碎后入药，将种皮破坏，有益于种仁的有效成分煎出和溶出。

3.3 综合利用

现在临床所用的中药饮片，大多为地肤子，而地肤在不同的生长时期其不同部位都能入药，也可食用。如果将地肤的不同部位进行开发及合理利用，特别是对生鲜品的研究及开发利用，可充分发挥其药用价值，服务于临床。

地黄

1 药材基原

为玄参科植物地黄 *Rehmannia glutinosa* Libosch.。

2 鲜药谱

鲜地黄、生地黄、熟地黄、鲜地黄叶、鲜地黄花、地黄实。

2.1 鲜地黄

2.1.1 药用部位 本品为玄参科植物地黄（图20）的新鲜块根。

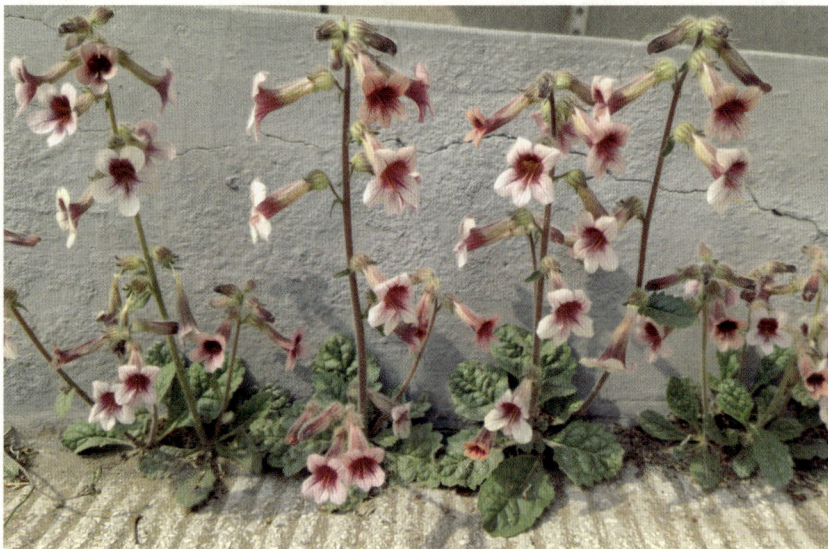

图20 地黄

2.1.2 性味归经 味甘、苦，性寒。归心、肝、肾经。

2.1.3 功能主治 清热，凉血，生津。主要用于温病伤阴，大热烦渴，舌绛，神昏，斑疹，吐血，衄血，虚劳骨蒸，咳血，消渴，便秘，血崩等。

2.1.4 采收加工 全年可以采挖新鲜根茎，洗净泥土，除去地上部分，去除杂质，用时切段或捣碎榨汁。

2.1.5 用法用量　内服：鲜品 30~60 克，根据医嘱，煎汤，或研磨破碎绞汁煮沸服，或生服，用酒炒或根据医嘱进行炮制。外用，适量，煎水洗、捣烂外敷或绞汁外涂。

2.1.6 本草医籍论述

生地黄膏，治口舌疮肿。鲜地黄、蓝青叶（各等分）。上入蜜杵细，每服半两，井水煎，食后服。（《古今医统大全》）

地骨膏。滋阴降火，养血清热。主肺经之热，轻手乃得，微按全无，瞥瞥然见于皮毛上，喘咳，洒淅恶寒。鲜地黄 10 斤（捣汁和众药汁同煎），当归身 1 斤，芍药半斤，枸杞半斤，天冬 6 两，麦冬 6 两，川芎 2 两，牡丹皮 2 两，莲肉 4 两，知母 3 两，地骨皮 3 两，人参 1 两，甘草 1 两。上将众药，用水 2 斗，煎 1 斗，去滓净，和生地黄汁同熬成膏服之。（《不居集》）

2.1.7 治验医案举隅

《续名医类案》热病

魏玉璜治表侄凌二官，年二十余。丙子患热证初愈，医即与四君、干姜、巴戟诸气分温补药，久之益觉憔瘦，状若癫狂，当食而怒，则啮盏折筋，不可遏抑。所服丸药，则人参养荣也。沉绵年许。其母问予，予曰：此余症未清，遽投温补所致。与甘露饮方，令服十余剂，遂痊。甲申夏，复患热证，呕恶不眠，至七日，拟用白虎汤。以先日服犀角地黄而吐，疑为寒，不敢服。延一卢姓医至，诊其脉伏，按其腹痛，谓此疝症，非外感也。脉已全无，危险甚矣。姑与回阳，脉复乃佳。所用葫芦巴、吴茱萸、肉桂、干姜、木香、小茴香、丁香、青皮、橘核等，约重三两，令急煎服。盖是日夜半当战汗，故脉伏而厥痛，彼不审，以为寒症也，乃用此方。黄昏服下，即躁扰烦渴，扬手掷足，谵语无伦，汗竟不出。盖阴液为燥热所劫，不能蒸发矣。侵晨再亟诊，脉已出且洪数，而目大及年寿间皆迸出血珠，鼻煤唇焦，舌渐黑，小便全无。令以鲜地黄四两，捣汁一茶杯与之，饮下即熟睡片时。醒仍躁扰，再与白虎汤，加鲜地黄二两煎服，热渐退，神渐清。次日渐进粥，二白睛赤如鸠目，继而口鼻大发疮疡。改与大剂甘露饮，二十余日，始便黑粪甚伙，犹时时烦扰。服前方五十余日，忽大汗，自顶至足汗极臭，自是全瘳。

张海滨用补肾凉血法治疗多年银屑病

王某某，女，26 岁，于 2017 年 12 月 12 日初诊。患者诉银屑病史 10 余年，双上肢、下肢、胸腹背轻微痒，点状为主，脱皮全身银屑病史 10 余年，双上肢、腹、胸、背、双下肢均有，散在点片状，偶尔痒，月经期及感冒时加重。脾气急，月经可，量少，喜凉食，运动量少，热也不容易出汗，睡眠可，大便可，平时忌口，饮食可，血压偏低。有慢性鼻炎，稍有鼻流清涕。喜食芹菜、冬瓜。

查：舌微暗、微偏红，微瘦，苔薄白微厚，有沫量少，颗粒状不均匀，有裂纹，脉濡、弦、满。

本病是阴虚有虚火，脾胃湿阻，湿热蕴于营卫肌腠。治以清虚火，强脾胃，清湿热，补营卫方进行辨证用药。

处方：鲜地黄 100 克、葛根 30 克、鲜黄芪 50 克、炙百部 25 克、鲜荆芥 50 克、干姜 12 克、鲜北沙参叶 60 克、山药 30 克、鲜北沙参 80 克、连翘 35 克、杏仁 12 克、鲜芦根 30 克、鲜首乌藤 60 克、黄精 20 克、当归 5 克、鲜天冬 50 克、鲜防风 10 克、鲜百合 60 克。

上药水煎服，同时还配合外洗加外用药膏。

2017 年 12 月 23 日诊，患者诉有上火的感觉。遂加十大功劳 15 克。

2017 年 12 月 30 日诊，患者诉近日双上肢及腹部出现少量的红点，自觉上火，前些天咽喉疼痛，流清鼻涕。目前不痛但是咽喉痒干，稍咳嗽。舌淡红，苔白厚略矮，颗粒大，寒气在上焦，肾气不虚，脉濡、弦、满，阴虚虚火，脾胃湿阻，湿热蕴于营卫肌腠。下焦有热。加鲜桔梗 20 克。

2018 年 9 月 29 日诊，患者皮疹明显减少，皮肤明显干，大便次数多。

处方：葛根 30 克、黑豆 30 克、炙百部 25 克、鲜佩兰 50 克、干姜 12 克、鲜北沙参叶 60 克、山药 30 克、鲜北沙参 80 克、连翘 35 克、杏仁 12 克、鲜瓜蒌藤 50 克、鲜芦根 30 克、鲜首乌藤 60 克、黄精 20 克、鲜青蒿 70 克、当归 5 克、鲜天冬 50 克、鲜防风 10 克、鲜地黄 100 克、鲜百合 60 克、鲜葛根藤 60 克。

上药继续服用。2020 年，随诊，原有的发病部位无红点，有少量的色素沉着，皮肤表面正常，有时干燥，涂一些润肤药膏。

思考与讨论：生熟功能各异。在《本经逢原》中述："采得鲜者即用为生地黄，炙焙干收者为干地黄，以法制过者为熟地黄。"

《神农本草经》主伤中，逐血痹，填骨髓，长肌肉，作汤除寒热积聚，疗折跌伤筋，久服轻身不老。生者尤良。《本草纲目》载生地黄性禀至阴，功专散血，入手足少阴、厥阴，兼行足太阴、手太阳。钱仲阳导赤散与木通同用，泻丙丁之火。《名医别录》治妇人崩中血不止，及产后血上薄心，胎动下血，鼻衄吐血，皆捣汁饮之，以其能散血消瘀解烦也。其治跌扑损伤，面目青肿，以生地黄捣烂罨之即消。此即《神农本草经》治伤中血痹、折跌筋伤等证之义。盖肝藏血而主筋，肝无留滞则营血调，而伤中自愈，筋无邪着则三气通，而血痹自除。作汤除寒热积聚者，血和则结散，而诸证平矣。其曰填骨髓、长肌肉者，邪无着而形神自复也。昔人治心痛，以生地黄汁作冷淘，食之取吐，不吐则利出长虫，如辟宫而安，此即《神农本草经》除寒热积聚之验。其于服食方中用之，取以辅助诸药，辟除三虫，使从幽门化出也。因思《备急千金要方》灵飞散中生地黄急不可得鲜者，咸取干者应用，乃知《神农本草经》末后续出生者尤良一语，见古圣之苦心，无所不用其极也。愚按：生地黄与干地黄功用不同，岂可混论。按：徐之才《名医别录》云："生地黄乃新掘之鲜者，为散血之专药。观《神农本草经》主治皆指鲜者而言，只缘诸家本草从未明言，且产处辽远，药肆仅有干者，鲜者绝不可得，是不能无混用之失。曷知干地黄既经炙焙，力能止血，安有伤中血痹，折跌筋伤等治乎。至于伤中日久，积聚内形，寒热外显，并宜鲜者作汤统领他药，共裹破宿生新之功。设混用干者则瘀伤愈结，安望其有髓充肉长之绩乎。予尝综览诸方，凡药之未经火者，性皆行散，已经炙焙，性皆守中，不独地黄为然也"。

2.2 生地黄

2.2.1 药用部位
本品为玄参科植物地黄的炮制加工后新鲜块根。

2.2.2 性味归经
味甘、苦，性寒。归心、肝、肾经。

2.2.3 功能主治
清热凉血，养阴生津。用于热入营血，舌绛烦渴，斑疹吐衄，阴虚内热，骨蒸劳热，津伤口渴，内热消渴，肠燥便秘等。

2.2.4 采收加工
全年可以采挖新鲜根茎，洗净泥土，除去地上部分，祛除杂质，用时加工炮制，在《神农本草经》所谓干地黄者，即生地之干者也，其法取地黄 100 斤，择肥者 60 斤，洗净，晒令微皱，以拣下者洗净，木臼中捣绞汁尽，投酒更捣，取汁拌前地黄，日中晒干或火焙干用。

2.2.5 用法用量
内服：15~30 克，根据医嘱，煎汤，或研磨破碎做成散剂及丸剂。外用：适量，捣烂外敷或绞汁外涂，煎汤熏洗患处。

2.2.6 本草医籍论述
物伤睛突，轻者睑胞肿痛，重者目睛突出，但目系未断者：即纳入，急捣生地黄，绵裹敷之。仍以避风膏药，护其四边。(《圣济总录》)

眼暴赤痛：水洗生地黄、黑豆各 2 两，捣膏。卧时以盐汤洗目，闭目以药浓罨目上，至晓，水润取下。(《圣济总录》)

男女虚损，或大病后，或积劳后，四体沉滞，骨肉酸痛，吸吸少气，或小腹拘急，腰背强痛，咽干唇燥，或饮食无味，多卧少起，久者积年，轻者百日，渐至瘦削：用生地黄 2 斤，面 1 斤。捣烂，炒干为末。每空心酒服方寸匕，日 3 服。忌如法。(《肘后备急方》)

寒疝绞痛来去：用乌鸡 1 只(治如常法)，生地黄 7 斤(锉细)。甑中同蒸，下以铜器承取汁。清旦服，至日晡令尽。其间当下诸寒忔，作白粥食之。久疝者作 3 剂。(《肘后备急方》)

肠风下血：生地黄、熟地黄(并酒浸)、五味子等分，为末，以炼蜜丸梧子大，每酒下 70 丸。(《百一选方》)

温毒发斑，呕逆：生地黄 2 两 6 钱 2 字半，好豆豉 1 两 6 钱 2 字半，以猪膏 10 两合之，露 1 夜，煎减 1/3，绞去滓，入雄黄、麝香如豆大，搅匀，分作 3 服，毒从皮中出则愈。忌芜荑。(《备急千金要方》)

2.2.7 治验医案举隅

《程杏轩医案》汪氏妇鼻衄止衄奇法

汪氏妇，夏月初患齿衄，衄止旋吐血，血止鼻又衄，大流三日，诸治不应。诊脉弦搏，知其肺胃火盛，非寒凉折之不可，乃用犀角地黄汤，取鲜地黄绞汁，和童便冲药，外用热酒洗足，独蒜捣涂足心，一昼夜衄仍不止。因忆门人许生曾言：人传止衄奇法，先用粗琴线数尺，两头各系钱百文，悬挂项下，再用手指掐定太溪穴（太溪穴在两足内踝下动脉陷处），神验。

外治之法，于病无伤，今既诸治罔效，姑一试之，衄竟止。惟神形疲困，头昏少寐，思血去过多，真阴必伤，改用麦易地黄汤加龟板、石斛、白芍、女贞、沙参、阿胶、旬日霍然。识此以广见闻。

《医学衷中参西录》温病遗方

有温病多日，六经已周，脉象浮数而细，关前之浮尤甚，其头目昏沉，恒作语，四肢且有扰动不安之意，此乃外感重还太阳欲作汗也。其所欲汗而不汗者，因阴分太亏，不能上济以应阳也。此证若因脉浮而强发其汗，必凶危立见，宜用大滋真阴之品，连服数剂，俾脉之数者渐缓，脉之细者渐大，迫阴气充长，能上升以应其阳，则汗自出矣。

生地黄一两，生怀山药一两，玄参一两，大甘枸杞一两，生净萸肉六钱，柏子仁六钱，生枣仁六钱捣碎，甘草三钱。

上药八味，水煎一大碗，候五分钟，调入生鸡子黄二枚，徐徐温饮之，饮完一剂再煎一剂，使昼夜药力相继不断，三剂之后，当能自汗。若至其时，汗仍不出者，其脉不似从前之数细，可仍煎此药送服西药阿司匹林一片，其汗即出矣。

2.3　熟地黄

2.3.1 药用部位　本品为玄参科植物地黄炮制加工后的新鲜块根。

2.3.2 性味归经　味甘、苦，性微温。归心、肝、肾经。

2.3.3 功能主治　滋阴补血，益精填髓。用于肝肾阴虚，腰膝酸软，骨蒸潮热，盗汗遗精，内热消渴，血虚萎黄，心悸怔忡，月经不调，眩晕耳鸣，须发早白等。

2.3.4 采收加工　全年可以采挖新鲜根茎，洗净泥土，除去地上部分，去除杂质，用时加工炮制，取加工好的生地黄，用黄酒（每 10 千克生地黄用黄酒 3 千克）。将浸拌好的生地黄放入蒸屉内，置于蒸锅上密封，并加热蒸制。蒸到生地黄个体内外黑润、无生心、有特殊的焦香气味时，停止加热。取出，置于竹席或帘子上晒干。如此反复 9 次蒸晒，即为熟地黄。

2.3.5 用法用量
内服：15~30 克，根据医嘱，煎汤，或研磨破碎做成散剂及丸剂。外用：适量，煎水洗，外敷。

2.3.6 本草医籍论述

贞元饮。治气短似喘，呼吸促急，提不能升，咽不能降，气道噎塞，势极垂危者：熟地黄七八钱，甚者一二两，炙甘草二三钱，当归二三钱。水 2 盅，煎 8 分，温服。（《景岳全书》）

玉女煎。治水亏火盛，六脉浮、洪、滑、大，少阴不足，阳明有余，烦热干渴，头痛牙疼失血等证：生石膏三五钱，熟地黄三五钱或 1 两，麦冬 2 钱，知母、牛膝各钱半。水 1 盅半，煎 7 分，温服或冷服。若大便溏泄者，乃非所宜。（《景岳全书》）

地黄散。治骨蒸体热劳倦：熟地黄、当归、地骨皮、枳壳（麸炒）、柴胡、秦艽、知母、鳖甲（炙）等分。末，水 1 盏，乌梅半个，煎 7 分，和梅热服。（《幼幼新书》）

吐血咳嗽：熟地黄末，酒服 1 钱，日 3 服。（《太平圣惠方》）

地黄丸。治小儿肾怯失音，囟开不合，神不足，目中白睛多，面色㿠白等：熟地黄 8 钱，山萸肉、干山药各 4 钱，泽泻、牡丹皮、白茯苓（去皮）各 3 钱。上为末，炼蜜丸，如梧子大，空心，温水化下 3 丸。（《小儿药证直诀》）

2.3.7 治验医案举隅

《医学衷中参西录》地黄解

熟地黄（用鲜地黄和酒，屡次蒸晒而成）：其性微温，甘而不苦，为滋阴补肾主药。治阴虚发热，阴虚不纳气作喘，劳瘵咳嗽，肾虚不能溏水，小便短少，积成水肿，以及各脏腑阴分虚损者，熟地黄皆能补之。

邻村李媪，年七旬，劳喘甚剧，十年未尝卧寝。俾每日用熟地黄煎汤当茶饮之，数日即安卧，其家人反惧甚，以为如此改常，恐非吉兆，而不知其病之愈也。

侯某之子，五岁，因服凉泻之药太过，致成慢惊，胃寒吐泻，常常瘛疭，精神昏愦，目睛上泛，有危在顷刻之象。为处方，用熟地黄二两，生山药一两，干姜、附子、肉桂各二钱，净萸肉、野台参各三钱，煎汤一杯半，徐徐温饮下，吐泻瘛疭，皆止，精神亦振，似有烦躁之意，遂去干姜加生杭芍四钱，再服一剂痊愈。

张海滨应用新鲜中药治疗病例

高某，男，36 岁，于 2016 年 7 月 19 日初诊。主诉强直性脊柱炎 9 年余，近半年颈部疼痛，后背双侧疼痛，到晚上喜蜷缩状，怕冷，不敢吹空调，电工工作，运动量可，饮食可，不敢进凉食。上火时流眼泪，睡眠尚可，大便可。

查：舌红暗，苔薄白、有裂纹，脉弦、沉、滑。

本病由于是痹痛多年，久病伤及肾，阳不通，液不归经，同时也由于寒气入骨，则需温为主，同时扶脾通络等多种方法才能见效。

处方：鲜制熟地黄 30 克、鲜杜仲茎叶 80 克、菟丝子 30 克、鲜山药 15 克、锁阳

35 克、肉苁蓉 30 克、灯盏花 20 克、鲜牛膝 150 克、骨碎补 15 克、接骨木 30 克、鲜党参 70 克、当归 10 克、白芍 40 克、黄芪 50 克、鲜知母 50 克、鲜葛根 120 克、覆盆子 30 克、制龟甲 30 克、续断 15 克。

上述药基本方，服药 7 付后，同时还加上中药外洗，用药后，再进行辨证用药。

又诊，后背比侧疼痛见缓，余下同前，故同前方。

思考与讨论：地黄从鲜到干再到熟，是由于炮制的时间关系，而寒凉之性发生一些转变，如鲜者，性凉，善于补阴，可用于血枯，血热，同时还可以散血瘀。熟地黄，比鲜地黄，则与之相比，经热处理，在炮制的过程中，还加入性温的黄酒，故性变温。

张元素曰："地黄生则大寒而凉血，血热者须用之；熟则微温而补肾，血衰者须用之。又脐下痛属肾经，非熟地黄不能除，乃通肾之药也。"

王好古曰："生地黄治心热、手足心热，入手足少阴厥阴，能益肾水，凉心血，其脉洪实者宜之。若脉虚者，则宜熟地黄，假火力蒸九数，故能补肾中元气。仲景八味九以之为诸药之首，天一所生之源也。汤液四物汤治藏血之脏，以之为君者，癸乙同归一治也。"

李时珍曰："按王硕《易简方》云，男子多阴虚，宜用熟地黄；女子多血热，宜用生地黄。"又云："生地黄能生精血，天门冬引入所生之处；熟地黄能补精血，用麦门冬引入所补之处。"

《医学正传》载："生地黄生血，而胃气弱者服之，恐妨食；熟地黄补血，而痰饮多者服之，恐泥膈。或云：生地黄酒炒则不妨胃，熟地黄姜汁炒则不泥膈。此皆得用地黄之精微者也。"

在加工熟地黄的过程中，不仅其性温和，少了寒性，而且容易被消化。鲜地黄从味觉上来说，有苦味，而胃寒之人不宜用之；熟地黄味甜，在炮制的过程中，加入大量性温活络的黄酒，遵循古法，加放一定比例的生姜，故性温而少寒。

苏颂曰："崔元亮《海上方》：治一切心痛，无问新久。以生地黄一味，随人所食多少，捣绞取汁，搜面作馄此病二年，深以为恨，临终戒其家人，吾死后当剖去病本。从其言果得虫，置于竹节中，每所食皆饲之。因食地黄亦与之，随即坏烂。由此得方。"刘禹锡《传信方》亦纪其事云："贞元十年，通事舍人崔抗女，患心痛垂绝，遂作地黄冷淘食，便吐一物，可方寸匕，状如蛤蟆，无足目，似有口，遂愈。冷淘勿著。"

以上众医家都认为，生熟有别，性由凉变温，由清凉变温补。

2.4　鲜地黄叶

2.4.1 药用部位　本品为玄参科植物地黄的叶。

2.4.2 性味归经　味微苦，性寒。归肺、肝、肾经。

2.4.3 功能主治

走表入肺，润肤止痒，滋阴补肾，凉血止血。用于热病烦渴，发斑发疹，阴虚内热，吐血，衄血，消渴，肝区不适等。

2.4.4 采收加工

生长季可以根据植株生长情况进行采收，用时切段或捣碎榨汁。

2.4.5 用法用量

口服：干品 15~30 克，鲜品 30~60 克，根据医嘱，煎汤，或研磨破碎绞汁煮沸，或生服，用酒炒或根据医嘱进行炮制。外用，适量，捣烂外敷或绞汁外涂，煎汤熏洗患处。

2.4.6 本草医籍论述

治恶疮似癞者：地黄叶捣烂日涂，盐汤先洗。（《备急千金要方》）

牛膝叶羹：牛膝叶4两，龙葵叶4两，地黄叶4两，生姜半两，豆豉1合半。主治：骨蒸劳，背膊烦疼，口干壮热，四肢无力。上先以水5大盏，煎姜、豉取汁2盏半，去姜、豉，下牛膝叶等煮作羹。入少盐醋，调和食之。（《太平圣惠方》）

人用疗金疮、止血大效。若5月5日采蘩蒌、葛叶、鹿活草、槲叶、地黄叶、芍药叶、苍耳叶、青蒿叶，合锻石捣，为团如鸡卵，曝干末之，疗诸疮生肌极神验。（《名医别录》）

八叶汤，淋渫大风疮。桑叶、荷叶、地黄叶、皂角叶、薄叶、苍耳叶、菖蒲叶、何首乌叶，上等分晒干，烧存性为末，如洗面药，用洗身体手面。（《古今医统大全》）

2.4.7 治验医案举隅

张海滨应用新鲜中药治疗病例

陈某某，女，50岁，系统性硬皮病病史8年，于2018年4月15日来我院就诊。

主诉病发时为2015年冬，无明显诱因出现双手遇冷后变白变紫，当时未予重视，之后逐渐出现双上肢及胸腹部、腰背部皮肤紧硬色暗，指端硬化，双手伸直受限，双足背皮肤色暗变薄变紧。曾就诊于当地县医院、市医院均未明确诊断。后就诊于大同市第五人民医院，给予激素治疗，醋酸泼尼松片最大量（40毫克/日）口服。偶有烧心反酸、食管反流，偶有胸闷憋气。有时因天气炎热，凉水洗手后双手指变白变紫伴疼痛难忍。面具脸，颜面部及全身皮肤紧硬色暗，四肢肿胀，指端硬化，腊肠指，双手遇冷后变白变紫，双手伸直不能、握拳不紧，指垫变薄，双手手指疼痛难忍。腰腹部皮肤色素沉着、紧硬厚、片状发亮。睡眠可，偶有头晕，手脚凉，吃饭噎，饮食可，运动量可，脾气可，血压偏低，血糖正常，大便黏不痛快，憋尿能力差，小便自觉较多。

既往有肺纤维化病史3年余，慢性阻塞性肺疾病病史3年余，脑血管供血不足病史3年余，颈椎病病史3年，高脂血症1年。

大同市第五人民医院于2018年8月9日诊断：肺间质性改变，慢性阻塞性肺疾病、右肺中叶钙化灶、右肺上叶胸膜下小结节灶。

查：双上肢前臂、上臂皮肤紧硬，颈部、面部颜色变暗，无汗毛脱落，鼻翼变小，鼻头变尖；口呈"鸟嘴"样，口周可见放射性沟纹，双手遇冷变白、变紫、潮红，轻度肿胀，握拳不紧，眼干、口干明显，双手手指变尖。脉濡、弦、满、软、稍沉，舌微偏红，苔中心少，自述7年左右时间，周边薄白、腻矮，根部有沫。

处方：鲜地黄叶30克、天冬25克、鲜四叶参80克、鹿角20克、鲜细桑枝90克、鲜肉苁蓉70克、炙百部25克、麦冬20克、炙黄芪15克、鲜知母60克、桂枝9克、鲜芦根70克、鲜北沙参70克、黄精20克、细辛1克、鲜杜仲皮70克、五味子10克、山萸肉25克、白及15克、大枣20克、伸筋草7克为基本方辨证加减应用。

上方口服，同时还配合中医推拿，中药膏按摩。

2018年10月24日诊，主诉食管吃馒头发噎，食指肿胀，双下肢中度水肿，转氨酶高。脉濡、弦、满、软、稍沉，舌微偏红，苔中心少，周边薄白腻矮，根部有沫。

2019年1月18日诊，患者血脂高9.2，白细胞3.2，转氨酶高，激素1片、2片交替吗替麦考酚酯分散片每天2片顿服，双手十指上午肿胀明显，眼睛模糊，前半夜周身出汗。

2019年1月21日诊，患者双手十指上午肿胀好转，眼睛模糊，前半夜周身出汗减轻，睡眠可，饮食可，大便2次1天，排不净，怕冷，手脚凉。

2019年2月23日诊，患者活动后手肿加重，吃馒头发噎消除，眼睛模糊，脉软、沉、弱、力不足，舌象同前，变化不大。

2019年2月26日诊，主诉最近几天晨起双手关节发僵，胀痛，怕冷，双手臂、双手凉。最近几天脚趾不适，右眼模糊，大便可2次1天，饮食可，睡眠可，偶尔做梦，血压95/60mmHg。

2019年6月12日诊，主诉早晨起双手关节发僵，胀痛，活动后胀痛减轻，手凉好转，吃不合适后腹泻。

2019年6月17日诊，查血压正常，睡眠可，饮食可，早晨起双手关节发僵，胀痛，自觉手肿，大便可。

2019年7月18日诊，主诉早晨起双手关节发僵，手胀消除，水肿消除，睡眠可，饮食可，大便可，眼睛老花厉害，脉濡、弦、稍细，肌酐偏高。

2019年7月26日诊，患者手指肿胀消除，舌微偏红，舌苔微有增长，脉濡、弦、细、微数、稍不足。

2019年8月31日诊，患者手指肿胀消除。后续再用中西药治疗。

思考与讨论：地黄叶，阴液补里，同时，由于是地上部分，善于走表，故临床上能用于各种水肿的治疗。地黄花则能补肝，清利头目，补养肝经。地黄实，则补精益髓。

2.5 鲜地黄花

2.5.1 药用部位 本品为玄参科植物地黄的花蕾及花。

2.5.2 性味归经 味微苦，性寒。归肺、肝、肾经。

2.5.3 功能主治 补肝益肾，益阴明目。用于消渴，肾虚腰痛，目眼昏花等。

2.5.4 采收加工 开花时采收。

2.5.5 用法用量 口服：干品 15~30 克，鲜品 30~60 克，根据医嘱，煎汤，或研磨破碎绞汁煮沸，或生服，用酒炒或根据医嘱进行炮制。外用，适量，捣烂外敷或绞汁外涂，煎汤熏洗患处。

2.5.6 本草医籍论述

地黄花粥。治消渴：地黄花阴干，捣罗为末，每用粟米两合，净淘煮粥，候熟，入末三钱匕，搅匀，更煮令沸，任意食之。(《圣济总录》)

治坠睛风热所攻：猪肝 1 具，黑豆花（曝干），槐花（曝干）、地黄花（曝干）各 1 两。上件药除猪肝外，捣细罗为散，和猪肝纳铛中，以水 2 斛，缓火煎，候上有凝脂，似酥片子，此是药炙上物，掠尽为度，以瓷盒中盛，每以铜箸取如黍米大，点眦中，日三四度。(《太平圣惠方》)

治小儿霍乱吐泻，心烦闷。丁香丸方。丁香、地黄花、桑叶、朱砂（细研，各 1 分），甘草（半两，炙微赤，锉）。上件药捣，罗为末，研入朱砂令匀，炼蜜和丸如黍米大。每服以生姜温汤下 2 丸。3 岁以上以意加之。(《太平圣惠方》)

地黄花治肾虚，腰脊痛，为末酒服方寸匕，日 3 服。(《本草纲目》)

疳疮夺命散。五灵脂、莴苣菜（阴干）、地黄花、黄丹（炒）、白矾（飞）、染胭脂、麝（少许）。为末，看疮大小，浆水洗贴。(《幼幼新书》)

2.6 地黄实

2.6.1 药用部位 本品为玄参科植物地黄的种子。

2.6.2 性味归经 味微苦，性平。归肾经。

2.6.3 功能主治 补精益髓。用于肝肾阴虚，腰膝酸软，骨蒸潮热，盗汗遗精，内热消渴，血虚萎黄，心悸怔忡，月经不调，眩晕耳鸣，须发早白等。

2.6.4 采收加工 开花时采收。

2.6.5 用法用量 口服：干品 15~30 克，鲜品 30~60 克，根据医嘱，煎汤，或研磨破碎煮沸服，或生服，用酒炒或根据医嘱进行炮制。外用，适量，捣烂外敷或外涂，煎汤熏洗患处。

2.6.6 本草医籍论述

神仙服地黄实。延年益寿方。地黄实（不限多少），上常以 4 月采取，阴干，捣罗

为末。每服 1 钱，以水调下，日 3 服。令人长寿。(《太平圣惠方》)

（地黄实）阴干捣末，水服方寸匕，日 3 服，功与地黄等。(《本草图经》)

（地黄实）4 月采，阴干捣末，水服方寸匕，日 3 服，功与地黄等。(《本草纲目》)

3 鲜药应用探讨

3.1 鲜品炮制要点

3.1.1 将鲜地黄叶、鲜地黄、鲜地黄花、地黄实进行分类采收，择选去黄叶及腐叶，清洗干净后分类存放，便于调剂和制剂。

3.1.2 可以将鲜地黄叶、鲜地黄、鲜地黄花在鲜品的状态下，切碎入药，也可以破碎入药，也可以榨汁。

3.1.3 制生地黄：将新鲜块根洗净泥土，除去地上部分，去除杂质，用时加工炮制。

3.1.4 制熟地黄：将制好的干地黄，用黄酒（每 10 千克生地黄用黄酒 3 千克）浸润。将浸拌好的生地黄放入蒸屉内，置于蒸锅上密封，并加热蒸制。蒸到生地黄个体内外黑润、无生心、有特殊的焦香气味时停止加热，取出，置于竹席或帘子上晒干。如此反复 9 次蒸晒，即为熟地黄。

3.1.5 在煎药时，炮制品的鲜药先用凉水浸泡后，再开火煎，最好的是先煎煮半小时，有利于有效成分的溶出。

3.1.6 所有的炮制加工品，从生鲜品到炮制熟鲜品，加工应在最短的时间完成，防止变质。炮制品应在低温环境下保存，并尽快入药，防止有效成分散失和改变。做到当天炮制，当天入药，方可保证药效。

3.2 与干品中药的比对

地黄，《神农本草经》载"鲜者优良"，历代医药大家都将鲜地黄视为良药。有研究表明，鲜地黄中的有效成分是所有的加工品中最全的。通过文献资料查证，采用 10 种方法对鲜地黄进行加工，以梓醇、毛蕊花糖苷、总多糖、总氨基酸、果糖、蔗糖、棉籽糖、水苏糖、水浸出物、醇浸出物含有量为评价指标，SPSS20.0 软件进行主成分分析和方差分析。结果主成分综合得分依次为电热鼓风干燥 >远红外干燥 >煤双层烘焙 >煤单层烘焙> 70℃热风干燥>微波切片>电热鼓风干燥切片 >微波干燥 >远红外干燥切片 >冷冻干燥。随着加工温度升高，总氨基酸含量降低；随着加工时间增加，梓醇、棉籽糖、水苏糖含量降低，果糖和蔗糖含量升高；总多糖、毛蕊花糖苷、水浸出物、醇浸出物含量无明显变化规律。结论：采用电热鼓风干燥法加工的地黄质量较佳。

3.3 不同炮制方式饮片的有效含量及功效区别

3.3.1 将鲜地黄叶、鲜地黄、鲜地黄花、地黄实清洗、净选，是为保证药材的纯净度；进行分别采收、归类，是因部位不同，药效也存在一定的差异。

3.3.2 将鲜地黄叶、鲜地黄、鲜地黄花、地黄实切片或破碎后，在煎煮或溶出的过程中，便于有效成分溶出或煎出。

3.3.3 将鲜地黄叶、鲜地黄、鲜地黄花捣碎后，榨汁，入药，因为液体进入消化道及外涂于皮肤黏膜后，吸收迅速，见效快。

3.3.4 鲜地黄经过炮制后，药性稍有一些改变。鲜者寒，干者凉，熟者温。

3.4 综合应用

现代药理研究表明，鲜地黄叶与块根中有较多相同成分，并且发现鲜地黄叶中的梓醇含量要高于块根。梓醇是地黄的主要活性成分之一，具有利尿、降血糖、保护神经等作用，主要用于皮肤病、创伤等。地黄叶总苷胶囊，主要用于慢性肾小球肾炎轻症属气阴两虚证者，其主要原料就是地黄叶。

现临床使用多见生地黄、熟地黄、鲜地黄，其他品种少有应用。建议加大对地黄叶等的开发利用，进一步扩大地黄的药用价值。

参考文献

［1］陈随清，薛淑娟，张飞. 10种加工方法对地黄质量的影响［J］. 中成药，2016，38（11）：2428-2434.

［2］翟彦峰. 地黄叶化学成分的研究［D］. 郑州：河南大学，2010.

［3］匡岩巍，卢兖伟，吴祖泽. 大孔吸附树脂分离纯化鲜地黄叶中梓醇的初步研究［J］. 军事医学科学院院刊，2009，33（6）：550.

地锦草

1 药材基原

为大戟科植物地锦 *Euphorbia humifusa* Willd. 或斑地锦 *Euphorbia maculata* L.。

2 鲜药谱

鲜地锦草。

2.1 鲜地锦草

2.1.1 药用部位 本品为大戟科植物地锦（图 21）或斑地锦的全草。

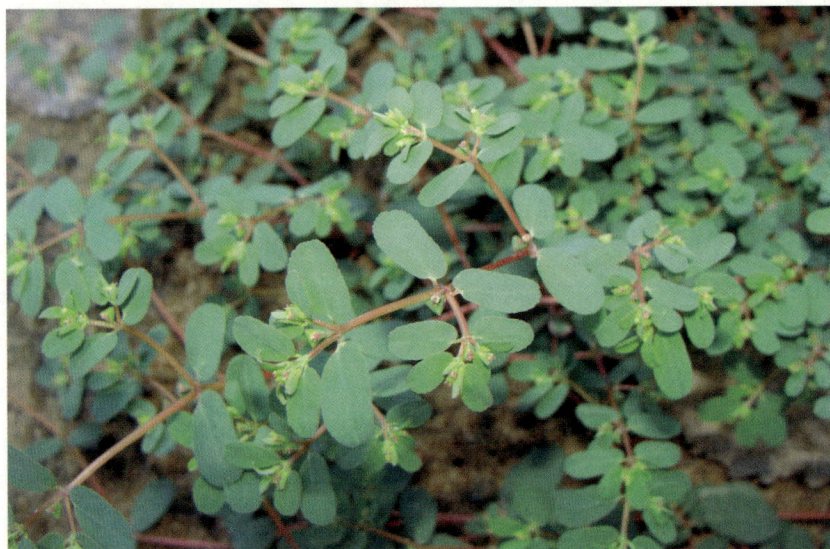

图21 地锦

2.1.2 性味归经 味辛，性平。归肺、肝、胃、大肠、膀胱经。

2.1.3 功能主治 清热解毒，利湿退黄，活血止血。主要用于痢疾，泄泻，黄疸，咳血，吐血，尿血，便血，崩漏，乳汁不下，跌打肿痛及热毒疮疡等。

2.1.4 采收加工 根据生长环境，常年可以采收。

2.1.5 用法用量 内服：干品 5~10 克，鲜品 30~60 克，根据医嘱，煎汤，研磨成浆或破碎绞汁煮沸服，或生服。外用：适量，捣烂外敷或绞汁外涂，煎汤熏洗患处。

2.1.6 本草医籍论述

疮疡，出剩骨。血竭草（地锦草）罨之自出。又青橘叶，地锦草，上 2 味杵成膏，先洗疮口净用土牛膝内入孔中。（《丹溪手镜》）

风疮疥癣：血见愁草（地锦草）同满江红草捣末，敷之。（《乾坤生意秘韫》）

趾间鸡眼，割破出血：以血见愁草（地锦草）捣敷之妙。（《乾坤生意秘韫》）

治妇女血崩：草血竭（地锦草）嫩者蒸熟，以油、盐、姜腌食之，饮酒一二杯送下，或阴干为末，姜、酒调服一二钱。（《世医得效方》）

治细菌性痢疾：地锦草 1 两，铁苋菜 1 两，凤尾草 1 两。水煎服。（《单方验方调查资料选编》）

治胃肠炎：鲜地锦草 1~2 两。水煎服。（《福建中草药》）

治感冒咳嗽：鲜地锦草 1 两。水煎服。（《福建中草药》）

治咳血、吐血、便血、崩漏：鲜地锦草 1 两。水煎或调蜂蜜服。（《福建中草药》）

赤白痢：用地锦草洗净、晒干，研为末，米汤送服 1 钱。（《中药大辞典》）

治妇人乳汁不通：取鲜地锦草全草 30~45 克（干 24~36 克）和瘦猪肉 120~180 克，酌加红酒或开水，炖 2 小时后服。（《福建民间草药》）

治咽喉发炎肿痛：鲜地锦草 15 克，威酸甜草 15 克。捣烂绞汁，调蜜泡服，日 3 次。（《泉州本草》）

治痈疮疔毒肿痛：鲜地锦草，洗净，和酸饭粒、食盐少许敷患处。（《泉州本草》）

治牙齿出血：鲜地锦草，洗净，煎汤漱口。（《泉州本草》）

治跌打肿痛：鲜地锦草适量，同酒糟捣匀，略加面粉外敷。（《湖南药物志》）

治蛇咬伤：鲜地锦草捣敷。（《湖南药物志》）

麻疹并发肺炎：大青木叶、地锦草（或金银花）、野菊花、海金沙各五钱，水煎服，每日 1 剂。（《全国中草药汇编》）

治肠炎下痢：桉叶、马齿苋、地锦草、茶叶。煎汤服。（《四川中药志》）

3 鲜药应用探讨

3.1 鲜品炮制要点

3.1.1 鲜地锦草从地里采收后，择选去杂质及枯黄部分，洗净后，按医嘱切碎入药，或破碎后入药，也可取鲜汁入药，也可鲜品生食。最好做到当天采，当天用为最佳。

3.1.2 如严寒时无新鲜的地锦草采收，可以在有地锦草的采收季节，将地锦草根据医嘱熬成膏；也可以打成浆后密封、低温冷冻保存，做成冻鲜品。入药前解冻、煮沸，但不宜生食。

3.1.3 从生鲜品到熟鲜品，最好做到当天采收，当天加工炮制，当天入药为最佳。

3.2 鲜品炮制目的

3.2.1 将地锦草清洗后择净，使药物洁净，切碎或破碎后，增加与溶液的接触面，便于药效成分快速地煎出或溶出，同时也便于调剂、制剂。

3.2.2 鲜地锦草不需要过多的炮制，一些成分在加热或干燥的过程中容易被破坏，故以鲜用入药为最佳的方式之一。

3.2.3 将生鲜中药制成冻生鲜品中药，以备用时之需。

地榆

1 药材基原

为蔷薇科植物地榆 *Sanguisorba officinalis* L. 或长叶地榆 *Sanguisorba officinalis* L. var. *longifolia*（Bert.）Yü et Li。

2 鲜药谱

鲜地榆、鲜地榆叶。

2.1 鲜地榆

2.1.1 药用部位 本品为蔷薇科植物地榆（图 22）或长叶地榆的根及根茎。

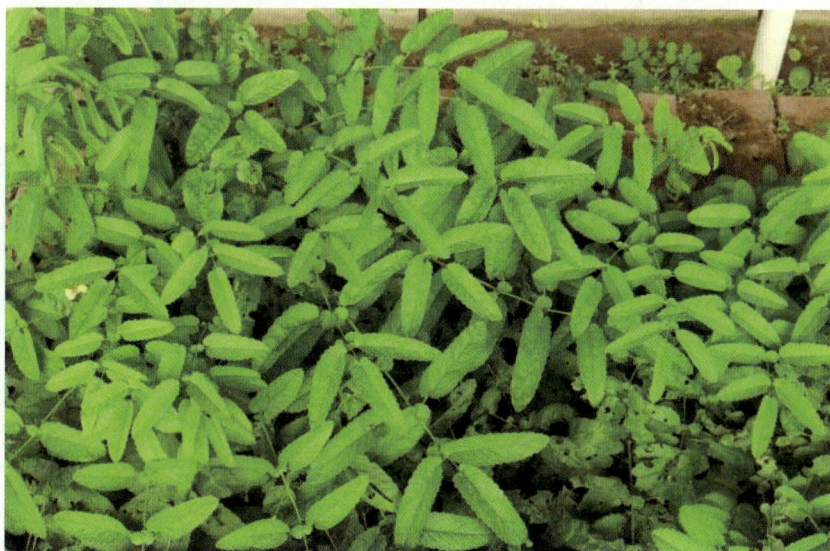

图22 地榆

2.1.2 性味归经 味苦、酸，性寒。归肝、大肠经。

2.1.3 功能主治 凉血止血，清热解毒。主要用于吐血，衄血，血痢，崩漏，肠风，痔漏，痈肿，湿疹，金疮，烧伤等。

2.1.4 采收加工 全草全年可采，或夏、秋季采收。

2.1.5 用法用量 内服：干品 5~10 克，鲜品 30~60 克，根据医嘱，煎汤，研磨成浆或破碎绞汁煮沸服，或生服。外用：适量，捣烂外敷或绞汁外涂，煎汤熏洗患处。

2.1.6 本草医籍论述

肠胃受风，飧泄无度，或下黄水，腹胁痛闷。地榆 2 两，厚朴（去粗皮，生姜汁炙）2 两，当归（切，焙）3 分，艾叶（炒）半两，吴茱萸（汤浸，焙干，炒）半两，高良姜半两。上为粗末。每服 4 钱匕，水 1 盏半，煎至 8 分，去滓，空心、日午温服。（《圣济总录》）

室女月水不断。地榆（锉）1 两，柏叶（去枝）1 两，蒲黄炭 1 两，石榴皮（锉）1 两，甘草（炙）1 两，生熟地黄（焙）1 两。上为粗末。每服 3 钱匕，水 1 盏，煎 7 分，去滓，空心、食前温服。（《圣济总录》）

妊娠堕胎后，血出不止，形体虚羸。地榆（去苗，刮净，锉细）1 两，当归（炙，焙，切碎）2 两，生姜（去皮，切碎，阴干者）半两，艾叶（捣为末）半两，赤石脂 1 两。上为粗末。每服 3 钱匕，水 1 盏，加新竹叶 10 片，同煎至 7 分，去滓，食前温服。（《圣济总录》）

伤寒不发汗，变成狐惑，毒气上攻，咽喉疼痛，下痢不止。地榆半两，黄连（去须）半两，木香半两，白术 1 分半，甘草（炙，锉）1 分，阿胶（炙燥）1 分。上为粗末。每服 5 钱匕，水 1 盏半，加生姜 1 枣大（拍碎），煎至 8 分，去滓，食前温服。（《圣济总录》）

治蛇毒：地榆根，捣绞取汁饮，兼以溃疮。治小儿肠伤寒：4~14 岁小儿用地榆 1 两，白花蛇舌草 5 钱，水 3 碗煎至 60 毫升内服，4 岁以下减半。每日 2~3 次，待体温下降后改为每天服 1 次，至大便培养阴性为止。（《补缺肘后方》）

治阴囊下湿痒、搔破出水，干即皮剥起：地榆、黄柏、蛇床子各 3 两，槐白皮（切）1 升。水 7 升，煎取 3 升，暖以洗疮，日三四。（《医心方》）

地榆甘草汤，治便血：地榆 4 两，炙甘草 3 两。每末 5 钱，水 2 盏，入砂仁末 1 钱，煎盏半，分 2 服。（《沈氏尊生书》）

治面疮赤肿焮痛：地榆 8 两（细锉），水 1 斗，煮至 5 升，去渣，适寒温洗之。（《小儿卫生总微方论》）

治烧烫伤：地榆根炒炭存性，磨粉，用麻油调成 50% 软膏，涂于创面，每日数次。（《单方验方调查资料选编》）

三真汤，治大小肠痈：地榆 1 斤，水 10 碗，煎 3 碗，再用生甘草 2 两、金银花 1 两，同煎 1 碗，服 1 剂，服完则消，不须两服也，俱神散。（《洞天奥旨》）

小儿下痢赤白，脐腹撮痛，日夜频并，羸困烦渴，全不入食。地榆半两（微炙，锉），厚朴 3 分（生姜汁制，炒），诃子半两（煨，去核）。上为细末。每服半钱，乳食

前，煎木瓜、枣汤调下。(《杨氏家藏方》)

2.2 鲜地榆叶

2.2.1 药用部位 本品为蔷薇科植物地榆或长叶地榆的地上叶。

2.2.2 性味归经 味苦，微寒。归胃经。

2.2.3 功能主治 清热解毒。用于热病发热，疮疡肿痛。

2.2.4 采收加工 地上部分生长旺盛，或夏、秋季采收。

2.2.5 用法用量 内服：干品 5~10 克，鲜品 30~60 克，根据医嘱，煎汤、研磨成浆或破碎绞汁煮沸服，或生服。外用：适量，捣烂外敷或绞汁外涂，煎汤熏洗患处。

2.2.6 本草医籍论述

地榆叶作饮代茶解热。(《药性论》)

治指头炎（蛇头疔）：地榆、垂盆草各适量，煎汁，将患指放入药汁中泡 2h，再用地榆叶、鲜垂盆草各适量，捣烂敷患处，干则更换。(《安徽中草药》)

治疮疡痈肿，无论成脓与否均可运用。若初起未成脓者，可单用地榆煎汁浸洗，或湿敷患处；若已成脓者，可用单味鲜地榆叶，或配伍其他清热解毒药，捣烂外敷局部。(《中药学》)

3 鲜药应用探讨

3.1 鲜品炮制要点

3.1.1 根据地榆的生长情况，在生长季可以随机采收，将采收后的鲜地榆、鲜地榆叶选去黄叶及腐叶，清洗干净后，分类存放，便于调剂和制剂。

3.1.2 可以将鲜地榆、鲜地榆叶在生鲜的状态下，切碎入药，也可以破碎入药，也可以榨汁。

3.1.3 根据医嘱，将生地榆加炒成炭：取生鲜地榆置于锅内，用武火加热，炒至表面呈焦黑色，内部棕褐色，喷淋清水少许，灭尽火星，取出凉透。

3.1.4 根据医嘱，将生地榆制成醋地榆：将生鲜地榆放在锅内翻炒，炒至表面焦黑色，喷淋米醋，灭尽火星，炒干，取出，及时摊晾，凉透。鲜地榆每 100 千克用米醋 25 千克。

3.1.5 根据医嘱，将鲜地榆制成酒地榆：取生鲜地榆置炒置容器内，用中火加热，炒至表面焦黑色，喷淋少量黄酒，炒至微干，取出摊开晾干，筛去灰屑。每地榆片 100 千克，用黄酒 5 千克。

3.1.6 在煎药时，炮制品鲜药先用凉水浸泡后，再开火煎，与未炮制的鲜药同煎时，最好是先煎煮 10 分钟，有利于有效成分的溶出。

3.1.7 所有的炮制加工品，从生鲜品到炮制熟鲜品，加工应在最短的时间完成，防止变质。炮制品应在低温环境下保存，并尽快入药，防止有效成分散失和改变。做到当天炮制，当天入药，方可保证药效。

3.2　不同炮制方式饮片的有效含量及功效区别

3.2.1 将地榆所有部位进行分类，是因部位不同，药效也存在一定的差异。

3.2.2 将鲜地榆切片或破碎后，在煎煮或溶出的过程中，便于有效成分溶出或煎出。

3.2.3 将鲜地榆药用部分捣碎后，榨汁、入药，药物有效成分吸收迅速，见效快。

3.2.4 鲜地榆经过加工炮制后，其药性有所改变。地榆生鲜品清热凉血之力较强；地榆炭长于止血，常用于便血、尿血、崩漏等出血证；醋地榆长于收敛止血，常用于崩漏下血；酒地榆入血分，长于泄热而凉血止血，味兼酸涩，又能收敛止血，可用治多种血热出血证。

冬凌草

1 药材基原

为唇形科植物碎米桠 *Rabdosia rubescens*（Hemsl.）Hara。

2 鲜药谱

鲜冬凌草。

2.1 鲜冬凌草

2.1.1 药用部位 本品为唇形科植物碎米桠（图 23）的全草。

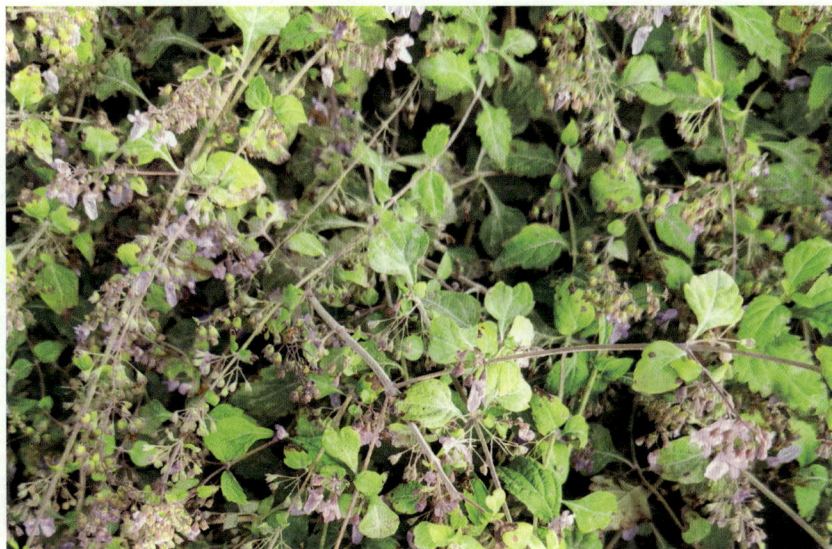

图23 碎米桠

2.1.2 性味归经 味苦、甘，性微寒。归肺、心、肝、大肠经。

2.1.3 功能主治 清热解毒，活血止痛。主要用于咽喉肿痛，感冒头痛，气管炎，慢性肝炎，风湿关节痛，蛇虫咬伤。

2.1.4 采收加工 气候适合，生长季节，常年可以采收。

2.1.5 用法用量 口服：干品 5~10 克，鲜品 10~20 克，根据医嘱，煎汤，或研磨成浆或破碎绞汁煮沸，或生服。外用，适量，捣烂外敷或绞汁外涂，煎汤熏洗患处。

2.1.6 本草医籍论述

治感冒头痛，山香草（冬凌草）30 克。煨水服。（《贵州草药》）

治风湿筋骨痛，山香草（冬凌草）90 克，泡酒 500 克。早、晚各服 30 克。（《贵州草药》）

治关节痛，山香草（冬凌草）250 克。煨水洗患处。（《贵州草药》）

3 鲜药应用探讨

3.1 鲜品炮制要点

3.1.1 鲜冬凌草从地里采收后，择选去杂质及枯黄部分，洗净后，按医嘱切碎入药，或破碎后入药，也可取鲜汁入药，也可鲜品生食。最好做到当天采，当天用为最佳。

3.1.2 如严寒时无新鲜的冬凌草采收，可以在有冬凌草的季节采收，将冬凌草根据医嘱熬成膏；也可以打成浆后密封，低温冷冻保存，做成冻鲜品。入药前解冻、煮沸，但不宜生食。

3.1.3 从生鲜品到熟鲜品，最好做到当天采收，当天加工炮制，当天入药为最佳。

3.2 鲜品炮制目的

3.2.1 将冬凌草清洗后择净，使药物洁净，切碎或破碎后，增加与溶液的接触面，便于有效成分的快速煎出或溶出，同时也便于调剂、制剂。

3.2.2 鲜冬凌草不需要过多的炮制，一些成分在加热或干燥的过程中容易被破坏，故以鲜用入药为最佳方式之一。

3.2.3 将生鲜中药制成冻生鲜品中药，以备用时之需。

翻白草

1 药材基原

为蔷薇科植物翻白草 *Potentilla discolor* Bge.。

2 鲜药谱

鲜翻白草。

2.1 鲜翻白草

2.1.1 药用部位　本品为蔷薇科植物翻白草（图24）的带根全草。

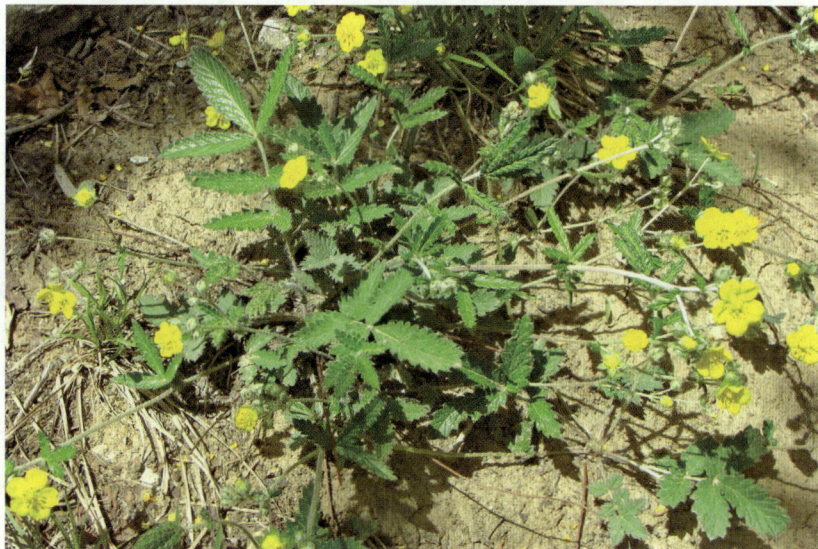

图24　翻白草

2.1.2 性味归经　味甘、苦，性平。归肺、大肠经。

2.1.3 功能主治　祛风湿，解毒。用于痢疾、风湿筋骨疼痛、瘫痪、癫痫、疮疥等。

2.1.4 采收加工　果实成熟时采收。

2.1.5 用法用量 内服：干品 10~20 克，鲜品 30~60 克，根据医嘱，煎汤、研磨成浆或破碎绞汁煮沸服，或生服。外用：适量，捣烂外敷或绞汁外涂，煎汤熏洗患处。

2.1.6 本草医籍论述

治吐血不止：翻白草，每用五七科吹咀，水 2 盅，煎 1 盅，空心服。（《本草纲目》）

治疔毒初起，不拘已成未成：用翻白草 10 颗，酒煎服，出汗即愈。（《本草纲目》）

治廉疮溃烂：端午日午时采翻白草，洗收。每周 1 握，煎汤盆盛，围住熏洗，效。（《本草纲目》引《刘松石保寿堂方》）

治浑身疥癣：翻白草。每用 1 握，煎水洗之。（《本草纲目》）

治崩中下血：用湖鸡腿（翻白草）根 1 两，捣碎，酒 2 盏，煎 1 盏服。（《濒湖集简方》）

治肺痈：鲜翻白草根 30 克，老鼠刺根、杜瓜根各 15 克，加水煎成半碗，饭前服，日服 2 次。（《福建民间草药》）

治急性喉炎，扁桃炎，口腔炎：（翻白草）鲜全草适量，捣取含咽。（《浙江药用植物志》）

治急性乳腺炎：翻白草、犁头草、半边莲各 30 克，天胡荽 15 克（均鲜品），洗净捣烂，外敷患处，每天换药 2 次。（《浙江药用植物志》）

治赤白痢疾（包括阿米巴痢疾）：翻白草 18~24 克，赤芍、甘草各 6 克，水煎去渣，每日 2 次分服。（《食物中药与便方》）

治小儿疳积：翻白草鲜根 15~18 克，云实根、牯岭勾儿茶 6~9 克，醉鱼草 3~6 克。水煎，空腹服。（江西《草药手册》）

治痛经：翻白草（连根）45 克，益母草 10 克。水煎酌加红糖，黄酒服。（《河南中草药手册》）

治淋巴结核：翻白草 45~60 克，黄酒 750 克（不会饮酒者可酌减），浸 24 小时后，隔水炖 1 小时，以无酒味为度，加红糖适量，每日 1 次或分数次服完，每日 1 剂或隔日 1 剂，15 剂为 1 个疗程，如未愈，可停药 5 天后再续服 1 个疗程。忌食鱼、虾、鸡、鹅、蛋。（《浙江民间常用草药》）

治痰喘：翻白草全草。煮冰糖服。（《湖南药物志》）

治腮腺炎：翻白草根，用烧酒磨汁涂患处。（《江西民间草药验方》）

治创伤出血：新翻白草叶。揉碎敷伤处。（《江西民间草药验方》）

3 鲜药应用探讨

3.1 鲜品炮制要点

3.1.1 鲜翻白草从地里采收后，择选去杂质及枯黄部分，洗净后，按医嘱切碎入药，或破碎后入药，也可取鲜汁入药，也可鲜品生食。最好做到当天采，当天用为最佳。

3.1.2 如严寒时无新鲜的翻白草采收，可以在有鲜翻白草的季节采收，将鲜翻白草根据医嘱熬成膏；也可以打成浆后密封、低温冷冻保存，做成冻鲜品，入药前解冻、煮沸，但不宜生食。

3.1.3 从生鲜品到熟鲜品，最好做到当天采收，当天加工炮制，当天入药为最佳。

3.2 不同炮制方式饮片的有效含量及功效区别

3.2.1 将鲜翻白草清洗后择净后，使药物洁净，切碎后或破碎后，增加与溶液的接触面，便于有效成分的快速煎出或溶出，同时也便于调剂、制剂。

3.2.2 鲜翻白草不需要过多炮制，一些成分在加热或干燥的过程中容易被破坏，故鲜用入药为最佳方式之一。

3.2.3 将生鲜中药制成冻生鲜品中药，以备用时之需，虽在应用时，没有生鲜用时效果佳，但远比干存品中药效果好。

繁缕

1 药材基原

为石竹科繁缕属植物繁缕 *Stellaria media*（L.）Villars。

2 鲜药谱

鲜繁缕。

2.1　鲜繁缕

2.1.1 药用部位　本品为石竹科繁缕属植物繁缕（图25）的全草。

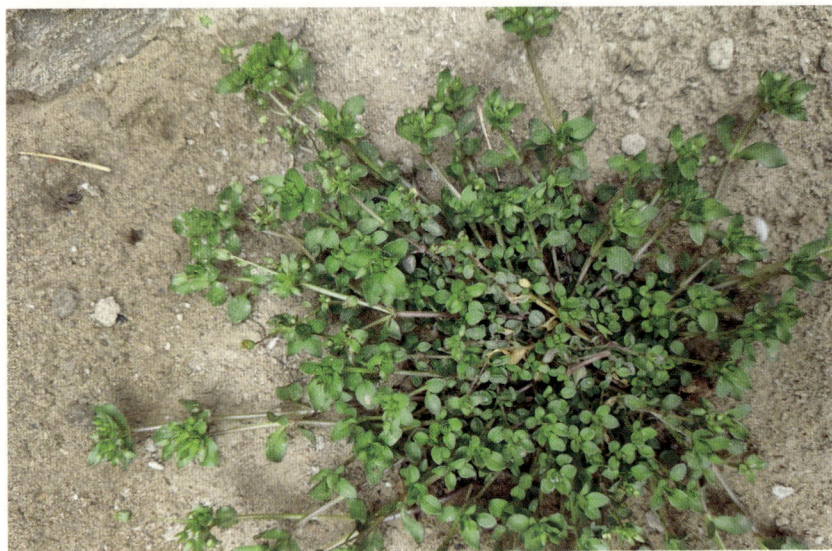

图25　繁缕

2.1.2 性味归经　味微苦、甘、酸，性凉。归肝、大肠经。

2.1.3 功能主治　清热解毒，凉血消痈，活血止痛，下乳。主要用于痢疾，肠痈，肺痈，乳痈，疔疮肿毒，痔疮肿痛，出血，跌打伤痛，产后瘀滞腹痛，乳汁不下等。

2.1.4 采收加工　可在生长茂盛时采收。

2.1.5 用法用量　内服：干品 5~10 克，鲜品 30~60 克，根据医嘱，煎汤，研磨成浆或破碎绞汁煮沸服，或生服。外用：适量，捣烂外敷或绞汁外涂，煎汤熏洗患处。

2.1.6 本草医籍论述

治淋证：繁缕草满两手把，以水煮服之，可常作饮。（《外台秘要》引《范汪方》）

乌须发：繁缕为蘸，久久食之。（《太平圣惠方》）

治产妇有块作痛：蘩缕草满手两把，以水煮服之。（《范汪方》）

治急、慢性阑尾炎，阑尾周围炎：繁缕鲜草切碎捣烂绞汁。每次约 1 杯，用温黄酒冲服，每日 2~3 次。或干草 120~160 克，水煎去渣，以甜酒少许和服。（《全国中草药汇编》）

治子宫内膜炎，宫颈炎，附件炎：繁缕 60~90 克，桃仁 12 克，牡丹皮 9 克。水煎去渣，每日 2 次分服。（《全国中草药汇编》）

治痈肿，跌打伤：鲜繁缕 3 两，捣烂，甜酒适量，水煎服；跌打伤加瓜子金根 3 钱。外用鲜繁缕适量，酌加甜酒酿同捣烂敷患处。（江西《草药手册》）

治中暑呕吐：鲜繁缕 7 钱，檵木叶、腐婢、白牛膝各 4 钱。水煎，饭前服。（江西《草药手册》）

治背痈：繁缕、烟叶各适量，捣烂敷患处。（《福建药物志》）

治痔疮肿痛：繁缕 120 克。水煎汁趁热熏洗。（《青岛中草药手册》）

治头眩晕，眼见黑花，恶心呕吐，饮食不下：鹅肠菜（繁缕）不拘多少，猪肚 1 个，煎食 2 次痊愈。或鹅肠菜不拘多少，煮鸡蛋食亦效。（《滇南本草》）

3 鲜药应用探讨

3.1　鲜品炮制要点

3.1.1 将鲜繁缕从地里采收后，择选去杂质及枯黄部分，洗净后，按医嘱切碎入药，或破碎后入药，也可取鲜汁入药，也可鲜品生食。

3.1.2 鲜繁缕在煎取时，宜武火急煎，煎煮的时间不宜过长，以防止有效成分散失。

3.1.3 如在寒冷的季节无新鲜的繁缕供应，可以在适合生长鲜繁缕的季节，将繁缕打成浆后密封，低温冷冻保存，做成冻鲜品。入药前解冻、煮沸，但不宜生食。

3.1.4 从生鲜品到熟鲜品，最好做到当天采收，当天炮制加工，当天入药为最佳。

3.2　不同炮制方式饮片的有效含量及功效区别

3.2.1 将鲜繁缕清洗后，使药物洁净，切碎或破碎后，增加与溶液的接触面，便于有效成分的快速煎出或溶出，同时也便于调剂、制剂。

3.2.2 鲜繁缕不需要过多炮制，一些成分在加热或干燥的过程中容易被破坏，故以鲜用入药为最佳的方式之一。

3.2.3 将生鲜的繁缕制成冻生鲜品中药，以备用时之需，因为有效成分破坏较少，虽在应用时，没有生鲜用时效果佳，但远比干存品中药效果好。

防风

1　药材基原

为伞形科植物防风 *Saposhnikovia divaricata*（Trucz.）Schischk.。

2　鲜药谱

鲜防风、鲜防风叶、鲜防风花、鲜防风子。

2.1　鲜防风

2.1.1 药用部位　本品为多年生伞形科植物防风（图 26）的新鲜根茎。

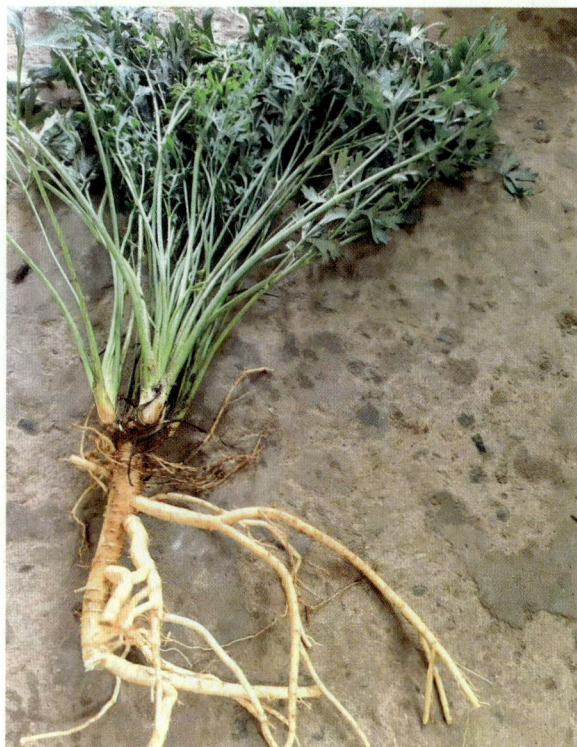

图26　防风

2.1.2 性味归经　味辛、甘，性微温。归膀胱、肺、脾、肝经。

2.1.3 功能主治　祛风解表，胜湿止痛，止痉，止痒。用于外感表证，头身疼痛，脾虚湿盛，骨节酸痛，腹痛泄泻，肠风下血，风疹瘙痒，风湿痹痛，破伤风，疮疡初起等。

2.1.4 采收加工　根据生长环境，常年可以采收，最佳的采收季节是在地上部分未长出或枯萎时节。

2.1.5 用法用量　内服：干品 5~10 克，鲜品 30~60 克，根据医嘱，煎汤，研磨成浆或破碎绞汁煮沸服，或生服。外用：适量，捣烂外敷或绞汁外涂，煎汤熏洗患处。

2.1.6 本草医籍论述

防风汤。主治自汗畏风，虽炎天必须棉衣。防风、荆芥、羌活、桂枝、薄荷、甘草。水煎服。(《嵩崖尊生》)

防风汤。防风 1 两（炙），甘草 1 两（炙），天南星、生姜 2 两（炙）。治少阳病，筋牵急而疼痛，发作有时，此为痹也。(《普济方》)

解乌头毒、附子、天雄毒，解芫花毒、解野菌毒：用防风煎汁饮之。(《备急千金要方》)

防风汤治风邪伤卫，有汗恶风：防风、荆芥、葛根。(《症因脉治》)

防风根汤。主治络虚而致之肩膊疼痛连臂，渐下入环跳，髀膝：防风根、于术、当归、姜黄、生黄耆（芪）、桑枝。水煎服。(《杂病源流犀烛》)

防风汤。治痈疽最难收口者：防风、白芷、甘草、赤芍、川芎、归尾各 2 钱，雄猪蹄 1 节。加连须葱白 5 根，用水 3 大碗煎，以绢片蘸水洗之，拭干，然后上药，其深曲处，以羊毛笔洗之。(《外科十法》)

治霉菌性阴道炎：防风、大戟、艾叶各 5 钱。水煎，熏洗，每日 1 次。(徐州《单方验方新医疗法》)

2.1.7 治验医案举隅

《医说》卷一引许胤宗方

许胤宗，常州义兴人，初仕陈，为新蔡王外兵参军，时柳太后感风不能言，脉益沉而噤。胤宗曰：口不下药，宜以汤气蒸之，令药入腠理，周时可愈。遂造黄耆（芪）防风汤数十斛置于床下，气如烟雾。如其言，便得语。由是超释义太守。

处方：黄耆（芪）、防风。

张海滨应用新鲜中药治疗病例

丁某，女，45 岁，于 2018 年 9 月 15 日来我院初诊。其双侧肘关节皮肤、颈部皮肤、臀部皮肤等处瘙痒近 5 年，皮质微厚，小或稍大的片状，发根痒，近期眠差，入睡困难，月经量少，而且不规律，冬天脚怕凉，怕风，大便可，排便费力，以前大便黏，近期不黏，小便可。

262

查：脉濡、弦、细、稍沉，舌质紫暗明显，苔白厚腻。

处方：鲜防风 50 克、当归 12 克、鲜藤三七 60 克、人参果 60 克、黄芪 50 克、蛇床子 20 克、巴戟天 40 克、鲜肉苁蓉 60 克、茯苓 30 克、菊花 30 克、鲜水红花 40 克、鲜佩兰 50 克、益智仁 20 克、鲜党参 50 克、鲜瓜蒌藤 70 克、鲜红花苗 60 克。

于 9 月 23 日来我院复诊，瘙痒明显减轻，大便比原来轻快，睡眠质量较前佳。

思考与讨论：防风，风中之润剂。而"润"则需津，故用鲜者为佳。同时有较好的治风祛痉作用，善于走肝经，故在《日华子本草》中述防风的作用："治三十六般风，男子一切劳劣，补中益神，风赤眼，止泪及瘫痪，通利五脏关脉，五劳七伤，羸损盗汗，心烦体重，能安神定志，匀气脉"；《药类法象》载："治风通用。泻肺实，散头目中滞气，除上焦风邪"；《长沙药解》载："行经络，逐湿淫，通关节，止疼痛，舒筋脉，伸急挛，活肢节，起瘫痪，敛自汗、盗汗，断漏下、崩中"；《神农本草经》载防风："主大风头眩痛，恶风，风邪，目盲无所见，风行周身，骨节疼痹，烦满"。

防风还可以治疗肝风引起的痉，如在《名医别录》中述防风用于："胁痛，胁风头面去来，四肢挛急，字乳金疮内痉"的作用。

防风还是一种很好的解毒良药，如在《本草求原》中述防风："解乌头、芫花、野菌诸热药毒"。

防风入药部位不同，作用稍有不同，如在《珍珠囊》述防风的："身：去上风，梢：去下风"。

防风芦头为防风植物的根茎芦头，去上半身风，在《本草纲目》中述："元素曰防风，治风通用。身半以上风邪用身，身半以下风邪，用梢，治风去湿之仙药也，风能胜湿故尔。能泻肺实，误服泻人上焦元气。杲曰：防风治一身尽痛，乃猝伍卑贱之职，随所引而至，乃风药中润剂也。若补脾胃，非此引用不能行。凡脊痛项强，不可回顾，腰似折，项似拔者，乃手足太阳证，正当用防风。凡疮在胸膈以上，虽无手足太阳证，亦当用之，为能散结，去上部风。病患身体拘倦者，风也，诸疮见此证，亦须用之。钱仲阳泻黄散中倍用防风者，乃于土中泻木也。"

从防风的不同入药部位来看，防风的行经部位与生长部位有密切的关系。

2.2 鲜防风叶

2.2.1 药用部位 本品为多年生伞形科植物防风的地上部分新鲜茎叶。

2.2.2 性味归经 味辛，性微温。归膀胱经。

2.2.3 功能主治 驱风镇痛、清热解毒。用于风头痛、感冒等。

2.2.4 采收加工 根据生长环境，常年可以采收，最佳的采收季节是在地上部分长出后茂盛时，或地上部分枯萎前。

2.2.5 用法用量 内服：干品 5~10 克，鲜品 30~60 克，根据医嘱，煎汤、研磨成浆或破碎绞汁煮沸服，或生服。外用：适量，捣烂外敷或绞汁外涂，煎汤熏洗患处。

2.2.6 本草医籍论述

中风热汗出。(《名医别录》)

救饥：采嫩苗叶作菜茹，炸熟可食，极爽口。(《古今医统大全》)

2.2.7 治验医案举隅

张海滨用鲜药添津祛风法治疗顽固性皮肤病

刘某某，男，35 岁，全身皮疹 13 年余，全身皮肤增厚，皲裂，色素沉着，干，脱皮，发痒，左腿上侧有轻微黏液渗出。

自诉：5 岁左右吃鱼出现皮肤病瘙痒，后来皮肤不出汗，容易发生瘙痒性皮肤病。2000 年，搬入新家后，左腿出现硬币大小的点状皮疹，3~4 天皮疹面积变大。2008 年，皮肤瘙痒伴全身脱屑并有渗出物，就诊于当地国医堂，治疗后，病情有所好转，2016 年病情复发，遂于国医堂治疗，未见好转，瘙痒脱屑并出现加重性增厚。2017 年在南昌某医药治疗，未见好转。原医院检查时发现，先天性单肾。

就诊时症状：睡眠质量差，痒，心烦，晚上皮肤干燥，面部皮肤肿胀，早晨明显，白天自觉乏力，疲倦，饮食可，晨起觉口干，大便干结，小便可。

病情分析：患者患皮肤病多年，反复性发作，并进行性加重，发病初期是由于表虚不固，风邪致病，是久则伤及肝血，耗伤肾阴，先期以补肝血，滋肾阴为主，兼祛风，止痒，清瘀热。

处方：鲜车前子 90 克，炒白术 8 克，山萸肉 20 克，鲜玉竹 50 克，灯盏花 30 克，鲜荆芥 30 克，鲜防风 50 克，鲜防风叶 20 克，鲜知母 50 克，鲜牡丹皮 35 克，鲜山药 120 克，鲜肉苁蓉 80 克，鲜芦根 90 克，鲜白术叶 20 克，鲜党参叶 60 克，紫草 30 克，炙黄芪 20 克，鲜首乌藤 80 克，鲜大青叶 80 克，鲜藿香 60 克，鲜四叶参 80 克，鲜北沙参 60 克。

上方口服，同时配新鲜中药外洗。处方：鲜紫苏茎叶 100 克、鲜防风茎叶 80 克、鲜败酱草 150 克、鲜垂盆草 80 克、鲜北沙参茎叶 70 克、鲜桑叶 60 克、炮姜 7 克、杏仁 25 克，水煎，外洗。

2019 年 6 月 16 日复诊，患者诉皮疹减轻，皮肤表面红，皮肤硬厚没有弹性，绷紧有要裂开的感觉，大便干结现象解决，但是腹胀。口服原方加山楂 20 克、鲜大黄梗 10 克，外洗方同时使用。

2019 年 6 月 18 日诊，患者诉皮疹减轻，脱皮及渗出减轻，耳朵仍有渗出，无腹胀，去山楂、大黄梗。

2019 年 6 月 20 日诊，患者诉昨天中午又开始腹胀，皮疹进一步减轻，耳朵渗出减少仍有，大便可，每天 1 次。原方加鲜大黄梗 10 克。

2019 年 6 月 24 日诊，查患者脉濡、弦、有力，主诉周身乏力，稍有胃胀，较前些天减轻，进食后腹胀明显，大便每天 1 次。

2019 年 7 月 23 日诊，患者诉下腹部胀、胃胀缓解，偶尔咽中有痰，不易出，头昏沉不清晰程度减轻，左腿小腿肚起小结节此起彼伏，可自行消退。

2019 年 12 月 10 日诊，患者皮肤情况较好，晨起时皮肤发热，周身皮肤散在较少脓疱结痂，渗出很少，舌偏红，苔白微黄稍厚腻、局部有剥脱、有裂纹，腿部、后背有皮疹小脓疱结痂轻度渗出。

2.3 鲜防风花

2.3.1 药用部位 本品为多年生伞形科植物防风的新鲜花及花蕾。

2.3.2 性味归经 味辛，性微温。归脾、胃、肝经。

2.3.3 功能主治 理气，通络，止痛。用于脘腹痛，四肢拘挛，骨节疼痛等。

2.3.4 采收加工 根据生长环境，常年可以采收。

2.3.5 用法用量 内服：干品 5~10 克，鲜品 30~60 克，根据医嘱，煎汤，研磨成浆或破碎绞汁煮沸服，或生服。外用：适量，捣烂外敷或绞汁外涂，煎汤熏洗患处。

2.3.6 本草医籍论述

主心腹痛，四肢拘急，行履不得，经脉虚羸，骨节间疼痛。(《药性论》)

2.3.7 治验医案举隅

张海滨用扶正清瘀、散结通络治疗多年颈椎病

郗某某，女，51 岁，于 2015 年 10 月 10 初诊。患者诉头晕及颈椎明显不适 3 年，坐或站立时间长脖子发硬，后期头疼剧烈，视物稍久即眼睛酸胀，有时甚至出现恶心呕吐。拍片提示：脑供血不足，颅内压低。睡眠差，最近成宿睡不着，口服佐匹克隆，不缓解。子宫摘除两年，烘热盗汗，手脚凉，怕冷，大便不成形，小便可。

查：脉弦、稍细，舌淡红、偏暗，苔厚腻。

由于患者颈椎病多年，气血动行不畅通，经络受阻，还因风、寒、湿三种病邪而致影响了津液的正常输布和运行，停聚在颈椎，造成气血、经络运行不畅，同时也造成痰浊淤。久病损及肝肾，肝血不足，肾精亏损，经脉失去濡养，可致肢体筋膜弛缓，而致气血亏损。故在治疗上，应予以多方面考虑，结合清瘀散结，通络，再结合滋补肝肾，安神定志等法进行施方开药。

处方：鲜防风花 20 克、鲜首乌藤 150 克、鲜百合 100 克、鲜荆芥 15 克、竹叶 60 克、灵芝 40 克、鲜黄芪 40 克、羌活 5 克、鲜水红花 80 克、灯盏花 30 克、巴戟天 10 克、鲜葛根 120 克、酸枣仁 30 克、黄连 3 克、鲜北沙参 80 克、鲜紫苏梗 40 克、升麻 20 克、藁本 3 克、当归 20 克、炒枳壳 20 克、鲜山药 200 克、肉苁蓉 30 克、蔓荆子 10 克。

萱草花汁 1 袋，入睡前服。口服中药外，同时还配合中医针灸，中药外皮透入疗法。

2015 年 10 月 20 再诊。头晕及颈椎不适明显减轻，初诊时头疼剧烈，现已明显好转，平卧时症状逐渐消除，睡眠质量有所改善，能每晚入睡 4 个小时左右。烘热盗汗减少，视物稍久即眼睛酸胀，呕吐消除，大便不成形，手脚凉，怕冷。脉弦稍细，舌淡红，偏红，苔厚腻。

2.4 鲜防风子

2.4.1 药用部位 本品为多年生伞形科植物防风的种子。

2.4.2 性味归经 味辛、甘，性温。归肝经。

2.4.3 功能主治 疏风搜风。用于一身尽痛、恶风、四肢挛急等。

2.4.4 采收加工 根据生长环境，种子成熟后即可采收。

2.4.5 用法用量 内服：5~10 克，根据医嘱，煎汤，研磨服。外用：适量，捣烂外敷或外涂，煎汤熏洗患处。

2.4.6 本草医籍论述

主治：疗风更优，调食之（苏恭）。（《本草纲目》）

2.4.7 鲜药药膳应用

防风薏仁粥

主要配料：鲜防风子 15 克，薏苡仁 60 克，糯米 250 克，白糖适量。

制作方法：将上述配料加水煮粥，分早晚服用。

功效主治：具有散风除湿之功，可用于风湿痹痛出现的关节疼痛，重着，麻木或风痹兼湿者。

3 鲜药应用探讨

3.1 鲜品炮制要点

3.1.1 鲜防风采收后清洗，除去黄叶及腐叶，再进行分类，将防风可分成鲜防风叶、鲜防风芦头、鲜防风等种类。

3.1.2 防风叶、防风花、防风子在鲜品的状态下，可切碎入药，也可破碎入药，不需要过多的加工。

3.1.3 鲜防风根如入煎剂，根据医嘱，可以切成约 0.1 厘米厚的薄片入药。也可以用机器打碎连渣和汁入药。

3.1.4 鲜防风根也可以切段后，根据医嘱，加蜜炙、麸炒、酒拌炒、醋煮，也可以酒浸后入药。加工后成为熟鲜防风入药。

3.1.5 根据病情的特殊性，可以将防风叶、防风花、防风子煎煮时间延长，减少其挥发性成分。

3.1.6　根据医嘱，制成防风炭：取净鲜防风片置炒制容器内，用武火加热，炒炭存性，炒至表面黑褐色，内部呈黄褐色，喷少许清水，灭尽火星，取出，晾干。

3.1.7　所有的炮制加工品，从生鲜品到熟鲜品，加工应在最短的时间完成，防止变质。炮制品应在低温环境下保存，并尽快入药，防止有效成分散失和改变，当天炮制，当天入药，方可保证药效。

3.2　与干品中药的比对

现市场所用的防风，多是干品防风，在干燥过程中，关防风产地初加工传统方法为晒至半干时去掉须毛，扎成小把，晒至全干。有文献研究表明，不同干燥方法对关防风色原酮含量影响较大。通过紫外－分光光度法、高效液相色谱进行含量测定以及高分辨质谱数据解析技术全面分析，可见不同干燥方法对关防风色原酮及其他成分含量影响较大。其中以晒干、冻干、60℃烘干、80℃烘干有效成分含量高，而阴干、40℃烘干会导致有效成分大量损失。同时研究还表明，20~50℃中高温处理防风鲜根可显著提高药材中色原酮含量，阴干及40℃长时间烘干会导致有效成分大量损失，可能是因为植物内源性酶在阴干及40℃时发挥作用，导致活性成分分解。而晒干、80℃烘干可有效破坏酶的活性，冻干可抑制酶的活性。不管用何种方法干燥，与新鲜的防风相比，干燥后的防风成分还是有不同程度的损失。

3.3　不同炮制方式饮片的有效含量及功效区别

3.3.1　鲜防风在净洗后进行分类，因部位不同，药效也存在一定的差异。

3.3.2　将鲜防风切片或破碎后，在煎煮或溶出的过程中，利于有效成分溶出或煎出。

3.3.3　将鲜防风进行炒制后，与生鲜防风的性味稍有改变。防风生鲜品辛散力强，长于解表祛风，胜湿，止痉，用于外感风寒、风湿痹痛、关节疼痛、风疹、湿疹、皮肤瘙痒及破伤风等。鲜品防风经麸炒或火炒后，其辛散力减弱，性守而不走，用于腹痛、腹泻。麸炒由于借助其五谷的入脾、胃经之性，故作用于脾、胃，有良好的止泻作用，用于泄泻，或久泻不止。而蜜炙增加守中的作用，可用于体虚不固、中气不足引起的泄泻及虚脱汗证。醋煮增加其理气作用，可用于肝脾失调引起的痛泻。酒伴炒则可增加其祛风的作用，用于风疹、湿疹、皮肤瘙痒、风寒感冒。而用酒煮可增加其通络、止痉、祛湿的作用，可用于风湿痹痛，关节疼痛。

3.3.4　防风炒炭后，辛散之力甚微，长于止血。用于崩漏、便血、月经过多等出血证。

3.4　综合利用

防风全身都是宝，古籍早有记载，而目前临床多用防风的中药饮片及其相关产品，入药部位多为防风的根，如果能将防风地上部分进一步开发利用，一是避免资源浪费，再则也可充分发挥其药用价值。

参考文献

［1］孙国东，王思淼，任晓蕾，等. 多指标综合评价关防风适宜干燥加工方法的研究［J］. 中国中医药科技，2021，28（2）：208-213.

费菜

1 药材基原

为景天科植物费菜 *Phedimus aizoon*（Linnaeus）'t Hart

2 鲜药谱

鲜景天三七、鲜景天三七根。

2.1　鲜景天三七

2.1.1 药用部位　本品为景天科植物费菜（图27）的全草。

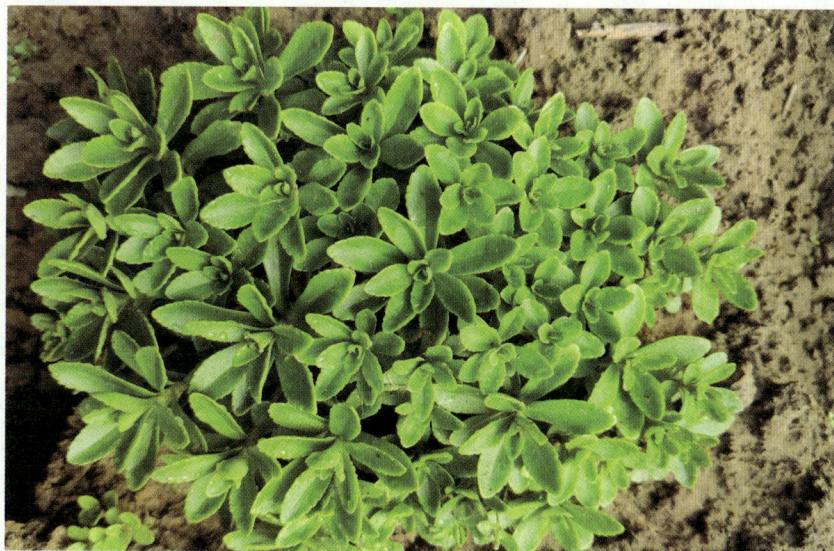

图27　费菜

2.1.2 性味归经　微酸、甘，性平。归心、肝、脾经。

2.1.3 功能主治　散瘀，止血，宁心安神，解毒。用于吐血，衄血，便血，尿血，崩漏，紫斑，外伤出血，跌打损伤，心悸，失眠，疮疖痈肿，烫火伤，毒虫蜇伤等。

2.1.4 采收加工　气候适合，常年可以采收。也可以根据其生长情况，在叶多时

269

进行采收，也可以掰去外围的老叶，让其发出新叶，最好是隔行进行采摘。如果食用，可以采收嫩叶，因为长出时间长的老叶，味道重，口感差，不适合食用。

2.1.5 用法用量　内服：干品 15~30 克，鲜品 30~60 克，根据医嘱，煎汤，或研磨成浆或破碎绞汁煮沸，或生服。外用，适量，捣烂外敷或绞汁外涂，煎汤熏洗患处。

2.1.6 本草医籍论述

治跌打损伤：鲜景天三七适量。捣烂外敷。（《上海常用中草药》）

治尿血：景天三七 5 钱。加红糖引，水煎服。（《山西中草药》）

治蝎子蜇伤：鲜景天三七适量。加食盐少许，捣烂敷患处。（《山西中草药》）

血小板减少性紫癜：景天三七 50 克，日服 3 次，水煎服。亦用于鼻衄，咯血，牙龈出血，消化道出血。（《中国医药报》）

治癔症或心悸亢进：鲜费菜（景天三七）2 两，蜂蜜 2 两，猪心 1 个（不剖削，保留内部血液）。置磁罐内，将费菜团团塞在猪心周围，勿令倒置，再加蜂蜜冲入开水，以浸没为度。放在锅内炖熟，去费菜，分 2 次食尽。连吃 10~30 天。（《福建民间草药》）

治痈肿：费菜（景天三七）全草。捣烂敷患处。（江西《草药手册》）

治高血压、心烦面红：鲜费菜（景天三七）全草 2 两。水煎，酌加蜂蜜调服。（江西《草药手册》）

治跌打损伤：鲜费菜茎、叶适量。切碎捣烂，稍加酒糟捣和，敷于患处。（江西《草药手册》）

治白带，崩漏：鲜土三七（景天三七）2~3 两。水煎服。（《浙江民间常用草药》）

治虚弱神衰，或久嗽，费菜（景天三七）（嫩脑）：9~14 个，嫩母鸡只，以费菜纳母鸡腹中，煮热。食鸡。（《文堂集验方》）

治白细胞减少症：景天三七鲜草 45 克，槲蕨、虎杖各 5 克，当归 22.5 克。水煎，每日 1 剂。（《浙南本草新编》）

治跌打损伤：景天三七顶上嫩芽 7 个，炒鸡蛋吃。（《秦岭巴山天然药物志》）

2.1.7 治验医案举隅

张海滨用通脉固元法治疗肺纤维化支气管炎

赵某，男，75 岁，于 2019 年 8 月 9 日初诊。主诉时续咳嗽 3 年余，有痰黏痰不易咯出，喘憋 1 年余。

现症状为：喘憋，眼干眼涩，每月口服激素 6 片，服后，喉咙发苦，胃酸，反酸，烧心，寐差，不易入睡，饮食可，大便可，小便急（每夜 3~4 次），血糖偏高，有高血压病史 10 年有余，最高时 180/120mmHg，口服降压药。

2019 年 6 月 29 日诊，超声检查报告示：双下肢动脉内中膜增厚伴多发性斑块，右侧胫前动脉不规则狭窄，脉濡、弦、细、小、数，舌偏淡，苔白稍厚腻。

2019 年 6 月 24 日在房山区良乡医院诊断为（肺纤维化）气管炎。

2019 年 8 月 9 日来我院就诊。患者静息状态下血氧饱和度，不吸氧时最低 89%（91%~94%），每分钟心率 96~100 次；咳嗽时血氧饱和度 89%~90%，静坐时 91%~93%，稍活动后 89%，步行 5 米后，血氧饱和度最低 80%。上午 10：32~10：47，吸氧 1 升，血氧饱和度 95%~96%，每分钟心率 95 次；吸氧 1.5 升，血氧饱和度 95%~96%，每分钟心率 91~93 次；10：59~11：10，吸氧 2 升，血氧饱和度 96%~97%。

病例分析：患者由于年老体虚，加上慢性病伤肺，导致肺络不通，引起肺痹，进而发展成肺部痿而不用，出现喘憋咳喘的症状。采用通肺络，固元气，清痰热为基本方法进行施方辨治。

处方：鲜景天三七 60 克，鲜荷梗 30 克，射干 10 克，鲜当归 10 克，麦冬 20 克，鲜水红花 60 克，鲜肉苁蓉 50 克，地龙 8 克，蛤蚧 1 只，柏子仁 30 克，黄芪 30 克，鲜四叶参 60 克，锁阳 20 克，天冬 10 克。

同时上方口服外，还配合肺功能康复训练，使原来部分功能不全的肺组织恢复正常。

经上方治疗 20 日后，喘憋感有所减轻，胃酸，反酸，烧心减轻，余正常。后续的辨证治疗。

思考与讨论：景天三七地上部分，与景天三七根比较，相同之处：有活血，止血，散血的作用；不同之处：地上部分则有宁心安神，解毒的功效；而根部无。

2.2 鲜景天三七根

2.2.1 药用部位 本品为景天科植物费菜的根。

2.2.2 性味归经 微酸、甘，性平。归心、肝、脾经。

2.2.3 功能主治 止血，消肿，定痛。用于吐血，衄血，外伤出血，筋骨伤痛等。

2.2.4 采收加工 气候适合，常年可以采收。也可以根据其生长情况，在叶多时进行采收，也可以掰去外围的老叶，让其发出新叶，最好是隔行进行采摘。

2.2.5 用法用量 口服：干品 15~30 克，鲜品 30~60 克，根据医嘱，煎汤，或研磨成浆或破碎绞汁煮沸服，或生服。外用，适量，捣烂外敷或绞汁外涂，煎汤熏洗患处。

2.2.6 本草医籍论述

治筋骨伤痛：鲜景天三七根 4~5 条。洗去泥沙，用老酒 2~3 杯，红糖煎汤调服，有活血止痛功效。（《浙江中医杂志》）

止血镇痛。止吐血，因伤咯血，衄血，肺病咯血，镇咳。外用止刀伤出血。（《贵州民间方药集》）

3 鲜药应用探讨

3.1 鲜品炮制要点

3.1.1 将景天三七采收后分类，择选去杂质及枯黄腐叶部分，洗净后，按医嘱切碎入药，或破碎后入药，也可取鲜汁入药，也可鲜品生食。

3.1.2 最好做到当天采，当天入药为最佳。

3.2 不同炮制方式饮片的有效含量及功效区别

3.2.1 将景天三七及根清洗后择净，使药物洁净，切碎或破碎后，增加与溶液的接触面，便于有效成分的快速煎出或溶出，同时也便于调剂、制剂。

3.2.2 将用药部位进行分类，其部位不同，功效有一定的差别。

3.2.3 鲜景天三七及根不需要过多的炮制，一些成分在加热或干燥的过程中容易被破坏，故以鲜用入药为最佳方式之一。

3.2.4 将鲜景天三七及根捣碎或捣碎后榨汁、入药，因为液体进入消化道及外涂于皮肤黏膜后，吸收迅速，见效快。

葛

1 药材基原

为豆科植物野葛 *Pueraria lobata*（Willd.）Ohwi 或甘葛藤 *Pueraria thomsonii* Benth.。

2 鲜药谱

鲜葛根、鲜葛花、鲜葛叶、鲜葛蔓、鲜葛谷。

2.1 鲜葛根

2.1.1 药用部位 本品为豆科植物野葛或甘葛藤的地下部分新鲜根。(《中国药典》中将野葛的根称为"葛根"，将甘葛藤的根称为"粉葛"。)（图28）

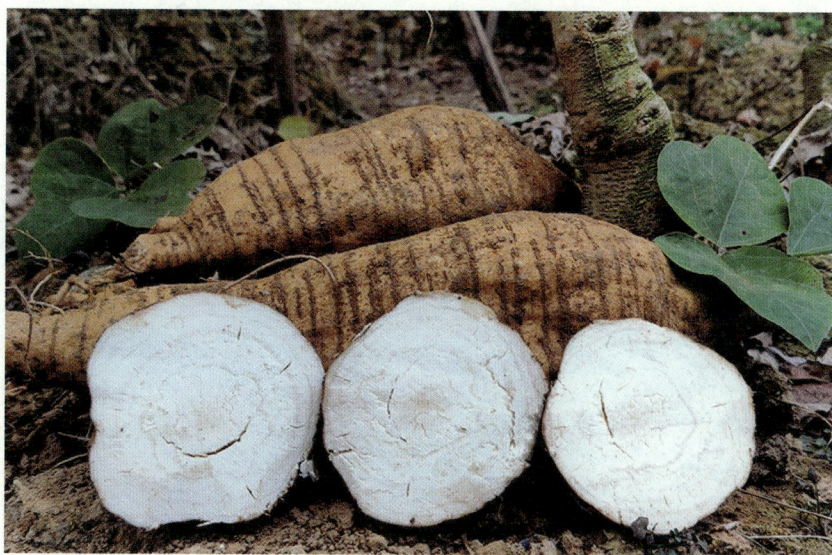

图28 鲜葛根

2.1.2 性味归经 味甘、辛，性凉。归肺、脾、胃、膀胱经。

2.1.3 功能主治 解肌退热，透疹，生津止渴，升阳止泻。常用于表证发热，项背强痛，麻疹不透，热病口渴，阴虚消渴，热泻热痢，脾虚泄泻等。

2.1.4 采收加工　适合于在地上部分未长出或秋季叶面枯萎脱落后采挖。

2.1.5 用法用量　口服：干品 15~30 克，鲜品 30~60 克，根据医嘱，煎汤，或研磨成浆或破碎绞汁煮沸服，或生服。外用：适量，捣烂外敷或绞汁外涂，煎汤熏洗患处。

2.1.6 本草医籍论述

治热毒下血，或因吃热物发动：生葛根 2 斤，捣取汁 1 升，并藕汁 1 升，相和服。（《梅师集验方》）

治蜘蛛等诸虫咬，生葛根、生姜调敷。（《医学纲要》）

治心热吐血不止：生葛根汁半大升，顿服。（《广利方》）

治鼻衄，终日不止，心神烦闷：生葛根，捣取汁，每服 1 小盏。（《太平圣惠方》）

治小儿热渴久不止。用葛根半两细锉，水 1 中盏，煎取 6 分，去滓，频温服。（《太平圣惠方》）

治小儿风热，呕吐，头痛，惊啼。鲜葛根 60 克切片，粳米 50 克。鲜葛根用水 500 毫升，煎至 150 毫升，去滓，下米作粥，入生姜、蜜各少许食之。（《太平圣惠方》）

伤寒（初觉头痛，内热脉洪）。用葛根 4 两，加水 2 升、豉 1 升，同煮成半升服。加生姜汁更好。（《伤寒类要》）

治金疮中风，痉欲死：捣生葛根 1 斤，细切，以水 1 斗，煮取 5 升，去滓，取 1 升服，若干者，捣末，温酒调三指撮，若口噤不开，但多服竹沥，又多服生葛根自愈，食亦妙。（《肘后备急方》）

腰疼痛：生葛根嚼之咽汁，取效乃止。（《肘后备急方》）

伤筋出血：葛根，捣汁饮。干者，煎服。仍熬屑敷之。（《外台秘要》）

捣葛根汁饮之，葛白屑熬令黄，敷疮止血。（《外台秘要》）

饮酒连日醉不醒方，捣生葛根汁，及葛藤饼和绞汁饮之，无湿者，干葛煎服佳，干蒲煎服之亦佳。（《外台秘要》）

生葛根（切）4 两，半夏（汤洗 7 遍）4 两，生姜 5 两（与半夏同捣，炒干），独活（去芦头）2 两，桂（去粗皮）2 两半，防风（去叉）1 两，当归（切，焙）1 两，芍药 1 两，甘草（炙）1 两，附子（炮裂，去皮肤）半两。制法上锉，如麻豆大。每用 5 钱匕，以水 1 盏半，入生姜 1 枣大（拍碎），煎至 8 分，去滓温服，日 2 夜 1。治中贼风，半身不遂，口面斜僻，言语不便。（《圣济总录》）

濡脏汤。生葛根 15 克，猪膏 15 克，大黄 9 克。上 3 味，㕮咀。（《备急千金要方》）

治虎伤人疮。取生葛根煮浓汁，洗疮。兼捣葛末，水服方寸匕，日夜五六服。（《梅师集验方》）

治伤寒初患二三日，头痛壮热。葛根 5 两，香豉 1 升细锉，以童子小便 6 升，煎取 2 升，分作 3 服，取汗。触风，食葱豉粥。（《梅师集验方》）

生葛根（切去皮，木臼内捣取自然汁 1 大盏），蜜 2 大匙。主治消渴烦躁，狂乱，皮肤干燥。（《普济方》）

治心胸热痞，饮乳不快。以生葛根杵烂，绞汁饮灌之。如无，以干葛煮灌之，亦得。（《小儿卫生总微论方》）

葛根汁，治小儿热气，疟满腹胀，以生葛根杵烂，绞汁饮下。（《小儿卫生总微论方》）

干呕者，胃气逆故也。但呕而欲吐，吐而无所出，故云干呕。治用：生葛根，绞取汁，服 1 升。（《华佗神方》）

伤酒者，呕逆心烦，胸满不食，小便不利是也。如大醉恐致烂肠，《千金》渍法可用。用水煎汤贮器中，醉身置入暖如烘，须臾将酒全消尽，渍法行来亦有功。或绞茅根汁饮之，或捣生葛汁饮之，或粳米汁饮之。（《医学摘粹》）

2.1.7 治验医案举隅

明·吴正伦《脉症治方》

一男子年三十六七，素质强健，嗜酒，因事忤意，醉后复大怒，遂胸膈窒塞，喉中一块如梅核状，咯不出，咽不下。诊其六脉，弦紧而滑，两尺尤大。知其伏火郁痰。冲碍清道遂用二陈加山栀、白豆蔻、芦根，煎服数帖，稍宽，再用梨汁、韭汁、萝卜汁、姜汁、莱汁、芦根汁、生葛根汁、白蜜、各一碗，八味熬膏，外用白术半斤、人参四两、白茯苓四两为末，和匀入罐内，盐泥封固，放锅内，煮三炷香，取出去火毒。每日清晨上午下午滚水调服。晚用滚痰丸一钱茶下。如此调治半年全安。此法治中年膈食皆妙。

张海滨用通阳布津法治疗突出性耳鸣

张某，女，44 岁。患者诉头痛、咽喉疼痛、耳鸣已 1 周，用西药消炎后症状无明显改善。现耳朵堵闷，左侧颈部咽喉部发憋，头嗡嗡响。又诉颈部结节，有甲状腺结节病病史，脱发，白发多，怕热不怕冷，脚凉，冬天手足凉，大便可，饮食可，睡眠不佳，眠浅，脾气急，运动量大，发热后打嗝又明显。

查：脉濡、弦、滑、细、数，舌稍暗，苔白微厚，少津液。

处方：鲜葛根 150 克、鲜牛膝 150 克、当归 30 克、炒白芍 15 克、鲜前胡 50 克、鲜牛蒡 150 克、丹参 30 克、炒枳壳 30 克、三年鲜党参 80 克、鲜首乌藤 120 克、合欢皮 20 克、菊花 10 克、鲜红花苗 70 克、鲜山药 100 克、鲜黄芪 120 克、巴戟天 15 克、鲜冬凌草 60 克、鲜垂盆草 120 克。

上药 14 付，口服后，咽喉疼痛消除，耳朵堵闷减轻，仍左侧颈部咽喉部发憋，头嗡嗡响，睡眠好转，眠浅。再辨证用药。

思考与讨论：葛根，鲜与干之区别，就是鲜者护胃阴，生津力强。而粉葛作用于肠胃，而野葛则强于通络布津。在《本草撮要》述："生葛汁大寒，解温病大热吐衄诸血，凡斑痘已见点忌用"；在《证类本草》中述："生根汁，大寒。疗消渴，伤寒壮热。"故生鲜者寒凉，而干者稍温。

2.2 鲜葛花

2.2.1 药用部位 本品为豆科植物野葛或甘葛藤的花蕾及花朵。

2.2.2 性味归经 味甘，性凉。归脾、胃经。

2.2.3 功能主治 解酒醒脾，止血。用于伤酒烦热口渴，头痛头晕，脘腹胀满，呕逆吐酸，不思饮食，吐血，肠风下血等。

2.2.4 采收加工 在花季采收。

2.2.5 用法用量 口服：干品 5~10 克，鲜品 10~20 克，根据医嘱，煎汤，或研磨成浆或破碎绞汁煮沸服，或生服。外用，适量，捣烂外敷或绞汁外涂，煎汤熏洗患处。

2.2.6 本草医籍论述

葛花、小豆花各 30 克。上药研末为散。每服 2~3 克。又时进葛根饮、枇杷叶饮，或先食盐 1 克，再饮酒亦倍。主治酒醉，饮酒不醉，醉亦不伤人。（《肘后备急方》）

葛花 1 两，赤小豆花 1 两，黄芪 1 两，生干地黄 1 两（焙），白蔹 3 分，赤芍药 3 分，黄芩 3 分，当归（微炒）3 分。上为末。主治酒痔，大肠中久积热，每下血疼痛。每服 2 钱，食前煎槐子仁汤调服。（《医方类聚》卷一八三引《神巧万全方》）

葛花 1 两。上为散。每用 1 大钱匕，沸汤点服，不拘时候；亦可煎服。主治饮酒中毒。（《圣济总录》）

葛花，能解酒毒。葛花解酲汤用之，必兼人参。但无酒毒者不可服，服之损人天元，以大开肌肉，而发泄伤津也。（《本经逢原》）

黄连（炒）、黑玄参、当归、龙胆草（炒）、茵陈、细甘草、葛花、熟地黄、茯苓、山栀仁、连翘、车前子各等分。上药锉为末。用白水 400 毫升，煎至 320 毫升，去滓，空腹时服。解酒毒，清湿热。治饮酒过度，湿热熏蒸，目中风轮黄亮如金之色，瞻视昏渺者。（《审视瑶函》）

葛花 1 钱，枳椇子 3 钱，赤苓 3 钱，泽泻 2 钱，茵陈 2 钱，酒芩 2 钱，山栀 1 钱 5 分，车前子 1 钱 5 分，甘草 5 分，橘红 1 钱，厚朴 1 钱。主治酒湿生热生痰，头眩头痛。（《笔花医镜》）

葛花黄连丸。黄连 1 斤（酒蒸，浸去酒，晒干），枳壳半斤（去瓤，炒），干葛 4 两，葛花 4 两（如无，以葛代之），槐花 4 两，木香 3 两。上为末，留浸黄连酒作面糊丸，如梧桐子大。每服 50~70 丸，饭水送下，酒亦可，不拘时候，1 日 3 次。主治因嗜欲恣情，酒色无厌，或食煎煿之肉，大肠受热毒之深，以致痔漏便血。或痔如鼠奶，连珠翻花鸡冠之状，其形不一，或在大肠头上，粪门左右，肿痛流脓出血，发不时，面色萎黄，饮食减少，或有粪后便血红黑，又有长丝缕之血，起卧艰难者。(《德生堂方》)

外障者，肺病也。四明饮，治一切眼目肿。大黄、葛花、泽泻、石决明（各等分）。上锉一剂，水煎服。(《万病回春》)

2.3 鲜葛叶

2.3.1 药用部位 本品为豆科植物野葛或甘葛藤的叶。

2.3.2 性味归经 味甘涩，性凉。归脾、胃经。

2.3.3 功能主治 止血生津。主要用于外伤出血等。

2.3.4 采收加工 根据其生长情况，在夏、秋叶片茂盛时采收。

2.3.5 用法用量 口服：干品 10~20 克，鲜品 30~60 克，根据医嘱，煎汤，或研磨成浆或破碎绞汁煮沸服，或生服。外用，适量，捣烂外敷或绞汁外涂，煎汤熏洗患处。

2.3.6 本草医籍论述

主金疮。葛叶散：葛叶 5 两，地菘苗 5 两，续断 5 两，石灰末 5 两，旋覆花 5 两，地黄（生用）5 两，益母草 5 两，麦冬（去心）5 两。上除石灰外，捣绞取汁，和石灰调作饼子；晒干，再捣为散，敷所伤处。(《圣济总录》)

治金刃箭镞疮，避风，续筋骨，止血。锻石敷方。风化锻石细末（3 两）生地菘苗、生旋覆花、生葛叶、生青蒿苗、生麦冬苗（各半两）上 6 味，除锻石外，研绞取汁，和锻石作饼子，曝干捣罗为散，用敷疮口，兼止血止痛，避风水，重午日合，尤佳。(《圣济总录》)

头目鼻耳伤，凡脑骨伤破，轻手搏捺平正，若皮不破者，用退肿膏敷贴。若皮破肉损者，先用封口药之，外以散血膏贴之，若皮破血流者。用止血散之，若肿痛者，用葛叶、毛藤叶、枫叶尾，砍烂敷之。不可见风着水。恐成破伤风。(《证治准绳·疡医》)

取鲜葛叶绞汁，每日 2 盏，每日 3 次，有降血糖作用，能治疗糖尿病。(《常用中药八百味精要》)

2.3.7 治验医案举隅

张海滨用鲜葛叶治疗高龄患者脊椎病

任某，女，77 岁，2016 年 8 月 6 日初诊。患者诉头晕、头痛 4 月余，眼干，视物模糊，怕冷，着凉后流涕，口干，右侧耳鸣，颈椎 5、6、7 节狭窄，腰椎不适，偶尔心慌，气短，胸闷，右手中指关节炎，双膝不适，便秘（用开塞露后才能排出），腿抽筋，爱出虚汗，饮食可，多梦，小便可，餐后血糖高，血脂稍高，无过敏史。高血压病 30 余年，规律服用降压药，日常血压 120/70mmHg。睡眠可，多梦，怕冷怕风，易感冒。胃疼 50 余年，不敢进食冷硬食物，忌食生冷硬食。

查：舌稍暗红，舌底脉络瘀滞明显，苔白黄、中后部厚，舌立起津液少，两侧有沫，脉濡、弦、有余、稍硬。血压 120/60mmHg。

处方：鲜葛叶 50 克、鲜葛根 100 克、山药 20 克、鲜牛膝 20 克、鲜肉苁蓉 50 克、鲜知母 50 克、鲜首乌藤 60 克、山萸肉 20 克、鲜牛蒡根 15 克、百合 30 克、麦冬 15 克、沙苑子 20 克、桃仁 10 克、鲜当归 20 克、当归 15 克、地龙 8 克、鲜地黄 80 克、肉苁蓉 30 克、锁阳 20 克、鲜桑椹 200 克。

2019 年 9 月 26 日复诊，头晕、头痛消除，用药后便秘消除，停药后便秘复发。再辨证用药。

查：舌稍暗红，舌底脉络瘀滞减轻，苔白，津液少，脉濡、弦、有余、稍硬。

处方：鲜葛根叶 50 克、鲜葛根 100 克、鲜地黄（先煎 1 小时）80 克、鲜山药 60克、鲜牛膝 10 克、鲜肉苁蓉 80 克、鲜知母 50 克、山萸肉 20 克、鲜牛蒡根 15 克、鲜百合 100 克、麦冬 15 克、鲜红花苗 80 克、桃仁 10 克、鲜当归 20 克、当归 15 克、地龙 8 克、肉苁蓉 30 克、锁阳 20 克、鲜桑椹 200 克。

2019 年 10 月 10 日复诊，患者头晕、头痛消除，便秘消除，再服药巩固疗效。

2.4 鲜葛蔓

2.4.1 药用部位 本品为豆科植物野葛或甘葛藤的藤茎。

2.4.2 性味归经 味甘，性寒。归肺、胃经。

2.4.3 功能主治 清热解毒，消肿。主要用于喉痹，疮痈肿痛等。

2.4.4 采收加工 根据其生长情况，在夏、秋叶片茂盛时采收。

2.4.5 用法用量 口服：干品 10~20 克，鲜品 30~60 克，根据医嘱，煎汤，或研磨成浆或破碎绞汁煮沸服，或生服。外用：适量，捣烂外敷或绞汁外涂，煎汤熏洗患处。

2.4.6 本草医籍论述

治小儿口噤，其病在咽中，如麻豆许，令儿吐沫，不能乳哺：烧葛蔓灰细研，以一字和乳汁，点口中。(《太平圣惠方》)

治喉痹，葛蔓烧为灰，水服方寸匕。(《新修本草》)

葛藤洗方。治中水毒、溪毒，下部虫蚀生疮。葛蔓不拘多少。上一味，以水煮取浓汁，洗下部，并导灌入下部。(《圣济总录》)

治天蛇头，用野落苏，即黄丝草，金银花藤，即羊儿藤，五叶紫、葛藤、天荞麦，切细各十分，好米醋浓煎，先熏后洗。(《丹溪治法心要》)

疖子初起。用葛蔓烧灰，水调敷涂。(《中华本草》)

2.4.7 治验医案举隅

张海滨用鲜葛蔓以滋水透表法治疗多年银屑病

杨某某，男，36 岁，2016 年 8 月 16 日初诊。患者全身银屑病 6 年余，从腹部零星皮损开始出现。一般夏天重，冬天轻，最近两年一年四季都有。曾在某处就诊 3 年，治疗过程时好时坏，患处痒、干燥、起皮、干裂、疼痛。同时久坐或开车时间长颈椎疼，运动量一般，坐车时小腿肚处酸痒，怕冷，饮食可，吸烟 2 天 1 包，睡眠差，入睡困难（前半夜），大便可成形，每天 1 次，小便可，小便黄。

查：脉细、弦、小、数、稍有余，舌稍偏红，苔白、稍厚、稍不均匀，少津液。

处方：鲜葛藤 100 克，鲜藿香 60 克（后下）、葛根 30 克、肉苁蓉 30 克、鲜佩兰 50 克、炒白术 10 克、山萸肉 30 克、鲜浮萍 30 克、麦冬 20 克、鲜肉苁蓉 50 克、鲜地黄 30 克、鲜大青叶 90 克、牡丹皮 20 克、鲜首乌叶 40 克、地龙 8 克、锁阳 20 克、鲜青蒿 80 克、炒栀子 6 克、党参 30 克。

2016 年 9 月 17 日复诊，主诉最近腿胀明显，诊脉细、弦、小、数、稍有余，舌淡红，苔薄白、中后部稍厚腻，少津液。

2016 年 10 月 12 日三诊，主诉皮疹减轻，发红减轻，舌淡红，苔薄白中后部稍厚腻。

2016 年 10 月 26 日四诊，主诉皮疹进一步减轻，发红减轻，腿胀消除，查脉濡、弦、细、滑、小、数，舌淡红，苔薄白、中后部稍厚腻。

经过两年多的治疗，皮损处恢复正常皮肤，有少量色素沉着。

2.5 鲜葛谷

2.5.1 药用部位　本品为豆科植物野葛或甘葛藤的种子。

2.5.2 性味归经　味甘，性平。归大肠、胃经。

2.5.3 功能主治　健脾止泻，解酒。主要用于泄泻，痢疾，饮酒过度等。

2.5.4 采收加工　在种子成熟后采收。

2.5.5 用法用量　口服：10~20 克，根据医嘱，煎汤，或研磨成浆或破碎入药。外用：适量，捣烂外敷或外涂，煎汤熏洗患处。

2.5.6 本草医籍论述

葛谷气平味甘。入足阳明胃、手阳明大肠。阴中阳也。阴中之阳为少阳，清轻上达，能引胃气上升，所以主下痢 10 岁以上，阳陷之症也。（《本草经解》）

治热毒下痢，葛谷炒研末，白汤调服下 2 钱，极验。（《本草汇言》）

3 鲜药应用探讨

3.1　鲜品炮制要点

3.1.1 将鲜葛叶、鲜葛蔓、鲜葛花、鲜葛根进行分类采收，择选去黄叶及腐叶，清洗干净，分类存放，便于调剂和制剂。

3.1.2 可以将鲜葛叶、鲜葛蔓、鲜葛花、鲜葛根在鲜品的状态下，切碎入药，也可以破碎入药，也可以榨汁。

3.1.3 将生鲜的葛根先切成段，再切成厚片，厚约 0.8 厘米，长宽约为 4 厘米，入药。

3.1.4 如在不适合葛根生长采收的季节，可以在采收旺季，采收鲜葛叶、鲜葛蔓、鲜葛花、鲜葛根等生鲜药，将其打成浆后，密封，低温冷冻保存，做成冻鲜品。入药前解冻、煮沸，但不宜生食。

3.1.5 麦麸煨葛根：将切好的生鲜葛根片，放入锅内炒至半干后，盛出。再取麦麸撒在热炒药锅中，继续加热，俟锅中冒烟时加入炒半干的葛根片，不断翻炒至药面呈焦黄色，取出，筛去焦麸，放凉。每 200 千克鲜葛根片，用麦麸 30 千克。

3.1.6 湿纸煨葛根：取新鲜的葛根片，用 3 层湿纸包好，埋入无烟热火灰中，煨至纸呈焦黑色，葛根呈微黄色时取出，去纸放凉，备用，具焦香气味。

3.1.7 米汤煨葛根：先将大米煮成米汤，再取适量切好的新鲜葛根厚片放入米汤内，以米汤没过鲜葛根为宜，定时搅拌翻炒，慢火把米汤吸干后，再炒干，放凉，有一定的米香味。

3.1.8 滑石粉煨葛根：将滑石粉入锅加热，再倒入鲜葛根片，炒至香味溢出，葛根呈微黄色时取出，筛出滑石粉，放凉，备用，具焦香气味。

3.1.9 醋炙鲜葛根：将切好生鲜的葛根片，放入锅内炒至半干后，边翻炒，边往锅内倒入适量的醋，再炒干，放凉，备用。每 10 千克鲜葛根片，用醋 1.5 千克。

3.1.10 在煎药时，将炮制品鲜药先用凉水浸泡后，再开火煎，最好是先煎煮半小时，有利于有效成分的溶出。

3.1.11 所有的炮制加工品，从生鲜品到炮制熟鲜品，加工应在最短的时间完成，防止变质。炮制品应在低温环境下保存，并尽快入药，防止有效成分散失和改变。做到当天炮制，当天入药，方可保证药效。

3.2　与干品中药的比对

有文献研究不同干燥方法对葛根总黄酮及葛根素、大豆苷、大豆素、染料木苷、染料木素含量的影响。结果表明，不同干燥方法干燥的葛根总黄酮含量差异较大，其中冷冻干燥的葛根总黄酮含量最高，真空干燥的葛根总黄酮含量次之，热风干燥的葛根总黄酮含量最低。冷冻干燥和真空干燥的葛根总黄酮含量之间无显著差异，冷冻干燥和65℃、75℃、85℃、95℃、105℃热风干燥的葛根总黄酮含量之间有显著差异。在热风干燥过程中，随着干燥温度的升高，葛根干燥时间明显缩短，葛根总黄酮含量相应减少。当干燥温度高于100℃，葛根总黄酮干燥过程含量损失严重。

葛根中主要黄酮成分为葛根素，占5种被测黄酮类成分含量的80%，大豆苷、染料木素、大豆素、染料木苷占总5种被测黄酮类成分含量的20%。真空干燥和冷冻干燥能较好保持葛根中的葛根素、大豆苷、染料木苷、大豆素、染料木素5种黄酮类成分，热风干燥使葛根中的染料木素损失殆尽。随热风干燥温度的升高，干燥葛根中的葛根素、染料木苷、大豆素含量降低，而大豆苷含量略有增加。当干燥温度高于100℃，干燥葛根中的葛根素、大豆苷、染料木苷、大豆素损失严重。

冷冻干燥、真空干燥、热风干燥对干燥葛根中的葛根素、大豆苷、染料木素含量影响差异显著，冷冻干燥效果优于真空干燥，真空干燥优于热风干燥。冷冻干燥与真空干燥对葛根中的大豆素、染料木苷含量影响无显著差异，冷冻干燥效果与真空干燥效果相当，而优于热风干燥。

3.3 不同炮制方式饮片的有效含量及功效区别

3.3.1 将鲜葛根进行分别采收、归类，是因部位不同，药效也存在一定的差异。

3.3.2 将鲜葛根切片或破碎后，煎煮或溶出的过程中，可快速地将有效成分溶出或煎出。

3.3.3 将鲜葛药用部位的鲜药捣碎后，榨汁入药，吸收迅速，见效快。

3.3.4 进行炒制后，药性稍有改变。生鲜葛根擅于解肌退热，透疹，生津；多用于热病口渴、麻疹等。煨葛根的发散作用被减轻，增强了止泻功效，多用于湿热泻痢，脾虚泄泻。正如清代医家张秉成在《本草便读》中所言："煨熟则散性全无，即由胃入肠，不行阴阳之表，但入阳明之里，升清为用，亦如升麻之煨熟，即升而不散，可以厚肠止泻耳。"从资料来看，清代已有煨制葛根的出现，主要用于湿热泻痢，脾虚泄泻，通过煨制，起到厚肠止泻作用。而用醋炙，则能增加其行气的功效。

3.3.5 在《伤寒论》中有诸多葛根应用条文，有的还特意注明，先煎葛根，后入诸药，有利于葛根淀粉等成分溶出，对其他成分亦有增溶作用，对此煎法值得注意。

3.3.6 将生鲜中药制成冻生鲜品中药，以备用时之需，虽在应用时，没有生鲜用时效果佳，但远比干存品中药效果好。

3.4 综合利用

现在临床所用的中药饮片，大多为葛根，而地上部分未得到较好利用。笔者建议加强对葛花、葛叶等其他药用部位的研究，以使其功效能充分开发利用。

参考文献

［1］常飞，段旭昌，王倩倩，等. 不同干燥方法对葛根黄酮含量的影响研究［J］. 食品工业科技，2019，9：78-81，86.

枸杞

1 药材基原

为茄科植物枸杞 *Lycium chinense* Mill. 或宁夏枸杞 *Lycium barbarum* L.。

2 鲜药谱

鲜枸杞芽、鲜枸杞叶、鲜枸杞、鲜地骨皮。

2.1 鲜枸杞芽

2.1.1 药用部位 本品为茄科植物枸杞（图 29）或宁夏枸杞的新鲜嫩芽。

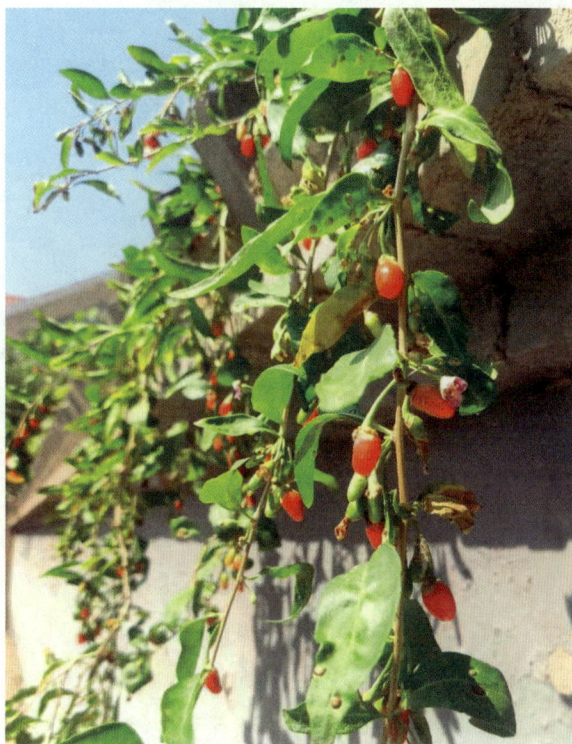

图29 枸杞

2.1.2 性味归经 味苦、甘，性凉。归肝、肾经。

2.1.3 功能主治 清退虚热，补肝明目，生津止渴。用于肝肾阴虚或肝热所致的目昏、夜盲、目赤涩痛、视力减退、热病津伤口渴、阴虚内热、咽干喉痛、肝火上扬、头晕、低热等。

2.1.4 采收加工 在植物的生长期，根据其生长情况，每隔1周左右采摘1次，采收嫩芽及嫩叶。除去黄叶及虫叶，洗净后切成条状入药，多在春、秋季采收。

2.1.5 用法用量 内服：干品15~30克，鲜品30~60克，煎汤，或研磨成浆或破碎绞汁煮沸服，或生服。外用：适量，捣烂外敷或绞汁外涂，煎汤熏洗患处。

2.1.6 本草医籍论述

鲜枸杞尖为天精草，春天采服，可滋补强身。（《新本草备要》）

鲜枸杞尖治疗心烦失眠，用枸杞嫩苗叶90克、百合30克、粳米50克，食盐适量，共煮粥食用。（《中国医药报》）

2.2 鲜枸杞叶

2.2.1 药用部位 本品为茄科植物枸杞或宁夏枸杞的嫩茎叶。

2.2.2 性味归经 味甘、苦，性凉。归肝、脾、肾经。

2.2.3 功能主治 补肝益肾，生津止渴，祛风除湿，活血化瘀。用于虚劳发热，烦渴，目赤昏痛，障翳夜盲，崩漏带下，热毒疮肿等。

2.2.4 采收加工 多于春、秋季采收，大面积枝叶采摘，实行隔行采摘法，一棵枸杞树，留一根主杆，在地上1米左右打顶，然后进行修剪和采收，留意地下窜根，尽量不让窜根，发芽长枝。

2.2.5 用法用量 内服：干品15~30克，鲜品30~60克，煎汤，或研磨成浆或破碎绞汁煮沸服，或生服。外用：适量，捣烂外敷或绞汁外涂，煎汤熏洗患处。

2.2.6 本草医籍论述

头面诸毒，发热诸毒烦闷，可用枸杞叶单独煮水解之，因枸杞叶善入肝经，故能消热解毒。同时还可以用于患眼风障赤膜昏痛，取叶捣汁注眼中。（《本草纲目》）

治五劳七伤，房事衰弱：枸杞叶半斤（切），粳米2合。上以豉汁相和，石器中煮作粥，以五味末葱白等，调和食之。（《太平圣惠方》）

治眼涩痛，兼有翳者：枸杞叶2两，车前叶2两。上件药熟挼之，使汁欲出，又别取大桑叶3两，重裹之，悬于阴地，经宿，乃轻压取汁，点目中，不过三五度瘥。（《太平圣惠方》）

骨蒸劳，肩背烦疼，头痛，不能下食：枸杞叶3两（100克），青蒿叶1两（30克），葱白1握（去须，切）（10克），豉1合（5克）。上先以水3大盏，煎豉取汁1盏5分，去豉，下枸杞叶等，煮作羹，调和食之。（《太平圣惠方》）

壅毒攻心，烦热恍惚：黑豆3合，淡竹叶50片，枸杞茎叶5两（切）。以水2大盏煮2味，取1大盏，去滓，下枸杞叶，煮熟，入5味作羹，放温食之。（《太平圣惠方》）

治阳气衰，腰脚疼痛，五劳七伤：枸杞叶1斤，羊肾1对（细切），米3合，葱白14茎。上4味细切，加5味煮粥，如常法，空腹食。（《圣济总录》）

治咳逆短气，卒短气：枸杞汤方，枸杞叶焙干不以多少，上一味切碎，每服3钱匕，水1盏，生姜3片，枣1枚劈，煎至7分，去滓温服。（《圣济总录》）

治风痹惊痫，忧恚虚悸气逆，及妇人产后中风，惊邪恍惚：猪心羹方，猪心（1枚）枸杞叶（半斤），上两味。各细切，于豉汁中调和作羹食之，作粥及蒸炒食之亦得。（《圣济总录》）

喉疮，层层如叠，不痛，日久有窍出臭气，枸杞叶烧酒顿服。（《医碥》）

两足生疮，不能行走，外用枸杞叶捣汁，将鹅毛涂患处，或萝卜菜连根煎汤洗皆效。（《文堂集验方》）

治急性结膜炎：枸杞叶2两，鸡蛋1只。稍加调味，煮汤吃，每日1次。（《广西中草药新医疗法处方集》）

治疗痔疮炎症肿痛，鲜枸杞茎叶1握。煎汤熏洗。（《福建民间草药》）

治疗痔疮：鲜枸杞茎叶120克，马齿苋90克，牛蒡根60克。水煎，趁热熏洗患处。治疗口疮，鲜枸杞叶60克，或干叶30克，开水浸泡，代茶饮用。连用1周。（《中国医药报》）

2.2.7 治验医案举隅

清·顾锡《银海指南》

陈（左）燥火刑金克木，热传三焦，左目肉，两目云膜昏花。

生地、木通、甘草、竹叶、冬桑叶、黑芝麻、黑山栀、甘菊、杏仁、枸杞叶。

张海滨用补肝益肾法治疗肺阴虚慢病

于某，女，73岁，于2014年3月21日来我院初诊。患者诉间断性咳嗽、咯痰8年余。2012年2月28日诊断腔隙性脑梗死，在医院查示：颈动脉斑块左侧0.23厘米×0.75厘米，右侧0.23厘米×1.14厘米。又诉10多年前发现有高血压，规律服用降压药，血糖正常，血脂偏高，有颈椎病、冠心病、心律失常病史。睡眠质量差，睡后打呼噜，怕冷，身体乏力，头晕，时有打嗝，食欲可，有时胃胀，口干、眼干、胸憋闷，时有咳嗽、咯痰，大便有时黏滞，时有发干，小便可。

查：舌淡红，苔白稍厚并有颗粒感，脉弦硬、濡。

患者由于患慢性咳嗽多年，后出现中风，病因是由于痰浊伤肺，同时，由于无形之痰阻络，引起中风，由于痰浊伤及肺气及阻碍气血运行，形成心阴不足，肾水缺乏，故采用补肺气，滋补肾精为主要的治疗方法。

处方：鲜枸杞叶 30 克、枸杞子 15 克、沙苑子 20 克、芦根 20 克、肉苁蓉 30 克、鲜北沙参 30 克、葛根 30 克、鲜首乌藤 50 克、百合 20 克、刺五加子 20 克、合欢皮 20 克、鲜黄芪 120 克、骨碎补 10 克、接骨木 10 克、当归 10 克。

上方 20 付口服，同时配合针灸治疗。2014 年 4 月 10 日后随诊时，头晕减轻，时有咳嗽，痰减少，大便可，乏力减轻。

2.3 鲜枸杞

2.3.1 药用部位
本品为茄科植物宁夏枸杞的成熟果实。

2.3.2 性味归经
味苦、甘，性凉。归心、肺、脾、肾经。

2.3.3 功能主治
清热，滋肾，润肺，补肝，明目。用于肝肾阴虚，腰膝酸软无力，头晕目眩、肺虚喘咳等。

2.3.4 采收加工
鲜枸杞果实在每年的 6~11 月陆续成熟，应适时采摘。当果实由青绿变成红色或橘红色，果蒂、果肉稍变松软时即可采摘。采摘时轻拿轻放，连同果柄一起摘下，否则，果汁会流出。

2.3.5 用法用量
内服：干品 15~30 克，鲜品 60~100 克，煎汤，或研磨成浆或破碎绞汁煮沸服，或生服。外用：适量，捣烂外敷或绞汁外涂，煎汤熏洗患处。

2.3.6 本草医籍论述
口含枸杞汁，治头面风，口齿疼痛不可忍。（《备急千金要方》）

枸杞煎：治虚劳，退虚热，轻身益气，令一切痈疽永不发。用枸杞 30 斤（春夏用茎、叶，秋冬用根、实），以水 1 石，煮取 5 斗，以滓再煮取 5 斗，澄清去滓，再煎取 2 斗，入锅煎如饧收之。每早酒服 1 合。（《备急千金要方》）

治肝虚或当风流泪：鲜枸杞 2 升。捣破，纳绢袋中。置罐中，以酒 1 斗浸，密封勿泄气，三七日。每日饮之，勿醉。（《太平圣惠方》）

治目赤生翳：枸杞子捣汁，日点三五次。（《肘后备急方》）

2.3.7 治验医案举隅

清·刘清臣《医学集成》

封翁吴老大人，系先天命门火衰，不能熏蒸后天脾土，以致饮食减少，痿软无力，舌黑如墨，真阳尽为阴气蒙蔽，治法应宜大固中州，宣畅胸膈，峻补肾阳，温暖下元，纳气归肾，驱阴救阳，则长生不老，寿溢期颐矣。敬拟一方，恭呈廉翁方伯大人哂政是幸。

延寿方：蜜北芪八钱、于白术四钱，高丽参四钱、白蔻仁一钱、法半夏二钱、鲜枸杞三钱、杭巴戟三钱，制附片三钱，嫩鹿茸三钱，益智仁二钱、煨姜，红枣引。

此方用参、芪、术，以大固中州；白蔻、半夏，宣畅胸膈；枸杞、巴戟，峻补肾阳；附片、益智、鹿茸，温暖下元，纳气归肾。服到口干舌红，始加熟地一两、当归八钱、官燕六钱、蒙桂三钱，改汤为丸，随意多服，则精神强固。

2.4 鲜地骨皮

2.4.1 药用部位 本品为茄科植物枸杞的新鲜地下根皮。

2.4.2 性味归经 味甘，性寒。归肺、肝、肾经。

2.4.3 功能主治 凉血除蒸，清肺降火。用于内热消渴、虚劳潮热盗汗、肺热喘咳、吐血衄血等，以及高血压、糖尿病等。

2.4.4 采收加工 地骨皮可一年四季可采，但以春季较好，此时浆水足，色黄皮厚，易剥落，质量高。将枸杞根挖起后，洗净泥土，用刀将其横切数段，每段长约7~10厘米，用木棒敲打，使根皮与木心分离，趁鲜剥下根皮，然后去掉木心，即可成为鲜药。

2.4.5 用法用量 内服：干品15~30克，鲜品30~60克，煎汤，或破碎绞汁煮沸服，或生服。外用：适量，捣烂外敷或绞汁外涂，煎汤熏洗患处。

2.4.6 本草医籍论述

枸杞散：治痔疾，枸杞根（地骨皮）、地龙（捣）。枸杞根选取新者，刮去浮赤皮，只取第二重薄白皮，暴干捣罗为末，每秤1两，别入地龙末1钱，和匀，先以热薑汁洗煤患处，用药干掺，日可3次用。（《圣济总录》）

仲淳治下疳极秘神方，用鲜小蓟、鲜地骨皮各3两，煎浓汁浸之，不三四日即愈。一切极痛者，屡用神效。（《续名医类案》）

牙痛漱口，生鲜地骨皮，不拘多少，洗净，削取嫩皮，石器捣碎，用河水半碗，井水半碗浸片时，将浸水漱口，热即吐出易之。（《验方新编》）

治阴虚骨蒸：鲜地骨皮（3钱），红枣（7枚）煎汤代茶，日1剂，神效。（《金匮翼》）

治血淋：地骨皮，酒煎服。若新地骨皮加水捣汁，每盏入酒少许，空心温服更妙。（《经验广集》）

治疗疟疾：取鲜地骨皮1两，茶叶1钱，水煎后于发作前2~3小时顿服。（《中药大辞典》）

治疗高血压病：每日用鲜枸杞根皮或全根（鲜地骨皮）100克，水煎2次分服。（《中药大辞典》）

熏痢秘方，泻痢日久，用此熏之。地骨皮（新鲜者，煎百沸）倾入陈马桶内，乘热坐上熏之。亦治脓窠疮。（《婴童类萃》）

地骨皮粥。清肺，生津，止渴。适用于消渴（糖尿病）、多饮、身体消瘦。渴即食之，不拘时。鲜地骨皮30克，鲜桑白皮15克，鲜麦冬15克，大米100克。先煎3味药，去渣，取汁，与大米共煮为稀粥。（《食医心镜》）

2.4.7 治验医案举隅

《续名医类案》

一男子下部生疳，诸药不应。延及遍身突肿，状似翻花，筋牵骨痛，至夜尤甚，此肝肾二经湿热所致。先以导水丸五服，次以龙胆泻肝汤数剂，再与除湿健脾之药，外贴神异膏，吸其脓血，蒜灸拔其毒而愈。

仲淳治下疳极秘神方，用鲜小蓟、鲜地骨皮各三两，煎浓汁浸之，不三四日即愈。一切极痛者，屡用神效。

张海滨用滋阴增源法治疗肺纤维化

徐某，男，62岁，2016年3月27日初诊。患者诉慢性阻塞性肺疾病1年，肺纤维化，现咳嗽、短气、乏力加重1天，原经各医院治疗，无明显效果。近年来，咳嗽、乏力症状持续，并有持续加重现象，现来我院就诊。我院测血氧饱和度93%~94%，心率每分钟86~89次。原不饮酒，原吸烟20~30支1天，有40余年烟龄，近半年来已戒烟，现咳嗽频繁，痰多，白色痰，容易咯出，睡眠质量差，纳食不佳。

查：舌红，苔白厚与剥脱并存，大部分剥脱严重，非常敏感，刺痛感，脉濡、弦、细、滑、有力。

患者吸烟史久，致烟伤肺络，而致肺络痹而不通，化精生痰，痰阻生热，故有热象，同时久病伤肾。在治法上，以清肺化痰，滋阴清热，固元培肾，培护脾胃为主。

处方：鲜地骨皮20克、鲜鱼腥草100克、鲜黄芪120克、鲜山药150克、鲜南沙参70克、鲜射干50克、鲜芦根50克、鲜北沙参60克、炙甘草6克、灵芝30克、鲜百合70克、灯盏花30克、巴戟天15克。

上方7付，水煎服，同时配合西药抗炎，吸氧康复治疗。服用7付后，剥落处，重新长新苔，刺痛感减轻，嘱再服7付后，舌刺痛感消失，咳嗽症状减轻，余下有轻度改善，后收入住院系统治疗。

3 鲜药应用探讨

3.1 鲜品炮制要点

3.1.1 要据鲜枸杞的生长情况随机采收。常规在春采芽，夏采叶，秋采果，冬采根。也可以根据医嘱的需要进行随时采收。

3.1.2 将采收后的鲜枸杞芽、鲜枸杞叶、鲜枸杞、鲜地骨皮进行分别采收及归类，择选去黄叶及腐叶，清洗干净后，分类存放，便于调剂和制剂。

3.1.3 鲜枸杞芽、鲜枸杞叶、鲜枸杞、鲜地骨皮在生鲜的状态下，切碎入药，也可以破碎入药，也可以榨汁。

3.1.4 在鲜枸杞芽、鲜枸杞叶、鲜枸杞不出产的季节，可以在产季将鲜枸杞芽、鲜枸杞叶、鲜枸杞真空或打成浆后，密封，低温冷冻保存，做成冻鲜品。入药前解冻、煮沸，但不宜生食。

3.1.5 将生鲜的地骨皮切成段，长 1 厘米左右，再根据医嘱进行炮制。现临床除干燥有利用保存，无过多的炮制方法。

3.1.6 所有的炮制加工品，从生鲜品到炮制熟鲜品，加工应在最短的时间完成，防止变质。炮制品应在低温环境下保存，并尽快入药，防止有效成分散失和改变。做到当天炮制，当天入药，方可保证药效。

3.2 与干品中药的比对

采用顶空固相微萃取－气相色谱－质谱联用技术分别检测枸杞鲜果、晒干后的枸杞、烘干后的枸杞、冻干后的枸杞 4 种样品中的挥发性风味物质并对各种风味成分进行主成分分析。

样品 1：未做任何处理的枸杞鲜果 1.5 克。

样品 2：将枸杞鲜果放在阳光下晾晒 8 天后，枸杞中水分不再发生变化制成枸杞干果，称取干果 1.5 克作为样品 2。

样品 3：将枸杞鲜果放入 40℃的烘箱 4 天后，枸杞中水分不再发生变化，制成枸杞干果，称取干果 1.5 克作为样品 3。

样品 4：将枸杞鲜果放入真空冷冻干燥机，升华温度设为 40℃，16 小时后取出，得到冻干的枸杞，称取干果 1.5 克作为样品 4。

样品 1 中共检测出 25 种挥发性风味物质，其中醛类 2 种、醇类 2 种、酸类 1 种、酮类 2 种、酯类 5 种、烃类 6 种、醚类 2 种、酚类 2 种、杂环 3 种。从含量上看，烃类含量最多，为 25.26%、其次为醚类 15.7%、酯类 11.64%、杂环类 10.87%。

样品 2 中共检测出 32 种挥发性风味物质，其中醛类 5 种、醇类 3 种、酮类 6 种、酯类 3 种、烃类 11 种、酚类 1 种、杂环类 3 种。从含量上看，样品 2 中含量最多的是杂环类化合物，占所有挥发性风味物质的 45.2%，其中 2－戊基呋喃的含量为 42.68%，其次是烃类化合物，为 23.92%。

样品 3 中共检测出 39 种挥发性风味物质，其中醛类 3 种、醇类 6 种、酸类 2 种、酮类 6 种、酯类 6 种、烃类 9 种、醚类 1 种、酚类 1 种、杂环类 5 种。从含量上看，含量最多的是烃类化合物 21.93%，其次是醇类化合物 21.07%，酯类化合物为 16.45%，杂环类化合物 15.65%。

样品 4 中共检测出 43 种挥发性风味物质，其中醛类 3 种、醇类 4 种、酮类 6 种、酯类 6 种、烃类 17 种、醚类 1 种、酚类 1 种、杂环类 5 种。从含量上看，含量最多的是烃类化合物占 33.99%。其次是杂环类化合物 16.42%，酯类化合物 12.7%。

样品 1、样品 2、样品 3、样品 4 中的挥发性风味物质的种类和含量都存在很大差别。从种类上看样品 4 ＞样品 3 ＞样品 2 ＞样品 1。这说明不同的干燥方式对枸杞的风味影响很大。

结果表明：从 4 种样品中分别检测到 25 种、32 种、39 种、43 种挥发性风味物质，说明枸杞经干燥后挥发性风味物质明显增多，也就是说，枸杞在加工的过程中，各种有机成分也在相互转化，形成不同的口感及不同的风味。

3.3　不同炮制方式饮片的有效含量及功效区别

3.3.1 将鲜枸杞所有药用部位清洗，选净，是为了保证药的纯净度；进行分类，是因部位不同，药效也存在一定的差异。

3.3.2 将鲜枸杞及其他药用部位破碎后，在煎煮或溶出的过程中，可快速地将有效成分溶出或煎出。

3.3.3 将鲜枸杞等药用部分捣碎后，榨汁入药，药物有效成分吸收迅速，见效快。

3.4　综合利用

现在临床所用的中药饮片，多为干燥而便于保存的枸杞及地骨皮。而枸杞的其他部位生鲜品，入药入膳，古籍多有记载。但大部分种植地区，却未有较好的开发利用。如果能将其充分开发利用，可以最大限度地发挥枸杞的药用价值。

参考文献

[1] 曲云卿，张同刚，刘敦华. 不同干燥方式枸杞挥发性风味成分的比较及主成分分析 [J].
食品工业科技，2015（11）：296–300.

栝楼

1 药材基原

为葫芦科植物栝楼 *Trichosanthes kirilowii* Maxim. 或双边栝楼 *Trichosanthes rosthornii* Harms。

2 鲜药谱

鲜瓜蒌、鲜天花粉、鲜瓜蒌茎叶。

2.1 鲜瓜蒌

2.1.1 药用部位 本品为葫芦科植物栝楼（图 30）或双边栝楼近成熟或成熟果实。

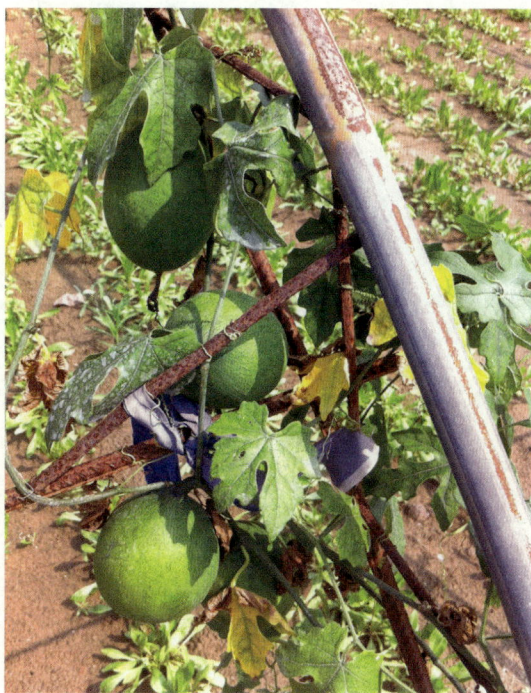

图30 栝楼

2.1.2 性味归经 味甘、苦，性寒。归肺、胃、大肠经。

2.1.3 功能主治 润肺，化痰，散结，通便。主要用于痰热咳嗽、胸痹心痛、结胸痞满、乳痈、肺痈、肠痈、大便秘结等。现代医学认为本品对冠心病、心肌梗死有较好的疗效。

2.1.4 采收加工 秋季果实近成熟或成熟时，连果梗剪下，切碎入药。

2.1.5 用法用量 内服：干品15~30克，鲜品30~60克，根据医嘱，煎汤，或研磨成浆或破碎绞汁煮沸服，或生服。外用：捣烂外敷或绞汁外涂，煎汤熏洗患处。

2.1.6 本草医籍论述

治胸痹，喘息咳唾，胸背痛，短气，寸口脉沉而迟，关上小紧数：栝楼实1枚（捣），薤白半斤，白酒7升。上3味，同煮取2升，分温再服。（《金匮要略》）

治胸痹不得卧，心痛彻背者：栝楼实1枚（捣），薤白3两，半夏半斤，白酒1斗。上4味，同煮取4升，温服1升，日3服。（《金匮要略》）

中风喝斜：用瓜蒌绞汁，和大麦面成饼，炙热熨之。正便止，勿令太过。（《太平圣惠方》）

治消渴热或心神烦乱：黄肥瓜蒌1颗，以酒1中盏洗，取瓤，去皮、子，煎成膏，入白矾末1两，和丸如梧桐子大。每服不计时候，以粥饮下10丸。（《太平圣惠方》）

神效瓜蒌散。治乳痈及一切痈疽初起，肿痛即消，脓成即溃，脓出即愈：瓜蒌1个（研烂），生粉草、当归（酒洗）各半两，乳香、没药各1钱。上用酒煎服，良久再服。（《妇人良方》）

大肠脱肛：生瓜蒌捣汁，温服之。以猪肉汁洗手挼之令暖，自入。（《肘后备急方》）

胃腑实热，引饮常渴，瓜蒌汤方。生瓜蒌（5两切），麦冬（汁3升），生姜（5两切），茅根（切3升），芦根（切2升），上5味，以水1斗，煮取3升。分为3服。（《外台秘要》）

治走马胎赤肿，走入心腹则不救方。生槐叶（1握），生瓜蒌（去皮，合槐叶研烂），赤小豆（末，各等分）。上和涂患处立效，此药神效。（《幼幼新书》）

风疮疥癣：用生栝楼1~2个，打碎、酒泡一日夜，取酒热饮。（《中药大辞典》）

2.1.7 治验医案举隅

涤痰化结法，治疗多年加重的硬皮病

万某，女性，46岁，全身皮肤紧硬伴双手遇冷变白变紫20年。2015年6月28日来诊时，面具脸，颈部及面部可见毛细血管扩张，张口伸舌受限，双手遇冷后变白变紫，指端挛缩伴溃疡，右手拇指、中指、示指及无名指均有溃疡，局部坏疽变黑，左手中指可见一小溃疡，局部变黑。全身皮肤紧硬厚，色暗。双足暗紫，左足中趾指甲脱落，第二趾关节可见一溃疡，表面已结痂。全身关节挛缩、疼痛，伴晨僵，手足小

关节变形，双下肢重度非指凹性水肿，站立、行走受限，床上翻身困难。时有周身关节疼痛，伴晨僵，手足小关节变形。偶尔心慌胸闷，偶烧心反酸，伴食管反流，偶咳嗽，无痰，便秘严重，手足疼痛，双侧髋关节及大腿仍疼痛，行走受限，时有口渴现象。脉虚大，沉取隐含滑、数。

患者由于系统硬皮病多年，痰、浊、瘀、阻、寒、热病因交织，由于本次的症状是津伤血结为主，故以清润化结为主，拟下方 3 付。

处方：鲜瓜蒌 30 克、柏子仁 30 克、刺五加子 30 克、覆盆子 20 克、锁阳 20 克、炙甘草 5 克、鲜山药 150 克、海桐皮 8 克、桑寄生 30 克、炒杜仲 30 克、山萸肉 35 克、南五加皮 15 克、鲜当归 70 克、鲜党参 60 克、鲜天麻 40 克、鲜白术 70 克、炙黄芪 40 克、鲜南沙参 60 克、鲜地黄 30 克、大黄 10 克（后下）。

服用 3 付后，大便畅通，疼痛感缓解，余下变化不大，口渴缓解。

按：鲜瓜蒌，汁多味甜，味甘性润，甘能补肺，润能降气。胸有痰者，得甘、缓、润、下的性能，则胸中有痰自降，故在消渴、胶痰、黏痰应用中，能补水行舟，涤胸膈中垢腻，解消渴。硬皮病是一种复杂性难治疾病，各种病因交织在一起，现代医学治疗效果不佳，病情总体呈进行性加重，加上病情长，先从涤痰入手，增水行舟，缓解病情。

2.2 鲜天花粉

2.2.1 药用部位
本品为葫芦科植物栝楼或双边栝楼的地下根。

2.2.2 性味归经
味苦，性寒。归肺、胃经。

2.2.3 功能主治
生津止渴、清热润肺、排脓消肿。临床用于肺热喘咳及疮痈肿毒等。现代医学研究还发现，天花粉有引产作用。

2.2.4 采收加工
全年可年采挖，春、秋季均采挖，粉多筋少。夏季采挖，筋多粉少，水分足。挖出后，洗净泥土，可入药。

2.2.5 用法用量
内服：干品 15~30 克，鲜品 30~60 克，煎汤，或研磨成浆或破碎绞汁煮沸服，或生服。外用：适量，捣烂外敷或绞汁外涂，煎汤熏洗患处。

2.2.6 本草医籍论述

小儿忽发黄，面目皮肉并黄。栝楼根饮方，生栝楼根（鲜天花粉），上一味，捣取汁 2 大合。蜜 1 大匙和匀，火暖分 3 服。（《圣济总录》）

消渴饮水：用生栝楼根（鲜天花粉）30 斤，以水 1 石，煮取 1 斗半，去滓，以牛脂 5 合，煎至水尽。用暖酒先食服如鸡子大，日 3 服。最妙。（《外台秘要》）

肘后疗腕折，四肢骨破碎，及筋伤蹉跌方。取生栝楼根（鲜天花粉）捣之，以涂损上，以重布裹之，热除痛止。（《外台秘要》）

伤寒烦渴思饮：生栝楼根（鲜天花粉）3 两。水 5 升，煮 1 升，分 2 服。先以淡

竹沥1升，水2升，煮好。(《本草纲目》)

治面黄，手足黄，咽中干燥，短气，脉如连珠，除热止渴利，补养方。生地黄汁、生栝楼根（鲜天花粉）汁（各2升），生羊脂（3升），白蜜（4升），黄连（1升为末）。上5味合煎，令可丸如梧子大，饮服5丸，日2。加至20丸。若苦冷而渴，渴瘥，宜别服温药。(《备急千金要方》)

2.2.7 治验医案举隅

王正公医案

顾某某，男，41岁。诊查：湿温三候，身热不解，身布已透，而神志仍昏糊，呓语喃喃，舌绛劫津，唇燥齿干，口干不索饮，脉象细数。

辨证：此乃温邪化燥传营，劫烁津液。

治法：症情危重，急拟大剂甘寒生津，清营泄热，以冀挽救。

处方：鲜石斛30克，鲜地黄30克，鲜沙参30克，鲜天花粉30克，知母15克，牡丹皮15克，玄参15克，麦冬15克，连翘心15克，生石膏40克，竹叶卷芯30枝，紫雪丹2克（冲入）。

另方：鲜芦根2支、鲜石斛40克煎汤，西瓜汁、米汤，轮流用汤匙灌服，每1分钟1匙，昼夜不断（此法名为口腔补液法）。

复诊：经口腔补液法轮流给药，至翌晨舌津得回，神志渐清，继续清温存津，病得瘥复。

按：凡温热病邪热内传营分、血分，劫津化燥，舌绛津干，唇焦齿板，神昏呓语，手指抽搐，肝风内动等危候，均可采用口腔补液法，即从口腔徐徐滴入药液，纠正亡津（脱水），每能挽危症于旦夕。此法尤适宜在不具备静脉补液的条件下应用。一般用鲜石斛、鲜地黄、鲜沙参、鲜芦根、鲜茅根等作为补液的主要药品（各30~60克，无鲜者用干者代替，剂量较鲜者减半），分别煎汁备用。

夏令季节，可加入西瓜汁、藕汁等，每1~2分钟用羹匙或滴管从口腔徐徐滴入1~2ml；各种液体轮流给服，要持续进行，直至患者舌津回复，脱离险境为止。同时配合蔬菜汤（加适量食盐）、米汤或绿豆、赤豆煮汤，以补充营养。

大凡温热病内传营分、血分时，每见阴液耗伤的证候，此阴津虽已被温热灼伤，但反不索饮，与在气分壮热时大渴引饮者不同，因而更易导致亡津。这种患者神志大都不清而医者不能正常给药，只能采用小量频饮的口腔补液法，纠正其亡津现象。其他疾患，凡兼阴液耗伤之症，亦可应用。

张海滨用新鲜中药天花粉治疗糖尿病足

刘某某，男，72岁，2015年7月15日来诊。患者高血压病史30余年，血糖升高25年，硅沉着病病史11年。现双足溃疡1年加重2周。多年来血糖控制不理想，使用"胰岛素"治疗，21年前因"脑梗死"至右侧肢体活动不利，后经活血化瘀、理疗等治疗好转，10 年前出现双下肢痛觉、温觉减退，多次在各大医院住院治疗。7 年前再次出现"脑梗死"至左侧肢体活动不利，长期卧床。后居住养老院，未规律监测血糖。1 年前，双下肢皮温减退，皮肤颜色发黑，疼痛，双足小面积溃疡，经治疗控制可。2 周前发现左下肢外踝、胫骨后缘处大小 15 厘米 ×8 厘米皮肤溃疡，大量脓性渗出物，长期卧床，溃疡处为着床点，溃疡出现时间不详，双下肢皮肤暗红，散在出血点。

由于患者禀赋不足，饮食失节，劳欲过度等原因均可致消渴。肾阴为人体阴液之根本，具有滋养濡润各脏腑器官，并制约阳亢之功。结合舌红少苔，脉细数，皆为肝肾阴虚证。

处方：当归 15 克、鲜黄精 15 克、鲜肉苁蓉 30 克、白及 12 克、巴戟天 30 克、鲜葛根 40 克、淫羊藿 25 克、地龙 10 克、鲜天花粉 50 克、为主方进行加减口服，同时还配合外洗，清疮进行综合治疗。

2015 年 8 月 22 日，患者已在我院经过 1 个月的治疗，溃疡痊愈，血糖控制在合理的范围内。

注：鲜天花粉，津多，能使津液通行，为消渴者所宜；因津液不足而化生为渴，而苦能泻下，泻郁积之火，故能生津化液，消烦渴，止肺热，解疮毒，治痈疮肿毒。其性润，用于肺燥，故能润肺，化肺中燥痰，宁肺止嗽，清化日久老痰黄痰，并排脓。同时善于散结，消跌打损伤瘀血。

2.3 鲜瓜蒌茎叶

2.3.1 药用部位 本品为葫芦科植物栝楼或双边栝楼的地上部分。

2.3.2 性味归经 味酸，性寒。归肝、脾经。

2.3.3 功能主治 清热解暑。用于暑月之外感风热及头痛发热。

2.3.4 采收加工 生长季节均可采收，在藤蔓茂盛时，采收没有开花结果的茎叶为佳。洗净，入药前切碎。

2.3.5 用法用量 鲜品入药为佳，内服：干品 10~20 克，鲜品 30~60 克，煎汤，或研磨成浆或破碎绞汁煮沸服，或生服。外用：适量，捣烂外敷或绞汁外涂，煎汤熏洗患处。

2.3.6 本草医籍论述

瓜蒌茎叶治中热伤暑，以其清芬凉爽，故善涤暑。又其味微酸，自能振刷精力，以御酷暑之炎热。亦犹孙真人所谓季夏之间，困乏无力，宜服五味子汤以收耗散之气，使人精神顿加也。（《本草正义》）

2.3.7 治验医案举隅

辨证用瓜蒌茎叶治疗十余载的系统性银屑病

汪某，女，36岁，于2018年9月15日来我院就诊，患有系统性银屑病十余年，经各大医院及中西医治疗，病情反复。双上肢、下肢、胸腹背轻微痒，皮疹以点状为主，严重脱皮，皮损处皮肤增厚，睡眠可，大便可，饮食可，血压偏低。脾气急，月经可，量少，喜凉食，运动量少，不易出汗，不喜食青菜。舌微暗、微偏红、微瘦，苔薄白微厚有沫量少、颗粒状不均匀、有裂纹，脉濡、弦、满。

患者因患病多年，引起气血虚弱，同时因血不养络，虚阳上越之症，故以通络、养阴为主，下方服用10付再诊，同时配合外用药膏及第三煎外洗。

处方：鲜瓜蒌藤50克、鲜葛根藤60克、葛根40克、黑豆30克、鲜佩兰50克、干姜12克、鲜北沙参80克、杏仁12克、黄精30克、锁阳20克、鲜青蒿80克、肉苁蓉20克、当归15克、党参30克、鲜地黄120克、鲜百合60克。

2019年12月5日来诊，经过一年半年的系统治疗后，病情无反复，皮损处皮肤变薄，部分原皮疹处现已恢复正常。

注：瓜蒌茎叶，其味酸，性寒，故能泻虚火，养阴液，柔肝筋，通络养血。

3 鲜药应用探讨

3.1 鲜品炮制要点

3.1.1 将鲜瓜蒌、鲜瓜蒌茎叶、鲜天花粉进行分类采收，选去黄叶及腐叶，清洗干净后，分类存放，便于调剂和制剂。

3.1.2 可以将鲜瓜蒌、鲜瓜蒌茎叶、鲜天花粉在鲜品的状态下，切碎入药，也可以破碎入药，也可以榨汁。

3.1.3 可以将生鲜的鲜天花粉先切成段，再切成厚片，厚约0.8毫米，长与宽各为4厘米左右，入药。

3.1.4 如在不适合鲜瓜蒌、鲜瓜蒌茎叶、鲜天花粉生长和采收的季节，可以在适合生长的旺季先采收鲜瓜蒌、鲜瓜蒌茎叶、鲜天花粉，打成浆后，密封，低温冷冻保存，做成冻鲜品。入药前，解冻，煮沸，但不宜生食。

3.2 与干品中药的比对

有文献研究比较不同干燥方式对瓜蒌皮药材品质的影响，收集安徽产新鲜瓜蒌皮，分别采用传统与现代产地加工干燥方法［40℃、50℃、60℃、70℃控温热风干燥，40℃、50℃、60℃、70℃微波真空干燥（真空度 –0.08MPa），50℃、60℃、70℃中短波红外干燥，−80℃真空冻干干燥，晒干，阴干］加工处理，以药效成分（5种黄酮类：芦丁、木犀草苷、芹菜素 −7−O− 葡萄糖醛酸苷、芹菜素、橘红素，3 种三萜类：葫芦素 D、葫芦素 B、葫芦素 E）、营养滋补类成分（2 种糖类：葡萄糖、果糖，18 种氨基酸类苯丙氨酸、L− 亮氨酸、异亮氨酸、L− 色氨酸、γ− 氨基丁酸、L− 蛋氨酸、L− 缬氨酸、脯氨酸、L− 酪氨酸、反式 −4− 羟基 −L− 脯氨酸、L− 苏氨酸、L− 谷氨酸、L− 谷氨酰胺、L− 丝氨酸、L− 天门冬酰胺、L− 瓜氨酸、L− 精氨酸、L− 赖氨酸，12 种核苷类：胸腺嘧啶核苷、2′− 脱氧尿苷、腺嘌呤、尿苷、腺苷、2′− 脱氧肌苷、肌苷、胞嘧啶、鸟嘌呤、2′− 脱氧鸟苷、胞苷、鸟苷）共 40 种资源性化学成分的组成及含量为评价指标，对不同干燥加工方法所得瓜蒌皮药材样品的品质进行综合评价。

利用主成分分析法，优选瓜蒌皮最佳现代干燥加工方法。结果，不同干燥品中，药效成分及营养滋补类成分含量差异较大，其中果糖及葡萄糖质量分数分别为 9.78%~21.32%、4.46%~15.63%；70℃微波真空干燥处理获得的瓜蒌皮所含黄酮类和四环三萜类成分总量最高，40℃控温热风干燥处理的总量最低。通过对 14 种不同干燥方式获得的瓜蒌皮样品进行综合评价分析，发现 70℃控温热风干燥、70℃中短波红外干燥、−80℃真空冻干干燥、50℃微波真空干燥和 60℃控温热风干燥方式获得的样品有效成分含量均优于传统晒干。

另有文献采用常温晾干、晒干、热风干燥（40℃、60℃、80℃）、变温干燥（50 → 80℃、80 → 50℃）等方式干燥瓜蒌，通过高效液相色谱法比较不同方式处理后瓜蒌皮、籽中核苷类成分和黄酮类成分的含量差异，结果：尿苷、腺苷、腺嘌呤在 50℃以上的热风干燥处理后含量较高，较低温度干燥有利于保持胞苷、胞嘧啶、芦丁、木犀草苷和 2− 脱氧腺苷的稳定。

上面两组数据可以看出，不管是用哪种干燥方法，鲜瓜蒌中有成分，随着水分的流失，成分也在不断地流失和分解。

3.3 不同炮制方式饮片的有效含量及功效区别

3.3.1 将鲜瓜蒌、鲜瓜蒌茎叶、鲜天花粉清洗，选净，是为了保证药的纯净度；进行分别采收、归类，是因部位不同，药效也存在一定的差异。

3.3.2 将鲜瓜蒌、鲜瓜蒌茎叶、鲜天花粉切片或破碎后，在煎煮或溶出的过程中，可快速地将有效成分溶出或煎出。

3.3.3 将鲜瓜蒌、鲜瓜蒌茎叶、鲜天花粉捣碎后，榨汁，入药，吸收迅速，见效快。

3.3.4 将生鲜中药制成冻生鲜品中药，以备用时之需，虽在应用时，没有生鲜用时效果佳，但远比干存品中药效果好。

参考文献

［1］张黄琴，刘培，钱大玮，等. 基于多元功效成分的瓜蒌皮药材产地现代干燥加工方法研究［J］. 中草药，2020，51（4）：950–964.

［2］焦焕然，张敏敏，赵恒强，等. 不同热风干燥方式对瓜蒌化学成分的影响［J］. 中国实验方剂学杂志，2021，27（23）：137–144.

何首乌

1 药材基原

为多年生蓼科植物何首乌 *Polygonum multiflorum* Thunb.。

2 鲜药谱

鲜何首乌、鲜首乌藤、鲜首乌叶。

2.1 鲜何首乌

2.1.1 药用部位　本品为蓼科植物何首乌的块根。（图 31）

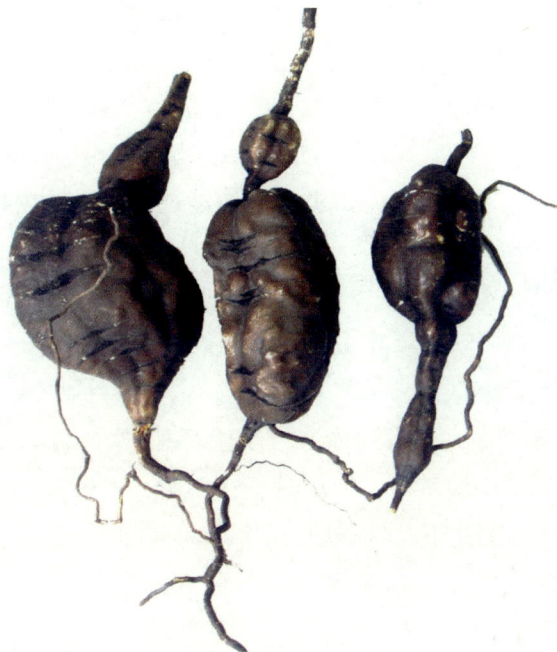

图31　鲜何首乌

2.1.2 性味归经　味甘、苦，微温。归心、大肠、肝经。

2.1.3 功能主治　润肠通便，解毒消痈，止痒。用于瘰疬疮痈、便秘、热疹。

2.1.4 采收加工 栽后4年后，根据生长环境，北方部分地区在叶枯黄落叶后采挖为佳，南方气候温暖地区可以全年采挖，洗净，大者对半剖开，或切厚片后直接入药；或加黑豆，黄酒蒸晒后入药。

2.1.5 用法用量 内服：干品15~30克，鲜品30~60克，根据医嘱，煎汤，或研磨成浆或破碎绞汁煮沸服，或生服。外用：适量，捣烂外敷或绞汁外涂，煎汤熏洗患处。

2.1.6 本草医籍论述

治对口痈毒。托里化毒散（新方）：鲜何首乌（1两）、当归（3钱）、甘草（2钱，生）、没药（1钱）、乳香（1钱）、茄蒂（7个干者焙用）、人参（3钱）、黄芪（5钱半）。水煎服。（《外科医镜》）

何首乌丸，瘰疬结核（或破或不破，下至胸前者皆可治），用鲜何首乌根洗净，每日生嚼，并取叶捣烂涂患处。（《太平圣惠方》）

大风疠疾。用何首乌（以大而有花纹者为好）1斤，泡淘米水中7天，反复蒸、晒数次，加胡麻4两，再蒸再晒，研为末，每服2钱，酒送下，1天服2次。（《本草纲目》）

治对口疮：鲜茄蒂、鲜何首乌等分煮饮。（《本草经疏》）

芎归首乌饮，治孕妇疟疾。川芎9克、当归30克、鲜何首乌15克（打碎）、青皮4.5克、草蔻仁3克（研）、柴胡1.8克、炒枳壳4.5克、甘草2.4克，上药加酒200毫升，河井水煎服。（《慈航集》）

首乌青蒿鳖甲饮，治温疟，阴虚发热，脉弱者。赤色鲜何首乌24克（打碎）、青蒿9克、鳖甲15克、当归15克、柴胡4.5克、青皮6克、草蔻仁3克（研）。如口干，加知母6克，生甘草2.5克；如恶心，加藿香9克；如热甚烦躁，加石膏15克。（《慈航集》）

七鲜汤，治时疾厥逆。鲜藿香4.5克、鲜何首乌4.5克、鲜荷叶边9克、鲜地黄15克、鲜佩兰叶4.5克、鲜建兰叶7辨、鲜水梨21克（连皮）。上药和匀，打汁滤清，用温开水冲服。（《绛囊撮要》）

骨软风疾（腰膝疼痛，遍身瘙痒，行步困难）。用何首乌（以有花纹者为最好）、牛膝各1斤，同在好酒中泡7夜，取出晒干，捣烂，加枣肉和成丸子，如梧子大。每服30~50丸。空心服，酒送下。（《经验方》）

对口疖初起。鲜茄蒂7个，鲜何首乌、轻粉各等分，水2盅煎8分，一服出脓，再服收口。（《单方全集》）

2.1.7 治验医案举隅

《外科证治全书》赤白游风

肌肤初起霞晕，由小渐大，浮肿成片，或高累如粟，发热、痛痒相兼，游走无定。

赤曰赤游消风饮，白者次服补中益气汤更加防风、蝉衣、苏叶、鲜首乌；外皆用广胶炖熔涂之，涂至愈游入胸腹者逆。忌猪、羊、鸡、鹅、鱼腥，一切动风燥血之物。

张海滨用滋阴凉血补肾法治疗白癜风

王某，男，30岁，于2015年10月5日初诊。主诉患白癜风近1年，开始腰部有1块2~3厘米，2014年11月经中国人民解放军总医院治疗效果不明显，范围增加到5~6厘米，脐部1块1~2厘米，大便2~3天1次，小便可。舌稍偏红，苔白稍腻厚，脉濡、弦、有余。

因为是皮肤病，主要选用外洗的方法进行治疗，采用清热、活血、补气、固表的原则，处方如下。

处方：鲜何首乌100克、鲜丹参皮40克、红景天15克、鲜甘草15克、黑豆皮15克、自然铜50克、积雪草40克、仙茅6克、酒浸桑椹100克、水牛角100克（先煎）、紫草10克、鲜黄芪100克、鲜紫苏叶50克、合欢皮20克等为基础方。将鲜药捣烂，与干药粉末混匀。将水牛角先煎30分钟后再将药煎取浓缩，为120ml。用时，稍加热至温热，每日1付，外敷，每日2次，每次30分钟。

同时还配合一些中药口服和中医的针灸等治疗方法，经近1个月的外用治疗后，发病处的颜色加深，余下正常，继续治疗。

思考与讨论：鲜何首乌，味甘、苦，性微温，归心、肝、大肠经，有润便滑肠，解毒，止痒作用。常与当归、火麻仁等配伍用于肠燥便秘；也可以用鲜何首乌、鲜苦参、鲜黄芪茎叶等有解毒、消肿、散结的药物捣碎外敷，用于皮肤热性结节。同时，实热性疾病，还可以加一些鲜金银花、鲜防风、鲜当归等清热解毒、活血祛风药同用；对血虚肝旺、生风生燥的皮肤瘙痒及慢性银屑病，常与鲜地黄、鲜当归、鲜蒺藜苗等同用。

用鲜何首乌入药，比干生首乌容易掌握，因鲜者，水分未干，煎药也不需要浸泡，久煎则性缓，如煎煮到6个小时以上，则温补，可用于阴津亏损，便难久久未解。

制鲜何首乌，为将鲜何首乌、黑豆及黄酒拌匀，用高压锅久炖上9小时以下，放凉后，原汤再久炖5小时以上，炖至内外均呈棕褐色，连汤直接入药。则能补肝肾，补精血，润精液，通肠道。

2.2 鲜首乌藤

2.2.1 药用部位 本品为蓼科植物何首乌的藤茎。

2.2.2 性味归经 味甘、微苦，性平。归心、肝经。

2.2.3 功能主治 养心安神，祛风通络。用于失眠症，劳伤，多汗，血虚身痛，痈疽，瘰疬，风疮疥癣等。

2.2.4 采收加工 根据气候条件，生长茂盛时，全年可采收，采收后，根据医嘱，洗净，新鲜状态下，切碎入药。

2.2.5 用法用量

内服：干品 15~30 克，鲜品 30~60 克，煎汤，或研磨成浆或破碎绞汁煮沸服，或生服。外用：适量，煎水洗、捣烂外敷或绞汁外涂，煎汤熏洗患处。

2.2.6 本草医籍论述

风疮疥癣作痒，鲜首乌藤叶煎汤洗浴。（《本草纲目》）

甲乙归脏汤治彻夜不寐，间日轻重，如发疟：首乌藤（切）4 钱，珍珠母 8 钱，龙齿 2 钱，柴胡（醋炒）1 钱，薄荷 1 钱，生地黄 6 钱，当归 2 钱，白芍（酒炒）1 钱 5 分，丹参 2 钱，柏子仁 2 钱，夜合花 2 钱，沉香 5 分，红枣 10 枚。水煎服。（《医醇賸义》）

治面神经麻痹：钩藤 2 两，鲜首乌藤 4 两。水煎服。（《浙江民间常用草药》）

治腋疽：首乌藤、鸡屎藤叶各适量。捣烂，敷患处。治痔疮肿痛：首乌藤、假蒌叶、杉木叶各适量。煎水洗患处。（《广西民间常用草药》）

2.2.7 治验医案举隅

张海滨用安神补气纳气法治疗肺胀

刘某，男，55 岁，于 2015 年 9 月 3 日来诊。患者间断喘憋十余年，咳嗽少痰，于 2015 年 8 月 24 日在首都医科大学附属医院北京朝阳医院住院，住院诊断为肺炎、肺不张、慢性阻塞性肺疾病急性加重，2 型呼吸衰竭，慢性肺源性心脏病，心功能代偿期，肺性脑病，肺部阴影，睡眠呼吸暂停低通气综合征，肝功能异常，低蛋白血症，电解质紊乱，低钙血症，右下肢肌间静脉血栓形成。来我院就诊时，静息状态心率每分钟 114 次，每分钟吸氧 6 升后血氧饱和度 90%，活动慢走 30 米，心率每分钟 120 次，无氧下测血氧饱和度 84%；入院各项辅助检查：尿常规提示尿胆原 ++、余正常。便常规未见异常。感染四项阴性。N– 末端原脑利钠肽 102.52。呼吸道病原谱阴性。胸片提示：右上肺实变影；心影增大。心脏超声：左房轻度增大，右室前壁增厚。双下肢静脉超声：右侧小腿肌间静脉血栓。舌淡红、稍暗，苔薄白，少津液，脉濡、弦、滑。

患者病情复杂，中医给予化痰止咳、补气利水、补肾益精、安心定神等辨证治疗。

处方：鲜首乌藤 30 克、灯盏花 30 克、肉苁蓉 25 克、鲜牡丹皮 30 克、白及 10 克、鲜山药 150 克、鲜车前草 100 克、鲜北沙参 60 克、炙甘草 5 克、鲜北沙参茎叶 70 克、炒白芍 15 克、鲜党参 80 克、覆盆子 30 克、山萸肉 20 克、鲜白茅根 70 克、鲜射干 50 克、鲜当归 40 克、鲜地黄膏 40ml 为基本方，每日 1 付，同时配合西药抗炎利尿进行中西医综合治疗。

经过半年多的治疗，2016 年 1 月 18 日患者不吸氧状态下，血氧饱和度 92%，心率每分钟 88 次。其余症状明显好转。

思考与讨论：鲜首乌藤，适用于心火亢进引起的失眠焦虑，多梦。如火重者，可多用鲜嫩首乌藤加叶，体虚者引起的失眠，可用多年生的首乌藤，因鲜者清火力强，多年生清火力则缓，通络力则强。

2.3 鲜首乌叶

2.3.1 药用部位 本品为蓼科植物何首乌的叶。

2.3.2 性味归经 味甘，微苦。性平。归心、肝经。

2.3.3 功能主治 解毒散结，杀虫止痒。用于疮疡，瘰疬，疥疮。

2.3.4 采收加工 根据气候条件，生长茂盛时，全年可采收，采收后，根据医嘱，洗净，新鲜状态下，切碎入药。

2.3.5 用法用量 内服：干品15~30克，鲜品30~60克，煎汤，或研磨成浆或破碎绞汁煮沸服，或生服。外用：煎水洗、捣烂外敷或绞汁外涂，煎汤熏洗患处。

2.3.6 本草医籍论述

治风疮疥癣作痒：何首乌叶煎汤洗浴。(《本草纲目》)

治瘰疬结核，或破或不破，下至胸前：何首乌叶捣涂之，并取何首乌根洗净，日日生嚼。(《本草纲目》)

2.3.7 治验医案举隅

张海滨用清肺凉血法治疗皮肤病兼肺病

耿某某，男，62岁，于2015年3月13日初诊。患者面部皮肤抽搐2年余，并伴有手足癣1年余，同时，双手关节活动发僵，双膝关节力弱。近1个月，有咳嗽，少量白痰，咽喉不适，二便可。

查：舌淡红，苔白稍厚，脉濡、弦、细，大便可。

该患者给予外洗为主的治疗方法，以清热解毒、宣肺止咳、通络为主的原则进行治疗。

处方：紫苏80克、荆芥40克、黄柏30克、秦皮40克、鲜黄芩80克、土茯苓100克、鲜首乌藤200克、鲜首乌叶120克、鲜北沙参70克、苦楝皮30克、鲜百部150克、鲜苦参90克、鲜大青叶80克、鲜当归40克，中药熏蒸治疗（外洗），每日1付。

经过半个月的治疗，患者各种症状明显好转，手足癣发痒症状减轻，皮肤变薄，咳嗽减少。

思考与讨论：鲜首乌藤有清心安神的功效；鲜首乌叶可清热泻火还兼有安神作用，两者合用，共奏清热安神之功。

3 鲜药应用探讨

3.1 鲜品炮制要点

3.1.1 将鲜何首乌、鲜首乌藤、鲜首乌叶，进行分类采收，择选去黄叶及腐叶，清洗干净后，分类存放，以便于调剂和制剂。

3.1.2 可以将鲜何首乌、鲜首乌藤、鲜首乌叶，在鲜品的状态下，切碎入药，也可以破碎入药，也可以榨汁。

3.1.3 将生鲜的何首乌，先切厚约 0.5 厘米的片状，入药。

3.1.4 制鲜首乌：将生鲜首乌片先蒸熟，晒干，再用带黄酒的黑豆及黑豆汁拌匀，润湿，再蒸，再晒，如此反复 9 次，蒸至呈棕褐色时，取出，入药。鲜何首乌每 100 千克，用黑豆 10 千克。

3.1.5 为了改变其药性，在煎药的时间上，也可以进行把控。如将鲜首乌加上泡好的黑豆及适量的黄酒用压力锅，开锅后文火慢炖 6 小时以上，再连汤带药再入药。也可以根据医嘱久煎 1 小时以上。

3.1.6 在煎药时，炮制品鲜药先用凉水浸泡后，再开火煎，最好是先煎煮半小时，有利于有效成分的溶出。

3.1.7 所有的炮制加工品，从生鲜品到炮制熟鲜品，加工应在最短的时间完成，防止变质。炮制品应在低温环境下保存，并尽快入药，防止有效成分散失和改变。做到当天炮制，当天入药，方可保证药效。

3.2 不同炮制方式饮片的有效含量及功效区别

3.2.1 将鲜何首乌、鲜首乌藤、鲜首乌叶清洗、选净，是为了保证药的纯净度；进行分别采收、归类，是因部位不同，药效也存在一定的差异。

3.2.2 将鲜何首乌、鲜首乌藤、鲜首乌叶切片或破碎后，在煎煮或溶出的过程中，可快速地将有效成分溶出或煎出。

3.2.3 将鲜何首乌、鲜首乌藤、鲜首乌叶捣碎后，榨汁，入药，吸收迅速，见效快。

3.2.4 鲜何首乌进行炮制后，药性稍有改变。鲜何首乌具有解毒，消痈，润肠通便的作用。黑豆制后，味甘而厚则入阴，增强滋阴补肾、养肝益血、乌须发、强筋骨的功效；同时消除了生何首乌滑肠致泻的副作用。

红花

1 药材基原

为菊科植物红花 *Carthamus tinctorius* L.。

2 鲜药谱

鲜红花、鲜红花苗、鲜红花籽。

2.1 鲜红花

2.1.1 药用部位 本品为菊科植物红花（图 32）的花。

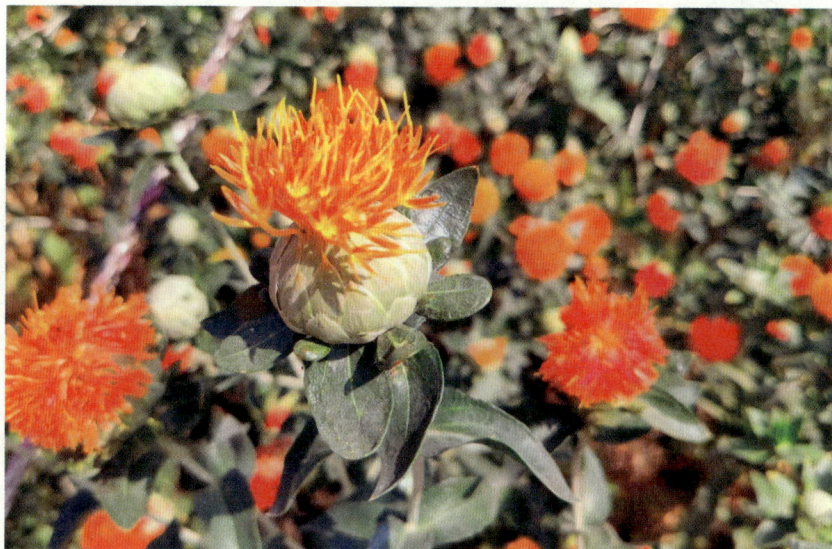

图32 红花

2.1.2 性味归经 味辛，性温。归心、肝经。

2.1.3 功能主治 活血通经，散瘀止痛。用于经闭，痛经，恶露不行，癥瘕痞块，胸痹心痛，瘀滞腹痛，胸胁刺痛，跌扑损伤，疮疡肿痛等。

2.1.4 采收加工 在开花时采收。

2.1.5 用法用量 内服：干品 5~10 克，鲜品 10~20 克，根据医嘱，煎汤，不宜久煎，研磨成浆或破碎绞汁煮沸服，或生服。外用：适量，捣烂外敷或绞汁外涂，煎汤熏洗患处。

2.1.6 本草医籍论述

一切肿疾：红花，熟，捣，取汁，服。不过 3 服，便瘥。（《外台秘要》）

治热病胎死：红花酒煮汁，饮二三盏。（《妇人良方补遗》）

透经解挛汤，亦治风热筋骨痛。山甲珠（2 钱）、鲜红花（7 分）、苏木（7 分）、羌活（7 分）、防风（7 分）、白芷（1 钱）、明天麻（7 分）、蝉蜕（7 分）、当归（7 分）、川芎（5 分）、炒连翘（5 分）、条甘草（7 分）、荆芥穗（7 分）。水与酒各半煎服。（《疯门全书》）

玄参解毒汤，总治痘后余毒，十种火丹。润玄参、当归尾、怀生地、鲜红花、净连翘、地骨皮、熟石膏、赤芍药、北防风、淮木通、荆芥穗，淡竹叶 10 片为引，水煎，热服。（《幼幼集成》）

疏风活血散，治小儿破伤风，已痉未痉者皆治。全当归、怀生地、赤芍药、北防风（以上各 1 钱 2 分），鲜红花、大川芎、广苏木、炙甘草（以上各 6 分），生姜 3 片，大枣 1 枚，水煎，热服。（《幼幼集成》）

时珍曰：血生于心包，藏于肝，属于冲任。红花汁与之同类，故能行男子血脉，通女子经水。多则行血，少则养血。（《本草纲目》）

胭脂，即红花汁所造。甘、平。活血。痘将出时，以此涂眼四围，痘不入目。兼解疔毒。配蛤粉，敷乳头裂破。（《得配本草》）

大调经汤。产后 1~2 年，血虚，月水不至，夜热肌热，面黄食减，恐成血枯经闭。至以或前或后，或来或止，或经行腹痛，或经尽发热，即为月水不调，亦宜此方作丸久服。香附（6 制泔浸，姜汁炒、醋炒、童便浸，焙燥，红花汁煮，细磨为末）、当归（姜汁拌炒）、川芎、白术、秦艽、川断、远志、红花、白芍（酒炒）、牡丹皮、丹参、熟地黄（酒煮）、延胡索、乌药。有夜热肌热症者，加柴胡、泽兰，去延胡索。（《陈素庵妇科补解》）

治血晕绝不识人，烦闷者。红花 3 两，新者佳。无灰酒半升，童子小便半升，煮取一大盏，去滓，候冷，顿服之，新汲水煮之亦良。（《近效方》）

治坐疮：红花适量，泡酒外搽。（《云南中草药》）

2.1.7 治验医案举隅

张海滨用鲜药治疗血瘀证

张某某，女，50 岁，于 2016 年 3 月 11 日来诊。患者诉头昏沉，口苦口干，饭后腹胀，偶尔反酸，失眠多梦，怕冷，脾气急，二便可。因子宫多发性肌瘤并有癌变风险于 2011 年摘除子官，2013 年查出有糖尿病，不规律服用降糖药，血糖控制不稳定，现测空腹血糖 6.7，血压 105/70mmHg。既往检查有腰椎管狭窄，颈椎病，双膝骨性关节炎。

现查：脉濡、软、大、稍沉，舌淡红、暗，苔白厚、矮，舌头似乎有开水烫过。

根据症状及舌象、脉象，患者因脾气不足、脾阳虚兼郁热、血瘀而出现上述症状。

处方：鲜红花 5 克、鲜红花苗 50 克、桃仁 10 克、鲜当归 70 克、鲜黄芪 100 克、紫苏 30 克、紫草 15 克、黄连 6 克、鲜北沙参 70 克、炒白术 10 克、炒白芍 10 克、桂枝 10 克、吴茱萸 1 克、炒杜仲 30 克、刺五加子 15 克、骨碎补 15 克、接骨木 15 克、续断 15 克、制鳖甲 30 克、炙黄芪 30 克、狗脊 30 克。

2016 年 3 月 19 日复诊。患者口苦口干、饭后腹胀、反酸稍减轻。有时有一过性钻样头痛，头昏沉减轻，大便可。脉濡、软、大、稍沉，舌淡红、暗，苔白厚、矮。继续辨证用药。

思考与讨论：红花，因味辛，为血中气药，善通利经脉；而鲜者，阳中有阴，能散心经邪火，令血调和，滋养而生血。

2.2 鲜红花苗

2.2.1 药用部位　本品为菊科植物红花的嫩苗。

2.2.2 性味归经　味辛，性平。归心、肝经。

2.2.3 功能主治　消肿解毒，健脾开胃。用于皮肤肿疖，瘀肿等。

2.2.4 采收加工　在未开花时采收。

2.2.5 用法用量　内服：干品 5~10 克，鲜品 10~20 克，根据医嘱，煎汤，不宜久煎，研磨成浆或破碎绞汁煮沸服，或生服。外用：适量，捣烂外敷或绞汁外涂，煎汤熏洗患处。

2.2.6 本草医籍论述

（红花叶）（鲜红花苗）生捣碎，敷瘀肿。（《开宝本草》）

治发热口干、小便赤，治烦闷，用野红花苗根绞汁饮，或水煎服。（《急救良方》）

2.2.7 治验医案举隅

张海滨用清热散瘀法治疗面部痤疮

刘某某，女，26 岁，于 2017 年 7 月 30 日来诊。患者面部散发性痤疮 5 年余，现面部见多，少量见颈部、胸背部、肩膀和上臂，以红色结节为主、可挤出白色脂状物，不痛不痒，运动量可，作息规律，脾气急，心烦，怕热，二便可，月经可。

查：脉弦、细、滑、急，舌淡红、偏红，苔薄白、少津液。

处方：鲜红花苗 100 克、鲜荆芥 20 克、鲜首乌藤 160 克、鲜山药 160 克、桑叶 15 克、鲜大青叶 80 克、蛇床子 15 克、红景天 30 克、侧柏叶 30 克、党参 20 克、褚实子 30 克、白蔹 15 克、升麻 15 克、灵芝 25 克、玄参 20 克、鲜芦根 70 克、鲜百合

70 克、丹参 30 克、鲜细生地 50 克、鲜甘草 30 克、鲜黄芪茎叶 50 克。

口服中药的同时，还配合新鲜中药外洗、外敷。

2017 年 8 月 30 日复诊，患者结节减少，颜色减淡，心静，怕热感减轻，大便不成形。脉滑、小、数，舌淡红、苔薄白。现辨证用药。

女性痤疮多与肝、肾相关联，在清肺的同时，同时还应该着重考虑到肝、肾二脏，特别是应用新鲜中药治疗颜面痤疮时，在清热的同时，还应该注重疏通，所以在用药活血利水的同时，还应该宣肺健脾。

2.3　鲜红花籽

2.3.1 药用部位　本品为菊科植物红花的种子。

2.3.2 性味归经　味辛，性平。归心、肝、大肠经。

2.3.3 功能主治　活血解毒，透痘扶正。用于痘出不快，妇女血气瘀滞腹痛等。

2.3.4 采收加工　在种子成熟后采收。

2.3.5 用法用量　内服：10~20 克，根据医嘱，煎汤，破碎入散剂。外用：适量，捣烂外敷，煎汤熏洗患处。

2.3.6 本草医籍论述

红花汤，治斑豆疮出不快：红花子 1 合。捶碎，水半升，煎百沸，去滓，分减服之。（《伤寒总病论》）

红花子吞数粒，使痘疮不染。痘子黑陷者，用子酒浸晒干，微炒研用。（《得配本草》）

红花子汤。产后中风烦渴。红花子 5 合。上药炒微熟，研碎，以水 1 升，煎取 7 合。每用 1 匙头，徐徐呷之。（《普济方》）

红花丸。主治妇人腹中血气刺痛，月事不通。红花子 1 升（为末）。以好酒 1 升 8 合拌匀，晒干，再为末，用蜜和丸，如梧桐子大。空心服 40 丸，用酒送下。或为散，每服 3 钱，空心用温酒调下。（《普济方》）

治室女虚劳内燥，因而月水不利，少力颊赤口干，五心烦热，用羚羊角汤方。羚羊角（镑）、地骨皮、赤茯苓（去黑皮）、黄芪（锉）、防风（去叉）、羌活（去芦头）、桂（去粗皮）、牛膝（去苗）、芎䓖、麦冬（去心，焙）、甘草（炙）各 1 两，酸枣仁 1 两半（炒），红花子 1 两半，当归 1 两半（切，焙），芍药 1 两半，熟干地黄（焙）3 两。上 16 味，粗捣筛，每服 3 钱匕，水 1 盏，入生姜 5 片，薄荷 7 叶，同煎至 6 分。去滓温服。（《圣济总录》）

治妇人血闭，月事不通方。红花子（炒 1 两），上 1 味，捣罗为散，每服 3 钱匕，空心温酒调下。（《圣济总录》）

琥珀散。治妇人血风劳气，少腹疼痛，经脉不调，渐加羸瘦。琥珀 22 克（细研）、白术 22 克、当归 22 克（铧碎，微炒）、柴胡 30 克（去苗）、延胡索 15 克、红花子 15 克、牡丹 15 克、木香 15 克、桂心 15 克、桃仁 22 克（汤浸，去皮、尖、双仁，麸炒微黄）、鳖甲 30 克（涂醋炙令黄，去裙襕）、赤芍药 15 克。捣粗罗为散。每次 12 克，用水 300 毫升，加生姜 4 克，煎至 180 毫升，去滓，空腹时稍热服。1 日 3 次。（《太平圣惠方》）

阿胶散。主治产后崩中，下血不止，结作血片，如鸡肝色，碎烂者。阿胶 1 两（捣碎，炒令黄燥），当归 1 两（铧，微炒），续断 1 两，地榆 1 两（铧），熟干地黄 1 两，牛膝 1 两（去苗），红花子 1 两。上为散。每服 3 钱，以伏龙肝 1 两，浸取水 1 中盏，煎至 6 分，去滓食前温服。（《太平圣惠方》）

治痘口渴。红花子、牛蒡子，水煎细细咽之，即口中如烟，服之即止（按：红花子能治血热烦渴，天行时痘，宜水吞数粒甚效）。（《文堂集验方》）

红花子 5 合（炒研）水煎，徐徐呷之，治血风劳（太阳）中风烦渴。（《盘珠集胎产症治》）

治血脏久冷，腹胀疼痛，小便浓白如泔。姜黄散。片子姜黄（2 两），大附子（炮，1 两），赤芍药、柳桂、红蓝子、三棱（各半两），牡丹皮、芫花（醋浸，炒）、木香、郁李仁（去皮）、没药（各 1 分）。上为细末，每服 1 钱，酒煎服。如腹痛用当归、没药为末，以水 7 分，酒 3 分，同煎至 7 分，热服。（《妇人大全良方》）

2.3.7 治验医案举隅

《续名医类案》伏陷

吴氏女痘将脓，面上有干屬者，犯倒陷逆症，乃用参、甘草节、归、地、赤芍、银花、牛蒡、连翘、麻黄酒蜜拌炒黑、红花子、山甲末，水煎服。且告之曰：服后若先干者，复起作脓。未干者，壮红饱满，空处再出小痘，上也。不作脓，不补空，或痛肿，次也。否则不可为矣。连进三服，已干者不肿，未干者饱脓，空中补出不多，手足发痛。后以十全大补汤加银花、连翘，调理而安。

3 鲜药应用探讨

3.1 鲜品炮制要点

3.1.1 红花苗采收后，进行清洗，除去黄叶、腐叶及杂质。

3.1.2 将红花及红花各用药位分，可以在生鲜品状态下，不需要过多的加工炮制，就可以切碎及破碎入药。

3.1.3 根据医嘱，将红花籽炒后入药。取干净无杂的红花籽，置炒制容器内，用文火加热，炒至微微鼓起，有爆裂声，略有香气逸出时，取出晾凉。用时捣碎。

3.1.4 所有红花类药炮制加工品，从生鲜品到炮制熟鲜品，加工应在最短的时间完成。炮制品应在低温环境下保存，并尽快入药，防止有效成分散失和改变，做好当天炮制，当天入药，方可以保证药效。

3.2 不同炮制方式饮片的有效含量及功效区别

3.2.1 将红花类药物净洗后进行分类，因部位不同，药效也存在一定的差异。

3.2.2 将红花等药谱类生鲜类药物切片或破碎后，在煎煮和溶出的过程中，可快速地将有效成分煎出或溶出。

3.2.3 将红花籽炒后，煎药时可提高其有效成分的煎出率。

荭草

1 药材基原

为蓼科植物荭蓼 *Polygonum orientale* Linn.。

2 鲜药谱

鲜荭草、鲜水荭花籽、鲜荭草根、鲜荭草花。

2.1 鲜荭草

2.1.1 药用部位 本品为蓼科植物荭蓼（图 33）的新鲜茎叶。

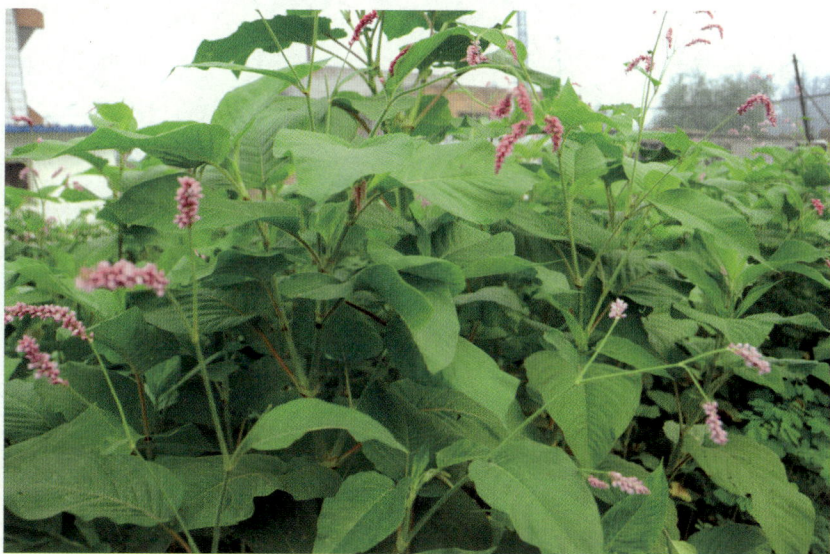

图33 荭蓼

2.1.2 性味归经 味辛，性平；有小毒。归肝、脾经。

2.1.3 功能主治 祛风除湿，清热解毒，活血，截疟。用于风湿痹痛，痢疾，腹泻，吐泻转筋，水肿，脚气，痈疮疔疖，蛇虫咬伤，小儿疳积疝气，跌打损伤，疟疾等。

2.1.4 采收加工 根据生长环境，常年可以采收，采收地上部分，清洗后，切碎直接入药。

2.1.5 用法用量 内服：干品5~10克，鲜品30~60克，根据医嘱，煎汤，研磨成浆或破碎绞汁煮沸服，或生服。外用：适量，捣烂外敷或绞汁外涂，煎汤熏洗患处。

2.1.6 本草医籍论述

痢疾初起，水荭花近水边者取花叶晒、炒、研。每服3钱，红痢蜜汤下、白痢砂糖汤下。（《文堂集验方》）

治风湿性关节炎：东方蓼（荭草）全草1两。水煎服。（《中华本草》）

治肝虚转筋。用赤蓼（荭草）茎、叶切3合，水1盏，酒3合，煎至4合去滓，温分2服。（《太平圣惠方》）

2.1.7 治验医案举隅

通郁化痰扶正法治疗肺纤维化

董某，男，68岁，于2017年11月初诊。患者主诉2年前因感冒后出现咳嗽、咳痰，活动后气短，抗感染治疗后症状好转，未予重视。2017年2月因咳嗽咳痰明显就诊于房山区良乡医院，诊断为肺部感染，肺纤维化。抗感染治疗后症状好转出院，2017年9月因肠息肉手术住院时发现心律失常。现症见咳嗽，少量白痰，不易咳出，活动后气短明显，畏寒怕冷，右胯骨疼痛，饮食稍差，睡眠可，二便可。既往有鼻息肉手术20余年。辅助检查，静息血氧饱和度94%~96%，活动后血氧饱和度86%~89%，左下肺爆裂音。脉濡、弦、满（稍沉），舌暗红，舌底脉络瘀滞明显，苔白稍厚。

处方：鲜荭草50克、鲜水荭花60克、炙黄芪50克、菟丝子20克、鲜萝藦70克、五味子5克、鲜景天三七80克、鲜地黄叶90克、肉苁蓉20克、党参30克、鹿角15克、狗脊20克、蛤蚧1只、桂枝15克、鲜杜仲叶60克、山萸肉20克、鲜天冬30克，

中药口服，同时还配合中药汽疗、氧疗及肺功能性康复训练。

2018年3月1日诊，患者主诉气短似乎加重，查：舌暗红，苔白厚腻，有裂纹，脉濡、弦、稍软，痰不多，睡眠可，大便次数增多，静息血氧饱和度93%~94%。

2018年3月30日诊，患者主诉气短似乎加重，查：舌暗红，苔白厚腻，有裂纹，津液少，粗糙不均匀，脉濡、弦、稍软，痰不多，睡眠可，大便次数增多，停氧11分钟静息血氧饱和度94%~96%。

2018年4月8日诊，患者诉气短不重，查：舌暗红，苔白厚腻，有裂纹，津液少，粗糙不均匀，脉濡、弦、稍软，大便次数不多，停氧10分钟静息血氧饱和度93%~94%，心率每分钟95次。

2018年4月15日诊，患者诉气短不重，查：舌暗红，苔白厚腻，有裂纹，津液少，粗糙不均匀，脉濡、弦、稍软，大便次数不多，停氧10分钟血氧饱和度

94%~95%，心率每分钟 82 次，每分钟吸氧 0.5 升后血氧饱和度 95%~96%。

肺纤维化是一种难治性疾病，其发病原因复杂，中医治疗肺纤维化，不同时期，其证型也不同，在治疗上，根据患者症状辨证用药。

2.2 鲜水荭花籽

2.2.1 药用部位
本品为蓼科植物荭蓼的种子。

2.2.2 性味归经
性微寒，味咸。归肝、胃经。

2.2.3 功能主治
消瘀破积，健脾利湿，清热解毒，明目。用于胁腹癥积、水臌、胃脘疼、食少腹胀、火眼、疮肿、瘰疬等。

2.2.4 采收加工
根据植物生长环境，可常年可以采收，采收成熟种子后，清洗，破碎直接入药。

2.2.5 用法用量
内服：干品 5~10 克，鲜品 30~60 克，根据医嘱，煎汤，破碎煮沸服或生服，入散剂或丸剂。外用：适量，捣烂外敷或绞汁外涂，煎汤熏洗患处。

2.2.6 本草医籍论述

治腹中痞积：水荭花或子 1 碗，以水 3 碗，用文武火熬成膏，量痞大小摊贴，仍以酒调膏服。忌荤腥油腻。（《保寿堂经验方》）

痞气，脾之积也，患居中脘，乃脾虚血瘀气滞所致。用水荭花子熬膏，每日取 2 钱酒化下。外用消痞膏贴之。（《外科证治全书》）

治慢性肝炎、肝硬化腹水：水荭花子 5 钱，大腹皮 4 钱，黑丑 3 钱。水煎服。（《新疆中草药手册》）

治瘰疬，破者亦治：水荭子不以多少，微炒一半，余一半生用，同为末，好酒调 2 钱，日 3 服，食后夜卧各 1 服。（《本草衍义》）

小儿癖疾，始则午后潮热，口渴饮冷，肚大青筋，渐至坚硬成块，不时作痛，古法主内外兼治，内服千金消癖丸。如芦荟、阿魏，另为糊；青黛、木香、浓朴、槟榔、陈皮、生甘草各 1 钱，使君子肉、胡黄连、山楂肉、醋炒香附、三棱、莪术各 2 钱，水荭花子、炒神曲、炒麦芽各 4 钱，人参、土炒白术、茯苓各 3 钱，共为细末。（《儿科萃精》）

取子，微炒，碾为细末，薄酒调二三钱服，治瘰。久则效，效则已。（《神农本草经》）

2.2.7 治验医案举隅

鲜药宽胸散结治疗肺胀

周某，男，62 岁，于 2019 年 4 月 10 日初诊。患者患咳痰 8 年余，伴有喘憋 3 年，晨起时咳嗽明显。无发热，乏力，气急，去年 9 月份就诊于中南大学医学院确诊为：慢性阻塞性肺疾病，重度肺气肿，给予布地奈德、福莫特罗等药物治疗后，症状减轻，之后复发，出现咳嗽、咳痰，现偶尔头晕，睡眠差，入睡困难，大便可，胃胀痛，打嗝后减轻，右下肢后侧（坐骨神经走行）处胀。原 7 年前患有浅表性胃炎，抑郁症，颈椎病，鼻息肉术后。

现查：心率每分钟 65 次，坐下后血氧饱和度 96%~97%，活动后 95%~96%，心率每分钟 89 次。脉濡、弦、细、稍韧、稍有余，舌偏暗，苔白厚腻有裂纹。

处方：水莨花籽 30 克、当归 10 克、鲜党参 80 克、鲜芦根 80 克、鲜首乌藤 50 克、炒神曲 12 克、炒麦芽 12 克、肉苁蓉 30 克、鲜当归 15 克、鲜山药 80 克、全蝎 5 克、人参果 50 克、鲜肉苁蓉 60 克、伸筋草 8 克、蛤蚧 1 只、鲜锁阳 60 克、鲜四叶参 80 克、天冬 25 克、山萸肉 30 克。

2019 年 4 月 30 日，患者诉喘憋好转，查：脉濡、弦、细，较前好转但稍短，舌偏暗，苔白厚腻、裂纹多。

2019 年 5 月 14 日，患者诉喘憋好转，睡眠有改善，经常大便不成形，查：脉濡、弦、细，较前好转但稍短，舌偏红，苔白厚腻、裂纹多。

2019 年 5 月 23 日，患者诉稍受凉就容易感冒，经常大便不成形，胃胀满。

2019 年 6 月 4 日，患者诉食欲可，体重稍长，胃胀，怕冷，睡眠改善，查：脉濡、弦、细、稍韧、根不足，舌偏暗，苔白厚腻、有裂纹、不均匀。

2019 年 6 月 13 日，患者诉胃胀减轻，查：脉濡、弦、细、根不足，舌偏暗，苔白厚腻、有裂纹、不均匀。

2019 年 6 月 17 日，查患者平躺 30 分钟不吸氧血氧饱和度 95%~97%，每分钟心率 62~65 次，坐位不吸氧血氧饱和度 96%~97%，心率每分钟 80~83 次。

2.3　鲜茜草根

2.3.1 药用部位　本品为蓼科植物茜蓼的地下根。

2.3.2 性味归经　味辛，性凉；有小毒。归肺、脾经。

2.3.3 功能主治　清热解毒，除湿通络，生肌敛疮。用于痢疾，肠炎，水肿，脚气，风湿痹痛，跌打损伤，荨麻疹，疮痈肿痛或久溃不敛等。

2.3.4 采收加工　根据植物生长环境，可常年可以采收，采收茜草后割下地下部分根，清洗泥土及杂物，切碎直接入药。

2.3.5 用法用量　内服：干品 5~10 克，鲜品 30~60 克，根据医嘱，煎汤，研磨成浆或破碎绞汁煮沸服，或生服。外用：适量，捣烂外敷或绞汁外涂，煎汤熏洗患处。

2.3.6 本草医籍论述

生肌肉，水莨花叶，上为细末，先用水莨花根锉碎，煎汤洗净，却用叶末撒疮上，每日洗 1 次撒 1 次。（《外科集验方》）

霍乱门，治瘰疬病发。用水莨花根，去苗，洗净，锉水 1 碗，新瓷瓶内煎至半碗，

服。(《古今医统大全》)

疮患要将好,腐肉不脱,可用针刺破皮,令随脓出,将水荭花根煎汤洗之,用生肌散掺上,每日洗 1 次。(《证治准绳·疡医》)

2.3.7 治验医案举隅

鲜药外治慢性反复发作性湿疹

马某,女,41 岁,于 2016 年 8 月 4 日初诊。患者诉皮肤慢性反复发作湿疹 2 年,皮损处发痒,发红,有渗出物,多发于腹部及四肢,查过敏原无结果,现进油腻食物咽喉上火,心烦,睡眠质量差,不易入睡,小腹凉,月经量少,有血块,周期正常,大便不成形,有时黏,小便可。

查:脉濡、弦、细,舌淡红、微暗,苔白微厚。本病为上热下寒证。

处方:鲜荭花根 100 克、鲜荆芥 40 克、鲜黄芩 60 克、黄柏 20 克、苦楝皮 30 克、黄连 20 克、炒苍术 40 克、鲜金银花 40 克、蛇床子 20 克、生苦参茎叶 100 克、生首乌叶 100 克。上药水煎,外洗,每日 1 次,同时还加上中药口服。

2016 年 12 月 20 日再诊,患者湿疹消失,余下正常,再吃药巩固疗效。

2.4 鲜荭草花

2.4.1 药用部位
本品为蓼科植物荭蓼的新鲜花朵及花蕾。

2.4.2 性味归经
味辛,性温。归脾、胃经。

2.4.3 功能主治
散血,消积,止痛。用于心、胃气痛,痢疾,痞块,横痃等。

2.4.4 采收加工
根据植物生长环境,常年可以采收。采收荭草的新鲜花朵,清洗泥土及拣选杂物,切碎或破碎直接入药。

2.4.5 用法用量
内服:干品 5~10 克,鲜品 30~60 克,根据医嘱,煎汤,研磨成浆或破碎绞汁煮沸服,或生服,入散剂或丸剂。外用:适量,捣烂外敷或绞汁外涂,煎汤熏洗患处。

2.4.6 本草医籍论述

心气痛:水荭花为末。热酒服 2 钱。又法:男,用酒水各半煎服;女,用醋水各半煎服。(《摘玄方》)

水荭花膏,贴痞:水荭花(花、叶、茎、根同用),取 1~2 担水,满锅煮透,去渣,存汁,慢火熬成膏,纸绢任摊,狗皮更好。(《经验广集》)

治横痃:荭草花 1 握,红糖 5 钱。捣烂加热敷贴,日换 1 次。(《福建民间草药》)

水荭花散:水荭花,一半炒用,一半生用,共研粗末,水煎温服,每次 6 克,1 日 3 次,治瘰疬、肿核、结硬不消。(《圣济总录》)

治水泻:白升麻、石菖蒲、荭草花各 5 钱。煨水服。(《贵州草药》)

2.4.7 治验医案举隅

透表散结法治疗郁热型银屑病

齐某某，女，27 岁，2015 年 6 月 17 日初诊。患者患银屑病 5 年，刚开始后背一小块，后来逐渐发展，先到中国人民解放军总医院，后到中国中医科学院广安门医院，再到北京市中医医院就诊，口服中药，稍有好转，最近明显加重，周身广泛皮损，很痒。指甲均有白月牙，初中开始胃不好，咽喉如有痰阻，近年较轻，睡眠可，大便可。苔薄白，脉濡、弦、大、有余、滑，透力不足。

处方：鲜水荭花 50 克、积雪草 40 克、鲜首乌藤 150 克、丝瓜络 30 克、鲜忍冬藤 100 克、杜仲 20 克、茵陈 10 克、鲜百合 100 克、连翘 15 克、竹叶 10 克、炙甘草 6 克、鲜山药 150 克、鲜荆芥 25 克、丹参 30 克、鲜青蒿 50 克、鲜葛根 120 克、鲜芦根 60 克、鲜地骨皮 60 克、鲜薄荷 50 克、菊花 20 克为基本方，水煎服，每日 1 付，同时还配合外用药膏。

2015 年 9 月 9 日诊，患者身上皮疹变薄，有所消退，仍较红，也有少量新发皮疹，大便不干，3 天 1 次，脉濡、沉。

2015 年 10 月 13 日诊，患者身上皮疹变薄，仍较红，大便可，3 天 1 次。近日痰多。脉濡、弦、小数，舌偏红减轻。

2015 年 12 月 17 日诊，查患者脉濡大、沉取满、力不足，舌红减轻，牙龈出血减轻。腰酸痛减轻，近两日胃不适，恶心，反酸，痰多，睡眠晚，仍大便稀。

2016 年 8 月 2 日诊，患者诉近两日略上火，皮疹进一步减轻，但速度减慢，牙龈无渗血，无新发皮疹，逐步消退变薄，部分皮损仍略厚，舌微红、微暗，脉弦、细、滑、数、欠连、有余，大便成形。

思考与讨论：鲜荭草，其味辛，能通络散气，故《名医别录》述鲜荭草能："主恶疮，去痹气"；《新疆中草药手册》载："祛风利湿，治风湿性关节炎"；《唐本草》载荭草能："除恶疮肿，脚气，煮浓汁渍之"。现代《植物学大辞典》载荭草："治疝气"。《国药提要》载荭草："去疝，医毒虫咬伤"。《滇南本草》载："水荭花子，味苦、平，性寒。破血。治小儿痞块积聚，消一切年深日久坚积，疗妇人石瘕症"；《毛传》孟诜云："蓼子，多食令人吐水。亦通五脏拥气，损阳气"。

由上可以看出，荭草茎叶及根强于除湿通络；荭草花及籽则强于散血消积。

3 鲜药应用探讨

3.1 鲜品炮制要点

3.1.1 荭草从地里采收后，分类，择选去杂质及枯黄部分，洗净后，按医嘱，切碎入药，或破碎后入药，也可取鲜汁入药，也可以鲜品生食。

3.1.2 根据医嘱，为减少其辛温之性，鲜荭草花、鲜水荭花籽，可以用小火热锅炒至有香味溢出后入中药煎剂，同时也可破坏种子外皮，让有效成分易于煎出。做到临时炮制，即时入药。

3.1.3 如不适宜荭草的季节，无鲜药可用，可将鲜荭草的各部分破碎后，密封，连同汁液进行低温冷冻保存。待入药前，解冻，适度加热杀菌，但不宜生食。

3.2 不同炮制方式饮片的有效含量及功效区别

3.2.1 将鲜荭草的各部位，清洗后，使药物洁净，切碎或破碎后，增加与溶液的接触面，便于药效成分快速地煎出或溶出，同时也便于调剂制剂。

3.2.2 根据医嘱，可以将鲜荭草各部位在新鲜状态下入药，因为有一些成分在加热或干燥的过程中，容易被破坏。

虎杖

1 药材基原

为蓼科植物虎杖 *Polygonum cuspidatum* Sieb.et Zucc.。

2 鲜药谱

鲜虎杖、鲜虎杖叶。

2.1 鲜虎杖

2.1.1 药用部位 本品为蓼科植物虎杖（图 34）的根茎和根。

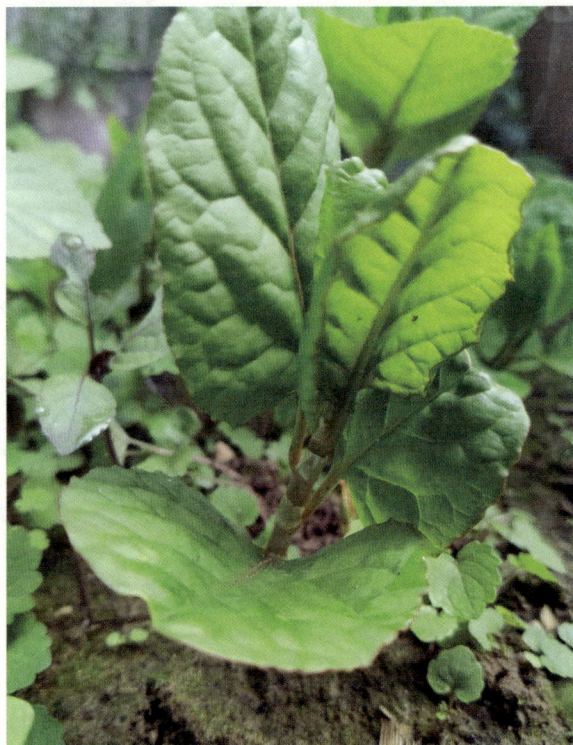

图34 虎杖

2.1.2 性味归经
味微苦，性微寒。归肝、胆、肺经。

2.1.3 功能主治
利湿退黄，清热解毒，散瘀止痛，止咳化痰。用于湿热黄疸，淋浊、带下，风湿痹痛，痈肿疮毒，水火烫伤，经闭，癥瘕，跌打损伤，肺热咳嗽等。

2.1.4 采收加工
气候适合，常年可以采收。最佳采收时节，地上部分未完全长出。

2.1.5 用法用量
口服：干品 15~30 克，鲜品 30~60 克，根据医嘱，煎汤，或研磨成浆或破碎绞汁煮沸服，或生服。外用，适量，捣烂外敷或绞汁外涂，煎汤熏洗患处。

2.1.6 本草医籍论述

虎杖煎，治腹内积聚，虚胀雷鸣，四肢沉重，月经不通：虎杖根（切细）2 斛。以水 2 石 5 斗，煮取 1 大斗半，去滓，澄滤令净，取好淳酒 5 升和煎，令如饭。每服 1 合，消息为度，不知，则加之。（《备急千金要方》）

时疫流毒攻手足，肿痛欲断：用虎杖根锉，煮汁渍之。（《肘后备急方》）

凡症坚之起，多以渐生，如有卒觉，便牢大自难治也。腹中症有结积，便害饮食，转羸瘦，治之多用陷冰，玉壶，八毒诸大药，今止取小易得者。取虎杖根，勿令影临水上者，可得石余，杵熟煮汁，可丸，以秫米五六升，炊饭内，日中涂药后可饭，取瘥。（《肘后备急方》）

暑月以（虎杖）根和甘草同煎为饮，色如琥珀可爱，甚甘美。瓶置井中，令冷澈如冰，时人呼为冷冻饮料子，啜之且尊于茗，极解暑毒。其汁染米作糜糕益美。捣末浸酒常服，破女子经脉不通。有孕人勿服。（《本草纲目》）

治妇人诸般淋：苦杖（虎杖）根，多取洗净，碎之，以 1 合，用水 5 盏，煎至 1 盏，去滓。用麝香、乳香少许研调下。（《普济本事方》）

治筋骨痰火，手足麻木，战摇，痿软：斑庄根（虎杖）1 两，川牛膝 5 钱，川茄皮 5 钱，防风 5 钱，桂枝 5 钱，木瓜 3 钱，烧酒 3 斤泡服。（《滇南本草》）

治红白痢：酸汤杆（虎杖）9 克，何首乌 9 克，红茶花 9 克，天青地白 6 克。煎水兑红糖吃。（《贵阳民间药草》）

2.1.7 治验医案举隅

张海滨应用新鲜中药治疗病例

张某某，男，66 岁，于 2018 年 6 月 3 日初诊，患者诉胸闷、憋、痛，哮喘 10 余年，动则喘甚，口服盐酸氨溴索、盐酸左氧氟沙星片、茶碱缓释片、沙丁胺醇、醋酸地塞米松。近日感冒发热，痰多黄白痰，痰黏稍多不易咳出，牙根肿痛。不饮酒、戒烟 6 年。乏力，手脚麻木，怕冷，双膝以下凉。睡眠差，不易入睡。高血压病，口服降压药，高脂血症，未服药，血糖可。运动量少，脾气可。胃脘痛，便秘 7 年，口服便秘茶，夜尿 3~4 次，尿黄明显。

查：心率每分钟 68 次，活动后心率明显加快，静息血氧饱和度 96%~97%；活动时血氧饱和度 96%~97%，心率每分钟 90 次。脉濡、弦、细、弱、数，舌暗红，苔白稍厚腻，舌底脉络瘀滞发红。

患者因久患肺病多年，近日外感而出现发热，引起肺热湿阻，同时还阻滞肝气舒发，故而引起胃胀的同时，还引起肝胆湿热，由于患者标虚本实，故还加强固本的治疗方法。

处方：鲜虎杖 50 克、楮实子 30 克、当归 25 克、露蜂房 5 克、山萸肉 30 克、党参 40 克、鲜紫苏 40 克、人参果 60 克、鲜鱼腥草 120 克、鲜肉苁蓉 80 克、白芥子 6 克、鲜垂盆草 60 克、炒山楂 15 克、鲜瞿麦 50 克、炙紫菀 15 克、骨碎补 15 克、接骨木 30 克、鲜首乌藤 70 克、鲜藿香 30 克、鲜黄芪 90 克、鲜甘草 20 克、茯苓 20 克。

2018 年 6 月 9 日复诊，查血氧饱和度 98%，心率每分钟 59 次，脉濡、弦、细，舌淡红，苔白厚腻。

2018 年 6 月 16 日诊，患者牙根肿痛减轻，胃胀，喘息，大便干。

2018 年 6 月 23 日诊，患者牙根肿痛减轻，痰少不易咯出，黏喉咙，尿黄，大便干，食欲可。

2018 年 7 月 1 日诊，患者牙根肿痛消除，痰易咯出，咳嗽轻松，小便黄减，大便正常，食欲可，偶见胃胀。

2.2　鲜虎杖叶

2.2.1 药用部位　本品为蓼科植物虎杖的茎叶。

2.2.2 性味归经　味苦，性平。归肝、胆、肺经。

2.2.3 功能主治　祛风湿，解热毒。用于风湿性关节炎，蛇咬伤，漆疮等。

2.2.4 采收加工　气候适合，常年可以采收。

2.2.5 用法用量　口服：干品 15~30 克，鲜品 30~60 克，根据医嘱，煎汤，或研磨成浆或破碎绞汁煮沸服，或生服。外用：适量，捣烂外敷或绞汁外涂，煎汤熏洗患处。

2.2.6 本草医籍论述

（鲜虎杖叶）捣敷治蛇咬。（《本草拾遗》）

（鲜虎杖叶）治风湿痛，采其嫩芽，煎汤为解热剂。（《本草推陈》）

治漆疮（虎杖）叶捣烂，取汁搽。（《湖南药物志》）

2.2.7 治验医案举隅

张海滨新鲜中药应用病例

李某某，女，60 岁，于 2015 年 9 月 22 日初诊。患者诉经常性两胁疼痛约 1 周，现心悸头晕，脖子僵硬，犯困，睡眠差，乏力，气短，胸口沉闷，胃口可，饭后打嗝，反酸恶心，脐周疼痛，小腿发凉，腿疼，怕冷，大便溏。既往有胆结石，胃炎。

查：舌淡红，苔白厚有裂纹，脉濡、滑。

处方：鲜虎杖叶 50 克、炒枳壳 20 克、鲜柴胡 20 克、鲜首乌藤 150 克、鲜荆芥 20 克、鲜葛根 120 克、鲜黄芪 80 克、鲜防风 10 克、鲜北沙参 50 克、鲜芦根 80 克、鲜紫苏 60 克、鲜牛膝 120 克、鲜红花苗 60 克、鲜赤芍 30 克、合欢皮 30 克、郁金 10 克、炒栀子 5 克、木香 6 克、酸枣仁 30 克、当归 12 克、西洋参 6 克、接骨木 30 克。

2015 年 10 月 9 日复诊，患者两胁疼痛减轻，精神可。打嗝、反酸恶心、胸口沉闷、脐周疼痛症状消除。心悸在服药期间未出现，头晕、脖子僵硬缓解，腿疼消除，大便溏，小便黄多。舌淡红，苔白厚有裂纹，脉濡、滑。

思考与讨论：生鲜品虎杖，清热的同时，能散发因热、湿等原因而致的瘀，故具有利湿退黄，清热解毒，散瘀止痛，止咳化痰的功效；而茎叶，则能通络，可以治疗各种热因所致的关节不利，风热痹痛。

3 鲜药应用探讨

3.1 鲜品炮制要点

3.1.1 将鲜虎杖采收后，分类，择选去杂质及枯黄腐叶部分，洗净后，按医嘱，切碎入药，或破碎后入药，也可取鲜汁入药，也可以鲜品生食。

3.1.2 最好做到当天采，当天入药为最佳。

3.2 不同炮制方式饮片的有效含量及功效区别

3.2.1 鲜虎杖进行分类，因为部位不同，其功效也有一些差异。

3.2.2 将虎杖清洗后择净，使药物洁净，切碎或破碎后，增加与溶液的接触面，便于有效成分快速地煎出或溶出，同时也便于调剂、制剂。

3.2.3 鲜虎杖不需要过多炮制，一些成分在加热或干燥的过程中容易破坏，故以鲜用入药为最佳方式之一。

3.2.4 将虎杖捣碎或捣碎后榨汁入药，吸收迅速，见效快。

黄精

1 药材基原

为百合科植物黄精 *Polygonatum sibiricum* Red.、多花黄精 *Polygonatum cyrtonema* Hua、滇黄精 *Polygonatum kingianum* Coll. et Hemsl. 等。

2 鲜药谱

鲜黄精。

2.1 鲜黄精

2.1.1 药用部位 本品为百合科植物黄精（图 35）、多花黄精、滇黄精等的根茎。

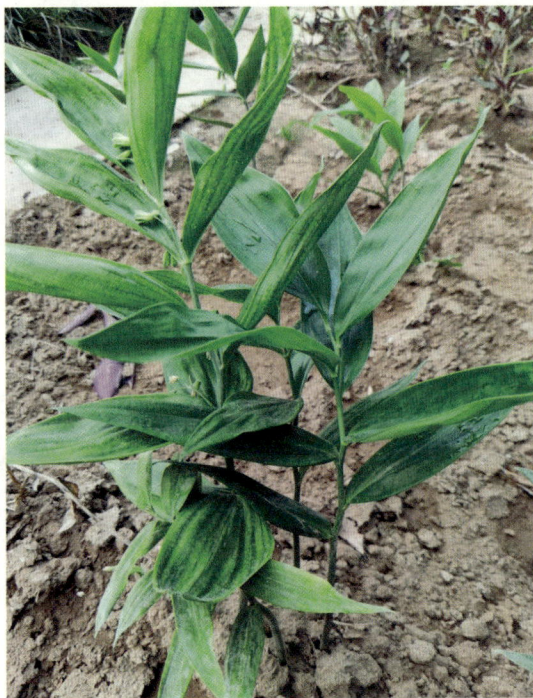

图35 黄精

2.1.2 性味归经 味甘，性平。归肺、胃经。

2.1.3 功能主治 补中益气，润心肺，强筋骨。用于虚损寒热，肺痨咳血，病后体虚食少，筋骨软弱，风湿疼痛，风癞癣疾等。

2.1.4 采收加工 秋季采收。

2.1.5 用法用量 内服：干品10~30克，鲜品30~60克，根据医嘱，煎汤，研磨成浆或破碎绞汁煮沸服，或生服。外用：适量，捣烂外敷或绞汁外涂，煎汤熏洗患处。

2.1.6 本草医籍论述

黄精地黄丸。生黄精1斗（净洗，控干，捣碎，绞取汁），生地黄3斗（净洗，控干，捣碎，绞取汁）。上2味汁合和，纳釜中，文火煎减半，入白蜜5斤搅匀，更煎成膏，停冷为丸，如弹子大，放干，盛不津器中。每服1丸，含化咽之，每日3次。（《圣济总录》）

大风癞病，面赤疹起，手足挛急，身发疮痍，及指节已落者。黄精煎。黄精（生者）12斤，白蜜5斤，生地黄（肥者）5斤。上先将黄精、生地黄洗净，细锉，以木石杵臼捣熟复研烂，入水3斗，绞取汁，置银铜器中，和蜜搅匀，煎之成稠煎为度。每用温酒调化2~3钱匕，日3夜1。（《圣济总录》）

治荣气不清，久风入脉，因而成癞，鼻坏色败，皮肤痒溃：黄精根（去皮洗净）2斤。日中曝令软，纳粟米饭甑中同蒸之，2斗米熟为度，不拘时服。（《圣济总录》）

治肺痨咳血，赤白带：鲜黄精根头2两，冰糖1两，开水炖服。（《闽东本草》）

治胃热口渴：黄精6钱，熟地黄、山药各5钱，天花粉、麦冬各4钱。水煎服。（《山东中草药手册》）

黄精粥，补脾胃，润心肺。主脾胃虚弱，体倦乏力，饮食减少，肺虚燥咳，或干咳无痰，肺痨咳血。黄精（切碎）米。用黄精15~30克（或鲜黄精30~60克），粳米2两，白糖适量。先将黄精浓煎，取汁去滓，入粳米煮粥，粥成后加白糖即可。每日食2次。如平素痰湿较盛，口黏，舌苔厚腻，以及脾胃虚寒，大便泄泻者，不宜选用。食后一旦出现胸满气闷时，即应停服。（《饮食辨录》）

3 鲜药应用探讨

3.1 鲜品炮制要点

3.1.1 将鲜黄精生鲜品入药。采收后，分类，择选去杂质及枯黄部分。洗净后，按医嘱切碎入药，或破碎后入药。

3.1.2 将鲜黄精制成酒黄精：取净鲜黄精，加黄酒拌匀，置蒸制容器内，蒸透，或密闭隔水炖至酒被吸尽，色泽黑润，口尝无麻味，取出，稍晾，切厚片。

3.1.3 将鲜黄精制成蒸黄精：取净黄精，置蒸制容器内，反复蒸至内外呈滋润黑色，

3.1.4 从生鲜品到熟鲜品，最好做到当天采收，当天炮制加工，当天入药为最佳。

3.2 不同炮制方式饮片的有效含量及功效区别

3.2.1 将鲜黄精生鲜品入药，清洗后择净，使药物洁净，切碎或破碎后，增加与溶液的接触面，便于有效成分快速地煎出或溶出，同时也便于调剂、制剂。

3.2.2 将鲜黄精类生鲜品入药。不需要过多炮制，一些成分在加热或干燥的过程中容易破坏，同时，有一些成分在干燥的过程中，如果处理不当，成分也随之流失。故以鲜用入药为最佳方式之一。

3.2.3 将鲜黄精类生鲜品入药。捣碎或捣碎后浸汁入药，吸收迅速，见效快。

3.2.4 生黄精具麻味，刺人咽喉，不宜直接入药。蒸黄精：增强补脾润肺益肾的功效，并除去麻味，以免刺激咽喉。酒黄精：能助药势，使之滋而不腻，更好发挥补益作用。

黄芪

1 药材基原

为多年生豆科植物蒙古黄芪 *Astragalus membranaceus*（Fisch.）Bge. var. *mongholicus*（Bge.）Hsiao 或膜荚黄芪 *Astragalus membranaceus*（Fisch.）Bge.。

2 鲜药谱

鲜黄芪、鲜黄芪茎叶、沙苑子。

2.1 鲜黄芪

2.1.1 药用部位 本品为多年生豆科植物蒙古黄芪（图36）或膜荚黄芪的新鲜地下根。

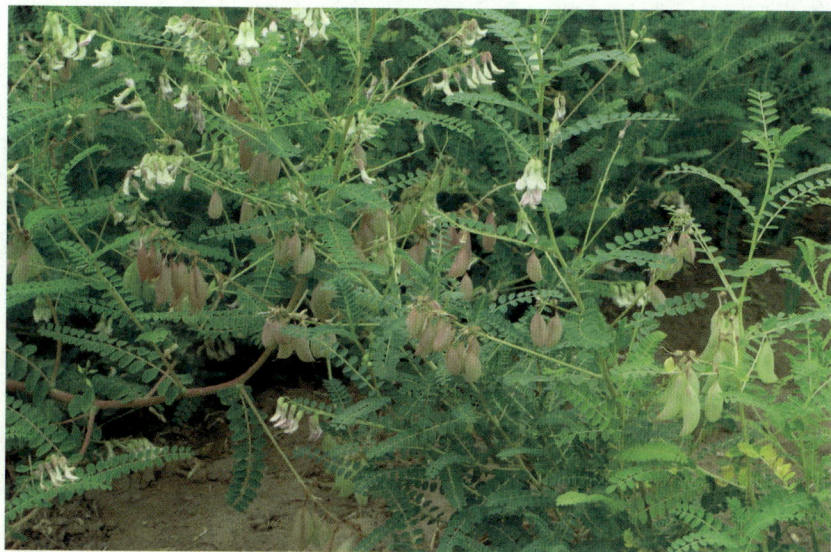

图36 蒙古黄芪

2.1.2 性味归经 味甘，性微温。归脾、肺经。

2.1.3 功能主治 补气固表，托毒排脓，利尿，生肌。用于气虚乏力、久泻脱肛、自汗、水肿、子宫脱垂、慢性肾炎蛋白尿、糖尿病、疮口久不愈合等。

2.1.4 采收加工 根据生长环境，常年可以采收，最佳的采收季节是在地上部分未长出或枯萎时节。

2.1.5 用法用量 内服：干品5~10克，鲜品30~60克，根据医嘱，煎汤。外用：适量，捣烂外敷，煎汤熏洗患处。

2.1.6 本草医籍论述

酒疸黄疾：心下懊痛，足胫满，小便黄，饮酒发赤黑黄斑，由大醉当风，入水所致。黄芪2两，木兰1两，为末。酒服方寸匕，日3服。（《肘后备急方》）

平疟养脾丸，嫩黄芪（蜜炙）、人参（切焙）、漂白术（土炒）、白茯苓（乳蒸）、真广皮（酒炒）、杭青皮（醋炒）、法半夏（焙）、漂苍术（焙）、紫川朴（姜制）、北柴胡（酒炒）、结猪苓（炒）、宣泽泻（炒）、嫩桂枝（焙）、小常山（焙）、大鳖甲（醋炙）、白当归（酒炒）、正川芎（酒炒）、粉甘草（炙）、草果仁（姜制）各等分。共为细末，酒煮面糊丸米粒大。每服3~6克，米饮下。益气养血，扶正祛邪。不问远年近日，此药不发不截。诚治疟之王道，又擅去疟之良能也。（《幼幼集成》）

气虚自汗：黄芪固真汤，嫩黄芪1钱，官拣参5分，漂白术5分，当归身1钱，炙甘草5分，桂圆肉3枚。水煎服。（《幼幼集成》）

怀抱郁结，思虑伤脾，致脾气不行，逆于肉里，乃生臃肿，疼痛不眠，心烦不安，神气不清。醒脾汤，调气散滞，和脾清热。人参、白茯神、白术、嫩黄芪（蜜炙）、酸枣仁（炒研）、远志肉各1钱，地骨皮7分，桔梗、柴胡、川黄连、广木香、甘草（炙）、香附各5分，圆眼肉7枚。制用法：加生姜3片，大枣2枚，清水2盅，煎至8分，不拘时服。（《外科正宗》）

透脓散。治痈疽诸毒内脓已成，不穿破者：黄芪4钱，山甲（炒末）1钱，皂角针1钱5分，当归2钱，川芎5钱。水2盅，煎1半，随病前后，临时入酒1杯亦好。（《外科正宗》）

治渴补虚：男子妇人诸虚不足，烦悸焦渴，面色萎黄，不能饮食，或先渴而后发疮疖，或先痈疽而后发渴，并宜常服此药，平补气血，安和脏腑，终身可免痈疽之疾。用绵黄芪（箭杆者，去芦）6两（一半生焙，一半以盐水润湿，饭上蒸3次，焙，锉），粉甘草1两（一半生用，一半炙黄为末）。每服2钱，白汤点服，早晨、日午各1服，亦可煎服，名黄芪六一汤。（《外科精要》）

吐血不止：黄芪2钱半，紫背浮萍5钱。为末。每服1钱，姜、蜜水下。（《圣济总录》）

糯米黄芪饮，调气血，安胎，适用于胎动不安。糯米30克，嫩黄芪15克，川芎5克。将糯米、黄芪、川芎加水1000克，煎至500克，去渣即成。每日2次，温热服。（《太平圣惠方》）

甲疽疮脓：生足趾甲边，赤肉突出，时常举发者。黄芪2两，茹1两。醋浸一宿，以猪脂5合，微火上煎取2合，绞去滓，以封疮口上，日3度，其肉自消。（《外台秘要》）

肠毒下血：卷柏、嫩黄芪各等分。为末，米饮调。每服3钱。（《本草汇言》）

玉屏风散，治自汗：防风、黄芪各1两，白术2两。上每服3钱，水1盏半，姜3片煎服。（《丹溪心法》）

防己黄芪汤。治风湿脉浮，身重，汗出恶风者：防己1两，甘草半两（炒），白术7钱半，黄芪1两1分（去芦）。上锉麻豆大，每抄5钱匕，生姜4片，大枣1枚，水盏半，煎8分，去滓温服，良久再服。（《金匮要略》）

黄芪桂枝五物汤。治血痹，阴阳俱微，寸口关上微，尺中小紧，外证身体不仁，如风痹状：黄芪3两，芍药3两，桂枝3两，生姜6两，大枣12枚。上5味，以水6升，煮取2升，温服7合，日3服。（《金匮要略》）

黄膏丸。治石疽皮色不变，久不作脓：黄芪（炙）2两，大附子（去皮脐，姜汁浸透，切片，火煨炙，以姜汁1盏尽为度）7钱，菟丝子（酒浸，蒸）、大茴香（炒）各1两。共为末，酒打糊为丸。每服1钱，每日2服，空心，食前黄酒送下。（《外科大成》）

治四肢节脱，但有皮连，不能举动，此筋解也：黄芪3两，酒浸一宿，焙研，酒下2钱，至愈而止。（《得配本草》）

子宫脱垂：猪膀胱1个，嫩黄芪60克。当归30克，升麻15克，糯米90克。后4味共研末，同膀胱炖服。有益气、升提功效。（《民间验方集》）

2.1.7 治验医案举隅

吴又可临证指南医案

王（四二）阳明气衰，厥阴风动头眩目昏，右肩痛麻，胁下有聚气，足厥阴主治。

枸杞子（4两），归身（3两），羚羊角（生研2两），制白蒺（去刺3两），嫩黄芪皮（4两），胡天麻（2两煨）。

张海滨用补气通络法治疗难治性硬皮病及兼证

黄某，女，66岁，于2016年5月25日初诊。患者诉确诊系统性硬皮病5年，左足2指去年发现颜色变黑，眼干，有干燥综合征病史，偶尔口苦，肺纤维化，无食欲，睡眠差，不易入睡，大便1天1次、偶尔费劲，脾气急，容易上火，怕冷，雷诺现象。

查：舌质淡红，苔白厚稍腻，脉濡。

处方：鲜黄芪120克、鲜首乌藤50克、鲜天冬40克、鲜党参80克、鲜葛根120克、鲜地麦30克、骨碎补8克、鲜杜仲60克、鲜垂盆草50克、鲜山药70克、海风藤20克、灵芝20克、红景天30克、郁金20克、鲜芦根90克、金钱草20克、鲜锁阳60克、鲜当归30克、鲜肉苁蓉60克。

2016 年 9 月 10 日诊，患者左足第二脚趾发黑，口干好转，头晕，头痛，眼干，睡眠一般，易醒，醒后不易入睡，饮食差，食欲不振，大便每天 1 次。

2016 年 10 月 12 日诊，患者无食欲，睡眠改善，容易上火，头痛头晕减轻。舌淡红，苔白局部厚稍腻，脉濡、弦、满。

2.2 鲜黄芪茎叶

2.2.1 药用部位　本品为多年生豆科植物蒙古黄芪或膜荚黄芪的新鲜茎叶。

2.2.2 性味归经　味甘、辛，性凉。归心、脾、肺经。

2.2.3 功能主治　升清滋液、生津止渴、舒筋活血、消肿疗疮。用于消渴、热病伤阴之口渴咽干、筋脉拘挛、关节屈伸不利、痈疽疮疖等。

2.2.4 采收加工　根据生长环境，常年可以采收，最佳的采收季节是在地上部分生长茂盛，无枯萎时节。

2.2.5 用法用量　内服：干品 5~10 克，鲜品 30~60 克；根据医嘱，煎汤，研磨成浆煮沸服。外用：适量，捣烂外敷，煎汤熏洗患处。

2.2.6 本草医籍论述

芰草（黄芪茎叶）、柴胡、茯神、地骨皮、白茯苓、甘草各等分。上为末。每服半钱，用白汤调下。主治小儿疳热。（《普济方》）

黄芪茎叶疗渴，亦升清滋液之功。治筋挛者，亦禀温和之性，而且有宣通络脉之力也。其治痈肿疽疮，则茎叶有外行性，乃能疏通气血，而消肿化壅，与根之偏于补益者，固自有别耳。（《本草正义》）

黄（黄芪茎叶），一名戴糁，一名戴椹，一名独椹，一名芰草，一名独脂，一名百本，一名王孙。生蜀郡山谷及白水、汉中、河东、陕西。出绵上呼为绵黄舍。今处处有之。根长 3 尺，独茎丛生枝干，其叶扶疏作羊齿状，似槐叶微尖小，又似蒺藜叶阔大而青白色，开黄紫花如槐花大，结小尖角，长寸许。味甘、性微温，无毒。救饥：采嫩苗叶炸熟，换水浸淘洗去苦味。油盐调食。药中补益呼为羊肉。（《古今医统大全》）

2.2.7 治验医案举隅

张海滨用补阳益气法治疗中风后遗症

张某某，女，54 岁，于 2016 年 7 月 12 日初诊。患者左侧面部及左手、左足麻胀 7 天，伴流涎，饮水呛咳，尿频、尿失禁，记忆差，慢性咽炎。2 年前无诱因出现尿失禁，去当地医院就诊，诊断为多发腔隙性脑梗死，遗留左侧肢体活动不利 2 年，后经过康复治疗后基本恢复。血压 116/80mmHg，既往糖尿病 10 年余，子宫腺肌瘤 6 厘米 × 6 厘米，饮食可，口干口渴，夜晚睡眠差（易醒不易入睡）、白天想睡觉，不怕冷，大（小）便可。脉弦、细、滑、沉、稍欠连、弱，舌淡红，苔白稍厚矮。糖尿病病史，中午 12 点餐前血糖 14.4mol/L。糖化血红蛋白 10.84%，血糖 19.72mol/L，甘油三酯 5.52mmol/L，载脂蛋白 A 2.4mmol/L，红细沉降率 21mm/60min。

处方：鲜黄芪茎叶 120 克、炙黄芪 20 克、鲜水苁花 50 克、鲜薄荷梗 30 克、合欢皮 30 克、鲜藿香 60 克、鲜佩兰 50 克、菟丝子 30 克、当归 40 克、巴戟天 15 克、鲜葛根 150 克、鲜首乌藤 150 克、升麻 15 克、鲜牛蒡 150 克、灵芝 30 克、鲜丹参茎叶 80 克、益智仁 20 克、锁阳 30 克、鲜红花苗 70 克、党参 30 克、鲜黄精 40 克。

2016 年 8 月 12 日复诊，患者诉左侧面部及左手、左足麻胀消失，口干、口渴同前，夜晚睡眠差（易醒不易入睡）、白天想睡觉情况明显改善，余下同前，查脉弦、细、滑、沉、弱，舌淡红，苔白。

2.3 沙苑子

2.3.1 药用部位
本品为多年生豆科植物蒙古黄芪或膜荚黄芪的种子。

2.3.2 性味归经
味甘，性温。归肝、肾经。

2.3.3 功能主治
补肝，益肾，明目，固精。用于肝肾不足，腰膝酸痛，目昏，遗精早泄，小便频数，遗尿，尿血，带下等。

2.3.4 采收加工
根据生长情况，在种子成熟后采收。

2.3.5 用法用量
内服：30~60 克，根据医嘱，煎汤，入散剂或丸剂。外用：适量，捣烂外敷，煎汤熏洗患处。

2.3.6 本草医籍论述

卷十八六子丸。生菟丝子粉、蛇床子、覆盆子、沙苑子、家韭子、五味子等分为末，鳔鱼胶为丸服。主治知事太早，精血未满而泄，关键不摄，始而精腐变浊，久则元精滑溢，口咸气胀。（《杂病源流犀烛》）

金锁固精丸。治精滑不禁：沙苑蒺藜（沙苑子）（炒）、芡实（蒸）、莲须各 2 两，龙骨（酥炙）、牡蛎（盐水煮 1 日 1 夜，煅粉）各 1 两。共为末，莲子粉糊为丸，盐汤下。（《医方集解》）

治脾胃虚，饮食不消，湿热成臌胀者：沙苑蒺藜（沙苑子）2 两（酒拌炒），苍术 8 两（米泔水浸 1 日，晒干，炒）。共研为末。每服 3 钱，米汤调服。（《本草汇言》）

治肾虚腰疼：沙苑子 1 两。水煎，日服 2 次。（《吉林中草药》）

治目昏不明：沙苑子 3 钱，茺蔚子 2 钱，青葙子 3 钱。共研细末。每次 1 钱，日服 2 次。（《吉林中草药》）

2.3.7 治验医案举隅

治疗多年发作的喘证

王某某，女，79 岁，于 2015 年 5 月 10 日来我院就诊。患者主诉喘憋 20 余年，痰少、不易咳出、色白黏稠，面部浮肿、双下肢水肿，有时觉得腰酸，腿沉。有慢性阻塞性肺疾病病史。高血压 1 年，规律服药，现测血压 140/90mmHg。痛风 1 年，有时痛风发作。血糖及血脂正常，平素脾气急，全身乏力，饮食可，睡眠差、多梦、不易入睡，大便干、4 天左右 1 次、排便困难，小便可，静息状态下血氧饱和度 96%，心率每分钟 100~102 次；活动后血氧饱和度 92%，心率每分钟 110~111 次。

查：舌偏红，苔少、局部厚、多处剥脱、裂纹多，脉濡、弦、细、沉取不足。

处方：沙苑子 30 克、炙黄芪 30 克、鲜黄芪 50 克、鲜黄芪茎叶 200 克、鲜百合 80 克、当归 20 克、鲜白芍 60 克、鲜益母草 120 克、麦冬 15 克、五味子 10 克、鲜牛蒡根 150 克、鲜芦根 70 克、南沙参 30 克、鲜首乌藤 70 克、鲜鱼腥草 80 克、鲜山药 150 克、炒扁豆 30 克、鲜草决明 70 克、蛤蚧半只、骨碎补 15 克。

2016 年 5 月 25 日复诊，患者面部浮肿、双下肢水肿消退，全身乏力减轻，睡眠好转，大便通畅。静息状态下血氧饱和度 96%，心率每分钟 100~102 次；活动后血氧饱和度 92%，心率每分钟 110~111 次。

2016 年 8 月 5 日，查患者静息血氧饱和度 96%，心率每分钟 100 次。患者诉心慌不明显，自己感觉喘憋明显减轻。后续再进行辨证用药治疗。

思考与讨论：黄芪应用有几千年的历史，是先从鲜黄芪用起。鲜者固表而不上火，嫩黄芪，为鲜嫩的黄芪，或为刚出的黄芪芽，可举陷生肌，实表卫而疗偏枯；而干者补表气，而炙者实中。而黄芪茎叶，是黄芪植株的地上部分，功效是能上传上达，故有疏升清滋液，消肿化壅的功效；可进一步提升补虚散瘀通经络的功效。

黄芪茎叶及嫩叶中，主要含有黄酮类、皂苷类、多糖等以及等成分，有文献研究表明，鲜黄芪中挥发性成分是干黄芪中的 1.5 倍。

3 鲜药应用探讨

3.1　鲜品炮制要点

3.1.1 鲜黄芪及鲜黄芪茎叶采收后，进行清洗。黄芪茎叶除去黄叶、腐叶及杂质。

3.1.2 鲜黄芪、鲜黄芪茎叶、沙苑子可以在生鲜品状态下，不需要过多的加工炮制，就可以切碎或破碎入药。

3.1.3 蜜炙鲜黄芪：鲜黄芪切成片，蜂蜜兑入少量的纯净水，润透鲜黄芪片，经文火慢炒，待有香味溢出，黄芪的表面不粘手为准，出锅，放凉，（以 15 千克鲜黄芪比 1 千克蜂蜜比例进行炮制）。

3.1.4 麸炒鲜黄芪：将鲜黄芪放在锅内用文火将水分炒干，盛出。再将锅烧热，取 1 份麸皮撒于热锅内，等有烟冒出时，再将 10 份炒干的黄芪片倒入微炒至深黄色，取出，筛去麸皮后放凉。

3.1.5 所有鲜黄芪类药炮制加工品，从生鲜品到炮制熟鲜品，加工应在最短的时间完成。炮制品应在低温环境下保存，并尽快入药，防止有效成分散失和改变，做好当天炮制，当天入药，方可以保证药效。

3.2 与干品中药的比对

鲜黄芪在干燥的过程中，有一些有效成分也随之流失。实验通过采用同时蒸馏–萃取法提取，用气相–色谱质谱联用法结合计算机谱图检索，对鲜黄芪和干黄芪挥发性化学成分进行分析鉴定。结果表明：鲜黄芪和干黄芪挥发性成分的得率分别为0.64%、0.43%，鲜黄芪和干黄芪共鉴定出挥发性成分76种；二者的共有成分为正己醇、（E）–2–己烯–1–醇、正己醛、己–2–烯醛等11个化合物；鲜黄芪中鉴定出43种挥发性成分，主成分是正己醇、邻二甲苯、（E）–2–己烯–1–醇、（E）–2–己烯醛、正己醛；干黄芪中鉴定出44种香气成分，主成分是正己醛、正己醇、己–2–烯醛。干黄芪挥发性成分与新鲜黄芪挥发性成分相比较组成和相对含量存在着较大差异。故在临床应用中，可使用鲜黄芪。

3.3 不同炮制方式饮片的有效含量及功效区别

3.3.1 鲜黄芪类药物，净洗后进行分类，因部位不同，药效也存在一定的差异。

3.3.2 将鲜黄芪等药谱类生鲜类药物，切片或破碎后，在煎煮和溶出的过程中，有利于快速地将有效成分煎出或溶出。

3.3.3 炮制后的鲜黄芪，性味稍有改变。生黄芪固表，熟黄芪则实中。熟黄芪现在加工的方式可分麸炒鲜黄芪和蜜炙鲜黄芪。麸炒鲜黄芪增强了健脾和胃的功效；蜜炙鲜黄芪，增强了实中、补气、润肺的功效。

3.4 综合应用

目前，黄芪在市场上大多以传统药用部位——根部入药，其用量呈逐年上升趋势，除供药用外，还广泛用于食品、化妆品等行业中。在黄芪的生长过程中发现，黄芪地上部分产量是根的几倍，但我国大部分黄芪产地把黄芪茎叶作为废品弃置，资源浪费严重。

黄芪茎叶入药始载于《名医别录》，由于地上部分的枝叶容易分离脱落，不便于保存，再加上用药习惯，黄芪枝叶尚未得到广泛应用。

有文献表明，黄芪地上部分与地下部分所含皂苷类成分基本相同。黄芪根中总皂苷含量为0.2616%，黄芪甲苷含量为0.085%；黄芪茎叶总皂苷含量为0.2162%，黄芪甲苷含量为0.052%；黄芪叶中总皂苷含量是根中的5~6倍，茎中总皂苷量略低于根。其中，黄芪总皂苷含量在果盛期地上部分为最高。

黄芪茎叶富含黄酮类物质，采用紫外 – 可见分光光度法测得黄芪茎中总黄酮为 1.621 毫克 / 克，总皂苷为 1.768 毫克 / 克，多糖为 12.057 毫克 / 克；花中总黄酮为 4.389 毫克 / 克，总皂苷为 21.842 毫克 / 克，多糖为 11.213 毫克 / 克。

黄芪茎叶富含多糖类物质，苯酚 – 硫酸比色法测定，蒙古黄芪地下与地上部分黄芪多糖的量，表明根的量最高，茎叶次之，种子最少，但茎叶产量大，易采收，因此是很有潜力的黄芪多糖药源。从紫外 – 可见分光光度法对黄芪花、茎中多糖含量进行测定，结果表明黄芪花中多糖为 2.676 毫克 / 克，茎中为 10.599 毫克 / 克，黄芪茎中多糖量比花中略高。

黄芪茎叶中还富含其他类物质，通过高效液相色谱法对黄芪地上部分（茎、叶）中氨基酸进行分析测定，结果表明该部分含有 18 种氨基酸，其中以天门冬氨酸含量最高，其次为脯氨酸、赖氨酸、精氨酸。通过比对，黄芪地下部分与地上部分在氨基酸、黄酮、皂苷及糖类等成分中有多种相同成分，且二者所含皂苷类成分完全相同，黄芪地上、地下部分均含有 5 种氨基酸，只是二者含有的黄酮类成分稍有不同。此外，黄芪茎叶中还含有多种微量元素、甾醇类物质、叶酸、亚麻酸、亚油酸、甜菜碱、胆碱、咖啡酸、克洛酸、香豆素、烟酸、核黄素、维生素 P、淀粉等。由此可见，黄芪地上部分具有较大的利用价值。

参考文献

［1］徐怀德，周瑶，雷霆. 鲜黄芪和干黄芪挥发性化学成分比较分析［J］. 食品科学，2011，32（10）：171-174.

［2］陈虎虎，龚苏晓，张铁军，等. 黄芪茎、叶的化学成分和药理作用研究进展［J］. 药物评价研究，2011，34（2）：134-137.

黄芩

1 药材基原

为多年生唇形科植物黄芩 *Scutellaria baicalensis* Georgi。

2 鲜药谱

鲜黄芩、鲜黄芩茎叶、鲜黄芩子、鲜黄芩花。

2.1 鲜黄芩

2.1.1 药用部位 本品为唇形科植物黄芩（图37）的根。

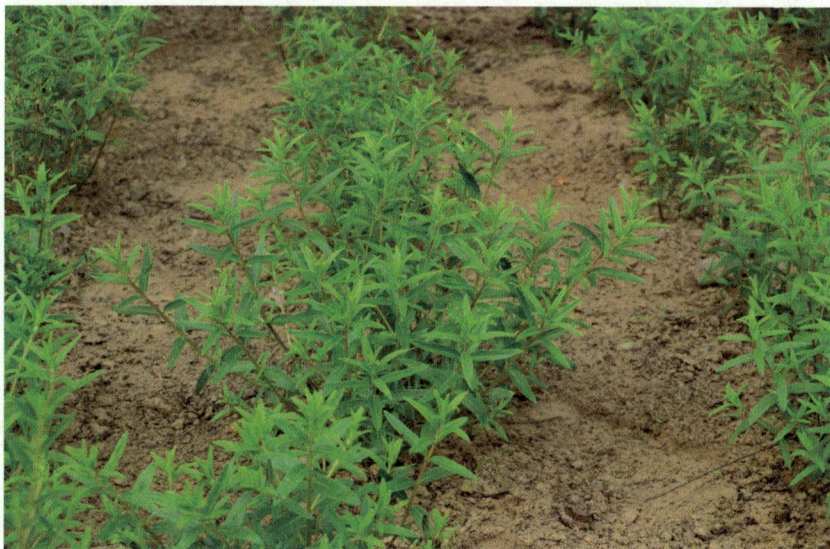

图37 黄芩

2.1.2 性味归经 味苦，性寒。归肺、胆、脾、大肠、膀胱经。

2.1.3 功能主治 泻实火，除湿热，止血，安胎。用于壮热烦渴，肺热咳嗽，湿热泻痢，黄疸，热淋，吐血，衄血，崩漏，目赤肿痛，胎动不安，痈肿疔疮。

2.1.4 采收加工 全草全年可采，或夏、秋季采收。

2.1.5 用法用量 内服：干品 5~10 克，鲜品 30~60 克，根据医嘱，煎汤，研磨成浆或破碎绞汁煮沸服，或生服。外用：适量，捣烂外敷或绞汁外涂，煎汤熏洗患处。

2.1.6 本草医籍论述

黄芩汤。清热止利，和中止痛。热泻热痢，身热，口苦，腹痛下利，舌红苔黄，脉数。黄芩（9 克）、芍药（9 克）、甘草（3 克）、大枣（4 枚），上 4 味，以水 1 斗，煮取 3 升，去滓，温服 1 升，日再，夜 1 服。（《伤寒论》）

治伤寒六七日，发汗不解，呕逆下利，小便不利，胸胁痞满，微热而烦。黄芩、桂心各 9 克，茯苓 12 克，前胡 24 克，半夏 9 克（洗），上 5 味，切。以水 1.2 升，煮取 600 毫升，分为 6 服，日 3 服，夜 3 服。间食生姜粥。以小便畅利为愈。服药期间，忌食羊肉、饧、生葱、醋物。（《外台秘要》引《深师方》）

妇人阴中生疮。当归 2 分，黄芩 2 分，芎䓖 2 分，大黄 2 分，矾石 2 分，黄连 1 分，雄黄 2 分。上切。以水 5 升，煮取 4 升，洗疮，每日 3 次。（《外台秘要》引《古今录验》）

口疮，喉咽中塞痛，食不得入。黄芩 1 两，黄连 1 两，甘草（炙）1 两，黄柏 1 两。上切。以水 3 升，煎取 1 升，含之，冷吐取愈。（《外台秘要》引《古今录验》）

黄芩一物汤，清热止血。治鼻衄，吐血，下血，妇人漏下血不止。黄芩 12 克，㕮咀。用水 600 毫升，煮取 300 毫升，每次温饮 150 毫升。（《伤寒总病论》）

治上消渴证。宜清热生津。黄芩、山栀、桔梗、麦冬（去心）、当归、生地黄、干葛、人参、天花粉、白芍各等分，乌梅 1 个。上药锉为 1 剂。水煎，食后频服。（《万病回春》）

伤寒后烦热，大便不利，心腹胀满。黄芩（去黑心）1 两，黄连（去须）3 分，大黄（锉，炒）3 分，芒硝（研）3 分，甘草（炙，锉）3 分，厚朴（去粗皮，生姜汁炙）3 分，枳壳（去瓤，麸炒）半两，土瓜根半两，赤茯苓（去黑皮）1 两。上为粗末。每服 3 钱匕，水 1 盏，煎至半盏，去滓，食前温服。（《圣济总录》）

周痹，身体不仁。黄芩（去黑心）半两，甘草（炙，锉）半两，防风（去叉）半两，秦艽（去苗土）1 分，葛根（锉）1 分，杏仁（去皮尖双仁，麸炒）1 分，桂（去粗皮）半两，当归（切、焙）半两，赤茯苓（去黑皮）半两。上为粗末。每服 6 钱匕，以水、酒各 1 盏，加大枣 2 枚（劈破）、生姜 1 块如枣大（切），同煎至 1 盏，去滓温服，白日 2 次，夜晚 1 次。（《圣济总录》）

风邪，心热，神不安。黄芩（去黑心）1 两半，麦冬（去心，焙）2 两，白茯苓（去黑心）2 两，淡竹茹 3 分，羚羊角（镑）1 两半，防风（去叉）1 两半，石膏（碎，研）3 两。上药各为末。每服 6 钱匕，以水 2 盏，煎取 1 盏半，去滓，下朴硝 1 钱匕，食后分 3 服，如人行 4~5 里 1 服。（《圣济总录》）

小儿惊啼：黄芩、人参等分，为末。每服 1 字，水饮下。（《普济方》）

吐血衄血，或发或止，积热所致。黄芩1两（去中心黑朽者），为末。每服3钱，水1盏，煎6分，和滓温服。（《太平圣惠方》）

眉眶作痛，风热有痰。黄芩（酒浸）、白芷等分。为末。每服2钱，茶下。（《洁古家珍》）

亦治妇人漏下血，血淋热痛：黄芩1两，水煎热服。（《备急千金要方》）

2.1.7 治验医案举隅

固肾纳气祛邪法治疗多年慢性肺部疾病

张某，男，66岁，胸闷、憋、痛，哮喘10余年，动则喘甚，干咳，乏力，手脚麻木，怕冷，双膝以下凉。睡眠差，不易入睡。高血压病，口服降压药。高脂血症，未服药。血糖可。运动量少，脾气可，不饮酒、戒烟6年。口服盐酸氨溴索、盐酸左氧氟沙星片、茶碱缓释片、沙丁胺醇、醋酸地塞米松。胃脘痛，便秘7年，口服便秘茶。心率每分钟68次，活动后心率明显增快至每分钟90次，静息血氧饱和度96%。活动时血氧饱和度95%，心率每分钟105次。夜尿4次左右。

查：脉濡、弦、细弱、小数，舌淡红、暗红，苔白稍厚腻，舌底脉络瘀滞发红。

患者复感外邪，肺气郁痹，故见气急咳喘，咳大量白痰，故见喘憋不适。同时久病伤及肺肾，水液不通，郁而成痰，同时，肺气不宣，发为肺病。本病应清肺热，固肾元，强脾胃，消积气同时进行。

处方：鲜黄芩30克、鲜黄芪40克、蜂房5克、楮实子30克、当归30克、制山萸肉30克、人参果60克、红花3克、肉苁蓉20克、炒白芥子6克、焦山楂15克、紫菀15克、骨碎补10克、鲜接骨木20克、鲜锁阳30克、炙麻黄3克。

4月21日诊，查：脉濡、弦、满、有余、力短，患者近日感冒发热，肺热湿阻，痰多黄白痰，舌暗红，苔薄白厚，舌底脉络稍瘀滞，上方有所改动，加鲜芦根60克。

9月8日诊，患者感冒稍咳嗽，加重，出汗，痰多，不易咯出，喘憋，腹胀，睡眠少，每晚5小时左右，大便干，尿频，饮食一般，怕冷。皮肤紫癜。

处方：鲜黄芩30克、黄芪60克、露蜂房5克、楮实子30克、陈皮10克、当归10克、山萸肉30克、鲜紫苏40克、人参果60克、生姜15克、鲜锁阳50克、鲜射干70克、鲜金沸草70克、鲜荆芥50克、杏仁15克、炒苍术30克、鲜地黄80克。

9月20日诊，患者神志清，精神可，饮食睡眠可，喘憋较前明显好转，活动后仍有喘憋，咳嗽咳痰减轻，仍时有头晕，昏沉好转，食后腹胀不适减轻，牙龈疼痛明显好转，双上肢皮肤仍瘙痒好转，后继续复诊。

2.2 鲜黄芩茎叶

2.2.1 药用部位
本品为唇形科植物黄芩的茎叶。

2.2.2 性味归经
味苦，性寒。归肺经。

2.2.3 功能主治 清热解毒。用于急性咽炎属风热证，症见咽痛、咽干灼热、咽部黏膜或悬雍垂红肿。

2.2.4 采收加工 全草全年可采，或夏、秋季采收。

2.2.5 用法用量 内服：干品5~10克，鲜品30~60克，根据医嘱，煎汤，研磨成浆或破碎绞汁煮沸服，或生服。外用：适量，捣烂外敷或绞汁外涂，煎汤熏洗患处。

2.2.6 治验医案举隅

张海滨应用鲜药案例

刘某，男，患银屑病11年，双下肢、腰部、肘关节严重，皮肤干燥、有灼烧感、疼痛、边缘部有红血丝。2023年3月份在江西地方医院住院，左侧脚踝部曾扭伤过，最近1月受伤部位睡觉时抽筋。口服消银胶囊每天5~7片，转移因子口服溶液每天3次、每次1支，复方氨太素片每天1片，阿维A胶囊每天1粒，维大黄每天1片。有高血压、高血糖、高血脂，但未服药。饮食可，睡眠可，大便不爽，近3天不解大便，前两天呕吐，运动后今天好转，脾气急，不怕冷，不怕热，进凉食胃不适，血压130/90mmHg，脱发明显，尿频明显，晚上7~8次。于2019年9月23日前来我院就诊。

查：脉软中弦、细，舌红绛、有裂纹，苔薄白少。

患者由于患病多年，久病伤及肾，在治疗上以清热，祛风的同时还兼顾补肾。

处方：鲜黄芩茎叶60克、鲜浮萍25克、鲜景天三七80克、人参果80克、鲜大青叶80克、鲜芦根80克、鲜鬼针草90克、鲜北沙参80克、鲜藿香40克、蝉蜕10克、山萸肉30克、锁阳20克、淫羊藿30克、鲜鱼腥草80克、炙黄芪15克、鲜牛蒡根150克。

上方为基本方，加减应用，同时还配合用一些外用药。于同年10月6日后再诊，疼痛瘙痒症状有所缓解，大便正常，服药后胃胀，但后可自行缓解，余下同上。

2.3 鲜黄芩子

2.3.1 药用部位 本品为唇形科植物黄芩的种子。

2.3.2 性味归经 味苦，性寒。归大肠经。

2.3.3 功能主治 清热解毒。用于便血，痢疾。

2.3.4 采收加工 全草全年可采，或夏、秋季采收。

2.3.5 用法用量 内服：干品5~10克，根据医嘱，煎汤，入丸散剂。外用：适量，捣烂外敷或外涂，煎汤熏洗患处。

2.3.6 本草医籍论述 黄芩子，主肠澼脓血。（名医《别录》）

2.4 鲜黄芩花

2.4.1 药用部位 本品为唇形科植物黄芩的花。

2.4.2 性味归经 味苦，性寒。归肺经。

2.2.3 功能主治 清热解表，泻肺火。用于感冒发热，咽痛咳嗽，泻痢腹痛，上呼吸道感染及急性胃肠炎。

2.4.4 采收加工 花开时，夏、秋季采收。

2.4.5 用法用量 内服：干品5~10克，鲜品30~60克，根据医嘱，煎汤，研磨成浆或破碎绞汁煮沸服，或生服。外用：适量，捣烂外敷或绞汁外涂，煎汤熏洗患处。

2.4.6 治验医案举隅

《健康生活》黄芩花合药治冬温病

崇祯15年，江浙地区发生过流行性感冒。这年冬天，江苏吴县有位大豪绅，趁着冬天气温变暖之日和一伙仆人外出游猎。当他们打猎归来后，皆患有不同程度的周身困倦、肌肉疼痛、咽喉干涩、红肿难咽、发热咳嗽等。豪绅的管家见状，即请名医吴有性来看病。吴氏听取各位陈述症状完毕，诊断为集体染上冬温病。鉴于治法，分为3方。豪绅用第一方，三消饮加人参、鹿角胶。具体方药：槟榔3钱，草果2钱、厚朴2钱、白芍3钱、甘草2钱、知母3钱、黄芩花3钱、大黄3钱（后下）、葛根3钱、羌活3钱、柴胡3钱、生姜3片、红枣5枚，水煎服。发病明显的仆人用第二方，单纯应用三消饮。发病不太严重的仆人，用姜蒜汤治疗。因为豪绅平素生活淫荡肾精亏损，病情较重，并有萎靡不振状态，必须补肾气，扶正祛邪，故用三消饮加人参3钱（文火另煎，将参汁兑入配方药液同服）、鹿角胶3钱（冲化，同配方药液混服）。第三方用生姜和生蒜头各适量，捣烂，水煮，以沸为度，红糖拌服。蒜头生用或半生用，抗疫疠强。

思考与讨论：黄芩。味苦，性寒。阴中有微阳，故可升可降。黄芩中枯而飘，故能泻肺火，清痰利气，除寒湿，去热于肌表。子芩，细实而坚者，泻大肠火，养阴退阳，化结，退热于膀胱。黄芩花，主升，清利头目，疏散风热；黄芩茎叶，虽味苦，但味微淡，少些根的苦寒冷泻下之弊，但对于咽喉部疾病尤佳。

3 鲜药应用探讨

3.1 鲜品炮制要点

3.1.1 根据黄芩的生长情况，在生长季可以随机采收，将采收后的鲜黄芩、鲜黄芩茎叶、黄芩花、黄芩子，选去黄叶及腐叶，清洗干净后，分类存放，便于调剂和制剂。

3.1.2 鲜黄芩、鲜黄芩茎叶、黄芩花、黄芩子在生鲜的状态下，可以切碎入药，可以破碎入药，也可以榨汁。

3.1.3 根据医嘱，将生鲜黄芩加酒炮制，称为酒制黄芩。取黄芩片，加酒拌匀，闷透，置锅内，用文火加热，炒至深黄色，干燥，取出放凉。净黄芩片每 100 千克，用黄酒 10 千克。

3.1.4 根据医嘱，将鲜黄芩加热制成炒黄芩。取黄芩片，置锅中，用文火加热，炒至深黄色，取出，放凉。

3.1.5 根据医嘱，将鲜黄芩炒成炭，制成黄芩炭。取净黄芩片，置热锅中，用武火加热，炒至表面焦褐色，内部焦黄色时，喷淋清水少许，熄灭火星，取出晾干。

3.1.6 根据医嘱，将鲜黄芩子炒熟，有利于有效成分煎出。将黄芩子放入热锅内，快速翻炒，炒至有香气逸出，并有爆破声，即可，放凉后，即用。

3.1.7 在煎药时，炮制品鲜药，先用凉水浸泡后，再开火煎煮。与未炮制的鲜药同用时，最好是先煎煮 10 分钟，有利于有效成分的溶出。

3.1.8 所有的炮制加工品，从生鲜品到炮制熟鲜品，加工应在最短的时间完成，防止变质。炮制品应在低温环境下保存，并尽快入药，防止有效成分散失和改变。做到当天炮制，当天入药，方可保证药效。

3.2 不同炮制方式饮片的有效含量及功效区别

3.2.1 将黄芩的所有部位进行分类，是因部位不同，药效也存在一定的差异。

3.2.2 将鲜黄芩类药物切片或破碎后，在煎煮或溶出的过程中，有利于快速地将有效成分溶出或煎出。

3.2.3 将鲜黄芩药用部分捣碎后，榨汁入药，吸收迅速，见效快。

3.2.4 新鲜的黄芩，经过加工炮制后，其药性有所改变，生黄芩清热泻火解毒力强，用于热入气分，湿热黄疸，乳痈发背。酒制入血分，并可借酒升腾之力，用于上焦肺热及四肢肌表之湿热；同时，因酒性大热，可缓和黄芩的苦寒之性，以免伤害脾阳。黄芩炭以清热止血为主，用于吐血衄血；崩漏下血。

藿香

1 药材基原

为多年生为唇形科植物藿香 Agastache rugosa（Fisch. et Mey.）O. Ktze.。

2 鲜药谱

鲜藿香叶、鲜藿香茎、鲜藿香根。

2.1 鲜藿香叶

2.1.1 药用部位 本品为多年生唇形科植物藿香（图38）的叶。

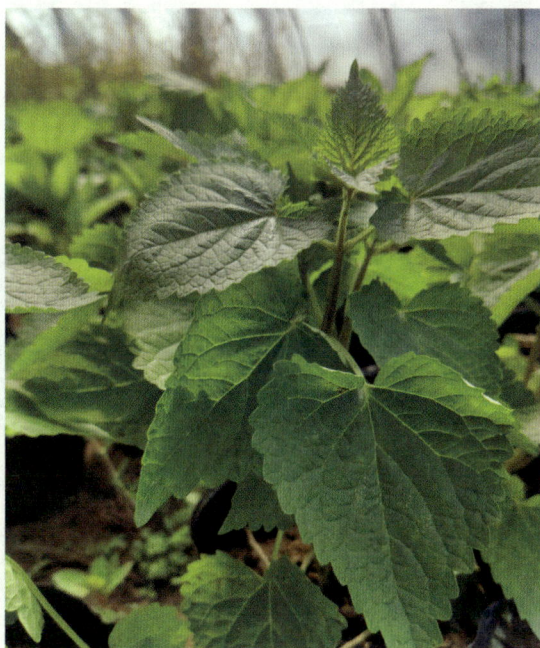

图38 藿香

2.1.2 性味归经 味辛，性温。归肺、脾、胃经。

2.1.3 功能主治 祛暑解表，化湿和胃。用于感冒暑湿，寒热头痛，疟疾，痢疾，胸脘痞闷，呕吐泄泻，妊娠呕吐，鼻渊口臭等。

2.1.4 采收加工　根据生长环境，常年可以采收，最佳的采收季节是在地上部分生长茂盛，无枯萎时节。

2.1.5 用法用量　内服：干品 5~10 克，鲜品 30~60 克，根据医嘱，煎汤，研磨成浆或破碎绞汁煮沸服，或生服。外用：适量，捣烂外敷或绞汁外涂，煎汤熏洗患处。

2.1.6 本草医籍论述

七鲜汤，鲜藿香 4.5 克、鲜首乌 4.5 克、鲜荷叶边 9 克、鲜生地 15 克、鲜佩兰叶 4.5 克、鲜建兰叶 7 辨、鲜水梨 21 克。上药和匀，打汁滤清，用温开水冲服。治时疾厥逆。(《绛囊撮要》)

家秘甘露饮。人参、薄荷、葛根、滑石、泽泻、鲜藿香、甘草、白茯苓、麦冬。水煎，冷饮。治热气霍乱，心腹绞痛，上吐下泻，烦闷扰乱，昏不知人。(《症因脉治》)

七液丹方。上滑石（19 两）、鲜佩兰叶汁、鲜白萝卜汁、鲜藿香叶汁、鲜紫苏叶汁、鲜薄荷叶汁、鲜侧柏叶（各 5 两）、锦纹大黄（3 两生，研细末，用好陈酒 3 两拌入）。专治瘟疫、疟、痢、烂喉、丹痧、斑疹、时毒、痈疖、一切疮毒，暑风，卒忤诸斑痧气等症，服法列左。(《济生集》)

香口去臭：藿香洗净，煎汤，时时噙漱。(《摘元方》)

2.1.7 治验医案举隅

《丁甘仁医案》湿温案

王左温邪暑湿，夹滞互阻，太阴阳明为病。发热五天，有汗不解，胸痞泛恶，腹痛痢下，日夜四五十次。

舌尖绛，中浓灰腻而黄，脉象滑数有力。暑为天之气，湿为地之气，暑湿蕴蒸阳明，湿滞郁于肠间，气机窒塞，胃失降和，湿温兼痢之重症。姑宜泄气分之伏邪，化阳明之垢浊，表里双解，通因通用之意。

炒香豉（三钱），银花炭（四钱），六神曲（三钱），炒竹茹（一钱五分），黑山栀皮（一钱五分），扁豆衣（三钱），焦楂炭（三钱），青陈皮（各一钱五分），酒炒黄芩（一钱五分），仙半夏（一钱五分），鲜藿香（一钱五分），炒赤芍（一钱五分），鲜佩兰（一钱五分），枳实导滞丸（包，三钱）。

张海滨用通气布津法治疗老年性间质性肺炎

刘某某，男，85 岁，于 2015 年 5 月确诊间质性肺炎、干燥综合征。现服用白芍总苷胶囊、法莫替丁片、碳酸钙片、雷公藤多苷片、泼尼松。血糖正常，2 次胃出血，自述从年轻时红细胞沉降率快，胃镜示胃萎缩、慢性胃炎，胃痛稍加重，十二指肠球部溃疡，现偏右位置溃疡。

查：静息血氧饱和度 96%（97%~98%），心率每分钟 72（75）次，活动后血氧饱和度 95%，心率每分钟 82（86）次，尿素氮 7.33mmol/L，低密度脂蛋白 4.43mmol/L，甘油三酯 3.81mmol/L，肌酸激酶 187U/L，高密度脂蛋白稍低。肾结石、肾囊肿、传导阻滞。

患者自述：天气变化时双手小关节、膝关节、踝关节稍疼痛，双下肢水肿，乏力。无口腔溃疡，怕冷，血压低，吃饭用前面牙齿咀嚼，两侧牙掉落。睡眠差，不易入睡，易醒，经常太息，口干，口黏，喘息，痰不易咳出，痰黏，晨起黄黑痰，没食欲，大便可，偶不成形。

查：舌淡红偏红暗，苔厚有沫、有裂纹、少津液、根部更厚，脉濡、弦，轻取弦细有余锐。

患者因年岁已经高，再加上多病交织，本病本虚邪实，根据患者的体质，先与扶正、护胃、行气、固肾等综合治疗方法，给予下方。

处方：鲜藿香 30 克、炒扁豆 30 克、刺五加子 30 克、鲜丹参茎叶 50 克、灯盏花 10 克、鲜党参 70、白芍 10 克、巴戟天 10 克、当归 20 克、覆盆子 20 克、合欢皮 15 克、灵芝 15 克、肉苁蓉 30 克、菟丝子 15 克、鲜山药 120 克、没药 4 克、鲜北沙参 50 克、鲜黄芪 50 克、五灵脂 4 克、炙黄芪 20 克、鸡血藤 15 克、

服药 10 天后，双下肢水肿明显减轻，但足底凉，乏力略减轻，食欲增加，但还须在原方上加减用药。

2.2 鲜藿香茎

2.2.1 药用部位
本品为多年生唇形科植物藿香的茎。

2.2.2 性味归经
味辛，性微温。归肺、脾、胃经。

2.2.3 功能主治
醒脾开胃，和中止呕，理气止痛。用于脾胃气滞、中焦气机不畅、升降失调，以致胸腹满闷、腹痛吐泻、胃纳不佳、倦怠无力、舌苔垢腻等。

2.2.4 采收加工
根据生长环境，常年可以采收，最佳的采收季节是在地上部分生长茂盛，无枯萎时节。

2.2.5 用法用量
内服：干品 5~10 克，鲜品 30~60 克，根据医嘱，煎汤。外用：适量，捣烂外敷或绞汁外涂，煎汤熏洗患处。

2.2.6 治验医案举隅

《丁甘仁医案》湿温案

俞左湿温五天，身热不解，有汗恶风，遍体骨楚，胸闷泛恶，不能饮食，舌苔腻布而垢，脉象濡迟。伏温夹湿夹滞，互阻中焦，太阳表邪郁遏，太阴里湿弥漫，清不升而浊不降，胃乏展和之权，邪势正在鸱张。拟五苓合平胃散加减。

川桂枝（八钱）、赤猪苓（各三钱）、泽泻（一钱五分）、清水豆卷（四钱）、制川朴（一钱）、陈皮（一钱）、半夏（一钱）、制苍术（一钱）、枳实炭（一钱）、六神曲

（三钱）、鲜藿梗（一钱五分）、鲜佩兰（一钱五分）。

张海滨用行气消胀法治疗胃胀诸证

朴某某，女，61 岁，于 2016 年 7 月 26 日初诊。患者诉近两年来饭后胃胀严重，消化慢，喝水后自觉腹中憋闷不舒、腹胀、烧心，食用山药、薏苡仁腹胀最明显，服用中（西）药后，无明显改善。原有类风湿关节炎 10 余年，受风后自觉裸露皮肤地方骨关节疼痛，稍坐片刻双脚冰凉，麻木，全身汗出，夜晚明显，怕冷，见风全身疼痛，体质差，晨起手指僵，睡眠差，神经衰弱多年，脾气急，大便或干或稀，全身乏力，血压 118/76mmHg，胆囊摘除术后 10 余年。

查：脉濡、弦、细，脉稍有余，舌偏暗，苔白厚腻有裂纹。

处方：鲜藿香梗 60 克、鲜紫苏 50 克、鲜黄芪茎叶 120 克、黄连 10 克、吴茱萸 2 克、升麻 15 克、鲜牛蒡 100 克、鲜牛膝苗 150 克、玄参 20 克、炒枳壳 30 克、鲜荆芥 30 克、鲜防风 20 克、鲜北沙参 30 克。

上方中药水煎服，每日 1 付，嘱进食清淡类食物，同时配合针灸，推拿，中药热敷。

2016 年 8 月 1 日诊，患者胃胀感减轻，关节冷痛感不明显，睡眠可，余同前。

思考与讨论：藿香叶偏于发表，藿香梗偏于和中。凡发散之品，以鲜者为佳。藿香根，主血，叶入气分，梗入脾胃，而弱于表，而根则易入血，故用于通气血。在现代《中药学》教材中述："藿香气味芳香，化湿辟秽而和脾胃，性味辛、温，散表邪而除表证，兼能解除暑邪，为夏令要药，鲜者尤佳。"

2.3 鲜藿香根

2.3.1 药用部位 本品为多年生唇形科植物藿香的根。

2.3.2 性味归经 味辛，性微温。归肺、脾、胃经。

2.3.3 功能主治 和中，辟秽，发表，理气止痛。用于霍乱、吐泻、血气痛等。

2.3.4 采收加工 根据生长环境，常年可以采收，最佳的采收季节是在地上部分生长茂盛，无枯萎时节。

2.3.5 用法用量 内服：干品 5~10 克，鲜品 30~60 克，根据医嘱，煎汤，外用：适量，捣烂外敷，煎汤熏洗患处。

2.3.6 本草医籍论述

治霍乱吐泻，血气痛，发表。（《分类草药性》）

3 鲜药应用探讨

3.1 鲜品炮制要点

3.1.1 将鲜藿香叶、鲜藿香梗、鲜藿香根从地里采收后，分类，择选去杂质及枯黄部分。洗净后，按医嘱切碎入药，或破碎后入药，也可取鲜汁入药，也可以鲜品生食。最好做到当天采，当天用为最佳。

3.1.2 鲜藿香叶、鲜藿香梗、鲜藿香根在煎取时，宜武火急煎，煎煮的时间不宜过长，以防止有效成分散失。

3.2 与干品中药的比对

藿香含有大量挥发性物质，在餐饮中，藿香以鲜食为主，部分挥发物随着温度的升高，活性增强，但随着时间的增加，丢失增多。有文献研究干燥方式对藿香挥发性物质的影响，以鲜藿香叶为参照品，利用 GC-MS 分析其挥发性物质，并结合维恩图分析其挥发性物质。实验结果表明：5 个样品共检测到 94 种挥发性物质，共有物质 11 种，分别是苯甲醛、乙酸辛烯酯、异薄荷酮、（−）−薄荷酮、茴香脑、草蒿脑、D−柠檬烯、β−波旁烯、β−石竹烯、δ−荜橙茄烯、愈创奥。茴香脑为主要挥发性物质。

3.3 不同炮制方式饮片的有效含量及功效区别

3.3.1 将鲜藿香叶、鲜藿香梗、鲜藿香根清洗后择净，使药物洁净，切碎或破碎后，增加与溶液的接触面，便于有效成分快速煎出或溶出，同时也便于调剂、制剂。

3.3.2 鲜藿香叶、鲜藿香梗、鲜藿香根不需要过多炮制，一些成分在加热或干燥的过程中容易破坏，故以鲜用入药为最佳方式之一。

参考文献

[1] 韩颖，王鹏，何莲，等. 干燥方式对藿香挥发性物质的影响 [J]. 中国调味品，2020, 45（11）: 101–107.

金荞麦

1 药材基原

为蓼科植物金荞麦 *Fagopyrum dibotrys*（D. Don）Hara。

2 鲜药谱

鲜金荞麦、鲜金荞麦茎叶。

2.1 鲜金荞麦

2.1.1 药用部位　本品为蓼科植物金荞麦（图 39）的根茎和根。

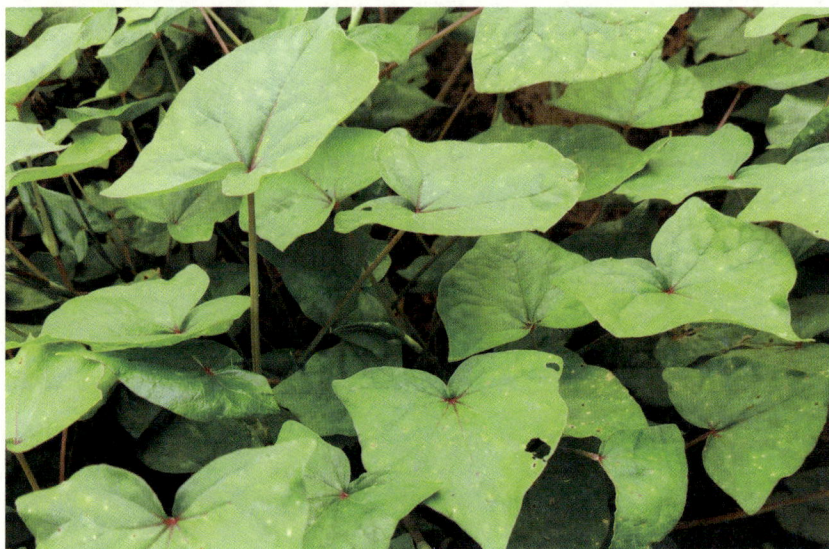

图39　金荞麦

2.1.2 性味归经　味辛、苦，性凉。归肺经。

2.1.3 功能主治　清热解毒，活血消痈，祛风除湿。用于疮毒，蛇虫咬伤，肺痈，肺热咳喘，咽喉肿痛，痢疾，风湿痹证，跌打损伤，痈肿等。

2.1.4 采收加工　常年可以采收。

2.1.5 用法用量　口服：干品 15~30 克，鲜品 30~60 克，根据医嘱，煎汤，或研磨成浆或破碎绞汁煮沸服，或生服。外用，适量，捣烂外敷或绞汁外涂，煎汤熏洗患处。

2.1.6 本草医籍论述

治天蛇头：手中指头结毒，赤肿痛（或不拘何指）。用野落苏（即兼丝子）、金银花藤、天荞麦（金荞麦）上细切，用好米醋浓煎，先熏后洗。（《证治准绳·疡医》）

治喉闭，喉风喉毒，用醋磨漱喉。治白蚀，天荞麦（金荞麦）捣汁冲酒服。（《本草纲目拾遗》）

治痰核瘰疬，不拘何等疬结核初起者：用金锁银开（金荞麦），须鲜者，将根捣汁，冲酒服。（《本草纲目拾遗》）

天荞麦（金荞麦），治乳痈风毒，入诸散毒药内，取根 2 分，生姜 1 分，水煎服。治败血久病不痊，又洗痔血。（《李氏草秘》）

治疗细菌性痢疾：取野荞麦（金荞麦）根 5 钱，焦山楂 3 钱，生甘草 2 钱，煎服，每日 1 剂。治疗 46 例，多数 1~3 剂见效。对阿米巴痢疾也有一定的效果。（《中药大辞典》）

治慢性肝炎：鹅掌金星 1 两，金荞麦 1 两，阴行草 1 两，车前草 5 钱（均鲜品）。水煎服。（江西《草药手册》）

急性乳腺炎：荞当归（金荞麦）30~60 克，水煎，加酒服。（《秦岭巴山天然药物志》）

治流火：鲜野荞麦（金荞麦）根 250 克、水煎服。（《浙江天目山药用植物志》）

治脱肛：鲜野荞麦（金荞麦）根 300 克，苦参 300 克。水煎，趁热黑。（《浙江天目山药用植物志》）

治痔疮：野荞麦（金荞麦）30 克，酒、水炖服。（《福建药物志》）

治狂犬病、蛇虫咬伤：野荞麦根 15~30 克。水煎服；或鲜根，叶捣烂外敷。（《青岛中草药手册》）

治跌打损伤：荞麦三七（金荞麦）根 60 克，算盘子根 30 克，菊叶三七 15 克。水、酒各半煎服。（《湖南药物志》）

治肺脓肿：金荞麦 25 克，切碎装入瓦罐中，加水或黄酒 1250 毫升，口密封，隔水小火蒸煮 3 小时，煎成约 1000 毫升每次 20~40 毫升，每日服 3 次。（《湖北中草药志》）

2.1.7 治验医案举隅

张海滨应用新鲜中药治疗病例

杨某某，男，72 岁，于 2015 年 10 月 12 日初诊。患者咳嗽、咯痰伴憋气 1 月余；右下肢静脉炎 10 余年，静脉炎局部皮肤暗红；脑梗死史 9 年，右侧肢体活动不利，腿抽筋；心房颤动史3年；面瘫发作2次，右侧流涎。现痰黏色黄不易咳出，大便可，夜尿稍多、3次左右，不怕冷。

查：舌淡红，苔白腻稍厚，脉弦、细、沉。

处方：鲜金荞麦50克、鲜木槿子20克、鲜铁线莲70克、鲜紫苏80克、鲜党参茎叶120克、鲜黄芪200克、炒枳壳30克、鲜牛膝150克、络石藤30克、鲜泽兰120克、鲜首乌藤150克、鲜葛根藤120克、当归20克、骨碎补15克、接骨木30克、乳香6克、没药6克、益智仁15克、升麻20克。

2015年10月17日诊，患者咳嗽、咯痰症状明显缓解，现1天轻咳嗽两声，憋气感消除。大便可，小便1夜2次，服药两剂后，无抽筋。

2.2　鲜金荞麦茎叶

2.2.1 药用部位　本品为蓼科植物金荞麦的茎叶。

2.2.2 性味归经　味苦、辛，性凉。归肺、脾、肝经。

2.2.3 功能主治　清热解毒，健脾利湿，祛风通络。用于肺痈，咽喉肿痛，肝炎腹胀，消化不良，痢疾，痈疽肿毒，瘰疬，蛇虫咬伤，风湿痹痛，头风痛。

2.2.4 采收加工　常年可以采收。

2.2.5 用法用量　口服：干品15~30克，鲜品30~60克，根据医嘱，煎汤，或研磨成浆或破碎绞汁煮沸服，或生服。外用：适量，捣烂外敷或绞汁外涂，煎汤熏洗患处。

2.2.6 本草医籍论述

主痈疽恶疮毒肿，赤白游疹，虫、蚕、蛇、犬咬，并醋摩敷疮上，亦捣（金荞麦）茎叶敷之；恐毒入腹，煮汁饮。（《本草拾遗》）

治毒蛇咬伤：鲜金荞麦茎叶1把，洗净，捣烂，加红糖少许或酌加白酒和匀敷患处。敷药前必须先用麻绳刮出毒牙，继用三角形针刺伤口周围，放出毒血，再用冷开水洗伤，使毒血出尽，再将药做成厚饼（中间留1个小孔），敷在伤口上，每日1换。（《湖北中草药志》）

治肝炎腹胀：金荞麦（金荞麦）茎叶、连钱草各15克，水煎服或用茎叶6~9克，开水泡服，并可预防。（《湖北中草药志》）

治瘰疬：野荞麦（金荞麦）茎叶煮烂和米粉作饼食。《福建药物志》

2.2.7 治验医案举隅

张海滨用托毒生肌法治疗糖尿病并发症

高某，男，43岁，于2019年5月11初诊。患者手心、脚心起脓包，偶尔痒，未规律服药，脱皮，3年余；高血糖1年余，口服降糖药，未规律服药；腰肌劳损；腰酸，有痔疮，睡眠可，饮食可，运动量可，脾气急，怕热，大便干，小便正常。

查：血压 110/70mmHg，脉濡、弦、细、沉、稍欠连，舌淡红、暗，苔白稍厚腻。

嘱其按规律服用降糖药，注意血糖的变化，及时增减降糖药的剂量，规则饮食，注意忌口，同时还配合中药外洗、中药药膏。

处方：鲜金荞麦 50 克、鲜葡萄藤 50 克、鲜藿香 30 克、鲜鸭跖草 50 克、竹茹 10 克、党参 30 克、地榆 10 克、鲜荆芥 30 克、紫苏 30 克、威灵仙 10 克、鲜芦根 90 克、锁阳 15 克、炒苍术 20 克、炒黄柏 10 克、茯苓皮 30 克、炙百部 20 克、鲜蒲公英 60 克、鲜忍冬藤 70 克。

2019 年 6 月 20 日诊，患者脓包消退后无再发，腰酸缓解，二便调，再辨证用药。

思考与讨论：金荞麦，其味辛、苦，归肺经，故善散热痰结，治疗各种热痰交结性疾病，如肺热咳喘、痈肿等。而茎叶，为地上部分，能清热解毒，通络祛湿。

3 鲜药应用探讨

3.1 鲜品炮制要点

3.1.1 将鲜金荞麦及茎叶采收后，分类，择选去杂质及枯黄腐叶部分。洗净后，按医嘱切碎入药，或破碎后入药，也可取鲜汁入药，也可以鲜品生食。

3.1.2 最好做到当天采，当天入药为最佳。

3.2 不同炮制方式饮片的有效含量及功效区别

3.2.1 鲜金荞麦及茎叶进行分类，因为部位不同，其功效也有一些差异。

3.2.2 将鲜金荞麦及茎叶清洗后择净，使药物洁净，切碎或破碎后，增加与溶液的接触面，便于药效成分快速地煎出或溶出，同时也便于调剂、制剂。

3.2.3 鲜金荞麦及茎叶不需要过多炮制，一些成分在加热或干燥的过程中容易破坏，故以鲜用入药为最佳方式之一。

3.2.4 将鲜金荞麦及茎叶捣碎或捣碎后榨汁，入药，吸收迅速，见效快。

荆芥

1 药材基原

为唇形科植物裂叶荆芥 *Schizonepeta tenuifolia*（Benth.）Briq. 或多裂叶荆芥 *Schizonepeta multifida*（L.）Briq.。

2 鲜药谱

鲜荆芥、鲜荆芥根。

2.1 鲜荆芥

2.1.1 药用部位 本品为唇形科植物裂叶荆芥（图40）或多裂叶荆芥的茎叶。

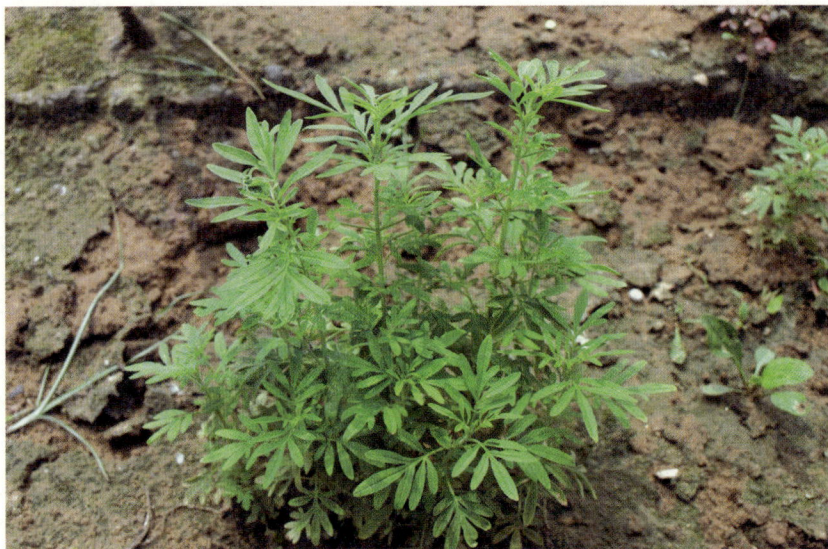

图40 裂叶荆芥

2.1.2 性味归经 味辛、微苦，性微温。归肺、肝经。

2.1.3 功能主治 祛风，解表，透疹，止血。用于感冒发热，头痛，目痒，咳嗽，咽喉肿痛，麻疹，痈肿，疮疖，衄血，吐血，便血，崩漏，产后血晕等。

2.1.4 采收加工 根据生长环境，常年可以采收，最佳的采收季节是在地上部分生长茂盛、无枯萎时节。

2.1.5 用法用量 内服：干品 5~10 克，鲜品 30~60 克，根据医嘱，煎汤，研磨成浆或破碎绞汁煮沸服，或生服。外用：适量，捣烂外敷或绞汁外涂，煎汤熏洗患处。

2.1.6 本草医籍论述

（荆芥）利五脏，消食下气，醒酒。作菜生热食并煎茶，治头风并汗出；豉汁煎治暴伤寒。（《日华子本草》）

荆芥，和醋捣烂，敷肿毒立瘥。（《药鉴》）

（荆芥）治恶风贼风，口面㖞邪，遍身顽痹，心虚忘事，益力添精。主辟邪毒气，除劳，治疗肿；取 1 握切，以水 5 升，煮取 2 升，冷分 2 服，主通利血脉，传送五脏不足气，能发汗，除冷风；又捣末和醋封毒肿。（《药性论》）

吐血不止。用荆芥（连根，洗），捣汁半盏服；干穗为末亦可，用荆芥穗为末。生地黄汁调服 2 钱。（《太平圣惠方》）

外感发热、头痛、疮肿、流行性感冒：鲜荆芥 10 克、绿茶 3 克。用 250 毫升开水冲泡 10 分钟后饮用，冲饮至味淡。（《本草纲目》）

清热解表，风热头痛。鲜荆芥 5 克、石膏 3 克、绿茶 3 克。用 250 毫升开水冲泡后饮用，冲饮至味淡。（《永类钤方》）

疏风泻热，消积化食。小腹急痛，食积不消，大便秘结，肛门肿痛。鲜荆芥 5 克、鲜大黄梗 2 克、绿茶 3 克。（《宣明论方》）

2.1.7 治验医案举隅

张海滨用扶正透表法治疗多年卫表不固证

寇某某，男，56 岁，于 2016 年 3 月 11 日初诊。患者诉常年交替鼻塞、鼻涕多 7 年余，最近加重，晨起黄鼻涕多，白天流清鼻涕，有时喘气费力，常年间断性咳嗽，少痰，自觉上气道不通畅，往年天气变化时鼻炎加重。喜欢运动，最近运动时上半身不出汗，怕热，不怕冷，睡眠可，大便可。血压忽高忽低，睡眠好时血压正常，天热有时腿浮肿。

查：脉濡、弦、稍欠舒展，舌淡红、偏暗，苔薄白、根部稍厚。

本病由于患者卫气不固，肺气失宣，郁热不散，肝气不疏，同时下焦兼有湿邪。治宜宣肺、清热、理气、利水、固表为主。

处方：鲜荆芥 25 克、鲜藿香 40 克、羌活 4 克、藁本 3 克、鲜北沙参茎叶 70 克、木蝴蝶 10 克、鲜天花粉 60 克、紫草 30 克、鲜鱼腥草 120 克、鲜大青叶 80 克、鲜黄芩 50 克、鲜当归 70 克、鲜黄芪茎叶 70 克、炒杜仲 30 克、骨碎补 15 克、淫羊藿 15 克、鲜葛根 150 克、鲜车前草 180 克、鲜益母草 100 克、鲜白术 60 克。

2016 年 3 月 17 日再诊，患者诉鼻塞减轻、鼻涕减少，自觉比原来通畅通，血压正常。

2.2 鲜荆芥根

2.2.1 药用部位 本品为唇形科植物裂叶荆芥或多裂叶荆芥的根。

2.2.2 性味归经 味辛、微苦，性微温。归肺、肝经。

2.2.3 功能主治 止血，止痛。主要用于吐血，崩漏，牙痛，瘰疬等。

2.2.4 采收加工 根据生长环境，常年可以采收，最佳的采收季节是在地上部分生长茂盛，无枯萎时节。

2.2.5 用法用量 内服：干品 5~10 克，鲜品 30~60 克，根据医嘱，煎汤，研磨成浆或破碎绞汁煮沸服，或生服。外用：适量，捣烂外敷或绞汁外涂，煎汤熏洗患处。

2.2.6 本草医籍论述

治风热牙痛：荆芥根、乌桕根、葱根等分。煎汤频含漱之。(《疡医大全》)

凡瘰，烂延肩胸胁下，极不堪者，用荆芥根煎汤洗患处，以雄脑散麻油调搽，内服洞天救苦丹 3 服，犀黄丸 6 服。(《外科全生集》)

瘰，溃烂流串者，用荆芥根下段，煎汤温洗，久良，看疮破紫黑处，以针刺血去。再洗三四次，用韭菜地上蚯蚓 1 把。5 更时收取，炭火上烧红为末，每一匙入乳香、没药、轻粉各半钱，穿山甲 9 片，炙为末，麻油调敷神效。(《冯氏锦囊秘录》)

2.2.7 治验医案举隅

张海滨用宣肺透表法治疗多年痤疮

解某某，女，36 岁，于 2016 年 3 月 11 日初诊。患者诉患面部痤疮 3 年、痕迹明显，经常胃痛，怕冷，睡眠差、易醒，运动量少，大便不规律、有时干，月经周期规律，月经期夜间流量不断、持续 7 天以上、后期有褐色分泌物。其查舌淡红、微偏红暗，苔薄白、根部微厚，脉弦、细、急、有余。

处方：鲜荆芥穗 15 克、鲜防风 30 克、鲜黄芪 40 克、鲜黄芪茎叶 40 克、鲜山药 100 克、炒枳壳 12 克、炒山楂 10 克、合欢皮 30 克、鲜首乌藤 120 克、没药 4 克、五灵脂 4 克、炙黄芪 10 克、鲜党参 40 克、鲜当归 80 克、炙甘草 5 克、鲜玄参 50 克、鲜北沙参 60 克、灵芝 20 克、刺五加子 20 克、鲜大青叶 40 克、漏芦 10 克、鲜蒲公英 150 克、紫草 10 克、金银花 20 克。

2016 年 4 月 12 日诊，患者面部痤疮减少，胃痛、怕冷感消失，睡眠好转，大便通畅。月经正常、色红。舌淡红，苔薄白，根部微厚，脉弦细。

思考与讨论：荆芥为解表之药，凡发散者，应用于阳气盛足之品，故鲜者为佳。应根据体质辨证用药，如风寒实证者，用穗者为佳；如风寒犯中焦者，可用荆芥中间部分；如出血者，则用中下及根部，视情况者，可炒炭而用之。

3 鲜药应用探讨

3.1 鲜品炮制要点

3.1.1 鲜荆芥、鲜荆芥根从地里采收后，分类，择选去杂质及枯黄部分。洗净后，按医嘱切碎入药，或破碎后入药，也可取鲜汁入药，也可以鲜品生食。最好做到当天采，当天用为最佳。

3.1.2 鲜荆芥、鲜荆芥根在煎取时，宜武火急煎，煎煮的时间不宜过长，以防止有效成分散失。

3.1.3 根据医嘱，将荆芥炒黄：取鲜荆芥段置炒药锅内，用文火加热，炒至微黄色，取出，放凉。

3.1.4 荆芥炒炭：取鲜荆芥段置炒药锅内，用武火加热，炒至表面黑褐色，内部焦褐色时，喷淋清水少许，灭尽火星，取出，晾干凉透。

3.2 与干品中药的比对

荆芥主要有效成分是挥发油，因此炮制法认为宜将其放在通风处阴干，不宜长久暴晒。而鲜荆芥通过不同的加工方法，其中的挥发油成分都有不同程度的损耗，放置的时间越长，其有效成分就挥发得更多。所以有条件用鲜荆芥的地区，尽量用新鲜的荆芥入药。

3.3 不同炮制方式饮片的有效含量及功效区别

3.3.1 将鲜荆芥、鲜荆芥根清洗后择净，使药物洁净，切碎或破碎后，增加与溶液的接触面，便于有效成分快速地煎出或溶出，同时也便于调剂、制剂。

3.3.2 鲜荆芥、鲜荆芥根不需要过多炮制，一些成分在加热或干燥的过程中容易破坏，故以鲜用入药为最佳方式之一。

3.3.3 将鲜荆芥炒制后，药性及作用稍有改变。生品擅于疏散风热，利咽喉，清利头目，多用于感冒，头痛，风疹，疮疡初起，凡一切风毒之证，已出未出，欲散不散之际。炒荆芥：荆芥焙，炒研成细末，用黄酒冲服，具祛风理血作用，可用于产后出血过多，头晕目眩。炒炭能止血，多用于便血，妇人崩漏，产后血晕。

参考文献

[1] 陈艺文，于生，丁安伟，等. 荆芥不同干燥加工方法药材质量变化研究 [J]. 广州化工，2010，38（5）：102-104.

景天

1 药材基原

为景天科植物八宝 *Hylotelephium erythrostictum*（Miq.）H. Ohba 。

2 鲜药谱

鲜景天、鲜景天花。

2.1 鲜景天

2.1.1 药用部位 本品为景天科植物八宝（图41）的全草。

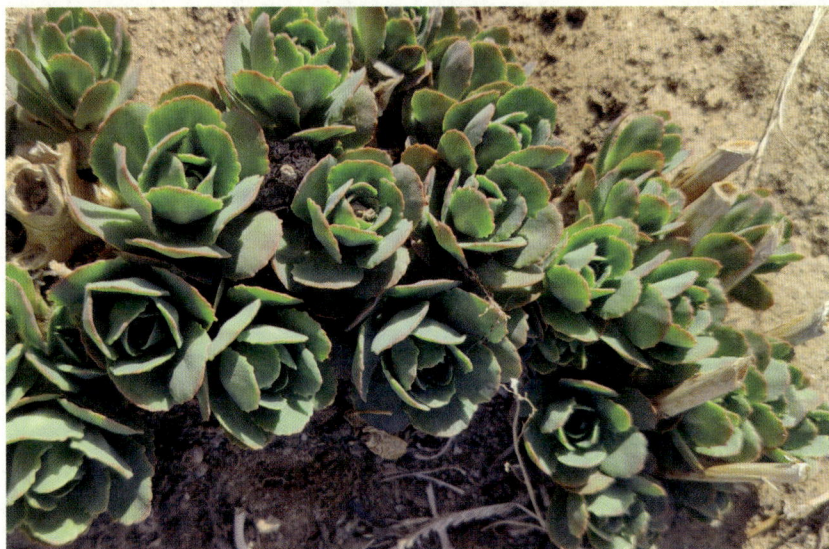

图41 景天

2.1.2 性味归经 味苦、酸，性寒。归心、肝、肾、大肠经。

2.1.3 功能主治 清热解毒，止血。用于赤游丹毒，疔疮痈疖，火眼目翳，烦热惊狂，风疹，漆疮，烧烫伤，蛇虫咬伤，吐血，咯血，月经量多，外伤出血等。

2.1.4 采收加工 气候适合，生长季节，常年可以采收。

2.1.5 用法用量 口服：干品 15~30 克，鲜品 30~60 克，根据医嘱，煎汤，或研磨成浆或破碎绞汁煮沸，或生服。外用，适量，煎水洗、捣烂外敷或绞汁外涂。

2.1.6 本草医籍论述

治小儿风痰抽搐：鲜景天 5 钱至 1 两，生姜皮少许，壁蟹壳 2 个。加水炖服。（《闽东本草》）

治疗疮：景天 1 把，杵烂，调烧酒敷患处。（《闽东本草》）

景天涂方，主治赤疹。景天（生用）1 斤。上捣研绞取汁。涂疹上，热炙手熨之愈。（《圣济总录》）

治小儿神灶丹，起两额傍，不出 1 日，变为赤黑色，慎火草（景天）绞取汁，先以刀子微丹上，令血出，涂药，以瘥为度。（《圣济总录》）

治眼生花翳，涩痛：景天草捣绞取汁，日三五度点之。（《太平圣惠方》）

治大小丹赤游风肿：用景天捣汁，或干末和苦酒敷之。（《太平圣惠方》）

治产后阴下脱：慎火草（景天）1 斤（阴干）。酒 5 升，煮取汁，分温 4 服。（《子母秘录》）

主面上及身体风瘙痒方：蒴根、蒺藜子、景天叶（各切，2 升），蛇床子（5 两），玉屑（半两），上 5 味，切，以水 1 斗半，煮取 1 斗，稍稍洗身面上，日 3 夜 1，慎风。（《备急千金要方》）

瘾疹风疹：景天（1 斤，一名护火草），上 1 味捣，绞取汁，涂上热炙。摸之再 3 即瘥。（《外台秘要》）

白丹者，初发痒痛，微虚肿如吹疹起，不痛不赤而白色，由挟风冷，故然色白也：芜蔚草、蛇衔草、慎火草（景天）相和，熟捣敷之良，数数易之。（《外台秘要》）

惊风烦热：慎火草（景天）煎水浴之。（《普济方》）

治五色丹，俗名油肿，若犯者多致死，不可轻之方。捣慎火草（景天）封之，神良。（《千金翼方》）

丹毒（从背上、两胁发起）：用白僵蚕十多枚和慎火（景天）草捣涂。（《本草纲目》）

命疗生两足心，肿硬如钱、如豆、如椒，有紫筋直透足股，挑之去净恶血：用田螺水点之，次用慎火草（景天）绿豆浸胀，捣烂敷之。（《医宗金鉴》）

治吐血，咯血，咳血：鲜景天叶十多片，冰糖 5 钱。酌冲开水炖服。（《福建民间草药》）

治肺炎：鲜景天叶 1 握，捣烂绞汁服。（《福建民间草药》）

2.1.7 治验医案举隅

张海滨用益气通脉法治疗消渴

王某某，男，46 岁，于 2018 年 5 月 10 日初诊。患者诉睡眠差，糖尿病 3 年余，前天空腹血糖 15.6mmol/L、餐后血糖 22.7mmol/L，口服降糖药，但日常未规律服药。血脂偏高，未服药。睡眠差，晨起累，白天疲倦。不怕冷，运动量少。饮食可，不饮酒，吸烟每天 1盒。腰痛，乏力，静脉曲张，脾气不急，大便黏不爽快、不干净，小便起夜 3 次左右。

处方：鲜景天 80 克、炒苍术 20 克、鲜垂盆草 80 克、干姜 15 克、虎杖 20 克、鲜地麦 70 克、鲜肉苁蓉 50 克、北沙参 30 克、黄芪 40 克、党参 40 克、鲜藿香 60 克、益智仁 40 克、天花粉 30 克、黄连 15 克、制鲜远志 15 克、鲜茜草 120 克、鲜佩兰 50 克、炒白术 20 克、葛根 40 克。

2018 年 6 月 3 日诊，患者上午 10：40 空腹血糖 11.7mmol/L，嘱其规律口服降糖药。

2018 年 6 月 11 日诊，患者睡眠稍改善，小腿酸痛，晚上起夜 2 次，查其脉濡、弦、满、细、稍沉、无力，舌淡红，苔白厚微腻、颗粒大，空腹血糖 9.6mmol/L。

2018 年 6 月 19 日诊，患者空腹血糖 8.8mmol/L，查其脉濡、弦、满、细、较有力、稍沉，舌淡红，苔白厚微腻、颗粒大。

2.2　鲜景天花

2.2.1 药用部位　本品为景天科植物八宝的花。

2.2.2 性味归经　味苦，性寒。归肝、肾、肺经。

2.2.3 功能主治　清热利湿，明目，止痒。主要用于赤白带下，火眼赤肿，风疹瘙痒等。

2.2.4 采收加工　气候适合，开花即可采收。

2.2.5 用法用量　口服：干品 15~30 克，鲜品 30~60 克，根据医嘱，煎汤，或研磨成浆或破碎绞汁煮沸服，或生服。外用：适量，煎水洗，捣烂外敷或绞汁外涂。

2.2.6 本草医籍论述

神火丹，小儿丹发两膀，不过 1 日、便赤黑，谓之神火丹：景天草花绞汁，先微揩丹上，后涂之，以瘥为度。鲫鱼半斤，杵如泥，涂之，频涂为良。（《太平圣惠方》）

论景天花非通神不老之品。缪希雍：（景天）花，功用具如《经》说，第大苦大寒之药，而云轻身明目，通神不老，未可尝试也。（《本草经疏》）

2.2.7 治验医案举隅

张海滨用通阳布津法治疗上焦气机不通

李某某，女，46 岁，于 2018 年 5 月 3 日初诊。患者诉胃脘部胀痛，遇冷、饱餐后加重 1 年，伴心前区憋闷、疼痛，心慌。血压、血糖正常。2009 年因子宫肌瘤行子宫切除术。颈椎病，伴随头晕头痛，近 2~3 天出汗，怕冷明显。运动量少，全身乏力，胸闷。饮食可，不敢进凉食、刺激性食物。睡眠一般，多梦，易醒。大便软，不成形，小便可。

查：舌淡红，苔薄白、矮，脉濡、弦、细、微数。

因患者阳气不足、不能推动血液运行，津液不布，出现各种供血不足症状，给予下方。

处方：鲜景天花80克、人参果60克、炒扁豆30克、鲜北沙参80克、菟丝子30克、百合30克、炒栀子6克、炙甘草5克、葛根40克、党参10克、山萸肉25克、麦冬15克、炒神曲12克、鲜玉竹40克、鲜仙鹤草60克、鲜地黄叶70克、炒麦芽12克、桂枝10克。

2018年5月26日诊，患者自觉心慌胸闷、怕冷、乏力症状减轻，腿酸，稍有头痛，颈部酸胀感，不知饥饿。查其脉细、弦。

2018年6月10日诊，患者诸症减轻，吃多后不舒服，嘱少食多餐。

2018年6月22日诊，患者诸症消失，再辨证服药巩固疗效。

3 鲜药应用探讨

3.1 鲜品炮制要点

3.1.1 将景天及花采收后，分类，择选去杂质及枯黄腐叶部分。洗净后，按医嘱切碎入药，或破碎后入药，也可取鲜汁入药，也可以鲜品生食。

3.1.2 如严寒时，无新鲜的景天采收，可以在有鲜景天的采收季节，将鲜景天根据医嘱熬成膏；也可以打成浆后，密封，低温冷冻保存，做成冻鲜品。入药前解冻、煮沸，但不宜生食。

3.1.3 从生鲜品到熟鲜品，最好做到当天采收，当天加工炮制，当天入药为最佳。

3.2 不同炮制方式饮片的有效含量及功效区别

3.2.1 将景天及花清洗后择净，使药物洁净，切碎或破碎后，增加与溶液的接触面，便于有效成分快速地煎出或溶出，同时也便于调剂、制剂。

3.2.2 将用药部位进行分类，其部位不同，功效有一定的差别。

3.2.3 鲜景天及花不需要过多的炮制，一些成分在加热或干燥的过程中容易破坏，故以鲜用入药为最佳的方式之一。

3.2.4 将鲜景天及花捣碎或捣碎后榨汁，入药，因为液体进入消化道及外涂于皮肤黏膜后，吸收迅速，见效快。

3.2.5 将生鲜的景天制成冻生鲜品中药，以备用时之需，因为有效成分破坏较少，虽在应用时，没有生鲜用时效果佳，但远比干存品中药效果好。

桔梗

1 药材基原

为桔梗科植物桔梗 *Platycodon grandiflorus*（Jacq.）A. DC.。

2 鲜药谱

鲜桔梗。

2.1 鲜桔梗

2.1.1 药用部位 本品为桔梗科植物桔梗（图 39）的地下根。

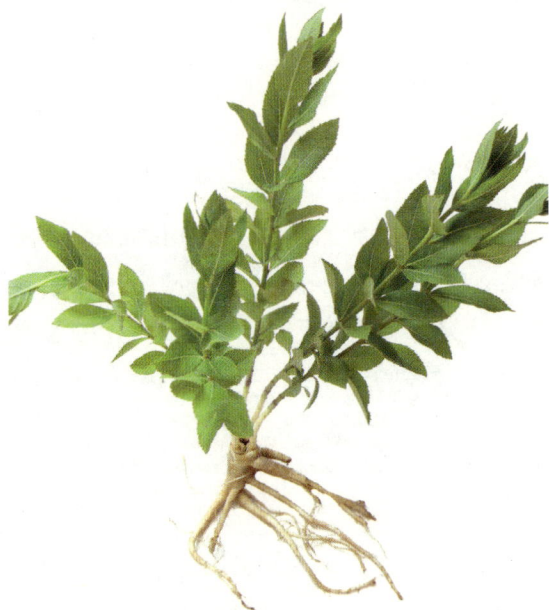

图42 桔梗

2.1.2 性味归经 味苦、辛，性平。归肺经。

2.1.3 功能主治 开宣肺气，祛痰排脓。用于外感咳嗽，咽喉肿痛，肺痈吐脓，胸满胁痛，痢疾腹痛等。

2.1.4 采收加工　地上部分未长出时采收。

2.1.5 用法用量　内服：干品 15~30 克，鲜品 30~60 克，根据医嘱，煎汤，研磨成浆或破碎绞汁煮沸服，或生服。外用：适量，捣烂外敷或绞汁外涂，煎汤熏洗患处。

2.1.6 本草医籍论述

治喉痹及毒气：桔梗 2 两。水 3 升，煮取 1 升，顿服之。（《备急千金要方》）

枳壳汤，治伤寒痞气，胸满欲死：桔梗、枳壳（炙，去穰）各 1 两。上锉如米豆大，用水 1 升半，煎减半，去滓，分 2 服。（《苏沈良方》）

胸满不痛：桔梗、枳壳等分。水 2 盅，煎 1 盅，温服。（《南阳活人书》）

伤寒腹胀：阴阳不和也，桔梗半夏汤主之。桔梗、半夏、陈皮各 3 钱，姜 5 片。水 2 盅，煎 1 盅服。（《南阳活人书》）

痰嗽喘急：桔梗 1 两半。为末。用童子小便半升，煎 4 合，去滓，温服。（《简要济众方》）

中蛊下血如鸡肝，昼夜出血 1 石余，四脏皆损，惟心未毁，或鼻破将死者：苦桔梗为末，以酒服方寸匕，日 3 服。不能下药，以物拗口灌之。心中当烦，须臾自定，7 日止。当食猪肝以补之。神良。一方加犀角等分。（《古今录验》）

妊娠中恶，心腹疼痛：桔梗 1 两（锉）。水 1 盅，生姜 3 片，煎 6 分，温服。（《太平圣惠方》）

2.1.7 治验医案举隅

新鲜中药治疗慢性阻塞性肺疾病

梁某某，男，77 岁，于 2017 年 12 月 21 日初诊。患者诉间断性咳喘、咯痰 20 余年。现咳嗽、咳痰，痰白量多黏稠，难以咳出；喘憋气短明显，并伴有胸闷；颈肩部疼痛，伴有头晕；腰疼、膝关节疼痛及右足趾胀痛；全身乏力，怕冷明显；食欲差，胃脘部胀满，反酸烧心；睡眠差，小便频，大便稀溏。

患者无吸烟、饮酒史，无家族肺部疾病遗传病史。自述工作期间饱受"二手烟"困扰，因此引起咳嗽、咯痰。1996 年患慢性支气管炎，凡遇春、秋季节和天气骤变时出现明显的"咳、痰、喘"等症状。

2015 年 10 月，患者因咳嗽、咳痰、喘憋、气短、全身乏力、汗出明显等症状加重，在社区医院给予输液治疗，治疗 10 余天后，症状加重，遂转院至北京空军总医院住院治疗，诊断为"慢性支气管炎、肺气肿、慢性阻塞性肺疾病"，给予止咳、定喘、消炎、雾化等药物治疗，症状有所好转后出院，仍有咳、痰、喘等症。

2017 年 10 月，患者再因慢性阻塞性肺疾病急性加重住院，经中西医结合治疗，症状未见明显好转，出现咳、痰、喘、气短等不适症状。

2017 年 12 月 21 日，收入我院接受系统治疗。入院后，除新鲜中药口服还配合新鲜中药局部熏洗治疗（蒸汽、泡洗双足等）、新鲜中药热奄双肺区、新鲜中药药膳、肺康复锻炼、不同状态下吸氧等。

处方：鲜桔梗 40 克、骨碎补 10 克、接骨木 20 克、鲜金钱草 50 克、鲜荆芥 15 克、党参 30 克、炙甘草 5 克、鲜射干 30 克、鲜鱼腥草 50 克、鲜芦根 40 克、款冬花 10 克、紫菀 10 克、炙桑白皮 10 克、鲜车前草 80 克、徐长卿 15 克、麦冬 10 克、鲜北沙参 30 克、南沙参 30 克、鲜防风 30 克、前胡 15 克、沙苑子 15 克、巴戟天 10 克。

入院初，患者自行拉拽小氧气瓶活动 50 米内，即感喘憋气短，全身乏力，双下肢沉重；经过 10 余天新鲜中药等系统治疗后，咳嗽明显减轻，咳痰量减少，较前容易咯出，胸闷气短、烧心反酸明显减轻，关节痛减轻，乏力好转，二便可，睡眠好转。静息时吸氧指端血氧饱和度 95%~96%。

治疗约至 2018 年 4 月底 5 月初，患者拉拽小氧气瓶可在院内绕花坛行走 6~7 圈；未诉咳嗽，晨起咳痰。静息状态下，不吸氧指端血氧饱和度 95%，心率每分钟 90 次。

2018 年 10 月天气转凉，患者未见明显咳嗽、咳痰、喘憋、气短等症状加重。

2020 年，巩固治疗，嘱患者坚持肺康复锻炼、在不吸氧活动后血氧饱和度 96%，心率每分钟 75~85 次；静息状态下血氧饱和度 98%~99%。现虽有时症状有些反复，但症状较轻，经过几天系统治疗，症状消失。较前比较，发病的频率明显减少，生活质量较前明显提升。

3 鲜药应用探讨

3.1 鲜品炮制要点

3.1.1 鲜桔梗按照需求，分类采收。择选去杂质及枯黄部分，洗净后，按医嘱，切碎入药，或破碎后入药，也可取鲜汁入药，也可以鲜品生食。最好做到当天采，当天用为最佳。

3.1.2 鲜桔梗可以根据医嘱把握煎煮时间。

3.1.3 如在寒冷的季节，无新鲜的鲜桔梗茎叶供应，可以在适合生长鲜桔梗的季节，将桔梗打成浆后，密封，低温冷冻保存，做成冻鲜品。入药前，解冻，煮沸，但不宜生食。

3.1.3 从生鲜品到熟鲜品，最好做到当天采收，当天炮制加工，当天入药为最佳。

3.2 与干品中药的比对

现国内入药多为干品，出口则多为鲜品。而有研究表明鲜品中的桔梗皂苷含量较多，其含有多种皂苷类成分，主要为三萜皂苷类，如桔梗皂苷 D、桔梗皂苷 A、桔梗皂苷 C 等。此外，桔梗根中含有苏氨酸、丝氨酸、谷氨酸、甘氨酸、丙氨酸、蛋氨酸等多种氨基酸，还含有锌、锡、铅、镍、钡、铁、锰、镁、铜等多种微量元素。

研究表明，1 年生桔梗的总皂苷含量仅为 2.26%，2 年生桔梗的总皂苷含量为 3.34%。9 月、10 月桔梗中桔梗皂苷 D 的含量最高，进入 11 月其有效成分急剧衰减，第 2 年 4 月含量也较低，进入 5 月份开始营养生长，含量又开始上升。因此将秋季最佳合理采收期定为 9~10 月份。

药用桔梗传统的加工方法是用竹刀或瓷片等刮去鲜根外皮，洗净晒干。传统刮皮的桔梗应趁鲜时进行刮皮，采收后若堆放一定时间后，其根部的外皮则较难刮去。刮皮后的桔梗应及时晒干，否则易生霉变质，或出现黄色的水锈，影响药材的质量。现代研究表明桔梗皂苷 D 为主要的镇咳活性成分，有实验对桔梗不同部位的桔梗皂苷 D 的含量进行了研究，结果表明，桔梗去皮根中桔梗皂苷 D 含量最高，其根皮、茎、叶、花及果实中未检测到；但也有研究表明，桔梗的各个部位均含有一定量的皂苷，且桔梗各部位有显著的祛痰作用。因此也有学者认为药用的桔梗加工，可以不刮皮、不去须根，以提高药材质量，减少药材浪费，同时还可以减少劳动力投资，降低生产成本，而过度的加工却失去其药用价值，只是存在一定的食用价值。

3.3　不同炮制方式饮片的有效含量及功效区别

3.3.1 将鲜桔梗清洗后，使药物洁净，切碎或破碎后，增加与溶液的接触面，便于有效成分快速地煎出或溶出，同时也便于调剂、制剂。

3.3.2 鲜桔梗不需要过多炮制，一些成分在加热或干燥的过程中，容易被破坏，所以，以鲜用入药为最佳的方式之一。

3.3.3 将生鲜的桔梗制成冻生鲜品中药，以备用时之需，因为有效成分破坏较少，虽在应用时，没有生鲜用时效果佳，但远比干存品中药效果好。

3.4　综合利用

目前，鲜桔梗多用于出口，其一部分供酿酒、制粉、罐头、饮料、桔梗脯等食品行业使用。

桔梗中含有大量的三萜皂苷，其具有祛痰、抗氧化、保肝、降糖、抑制脂肪吸收、抗菌、抗炎、抗肿瘤等作用。桔梗为多年生草本植物，一般种植 2~3 年后收获地下根，而桔梗茎叶作为非入药部位多废弃不用，造成资源浪费。据文献研究表明，桔梗茎叶中总皂苷含量高于桔梗根中总皂苷的含量，与桔梗根相比，桔梗茎叶的祛痰作用在一定范围内随着浓度的增加明显增强；桔梗茎叶总皂苷具有明显的抗肿瘤作用，对免疫器官也有一定的保护作用；另外，桔梗茎叶还具有一定的抗炎活性。此外，桔梗的茎、叶、花和果均含有皂苷，有较强的祛痰作用，也可以作为扩大桔梗入药的资源，其产量远高于根部，可以作为新的资源进行开发利用。

春、夏季均可采摘桔梗的嫩叶做菜用，将其幼嫩的茎叶用开水焯过、凉水浸泡后，既可蘸酱吃，又可拌凉菜、炒菜、腌小菜或做汤。桔梗的幼嫩茎叶又名四叶菜、沙油菜，有研究表明，其每100克中含粗纤维3.2克、胡萝卜素8.87毫克、维生素C138毫克、钙585毫克、磷180毫克等。

参考文献

［1］王康才，唐晓清，吴健. 桔梗的采收加工研究［J］. 现代中药研究与实践，2005，19（3）：15–17.

［2］王巍巍. 桔梗茎叶中皂苷类化学成分及生物活性研究［J］. 吉林农业大学，2008，6：1–5.

［3］蒋征奎，李晓，王学方. 桔梗茎叶总皂苷的提取工艺［J］. 中国现代中药，2019，21（3）：347–374.

菊花

1 药材基原

为菊科植物菊 *Chrysanthemum morifolium* Ramat.。

2 鲜药谱

鲜菊花、鲜菊花叶、鲜菊花苗、鲜菊花根。

2.1 鲜菊花

2.1.1 药用部位 本品为菊科植物菊（图43）的头状花序。

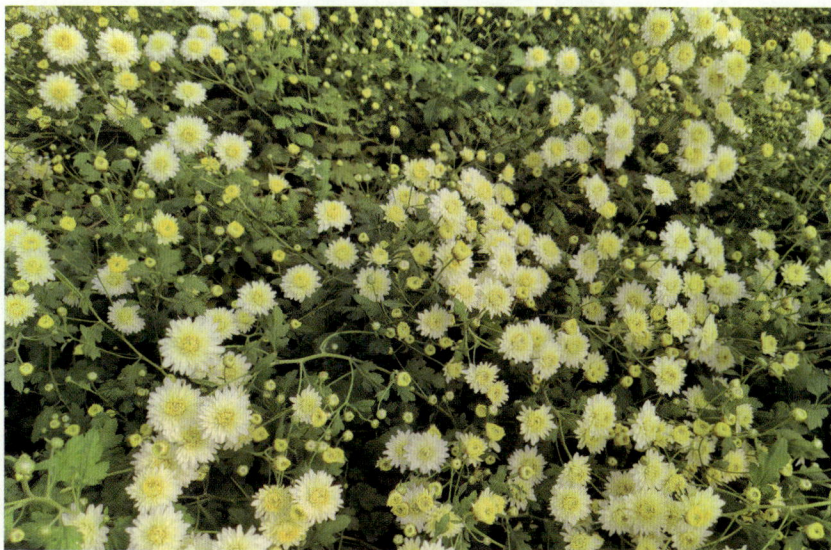

图43 菊花

2.1.2 性味归经 味甘、苦，性微寒。归肺、肝经。

2.1.3 功能主治 疏风清热，平肝明目，解毒消肿。用于外感风热或风温初起，发热头痛，眩晕，目赤肿痛，疔疮肿毒等。

2.1.4 采收加工 在开花时采收。

2.1.5 用法用量　内服：干品 5~10 克，鲜品 10~20 克，根据医嘱，煎汤，不宜久煎，研磨成浆或破碎绞汁煮沸服，或生服。外用：适量，捣烂外敷或绞汁外涂，煎汤熏洗患处。

2.1.6 本草医籍论述

喉疔（形似靴钉，但瘰长耳，先以小刀刺点，随用）紫袍散吹之，再服加味甘橘汤，加鲜菊花 1 两，用根亦可。若不能刺，以冰硼散箸头蘸点六七次，再吹药，服药亦效。（《喉舌备要秘旨》）

急性结膜炎（赤眼）。粳米 50~100 克，鲜白菊花花瓣 20 克，谷精草 12 克（干品），虫蜕 7 克。先取谷精草、虫蜕共放锅内加水熬取浓汁，滤去渣滓，然后加入淘净的粳米及清水适量煮粥，待粥将成时把白菊花瓣放入再煮成粥，取出候凉。随意服食。每日 1 剂，疗程不限。（《小儿常见病单验方》）

菊花延龄膏。益寿。主目皮艰涩。鲜菊花瓣，用水熬透，去滓再熬浓汁，少兑炼蜜收膏。每服 3~4 钱，白开水送下。（《慈禧光绪医方选议》）

菊花饮。止疼消肿，主疗毒恶疮，小水不利。白菊花（连根茎叶），水煎服。（《仙拈集》）

雄黄散，治疗疮。雄黄、砂、苍耳草（烧灰）上为末，醋调数次。将菊花捣烂、姜汁调，清者服之，浓者敷之。（《证治准绳·疡医》）

疗肿垂死：菊花 1 握，捣汁 1 升，入口即活，此神验方也。冬月采根（丹溪云：根、茎、叶、花，皆可，紫梗者佳）。（《肘后备急方》）

小料紫金膏，治一切风热赤眼，有翳膜加入膜药。女贞实、九里明、十里光（即梦子叶。各 3 斤，捣烂煮汁去渣，熬成膏听用），菊花汁（1 碗），龙胆草汁（1 碗），猪胆（3 枚），羊肝（3 枚），白蜜（4 两）。上同三黄膏 1 碗熬匀，再慢火熬成膏贮之。点时取出，渐加冰片少许。（《古今医统大全》）

治乙型脑炎：海金砂根 1 两，瓜子金 5 钱，钩藤根 5 钱，金银花藤 1 两，菊花 1 两（均鲜品）。水煎，加水牛角适量磨汁同服（如无水牛角，用石膏代替）。（《江西草药》）

2.1.7 治验医案举隅

叶天士《临证指南医案》

刘（七三）神伤思虑则肉脱，意伤忧愁则肢废，皆痿象也。缘高年阳明脉虚，加以愁烦，则厥阴风动，木横土衰。培中可效，若穷治风痰，便是劫烁则谬。

黄于术、桑寄生、天麻、白蒺藜、当归、枸杞、菊花汁，加蜜丸。

张海滨用清脑凉肝法治疗失眠

李某某，女，41 岁，于 2019 年 2 月 11 日初诊。患者诉失眠，入睡较慢，睡眠浅，睡眠质量差，多梦，易醒 1 年余。偶有头晕，最近几天头发胀。手脚稍凉，饮食可，素食为主。月经不规律，痛经，每月行经 2 天，量少，色淡。大便不成形，小便正常。脾气暴，怕冷，血压、血糖、血脂无异常，耳鸣。查其舌微红，苔薄白，少津液，脉细、弦、数、稍欠连。

患者是素食主义者，肝阴不足而出现的不适症状，以补益肝肾为主的方法治疗。

处方：鲜菊花汁 80 克、鲜蒲公英花 70 克、鲜红花苗 60 克、鲜北沙参 70 克、鲜知母 40 克、鲜百合 70 克、鲜芦根 80 克、鲜锁阳 60 克、鲜玄参 40 克、鲜丹参 30 克、茯苓 20 克、鲜肉苁蓉 70 克、白芍 8 克、灵芝 25 克、鲜牛膝 50 克、人参果 60 克、天冬 20 克、鲜党参 80 克、鲜当归 20 克、鲜首乌藤 60 克。

2019 年 3 月 9 日诊，患者诉有时头痛，失眠减轻。

2019 年 3 月 16 日诊，患者诉睡眠改善，头痛好转，怕冷感好转。

2019 年 5 月 11 日诊，患者诉睡眠明显改善，头痛基本消失，大便正常。

2.2 鲜菊花叶

2.2.1 药用部位 本品为菊科植物菊的茎叶。

2.2.2 性味归经 味辛、甘，性平。归肺、肝经。

2.2.3 功能主治 清肝明目，解毒消肿。用于头风，目眩，疔疮，痈肿等。

2.2.4 采收加工 常年可以采收。

2.2.5 用法用量 内服：干品 5~10 克，鲜品 10~20 克，根据医嘱，煎汤，不宜久煎，研磨成浆或破碎绞汁煮沸服，或生服。外用：适量，捣烂外敷或绞汁外涂，煎汤熏洗患处。

2.2.6 本草医籍论述

治疗肿：菊叶 1 握（冬用其根），捣汁服 1 升。（《本草纲目拾遗》）

治红丝疔：白菊花叶（无白者，别菊亦可，冬月无叶，取根），加雄黄钱许，蜒蚰 2 条，共捣极烂，从头敷至丝尽处为止，用绢条裹紧。（《本草纲目拾遗》）

菊花饮，治疗毒，及一切无名肿毒：白菊花叶连根，捶取自然汁一茶盅，滚酒调服；用酒煮服亦可，生用更妙。病重宜多服。渣敷患处，留头不敷，盖被睡卧出汗。（《寿世良方》）

芙蓉菊花膏。主治痈疽肿毒。赤小豆、芙蓉叶、香附、白及、菊花叶各 120 克，上药研细，每用药末 30 克，加麝香 0.3 克。米醋调涂，或鸡子清调亦可。（《疡医大全》）

荆芥败毒散治疗肿疡疔疮。加菊花叶妙，鲜者捣汁，入药尤良。（《证治准绳·疡医》）

红线疔属心疔类，其形缕缕如丝线，周身缠绕，如在手足上，则入心即死。宜用松针刺去其血，忌食热物。或以：白菊花根叶，雄黄钱许，蜒蚰 2 条。共捣极烂，从

疗头敷至丝尽处为止，以绢条裹紧，越缩即消。(《华佗神方》)

收缩阴户，悄悄紧：石榴皮、菊花叶、柿子蒂、海棠树皮、白矾各等分，水1碗，煎8分，温洗阴户，如童女物。(《毓麟验方》)

治耳下红肿：岩大蒜、菊花叶同捣绒取汁，加入黄桷树浆，和匀涂患处。(《四川中药志》)

洗冷眼及伤寒者：防风、荆芥、菊花叶梗、薄荷、当归、干姜少许，煎汤洗。(《医学入门》)

鹤膝风。溃后用芙蓉叶、菊花叶各15克，拌大米饭捣匀贴敷。(《中医词典》)

腋下瘤，嫩菊花叶作团，湿夹腋下。(《奇效简便良方》)

2.2.7 治验医案举隅

《临证指南医案》治耳胀

某（二二）先起咳嗽。继而耳胀痛。延绵百日不愈。此体质阴亏。触入风温。未经清理。外因伤及阴分。少阳相火陡起。故入暮厥痛愈剧。当先清降。再议育阴。

苦丁茶、鲜菊花叶、金银花、生绿豆皮、川贝母、鲜荷叶梗、益元散。

张海滨用通阳清热法治疗老年颈椎病及兼症

程某某，男，74岁，于2016年7月30日初诊。患者诉心慌、白痰多、不易咯出1周，晨起心慌、心律不齐、咽喉如有物阻影响说话。颈椎病，后颈部疼痛，上肢麻木，耳鸣，发沉，腰痛多年没有减轻。饮食可，睡眠可，大便可。血压、血糖稍偏高，未用降糖药，诊其血压140/80mmHg，脉濡、弦、满、滑、硬，舌淡红、暗，苔白稍厚腻、颗粒大、粗糙、舌底脉络微瘀滞。

处方：鲜菊花叶80克、当归10克、鲜葛根120克、升麻10克、鲜鱼腥草120克、合欢皮30克、浙贝母10克、灵芝10克、南沙参30克、鲜牛膝150克、鲜苦参15克、炒杜仲20克、鲜丹参40克、天麻10克、鲜芦根50克、鲜射干50克、木蝴蝶10克、炒枳壳30克、鲜首乌藤150克、地龙10克、鲜佩兰60克、蔓荆子10克。

患者因颈椎病压迫神经出现的上述症状，治疗上配合针灸、中药热敷，同时饮食上注意清淡饮食。

2016年8月15日诊，患者诉咽喉不舒感解除，上肢麻木感减轻。余下无明显改善。改方用药，给予中药通络方。

2.3 鲜菊花苗

2.3.1 药用部位
本品为菊科植物菊的嫩茎叶。

2.3.2 性味归经
味甘、微苦，性凉。归肝经。

2.3.3 功能主治
清肝明目。用于头风眩晕，目生翳膜等。

2.3.4 采收加工
常年可以采收。

2.3.5 用法用量 内服：干品 5~10 克，鲜品 10~20 克，根据医嘱，煎汤，不宜久煎，研磨成浆或破碎绞汁煮沸服，或生服。外用：适量，捣烂外敷或绞汁外涂，煎汤熏洗患处。

2.3.6 本草医籍论述

菊苗粥。清目宁心：甘菊斩长嫩头丛生叶（鲜菊花苗），摘末洗净，细切，入盐同米煮粥，食之。(《遵生八笺》)

治女人阴肿：甘菊苗（鲜菊花苗）捣烂煎汤，先熏后洗。(《世医得效方》)

拨云散，治男妇风毒上攻，眼目昏暗，翳膜遮睛，羞明流泪，涩痒痛烂，胬肉侵睛。羌活、防风、柴胡、甘草各 1 两，为末。每 2 钱，菊花苗或薄荷茶清下，忌一切热毒发风之物。(《医学入门》)

2.4 鲜菊花根

2.4.1 药用部位 本品为菊科植物菊的根。

2.4.2 性味归经 味苦、甘，性寒。归小肠、肺经。

2.4.3 功能主治 利小便，清热解毒。用于癃闭，咽喉肿痛，痈肿疔毒等。

2.4.4 采收加工 常年可以采收。

2.4.5 用法用量 内服：干品 5~10 克，鲜品 10~20 克，根据医嘱，煎汤，不宜久煎，研磨成浆或破碎绞汁煮沸服，或生服。外用：适量，捣烂外敷或绞汁外涂，煎汤熏洗患处。

2.4.6 本草医籍论述

慢惊风，鲜车前草根 30 克，鲜菊花根 30 克，钩藤叶 12 克，龙胆草 12 克。将上述 4 味加适量水煎煮，沥去残渣后饮服，每日 3 次。(《小儿常见病单验方》)

许氏橡村曰：疔毒当服解毒之剂，外以银针挑破，口含清水吸去恶血，才可敷药，重者须用拔疔散，解毒之剂如连翘、牛蒡子、银花、甘草、黑豆之类必加蒲公英、白菊花根 2 味，蒲公英化肌肉之毒，野白菊花治疔毒之圣药也。(《专治麻痧初编》)

紧急疔疮，菊花根取汁和酒下。(《疡医大全》)

凡治小水闭塞不通，危急之甚，诸药不效者，速寻白菊花根捣烂，用生白酒冲和，取酒汁温而饮之，神效。按：此方，或白花者一时难得，即不拘何色，但以家菊根代之，亦必无不效。(《景岳全书》)

3 鲜药应用探讨

3.1 鲜品炮制要点

3.1.1 鲜菊花及各药用部分鲜品采收后，进行清洗，除去黄叶、腐叶及杂质。

3.1.2 鲜菊花及各药用部分，在生鲜品状态下，不需要过多的加工炮制，就可以切碎或破碎入药。

3.1.3 所有菊花类药炮制加工品，从生鲜品到炮制熟鲜品，加工应在最短的时间完成。炮制品应在低温环境下保存，并尽快入药，防止有效成分散失和改变，最好当天炮制，当天入药，方可以保证药效。

3.2 与干品中药的比对

菊花鲜品不容易保存，在存放的过程中，由于菊花含有活性成分酶，不久就会褐变，同时一些成分也会发生变化。

有文献研究不同干燥方法对菊花褐变相关酶活性及活性成分的影响，通过采用蒸制干燥、恒温鼓风干燥、阴干对菊的全花和花蕾样品进行干燥处理，利用分光光度计法测定样品多酚氧化酶、过氧化物酶的酶活性以及总酚、总黄酮含量，高效液相色谱法测定绿原酸、木犀草苷和芹菜素含量。结果表明，蒸制干燥处理的菊花，多酚氧化酶及过氧化物酶均可被完全灭活，总酚、总黄酮、绿原酸、木犀草苷和芹菜素含量均高于风干和阴干。因为阴干或风干的过程耗时比较长，干燥处理后的样品总黄酮含量的损失大于 50%，总酚类的损失小于 50%。

不同干燥处理后全花和花蕾的绿原酸含量：蒸制干燥 > 鼓风干燥 > 阴干，其丢失成分的量与干燥时间及温度有关。全花和花蕾在干燥过程中，褐变相关酶等与酚类、黄酮类等有效物质的丢失均存在一定相关性，虽然通过高温及干燥可完全灭活褐变相关酶，不让其褐变，保全品相，但一些成分也相继丢失。

3.3 不同炮制方式饮片的有效含量及功效区别

3.3.1 将鲜菊花类药物净洗后进行分类，因部位不同，药效也存在一定的差异。

3.3.2 将菊花等药谱类生鲜类药物切片或破碎后，在煎煮和溶出的过程中，有利于快速地将有效成分煎出或溶出。

3.3.3 将生鲜的菊花类鲜药制成冻生鲜品中药，以备用时之需。因为有效成分破坏较少，虽在应用时，没有生鲜品效果佳，但远比干存品效果好。

参考文献

［1］崔莉，宋双双，刘峰，等. 不同干燥方法对菊花褐变相关酶及活性成分的影响研究［J］. 食品科技，2015，40（2）：39-44.

簕苋菜

1 药材基原

为苋科植物刺苋 *Amaranthus spinosus* L.。

2 鲜药谱

鲜刺苋。

2.1 鲜刺苋

2.1.1 药用部位 本品为苋科植物刺苋（图44）的全草。

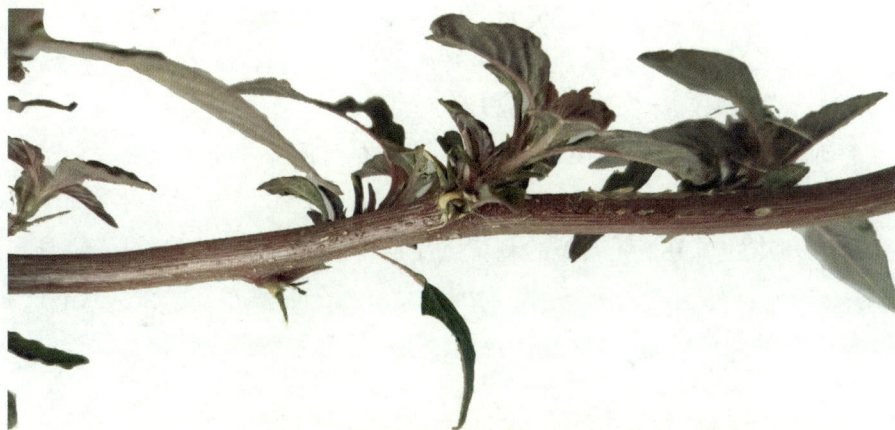

图44 刺苋

2.1.2 性味归经 味甘、淡，性凉。归胃、大肠、胆经。

2.1.3 功能主治 凉血止血，清利湿热，解毒消痈。用于胃出血，便血，痔血，胆囊炎，胆石症，痢疾，湿热泄泻，带下，小便涩痛，咽喉肿痛，湿疹，痈肿，牙龈糜烂，蛇咬伤等。

2.1.4 采收加工 在生长茂盛时采收。

2.1.5 用法用量 内服：干品 5~10 克，鲜品 30~60 克，根据医嘱，煎汤，研磨成浆或破碎绞汁煮沸服，或生服。外用：适量，捣烂外敷或绞汁外涂，煎汤熏洗患处。

2.1.6 本草医籍论述

治甲状腺肿大：鲜刺苋 90 克，猪瘦肉 120 克。水煎，分 2 次服。(《福建药物志》)

治痢疾或肠炎：刺苋 60 克，旱莲草 30 克，乌韭 15 克。煎水，分 2 次服。(江西《草药手册》)

治瘰疬：刺苋鲜全草 60~90 克。水煎，酒调服。(江西《草药手册》)

治蛇咬伤：刺苋全草、犁头草等分。捣烂如泥，敷伤口周围及肿处。(江西《草药手册》)

治臁疮：鲜刺苋全草捣烂，加生桐油和匀，敷贴患处。(江西《草药手册》)

治外痔肿痛：刺苋菜全草 120 克，水煎，加入风化硝 21 克。趁热先熏后洗。(南药《中草药学》)

治湿疹：刺苋全草适量。水煎，加盐少许，洗浴患处。(《福建中草药》)

3 鲜药应用探讨

3.1 鲜品炮制要点

3.1.1 将鲜刺苋从地里采收后，择选去杂质及枯黄部分，洗净后，按医嘱切碎入药或破碎后入药，也可取鲜汁入药，也可以鲜品生食。

3.1.2 鲜刺苋在煎取时，宜武火急煎，煎煮的时间不宜过长，以防止有效成分散失。

3.1.3 如在寒冷的季节，无新鲜的刺苋供应，可以在适合生长鲜刺苋的季节，将刺苋打成浆后，密封，低温冷冻保存，做成冻鲜品。入药前解冻、煮沸，但不宜生食。

3.1.4 从生鲜品到熟鲜品，最好做到当天采收，当天炮制加工，当天入药为最佳。

3.2 不同炮制方式饮片的有效含量及功效区别

3.2.1 将鲜刺苋清洗后，使药物洁净，切碎或破碎后，增加与溶液的接触面，便于有效成分快速地煎出或溶出，同时也便于调剂、制剂。

3.2.2 鲜刺苋不需要过多炮制，一些成分在加热或干燥的过程中容易被破坏，故以鲜用入药为最佳方式之一。

3.2.3 将生鲜的刺苋制成冻生鲜品中药，以备用时之需，因为有效成分破坏较少，虽在应用时，没有生鲜用时效果佳，但远比干存品效果好。

荔枝草

1 药材基原

为唇形科植物荔枝草 *Salvia plebeia* R. Br.。

2 鲜药谱

鲜荔枝草。

2.1 鲜荔枝草

2.1.1 药用部位 本品为唇形科植物荔枝草（图45）的全草。

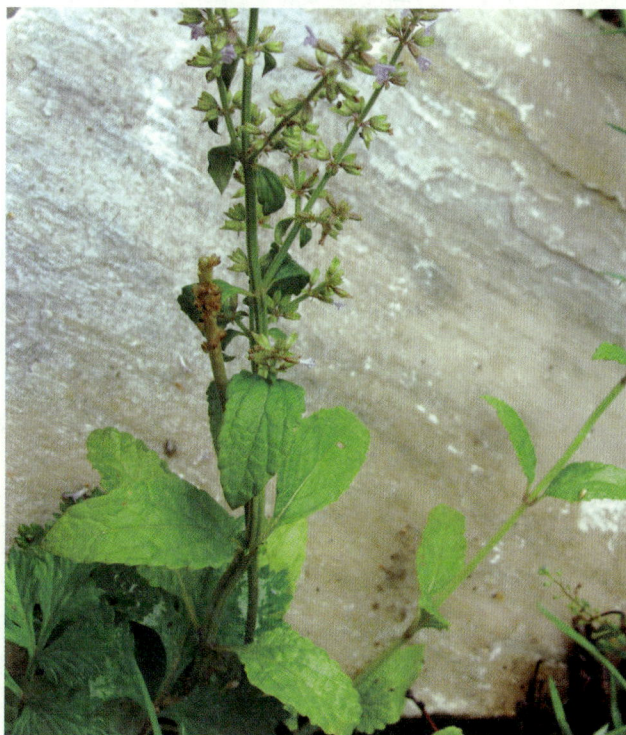

图45 荔枝草

2.1.2 性味归经 味苦、辛，性凉。归肺、胃经。

2.1.3 功能主治 清热解毒，散瘀止痛，利水消肿。用于感冒发热，咽喉肿痛，肺热咳嗽、咳血、吐血、尿血、崩漏、痔疮出血、肾炎水肿、白浊、痢疾、痈肿疮毒、湿疹瘙痒、跌打损伤、蛇虫叮咬、出血、肾炎水肿、白浊、痢疾、痈肿疮毒、湿疹瘙痒等。

2.1.4 采收加工 气候适合，生长季节，常年可以采收。

2.1.5 用法用量 口服：干品 15~30 克，鲜品 30~60 克，根据医嘱，煎汤，或研磨成浆或破碎绞汁煮沸服，或生服。外用，适量，捣烂外敷或绞汁外涂，煎汤熏洗患处。

2.1.6 本草医籍论述

肛门痔痛：先以甘草汤将痔洗净，后用五倍子 7 枚、荔枝草 2 两，砂锅煎水熏洗之，即愈。（《串雅内外编》）

瘰疬。草膏，荔枝草（一名长青草，又名雪里青）。煎浓汁，去滓，再熬成膏。摊贴患处，不拘已穿未穿，俱效；若未穿，将先起的疮灸 1 艾，然后贴之；若已穿者，不必灸。（《疡后方》）

治喉痛或生乳蛾：用荔枝草捣烂，加米醋绢包裹，缚箸头上，点入喉中数次。（《救生苦海》）

治小儿高热：荔枝草 15 克，鸭跖草 30 克。水煎服。（《浙江药用植物志》）

治急性乳腺炎：荔枝草 60 克，鸭蛋 2 只。水煮，服汁食蛋。或鲜全草适量，捣烂，塞入患侧鼻孔，每日 2 次，每次 20~30 分钟。（《浙江药用植物志》）

治慢性肾炎，尿潴留：鲜荔枝草适量，加食盐捣烂敷脐部；同时取鲜车前草、兰麻根各 60 克，水煎服。（《浙江药用植物志》）

治高血压病：荔枝草、棕榈子、爵床各 30 克，海州常山叶 15 克水煎服。（《浙江药用植物志》）

治痈肿疮毒：荔枝草 30 克，银花藤 30 克，野菊花 30 克，水煎服；或荔枝草、铧头草适量，捣敷患处。（《四川中药志》）

治血小板减少性紫癜：荔枝草 15~30 克，水煎服。（《全国中草药汇编》）

治痔疮：雪里青（荔枝草）汁，炒槐米为末，柿饼捣，丸如桐子大。每服 3 钱，雪里青煎汤下。（《慈航活人书》）

治鼠病：过冬青（荔枝草）五六枚，同鲫鱼入锅煮熟，去草及鱼，饮汁敷次。（《经验广集》）

治小儿疳积：荔枝草汁入茶杯内，用不见水鸡软肝 1 个，将银针钻数孔，浸在汁内，汁浮于肝，放饭锅上蒸熟食之。（《医方集听》）

治乳痈初起：雪见草（荔枝草）连根 1 两。酒水各半煎服，药渣敷患处。（《江西

民间草药验方》)

治疗阴道炎、宫颈糜烂：取鲜荔枝草 1 斤，洗净切碎，加水 6~7 斤，煮沸 10 分钟，过滤即成冲洗剂；另再取鲜草 1 斤，洗净切碎，加水 1000 毫升，煮烂，放在 2 层纱布内挤出药汁，再用 6 层纱布过滤，浓缩至 500 毫升。治疗时先用冲洗剂冲洗阴道，然后用干棉球浸吸浓缩剂纳入阴道内宫颈处。每日治疗 1 次，7 天为 1 个疗程，间隔 2~3 天再进行第 2 个疗程。(《中药大辞典》)

湿热蕴结浮肿以下肢为重，小便黄赤短少，腹胀乏力，大便稀溏。治当清热利湿。车前草 30 克，荔枝草 15 克，蜂蜜 50 毫升。将车前草、荔枝草分别洗净，共置锅内加水适量，煎浓，弃渣取汁，与蜂蜜调匀。每日 1 剂，作 1~2 次服完，连服 10~15 剂。(《小儿常见病单验方》)

3 鲜药应用探讨

3.1 鲜品炮制要点

3.1.1 鲜荔枝草从地里采收后，择选去杂质及枯黄部分。洗净后，按医嘱切碎入药，或破碎后入药，也可取鲜汁入药，也可以鲜品生食。最好做到当天采，当天用为最佳。

3.1.2 如严寒时，无新鲜的荔枝草采收，可以在有荔枝草的采收季节，将荔枝草根据医嘱，熬成膏；也可以打成浆后，密封，低温冷冻保存，做成冻鲜品。入药前解冻、煮沸，但不宜生食。

3.1.3 从生鲜品到熟鲜品，最好做到当天采收，当天加工炮制，当天入药为最佳。

3.2 不同炮制方式饮片的有效含量及功效区别

3.2.1 将荔枝草清洗后择净，使药物洁净，切碎或破碎后，增加与溶液的接触面，便于有效成分快速地煎出或溶出，同时也便于调剂、制剂。

3.2.2 鲜荔枝草不需要过多炮制，一些成分在加热或干燥的过程中，容易被破坏，所以，以鲜用入药为最佳的方式之一。

3.2.3 将生鲜中药制成冻生鲜品中药，以备用时之需，虽在应用时，没有生鲜用时效果佳，但远比干存品效果好。

漏芦

1 药材基原

为菊科植物祁州漏芦 *Rhaponticum uniflorum*（L.）DC.。

2 鲜药谱

鲜漏芦。

2.1 鲜漏芦

2.1.1 药用部位 本品为菊科植物祁州漏芦（图 46）的全株。

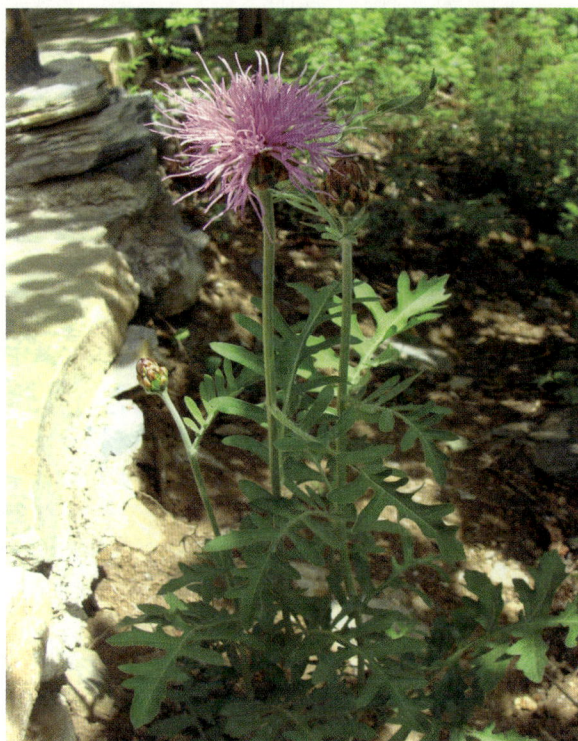

图46 祁州漏芦

2.1.2 性味归经 味苦、咸，性寒。归胃、大肠经。

2.1.3 功能主治 清热解毒，消肿排脓，下乳，通筋脉。用于痈疽发背，乳房肿痛，乳汁不通，瘰疬恶疮，湿痹筋脉拘挛，骨节疼痛，热毒血痢，痔疮出血等。

2.1.4 采收加工 全年均可采收，或夏、秋季采收。

2.1.5 用法用量 内服：干品5~10克，鲜品30~60克，根据医嘱，煎汤，研磨成浆或破碎绞汁煮沸服，或生服。外用：适量，捣烂外敷或绞汁外涂，煎汤熏洗患处。

2.1.6 本草医籍论述

治瘰疬，排脓、止痛、生肌：漏芦、连翘、紫花地丁、贝母、金银花，甘草、夏枯草各等分。水煎服。(《本草汇言》)

治皮肤瘙痒，阴疹，风毒，疮疥：漏芦、荆芥、白鲜皮、浮萍、牛膝、当归、蕲蛇、枸杞子各1两，甘草6钱，苦参2两。浸酒蒸饮。(《本草汇言》)

漏芦汤。治室女月水不调：漏芦(去芦头)、当归(切，焙)、红花子、枳壳(去瓤，麸炒)、白茯苓(去黑皮)、人参各半两。上6味，粗捣筛，每服3钱匕，水1盏，煎7分，去滓，温服，不拘时。(《圣济总录》)

治脏腑积热，发为毒肿，夜间疼痛。漏芦(去芦头)、升麻、大黄(锉，醋炒)、黄芩(去黑心)各30克，蓝叶、玄参(黑坚者)各15克，制法上6味，粗捣筛。每服15克，用水600毫升，加竹叶21片，同煮至300毫升，去滓，下芒硝末5克，分3次温服。得利则减，未利则加。(《圣济总录》)

时毒，头面红肿，咽喉闭塞，水药不下；素有脏腑积热，发为肿毒疙瘩，一切肿疡恶疮便实者。漏芦、升麻、大黄、黄芩、甘草、蓝叶、牛蒡子、玄参、桔梗、连翘、青木香、苦参、薄荷。水煎服。(《伤寒全生集》)

小儿半身不遂。木通1两，漏芦1两，当归1两(洗)，白茯苓1两，天麻1两，羌活1两，甘草(炙)半两，荆芥半两。上为末。每服1钱，水1盏，加生姜2片，薄荷3叶，煎5分，去滓温服。(《普济方》)

治肿毒初起：透骨草、漏芦、防风、地榆等分。煎汤绵蘸，乘热不住荡之。(《杨诚经验方》)

治流行性腮腺炎：漏芦4.5克，板蓝根3克，牛子1.2克，甘草1.5克。水煎服。(《新疆中草药手册》)

治慢性痢疾，产后带下：漏芦、艾叶各等量。共研细末，米醋熬沸作丸。每服6克，每日2次。(《安徽中草药》)

治小儿疳积，腹泻：漏芦3克，研细末。夹猪肝内蒸熟吃，每日1次。(《安徽中草药》)

治蛔虫腹痛：漏芦9克，川椒4.5克，乌梅15克。煎服。(《安徽中草药》)

3 鲜药应用探讨

3.1 鲜品炮制要点

3.1.1 将漏芦生鲜品入药，采收后分类，择选去杂质及枯黄腐叶部分，洗净后，按医嘱切碎入药，或破碎后入药。

3.1.2 从生鲜品到熟鲜品，最好做到当天采收，当天炮制加工，当天入药为最佳。

3.1.3 鲜漏芦不需要过多复杂的炮制，在新鲜生品状态时就可以入药。

3.1.4 因为漏芦比较耐寒，在北方的温室，冬天也能生长，不需要晒干保存。

3.2 不同炮制方式饮片的有效含量及功效区别

3.2.1 将漏芦生鲜品入药。清洗后择净，使药物洁净，切碎或破碎后，可增加与溶液的接触面，便于有效成分快速地煎出或溶出，同时也便于调剂、制剂。

3.2.2 将漏芦生鲜品入药。不需要过多的炮制，一些成分在加热或干燥的过程中，容易破坏，所以，以鲜用入药为最佳的方式之一。

3.2.3 将漏芦生鲜品入药。捣碎或捣碎榨汁后，吸收迅速，见效快。

萝藦

1 药材基原

为萝藦科植物萝藦 *Metaplexis japonica*（Thunb.）Makino。

2 鲜药谱

鲜萝藦、鲜萝藦根、鲜萝藦子、鲜（萝藦）天浆壳。

2.1 鲜萝藦

2.1.1 药用部位 本品为萝藦科植物萝藦（图47）的全草。

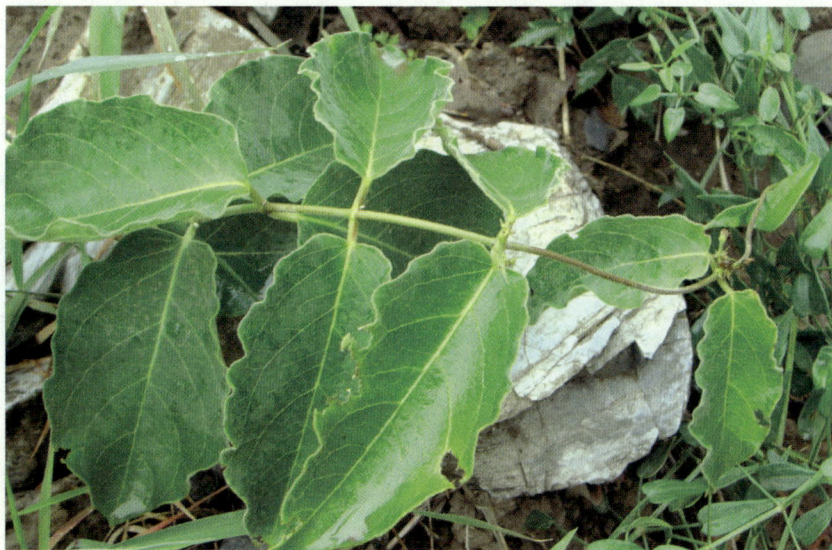

图47 萝藦

2.1.2 性味归经 味甘、辛，性平。归肺、胃、肝、肾经。

2.1.3 功能主治 补精益气，通乳，解毒。用于肾亏遗精，乳汁不足，脱力劳伤，过损劳伤，阳痿，遗精白带，乳汁不足，丹毒，瘰疬，疔疮，蛇虫咬伤。

2.1.4 采收加工 在生长时期，随时可以采收入药。

2.1.5 用法用量　内服：干品 15~30 克，鲜品 30~60 克，根据医嘱，煎汤，或研磨成浆或破碎绞汁煮沸服，或生服。外用：适量，捣烂外敷或绞汁外涂，煎汤熏洗患处。

2.1.6 本草医籍论述

萝藦菜粥。主治五劳七伤，阴囊下湿痒。萝藦菜半斤，羊肾 1 对（去脂膜），粳米 2 合。切细煮粥，调和如常法。空腹食之。（《太平圣惠方》）

治丹火毒遍身赤肿不可忍。萝藦草，捣绞取汁敷之，或捣敷上。（《梅师集验方》）

治白癜风。萝藦草，煮以拭之。（《广济方》）

补益虚损，极益房劳：用萝（萝藦）4 两，枸杞根皮、五味子、柏子仁、酸枣仁、干地黄各 3 两。为末。每服方寸匕，酒下，日三服。（《备急千金要方》）

下乳，奶浆（萝藦）藤 9~15 克，水煎服；炖肉服可用至 30~60 克。（《民间常用草药汇编》）

治小儿疳积。萝藦茎叶适量，研末。每服 3~6 克，白糖调服。（《江西草药》）

2.1.7 治验医案举隅

张海滨用补气托毒排痰法治久咳

刘某某，男，47 岁，于 2019 年 5 月 14 日初诊。患者咳嗽 2 月余，有痰，痰色黄不易咯出、量多，间断性输液 20 天，效果不明显。饮食差，没食欲，食管反流，反酸不烧心，两胁发胀，睡眠差，梦多，血压自述正常，口干，运动量少，乏力，怕冷，二便可。

查：舌淡红，苔薄白稍厚，少津液，脉濡、弦、细，左脉稍大。

患者是因肝血不足，气机不舒，阴虚及肺，同时加上寒包火。治则以补及损，清及火，化及痰，理其气的治疗方法。

处方：鲜萝藦 80 克、鲜北沙参 70 克、熟地黄 20 克、麦冬 20 克、鲜肉苁蓉 50 克、白及 10 克、当归 12 克、高良姜 10 克、肉桂 4 克、鲜杜仲皮 50 克、党参 30 克、炙甘草 6 克、五味子 10 克、山萸肉 20 克、鹿角 10 克、山药 35 克、生姜 8 克、鲜泽兰 30 克、代赭石 30 克、鲜人参 20 克、鲜芦根 70 克、鲜地黄 20 克、鲜桑椹汁 1/2 袋、鲜萱草花汁 1 袋。

2019 年 5 月 28 日诊，患者诉反酸如前，两胁胀满减轻，睡眠可，梦多，疲劳减轻，喉间有痰。

2019 年 7 月 2 日诊，患者诉反酸及两胁胀满减轻，睡眠可，梦多，疲劳减轻，咽喉有痰。

2019 年 8 月 13 日诊，患者诉反酸及两胁胀满均消失，咽喉有时有痰，不过量少。

2.2　鲜萝藦根

2.2.1 药用部位　本品为萝藦科植物萝藦的根。

2.2.2 性味归经　味甘、辛，性平。归肺、胃、肝、肾经。

2.2.3 功能主治　补气益精。用于体质虚弱，阳痿，白带，乳汁不足，小儿疳积等；外用治疗疮、五步蛇咬伤等。

2.2.4 采收加工　在生长时期，随时可以采收入药。

2.2.5 用法用量　内服：干品 15~30 克，鲜品 30~60 克，根据医嘱，煎汤，或研磨成浆或破碎绞汁煮沸服，或生服。外用：适量，捣烂外敷或绞汁外涂，煎汤熏洗患处。

2.2.6 本草医籍论述

治肾炎水肿：萝藦根 1 两，水煎服。每日 1 剂。(徐州《单方验方新医疗法选编》)

治痨伤：奶浆藤(萝藦)根，炖鸡服。(《四川中药志》)

治瘰疬：萝藦根 7 钱至 1 两。水煎服，甜酒为引，每日 1 剂。(《江西草药》)

治五步蛇咬伤：萝藦根 3 钱，兔耳风根 2 钱，龙胆草根 2 钱。水煎服，白糖为引。(《江西草药》)

治阳痿：萝藦根、淫羊藿根、仙茅根各 3 钱。水煎服，每日 1 剂。(《江西草药》)

2.3　鲜萝藦子

2.3.1 药用部位　本品为萝藦科植物萝藦的种子。

2.3.2 性味归经　味甘、微辛，性温。归经心、肺、肾经。

2.3.3 功能主治　补益精气，生肌止血。用于虚劳，阳痿，遗精，金疮出血等。

2.3.4 采收加工　种子成熟时采收。

2.3.5 用法用量　内服：15~30 克，根据医嘱，煎汤，破碎入散剂及丸剂。外用：适量，捣烂外敷或外涂，煎汤熏洗患处。

2.3.6 本草医籍论述

(萝藦子)主金疮，生肤止血，捣碎敷疮上。(《本草拾遗》)

(萝藦)捣子，敷金疮，生肤止血。(《本草纲目》)

治肾虚阳痿。萝摩子、补骨脂各 9 克，枸杞子 12 克。煎服。(《安徽中草药》)

2.4　鲜(萝藦)天浆壳

2.4.1 药用部位　本品为萝藦科植物萝藦的果壳。

2.4.2 性味归经　味甘、辛，性平。归肺、肾经。

2.4.3 功能主治　清肺化痰，散瘀止血。用于咳嗽痰多，气喘，百日咳，惊痫，麻疹不透，跌打损伤，外伤出血等。

2.4.4 采收加工　种壳成熟时采收。

2.4.5 用法用量　内服：15~30 克，根据医嘱，煎汤，破碎入散剂及丸剂。外用：适量，捣烂外敷或外涂，煎汤熏洗患处。

2.4.6 本草医籍论述

治支气管炎。萝摩壳、金沸草各 9 克，前胡 6 克，枇杷叶 9 克。煎服。(《安徽中草药》)

治百日咳，萝摩壳 9 克，冰糖适量、煎服。(《安徽中草药》)

治跌打损伤，外伤出血，天浆（萝摩）壳 9~15 克。加开水捣烂，再用开水 1 杯浸泡，取汁内服，用渣外敷伤处。(《陕西中草药》)

2.4.7 治验医案举隅

《徐小圃医案》感冒

郭幼一诊发热 3 日，有汗不解，咳呛痰多，气促，面㿠肢冷，舌白润，脉濡数。气阳不足，复感风邪，治拟温阳和营。

川桂枝 4.5 克、炒白芍 4.5 克、黄厚附片 9 克（先煎）、白杏仁 9 克、白芥子 4.5 克、姜半夏 9 克、橘红 4.5 克、天浆壳 5 只（去毛包）、龙骨 15 克（先煎）、黑锡丹 9 克（包），2 剂。

二诊热退肢和，咳减气平，舌白，脉濡，拟上方损益。

黄厚附片 9 克（先煎）、白杏仁 9 克、白芥子 4.5 克、姜半夏 9 克、橘红 4.5 克、紫菀 4.5 克、天浆壳 5 只（去毛包）、龙骨 15 克（先煎）。2 剂。

张海滨用鲜药补元健脾清肺法治多年哮喘

刘某某，男，67 岁，2018 年 6 月 15 日初诊。患者诉活动后气喘 10 余年，加重半年，10 余年前着凉后出现喘憋，无明显咳嗽、咳痰，未予重视及治疗，2008 年出现活动后喘憋，2012 年在当地医院诊断为阻塞性肺气肿，给予药物治疗（具体不详），效果不明显，去年冬季自觉喘憋加重，为求进一步治疗来我院。既往有脑血管供血不足，腰椎管狭窄病史。现症见：喘憋，头晕，饮食差，睡眠可。最近 10 天没大便，便干，小便可。

查：脉细、弦、濡，舌淡红，偏红，苔白厚腻。

处方：鲜萝摩果 60 克、鲜桑椹 90 克、鲜肉苁蓉 60 克、鲜北沙参 80 克、鲜山药 150 克、鲜黄芪 60 克、鲜玉竹 50 克、鲜天冬 50 克、鹿衔草 15 克、沙苑子 30 克、葛根 30 克、杜仲 15 克、当归 20 克、人参果 60 克、灵芝 20 克、黄精 20 克、麦冬 15 克、自制熟地黄 30 克、党参 20 克、山萸肉 20 克、酸枣仁 30 克、枸杞子 20 克。

2018 年 8 月 24 日诊，患者舌淡红，苔薄白少，脉濡、弦、细，大便 1 天 1 次，成形。喘憋、头晕症状明显减轻，饮食增多，精神状态较前明显改善。静息不吸氧血氧饱和度 96%，心率每分钟 95 次。

2018 年 10 月 4 日诊，患者不吸氧血氧饱和度 98%~99%，嘱间断吸氧，活动时吸氧。

思考与讨论：萝藦茎叶，除了有补益的作用外，还有通络的作用，尤其为虚而不通的各种病证。萝藦根及果实，主入肾精，尤其鲜者，能补气益精。而壳，能透风发散，则入肺，用于肺部咳嗽疾病。

3 鲜药应用探讨

3.1 鲜品炮制要点

3.1.1 将鲜萝藦等药采收后，分类，择选去杂质及枯黄腐叶部分。洗净后，按医嘱切碎入药，或破碎后入药，也可取鲜汁入药，也可以鲜品生食。最好做到当天采，当天入药为最佳。

3.1.2 如隆冬时节不适合生长萝藦的季节，可以在萝藦盛产的季节，将鲜萝藦等药真空包装或打成浆后，密封，低温冷冻保存，做成冻鲜品。入药前解冻、煮沸，但不宜生食。

3.1.3 也可以将生鲜品的萝藦等加工成熟鲜品，冷冻保存。最好做到当天采收，当天加工炮制，当天入冷冻保存。

3.2 不同炮制方式饮片的有效含量及功效区别

3.2.1 将萝藦等药清洗后择净，使药物洁净，切碎或破碎后，增加与溶液的接触面，便于有效成分快速地煎出或溶出，同时也便于调剂、制剂。

3.2.2 萝藦系列药不需要过多炮制，一些成分在加热或干燥的过程中容易破坏，故以鲜用入药为最佳的方式之一。

3.2.3 将萝藦系列药捣碎或捣碎后榨汁、入药，因为液体进入消化道及外涂于皮肤黏膜后，吸收迅速，见效快。

3.2.4 将生鲜的萝藦的系列药，制成冻生鲜品或冻熟鲜品中药，以备用时之需，虽在应用时，没有生鲜状态下，用时效果佳，但远比干存品效果要好。

葎草

1 药材基原

为桑科植物葎草 *Humulus scandens*（Lour.）Merr.。

2 鲜药谱

鲜葎草、鲜葎草根、鲜葎草花、鲜葎草果穗。

2.1 鲜葎草

2.1.1 药用部位 本品为桑科植物葎草（图48）的全草。

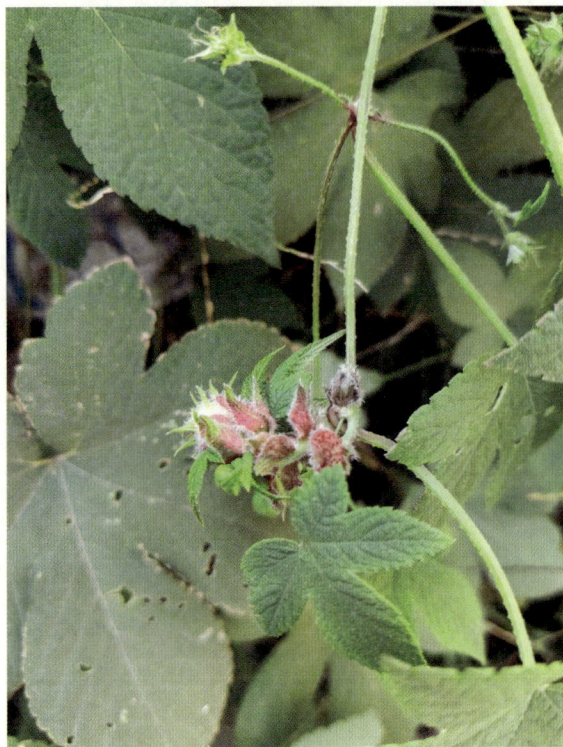

图48 葎草

2.1.2 性味归经 味甘，性平。归肝、脾、胃经。

2.1.3 功能主治 清热，利尿，消淤，解毒。用于淋病，小便不利，疟疾，腹泻，痢疾，肺结核，肺脓肿，肺炎，癫疮，痔疮，痈毒，瘰疬等。

2.1.4 采收加工 在生长时期，随时可以采收入药。

2.1.5 用法用量 内服：干品 15~30 克，鲜品 30~60 克，根据医嘱，煎汤，或研磨成浆或破碎绞汁煮沸服，或生服。外用：适量，捣烂外敷或绞汁外涂，煎汤熏洗患处。

2.1.6 本草医籍论述

治膏淋：葎草捣生汁 3 升，酢 2 合。相和，空腹顿服，当溺如白汁。(《本草图经》)

治癞，遍体皆疮者：葎草 1 担。以水 2 石，煮取 1 石，以渍疮。(《独行方》)

葛葎草浴方。治乌癞：葛葎草 2 秤（锉，细淘），益母草 1 秤（锉，洗淘）。用水 2 石 5 斗，煮取 1 石 5 斗，漉去滓，盆瓮中浸浴 1 个时辰久方出，用被衣覆之，又再浸浴 1 个时辰久方出，勿令见风，明日复作。如入汤后，举身瘙痒不可忍，令旁人捉手，不令搔动，食顷渐定。后隔 3 日 1 浴。其药水经浴两次即弃之。(《圣济总录》)

治膏淋，葎草 1 斤（洗切）。捣取自然汁，用醋合匀。每服半盏，连服 3 服，不计时。(《圣济总录》)

治伤寒汗后虚热，葎草（挫）研取生汁。饮 1 合愈。(《本草衍义》)

治肺痨，葎草合剂：葎草 1500 克，百部、白及各 500 克，夏枯草 250 克，白糖 2000 克，反复加水蒸馏浓缩至 5000 毫升，每天 50 毫升，分 3 次服。(《实用中医内科学》)

治关节红热痛，鲜葎草（捣烂），白糖（或蜂蜜）。调敷患处，干更换。(《安徽中草药》)

治皮肤瘙痒，葎草、苍耳草、黄柏各适量，煎水洗患处。(《安徽草药》)

鲜葎草 500 克。葎草洗净，加水 2000 毫升，煎至 1500 毫升，待温，洗脚。每日早晚各 1 次，15 日为 1 个疗程。2 个疗程间隔 5 天。(《自我调养巧治病》)

治疗慢性气管炎：石荠苎鲜草 3 两加葎草鲜品 1.5 两。每日 1 剂，2 次分服，10 天为 1 个疗程。(《中药大辞典》)

治痈毒初起（皮色不变，硬肿不痛）：葎草鲜叶 1 握。以冷开水洗净，和红糖捣烂，加热敷贴，日换 2 次。(《福建民间草药》)

治痢疾或小便淋沥，尿血等：鲜葎草 2 至 4 两。水煎，饭前服，日 2 次。(《福建民间草药》)

治痔疮脱肛：鲜葎草 3 两。煎水熏洗。(《闽东本草》)

治疗慢性支气管炎：取拉拉藤（葎草）、野利苋鲜品各 30 克。洗净，切段，水煎

两次过滤，药汁混合浓缩成100毫升。日服1次；每次50毫升。(《中医辞海》)

慢性结肠炎。方药：鲜萹草500克。用法：鲜草煎水，待温后洗脚，每天早晚各洗1次，15天为1个疗程，休息5天，再进行第2个疗程。(《中华百草良方》)

泌尿系结石。方药：鲜萹草60克，鲜满天星50克，车前草30克。用法：水煎服。每日1剂，连服5~7天。(《中华百草良方》)

肺脓肿。方药：鲜萹草100克，红糖适量。用法：水煎，去渣，加红糖，分4次服，每日1剂。连服3~5剂。(《中华百草良方》)

2.1.7 治验医案举隅

朱良春医案

国医大师朱良春，治疗肺结核取张锡纯氏攻补兼施治痨瘵的"十全育金汤"和张仲景治干血痨的"大黄䗪虫丸"之意，创制"保肺丸"，自20世纪70年代始治疗各型肺结核屡收卓效，又创"地榆萹草汤""外敷肺痨膏"配合"保肺丸"治疗，颇能提高疗效。保肺丸由䗪虫、紫河车各120克，百部180克，制首乌、白及各450克共碾成粉末，另取生地榆、萹草、黄精各180克，煎取浓汁泛丸烘干或晒干，每服9克，每日2~3次。在临床中遇长期发热者配合"地榆萹草汤"(由生地榆、怀山药各30克，青蒿子、萹草各20克，百部15克，甘草6克组成，每日1剂，水煎服)；如属顽固性肺结核或空洞，配合"外敷肺痨膏"(由干蟾皮、守宫、乳香、没药、蜈蚣共粉碎，搅入市售之外科黑膏药肉内，用软猪皮废角料做成膏药备用，用时微火烘软，敷在肺俞、膻中等穴，3天一换)。

肺结核病，如用抗痨西药治愈之病例，多数体质未能康复，必须用中医药精心调理，才能康复。此乃中医药的又一优势。抗痨西药虽不断更新，但均只能杀灭结核分枝杆菌，治愈部分肺结核患者，因西医没有健脾补肾和"培土以生金"之药，故用抗痨西药治愈的患者如体质较差，就容易复发，或后遗肺结核之气阴两虚系列症状，故肺结核后遗症和复发症仍应按肺痨论治。朱师创制的"保肺丸"照样有著效，笔者历年治疗多例均收佳效。20世纪90年代初曾治郑某，男，35岁，15年前患肺结核，曾经抗痨西药治愈，愈后多次复查，如X线片、皮试等，均正常。但近10年来咳嗽不停，体质极差，每天中午均咳吐黄绿色浓痰，疲劳或受寒即发冷、发热，全身关节痛，口渴喜热饮，形瘦神疲，且五心烦热，动则自汗，夜间盗汗，夜寐不安，腹胀便秘，每天均感全身酸软，大便努挣后，尿道口即流白浊。舌胖嫩有齿痕，脉弦、细数。几次到大医院检查血常规、抗O、红细胞沉降率、肝功能、肾功能等无异常，均诊为慢性气管炎。此乃中医学中痨瘵病所表现的系列气阴两虚证，以痨嗽误诊为气管炎，故10年求医无愈日。笔者审证求因后，投以"保肺丸"，药量稍有出入，每次服10克，每日两次，并嘱每日购当地的鲜山药1斤作菜佐食，半年后，诸症消失，体重增加，面转红润，嘱再服"参苓白术散"以巩固疗效。

<h2 style="text-align:center">张海滨应用新鲜中药治疗病例</h2>

柳某，男，47 岁，于 2016 年 7 月 26 日来诊。患者两侧大腿内侧湿疹反复出现 1 年余，现经常发痒，破后有渗出物。早餐后，感觉困乏，睡眠差，12 点睡，3~5 点醒，运动量一般，脾气可，大便不成形，小便可，不怕冷，胃有时难受，近来体检，尿酸 501g/ mol，甘油三酯 2.78mmol/L，丙氨酸氨基转移酶 120U/L，天冬氨酸氨基转移酶 45U/L，发现尿酸高，血糖不高，血脂高。

查：脉濡、弦、滑、硬、欠舒展，舌淡红、暗（微偏红），舌底脉络瘀滞、微红，苔白稍厚腻。

处方：鲜葎草 80 克、鲜蒲公英 150 克、鲜荆芥 30 克、鲜牛蒡 100 克、鲜紫苏 40 克、鲜牛膝苗 70 克、白豆蔻 15 克、虎杖 25 克、地肤子 12 克、党参 30 克、黄芪 15 克、竹茹 10 克、鲜防风茎叶 30 克、鲜泽兰 80 克、益智仁 15 克、淫羊藿 20 克、巴戟天 15 克、炒苍术 12 克、茯苓 35 克、猪苓 20 克。

2016 年 8 月 9 日来诊，患者主诉发痒减轻，睡眠质量改善，余下同前。

思考与讨论：葎草，从外形来看，有轻微的粘刺，而带刺者植物，都有促进血液运行的作用，故有清热、利尿、消瘀、解毒的作用。而根者下行，故归膀胱、小肠经。有解毒散结、截疟通淋的作用。而花轻，则入肺经；果穗，则为植物精气之所在，则入肝经，故有清肝热之作用。

2.2　鲜葎草根

2.2.1 药用部位　本品为桑科植物葎草的地下根。

2.2.2 性味归经　味甘，性平。归膀胱、小肠经。

2.2.3 功能主治　解毒散结，截疟通淋。用于石淋，疝气，瘰疬等。

2.2.4 采收加工　在生长时期，随时可以采收入药。

2.2.5 用法用量　内服：干品 15~30 克，鲜品 30~60 克；根据医嘱，煎汤，或研磨成浆或破碎绞汁煮沸服，或生服。外用：适量，捣烂外敷或绞汁外涂，煎汤熏洗患处。

2.2.6 本草医籍论述

治石淋：葎草根取汁服。（《范汪方》）

治小肠疝气：割人藤（葎草）根不拘（多少），煎汤服。（《江苏药材志》）

治瘰疬：葎草根 8 钱，猪瘦肉 2 两。水煎，服汤食肉。（《江西草药》）

2.3　鲜葎草花

2.3.1 药用部位　本品为桑科植物葎草的新鲜花。

2.3.2 性味归经　味苦，性平。归肺、膀胱经。

2.3.3 功能主治 祛风止痒，通淋利尿，清热解毒。用于肺热咳嗽，湿热下注小便不利，或尿道刺痛，尿中有血，肺痨咳嗽，午后潮热，皮肤湿疹或皮肤瘙痒，蛇虫咬伤、疮疡肿痛等。

2.3.4 采收加工 在生长时期，随时可以采收入药。

2.3.5 用法用量 内服：干品 5~10 克，鲜品 10~20 克，根据医嘱，煎汤，或研磨成浆或破碎绞汁煮沸服，或生服。外用：适量，煎水洗、捣烂外敷或绞汁外涂。

2.3.6 本草医籍论述

（葎草）花治肺结核。（《现代实用中药》）

（葎草）花治肺病咳嗽，大叶肺炎。煎汤，内服。9~18 克，或研末。（《贵州民间方药集》）

肺阴亏损，虚火上炎之咯血。仙鹤草 15 克，仙桃草 12 克，小蓟 15 克，荠菜 15 克，葎草花 15 克，车前子 6 克，阿胶珠 10 克，秋石 1 克。水煎服。（《中华民间秘方大全》）

2.4 鲜葎草果穗

2.4.1 药用部位 本品为桑科植物葎草的新鲜果穗。

2.4.2 性味归经 味甘，性凉。归肺、肝经。

2.4.3 功能主治 清热滋阴。用于虚热，潮热，盗汗等。

2.4.4 采收加工 在生长时期，果穗长出后，随时可以采收入药。

2.4.5 用法用量 内服：干品约 10 克，鲜品约 30 克，根据医嘱，煎汤，或研磨成浆或破碎绞汁煮沸服，或生服。外用：适量，捣烂外敷或绞汁外涂，煎汤熏洗患处。

2.4.6 本草医籍论述

（葎草果穗）治肺结核潮热，盗汗。（《本草推陈》）

治虚劳潮热：葎草果穗 5 钱，乌豆 1 两。水煎，饭后服。（《闽东本草》）

治肺结核：葎草果穗 1 两。水煎服，每日 1 次。（江西《草药手册》）

3 鲜药应用探讨

3.1 鲜品炮制要点

3.1.1 将鲜葎草、鲜葎草根、鲜葎草花、鲜葎草果穗采收后，分类，择选去杂质及枯黄腐叶部分。洗净后，按医嘱切碎入药，或破碎后入药，也可取鲜汁入药，也可以鲜品生食。最好做到当天采，当天入药为最佳。

3.1.2 如隆冬时节及不适合生长葎草的季节，可以在鲜葎草、鲜葎草根、鲜葎草花、鲜葎草果穗盛产的季节，将鲜葎草、鲜葎草根、鲜葎草花、鲜葎草果穗真空包装或打成浆后，密封，低温冷冻保存，做成冻鲜品。入药前解冻、煮沸，但不宜生食。

3.1.3 也可以将生鲜品的鲜葎草、鲜葎草根、鲜葎草花、鲜葎草果穗加工成熟鲜品，冷冻保存。最好做到当天采收，当天加工炮制，当天入冷冻保存。

3.2　不同炮制方式饮片的有效含量及功效区别

3.2.1 将鲜葎草、鲜葎草根、鲜葎草花、鲜葎草果穗清洗后择净，使药物洁净，切碎或破碎后，增加与溶液的接触面，便于有效成分快速地煎出或溶出，同时也便于调剂、制剂。

3.2.2 将用药部位，鲜葎草、鲜葎草根、鲜葎草花、鲜葎草果穗进行分类，其部位不同，功效有一定的差别。

3.2.3 鲜葎草、鲜葎草根、鲜葎草花、鲜葎草果穗不需要过多的炮制，一些成分在加热或干燥的过程中容易破坏，故以鲜用入药为最佳方式之一。

3.2.4 将鲜葎草、鲜葎草根、鲜葎草花、鲜葎草果穗捣碎或捣碎后榨汁，入药，因为液体进入消化道及外涂于皮肤黏膜后，吸收迅速，见效快。

3.2.5 将鲜葎草、鲜葎草根、鲜葎草花、鲜葎草果穗制成冻生鲜品或冻熟鲜品中药，以备用时之需，虽在应用时，没有生鲜状态下用时效果佳，但远比干存品效果要好。

马齿苋

1 药材基原

为马齿苋科植物马齿苋 *Portulaca oleracea* L.。

2 鲜药谱

鲜马齿苋、马齿苋子。

2.1 鲜马齿苋

2.1.1 药用部位 本品为马齿苋科植物马齿苋（图49）的全草。

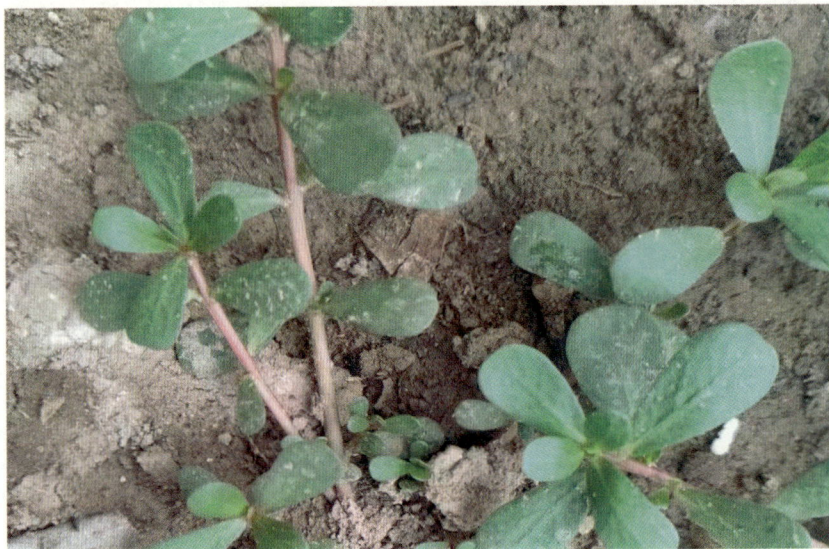

图49 马齿苋

2.1.2 性味归经 味酸，性寒。归肝、大肠经。

2.1.3 功能主治 清热解毒，凉血止痢，除湿通淋。用于热毒泻痢，热淋，尿闭，赤白带下，崩漏，痔血，疮疡肿疖，丹毒，瘰疬，湿癣，白秃等。

2.1.4 采收加工 气候适合，常年可以采收。

2.1.5 用法用量 口服：干品 15~30 克，鲜品 30~60 克，根据医嘱，煎汤，或研磨成浆或破碎绞汁煮沸服，或生服。外用：适量，捣烂外敷或绞汁外涂，煎汤熏洗患处。

2.1.6 本草医籍论述

马齿粥，治血痢：马齿菜 2 大握（切），粳米 3 合。上以水和马齿苋煮粥，不着盐醋，空腹淡食。(《太平圣惠方》)

治小儿白秃：马齿苋煎膏涂之，或烧灰猪脂和涂。(《太平圣惠方》)

治小便热淋：马齿苋汁服之。(《太平圣惠方》)

紧唇面：马齿苋煎汤，日洗之。(《太平圣惠方》)

身面瘢痕：马齿苋汤日洗 2 次。(《太平圣惠方》)

杂物眯目不出：用东墙上马齿苋，烧灰研细，点少许于头，即出也。(《太平圣惠方》)

治热病头痛不可忍：生马齿苋 1 握（切），川朴硝 1 两。上件药相和细研，入清麻油，调令如膏。涂于头上，立搓。(《太平圣惠方》)

治产后血痢，小便不通，脐腹痛：生马齿菜，捣，取汁 3 大合，煎 1 沸，下蜜 1 合调，顿服。(《经效产宝》)

治痈久不瘥：马齿苋捣汁，煎以敷之。(《备急千金要方》)

治肛门肿痛：马齿苋叶、三叶酸草等分。煎汤熏洗，1 日 2 次有效。(《濒湖集简方》)

男女疟疾：马齿苋捣，扎手寸口，男左女右。(《本草纲目》)

催产。以马齿苋捣，绞取自然汁 3 分，入酒 2 分，微暖服之。(《圣济总录》)

五毒虫螫，赤痛不止。马齿苋叶（洗，切）。烂研，厚敷之。(《圣济总录》)

腹中虫痛，腹中有白虫：以马齿苋水煮 1 碗，和盐醋食之，须空腹下，少顷白虫自出也。(《串雅内外编》)

疗产后血气暴虚汗出：马齿苋研取汁 3 大合，煮 1 沸，投蜜匙许，冷停顿服（无新者，用干者煮汁入蜜服）。(《证治准绳·女科》)

治打扑伤损，动筋折骨，跌磕木石压伤肿痛：芙蓉叶 2 两，紫荆皮、独活、南星（生）、白芷各 5 钱。以上共为末，加马齿苋 1 两，捣极烂，和末 1 处，用生葱汁、老酒和炒暖敷。(《医宗金鉴》)

治一切癣：白马蹄（煅存性）上药为末。预取马齿苋杵烂，加水煎成膏，调前末搽之。(《外科大成》)

治麻疹、肺热痰喘：鲜香蕉根 2 钱，马齿苋 1 两，六月霜 8 钱。合捣烂绞汁，炖微温，去沫内服。(《泉州本草》)

治百日咳：马齿苋 30 克，百部 10 克。水煎，加白糖服。(《四川中药志》)

治黄疸：鲜马齿苋绞汁。每次约 30 克，开水冲服，每日 2 次。(《食物中药与便方》)

治肺结核：鲜马齿苋 45 克，鬼针草、葫芦茶各 15 克。水煎服。(《福建药物志》)

治无名肿毒：鲜蜗牛 1 两，马齿苋 1 两，陈石灰 1 两。共捣烂，敷患处。(《吉林中草药》)

2.1.7 治验医案举隅

《续名医类案》

龚子材治一产妇，血痢，小便不通，脐腹疼痛，以马齿苋捣烂取汁三大合，煎沸，下蜜一合，调匀顿服即愈。

2.2 马齿苋子

2.2.1 药用部位 本品为马齿苋科植物马齿苋的种子。

2.2.2 性味归经 味甘，性凉。归肝、大肠经。

2.2.3 功能主治 明目退翳，润肠通便。用于青盲内障，眼生白翳，漏睛脓汁流出，大便秘结等。

2.2.4 采收加工 种子成熟时采收。

2.2.5 用法用量 口服：15~30 克，根据医嘱，煎汤。外用，适量，煎水洗、捣烂外敷或外涂，煎汤熏洗患处。

2.2.6 本草医籍论述

治青盲白翳，除邪气，利大小肠，去寒热：马齿苋实 1 大升，捣为末，每 1 匙，煮葱豉粥和搅食之。(《食医心镜》)

治漏睛脓汁出，经年不绝：马齿苋子半两，人苋子半合。上药，捣罗为散，入铜器中，于饭甑上蒸，以绵裹熨眼大眦头漏孔有脓水出处。凡熨眼之时，须药热熨透眼三五十度，脓水自绝。(《太平圣惠方》)

马齿苋还黑散。主治血脑虚，发白早。马齿苋子 1 升，白茯苓 1 两，熟干地黄 4 两，泽泻 2 两，卷柏 2 两，人参 2 两（去芦头），松脂 4 两（炼成者），桂心 1 两。上为细散。每服 2 钱，空心以温酒调下，渐加至 3 钱，晚食前再服。1 月效。忌生葱、萝卜、大蒜等。(《太平圣惠方》)

3 鲜药应用探讨

3.1 鲜品炮制要点

3.1.1 将马齿苋采收后，择选去杂质及枯黄腐叶部分。洗净后，按医嘱切碎入药，或破碎后入药，也可取鲜汁入药，也可以鲜品生食。

3.1.2 最好做到当天采，当天入药为最佳。

3.2　与干品中药的比对

有文献研究发现，经蒸制、烫制、鲜品直晒不同炮制方法制备后的马齿苋药材中多糖、总黄酮含量存在一定的差异，其经不同炮制方法制备后的马齿苋药材中多糖和总黄酮质量分数由高到低的依次为蒸制、烫制、鲜品直晒。马齿苋药材经过蒸和烫处理后，能较好地保留药材中的多糖和黄酮类成分，蒸法效果最好，而烫法直接与水接触，会使部分多糖和黄酮类成分溶于水中，造成有效成分的流失，使药材中多糖和总黄酮质量分数下降。生晒品，其细胞壁没有破坏，需要的时间较长，其有效成分发生转换。鲜品其有效成分为最全，因为未受到破坏。

3.3　不同炮制方式饮片的有效含量及功效区别

3.3.1 将马齿苋清洗后择净，使药物洁净，切碎或破碎后，增加与溶液的接触面，便于有效成分快速地煎出或溶出，同时也便于调剂、制剂。

3.3.2 将用药部位进行分类，其部位不同，功效有一定的差别。

3.3.3 马齿苋不需要过多炮制，一些成分在加热或干燥的过程中容易被破坏，故以鲜用入药是最佳的方式之一。

3.3.4 将马齿苋捣碎或捣碎后榨汁、入药，因为液体进入消化道及外涂于皮肤黏膜后，吸收迅速，见效快。

3.3.5 冬季严寒无马齿苋采收时，可以在温室中进行种植，如果没有温室，可以将马齿苋打成浆制成冻品，经备后用。将用时，可将之解冻，入汤剂和外用，但在治疗一些疾病时较干品为好。

参考文献

［1］扈本荃，申亚丽，张彦，等. 不同炮制方法马齿苋的质量分析［J］. 化工科技，2015，23（2）：24-26.

麦冬

1 药材基原

为百合科植物麦冬 *Ophiopogon japonicus*（L. f.）Ker-Gawl.。

2 鲜药谱

鲜麦冬、鲜麦冬籽。

2.1 鲜麦冬

2.1.1 药用部位　本品为百合科植物麦冬（图 50）的块根。

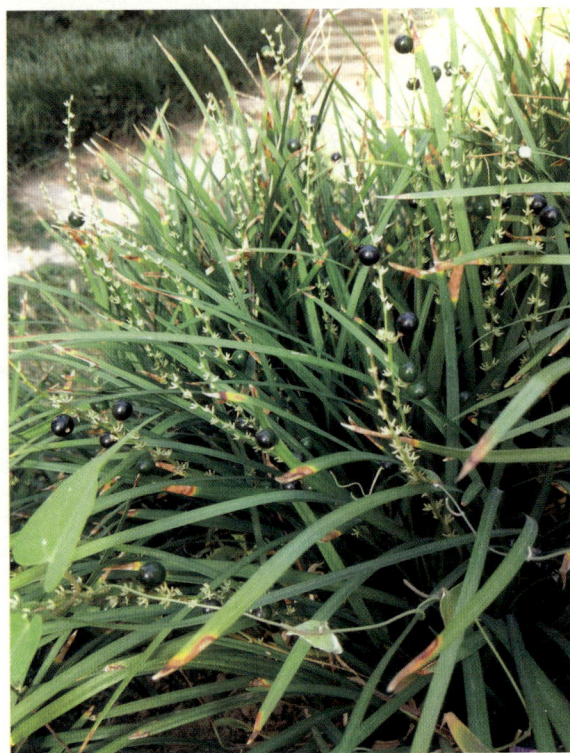

图50　麦冬

2.1.2 性味归经　味甘、微苦，性寒。归肺、胃、心经。

2.1.3 功能主治　滋阴润肺，益胃生津，清心除烦。用于肺燥干咳，肺痈，阴虚劳嗽，津伤口渴，消渴，心烦失眠，咽喉疼痛，肠燥便秘，血热吐衄等。

2.1.4 采收加工　秋、冬季可采收，除去地上部分。

2.1.5 用法用量　口服：干品 10~20 克，鲜品 20~40 克，根据医嘱，煎汤，或破碎后入丸剂及散剂。外用，适量，捣烂外敷或外涂，煎汤熏洗患处。

2.1.6 本草医籍论述

麦门冬粥。治妊娠胃反，呕逆不下食。生麦冬（去心，净洗，切碎，研烂，绞取汁）60 毫升，白粳米（净淘）60 克，薏苡仁（拣净，去土）30 克，生地黄（肥者 120 克，净洗，切碎，研烂，绞汁）180 毫升，生姜汁 60 毫升。上 5 味药，以水 900 毫升，先煮煎粳米、薏苡仁两味令百沸，次下地黄、麦冬、生姜 3 汁相和，煎成稀粥，空心温服，如呕逆未定，晚后更煮食之。（《圣济总录》）

消渴，口干舌燥。生地黄（细切）3 斤，生姜（细切）半斤，生麦冬（去心）2 斤。上于石臼内捣烂，生布绞取自然汁，用银石器盛，慢火熬，稀稠得所，以瓷盒贮。每服 1 匙，用温汤化下，不拘时候。（《圣济总录》）

麦门冬饮子，治吐血，衄血不止：生麦冬汁 5 合，生刺蓟汁 5 合，生地黄汁 5 合。相和，于锅中略暖过，每服 1 小盏，调伏龙肝末 1 钱服之。（《太平圣惠方》）

五汁饮，甘寒清热，生津止渴。治太阴温病，热灼津伤，口渴，吐白沫，黏滞不快者。梨汁、荸荠汁、鲜苇根汁、麦冬汁、藕汁（或用蔗浆）。上 5 汁，临时斟酌多少，和匀凉服。不甚喜凉者，重汤炖温服。（《温病条辨》）

麦门冬煎，补中益心，悦颜色，安神益气，令人肥健，其力甚快：取新麦冬根去心，捣熟绞汁，和白蜜，银器中重汤煮，搅不停手，候如饴乃成。温酒日日化服之。（《图经本草》）

男女血虚：麦冬 3 斤（取汁熬成膏）、生地黄 3 斤（取汁熬成膏）等分。一处滤过，入蜜四分之一，再熬成，瓶收。每日白汤点服。忌铁器。（《医方摘要》）

麦门冬饮，主治心劳，热不止，肉毛焦色无润，口赤干燥，心闷。生麦冬 1 升（去心），陈粟米 1 升，鸡子 2 或 7 枚（取白），淡竹叶（切）3 升。先以水 1 斗 8 升，煮粟米、竹叶，取 9 升，去滓澄清，接取 7 升，冷下鸡子白，搅 500 转，去上白沫，下麦冬，煮取 3 升，去滓，分 3 次服。（《删繁方》）

黄连麦冬汤，主治烦渴火盛，饮水不止。黄连 1 钱（9 节者，去毛须），麦冬（肥大者，以苦瓠汁浸，去心）1 钱。每服 1~2 钱或 3~5 钱，水煎，温服。（《痘科类编》）

治骨实苦酸痛烦热方：葛根汁、生地汁、赤蜜（各 1 升），麦冬汁（5 合），上 4 味和搅，微火煎三四沸，分 3 服。（《备急千金要方》）

地黄煎补心肺，令髭发不白，主肺气咳嗽。生地黄汁 2 升，麦冬汁 5 升，生姜汁

5 合，紫菀 3 两，贝母 3 两，款冬花 3 两，甘草（炙）3 两（一方有人参 3 两）。上切。以水 7 升，煮取 3 大升，去滓，却入锅中，下地黄汁、麦冬、姜汁等，煎 30 沸，下蜜 1 升，煎如饧，盛不津器中放冷。含如枣许，渐增之。（《近效方》）

麦冬，根上子也，治心肺虚热，并虚痨客热。亦可取苗作熟水饮。（《本草衍义》）

治中耳炎：鲜麦冬块根捣烂取汁，滴耳。（《广西本草选编》）

治小便闭淋：鲜沿阶草根（麦冬）90 克（干品 30 克）。水煎成半杯，饮前服，日 2~3 次。（《福建民间草药》）

2.2　鲜麦冬籽

2.2.1 药用部位　本品为百合科植物麦冬的种子。

2.2.2 性味归经　味甘、微苦，性寒。归肺、胃、心经。

2.2.3 功能主治　滋补肝肾，明目，润肺。用于肝肾阴虚，头晕目眩，视力减退，腰膝酸软，遗精消渴，阴虚劳嗽。

2.2.4 采收加工　秋、冬季可采收。

2.2.5 用法用量　口服：10~20 克，根据医嘱，煎汤，或破碎后入丸剂及散剂。外用，适量，捣烂外敷或外涂，煎汤熏洗患处。

2.2.6 本草医籍论述

麦冬籽有延缓衰老的作用，实验证明，麦冬药材籽油进行了脂肪酸组成及相对含量的气相色谱分析和维生素 E 的高效液相色谱含量测定，结果表明：主要脂肪酸成分是油酸、亚油酸及软脂酸，几乎不含亚麻酸；维生素 E 麦冬籽油很低 0.18 mg/100g。（《湖南农业大学学报》）

3 鲜药应用探讨

3.1　鲜品炮制要点

3.1.1 将鲜麦冬类生鲜品入药。采收后，分类，择选去杂质及枯黄腐叶部分。洗净后，按医嘱切碎入药，或破碎后入药。

3.1.2 从生鲜品到熟鲜品，最好做到当天采收，当天炮制加工，当天入药为最佳。

3.2　与干品中药的比对

麦冬皂苷、麦冬总多糖可能是麦冬抗心肌缺血的主要有效成分，其中麦冬多糖有较显著的抗心肌缺血作用。其含量最多的为新鲜的状态，而新鲜的麦冬不易保存，容易腐烂，因此应及时加工。而传统加工方法耗时过长，工序繁杂，容易造成药材有效成分的大量损失。所以，在产地，尽量选用鲜麦冬入药。

3.3 不同炮制方式饮片的有效含量及功效区别

3.3.1 将鲜麦冬类生鲜品入药。清洗后择净，使药物洁净，切碎或破碎后，增加与溶液的接触面，便于有效成分快速地煎出或溶出，同时也便于调剂、制剂。

3.3.2 将鲜麦冬类生鲜品入药，不需要过多的炮制，一些成分在加热或干燥的过程中容易被破坏，同时有一些成分在干燥的过程中，如果处理不当，成分也随之流失。故以鲜用入药为最佳方式之一。

3.3.3 将鲜麦冬类生鲜品入药。捣碎或捣碎榨汁后，浸汁入药，因为液体进入消化道及外涂于皮肤黏膜后，吸收迅速，见效快。

3.4 综合利用

麦冬除以块根入药多用外，其他部位很少入药。文献研究表明，麦冬籽有延缓衰老的作用；麦冬须根的主要活性成分与块根基本一致，含有皂苷、多糖、黄酮等主要活性成分，可加以开发利用。其中总多糖的含量（15.24%）低于块根（60.99%）；须根总黄酮含量（0.110%）与块根（0.157%）相近；须根总皂苷的含量（8.43%）高于块根（2.54%）。

参考文献

[1] 唐克华，吴艳，陈功锡，等. 木瓜、火棘和麦冬籽油脂肪酸组成与维生素 E 含量测定 [J]. 湖南农业大学学报：自然科学版，2005（4）：367–369.

[2] 李敬安，张琨，张兴国. 不同加工方法对麦冬总多糖含量的影响 [J]. 中国民族民间医药，2009（8）：23–25.

[3] 周芳美，潘佩蕾，陈宜涛，等. 麦冬须根主要活性成分研究 [J]. 中药材，2008，9（31）：1307–1309.

玫瑰花

1 药材基原

为蔷薇科植物玫瑰 *Rosa rugosa* Thunb.。

2 鲜药谱

鲜玫瑰花。

2.1 鲜玫瑰花

2.1.1 药用部位 本品为蔷薇科植物玫瑰（图 51）的花。

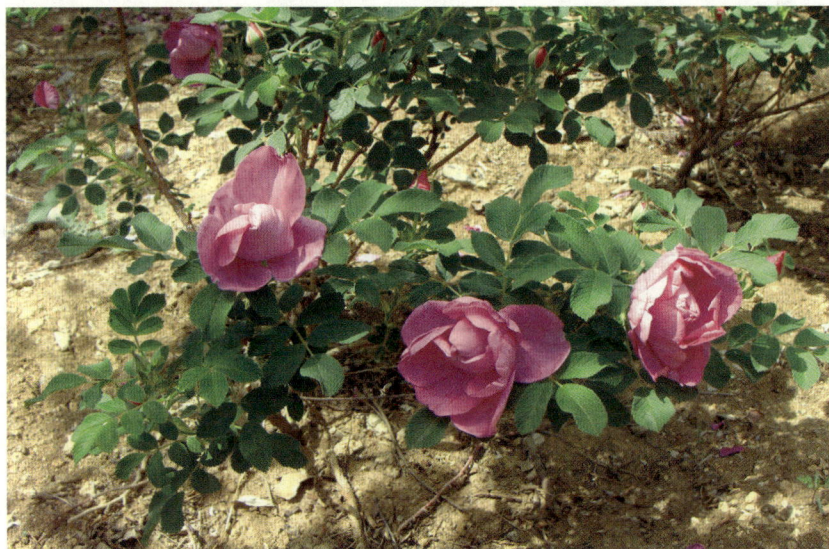

图51 玫瑰

2.1.2 性味归经 味甘、微苦，性温。归肝、脾经。

2.1.3 功能主治 理气解郁，和血散瘀。用于肝胃气痛，新久风痹，吐血咯血，月经不调，赤白带下，痢疾，乳痈，肿毒等。

2.1.4 采收加工 夏、秋季花开时采收。

2.1.5 用法用量
内服：干品 30~60 克，鲜品 50~100 克，根据医嘱，煎汤，研磨成浆或破碎绞汁煮沸服，或生服。外用：适量，捣烂外敷或绞汁外涂，煎汤熏洗患处。

2.1.6 本草医籍论述

治乳痈：玫瑰花 7 朵，母丁香 7 粒。无灰酒煎服。（《本草纲目拾遗》）

保真丸，气血两虚，五劳七伤，遗精白浊，脾胃虚弱，阳痿腰痛，眼花头眩，吐血骨蒸，翻胃久嗽，盗汗，月经不调。补骨脂 1 两（酒炒，研细末），人参 1 两 3 钱，茯苓 1 两，土炒白术 1 两 5 钱，炙甘草 3 钱（上 4 味以河水 6 碗，煎浓汁，去滓，和骨脂晒干听用），杜仲 1 斤（用盐水炒断丝，为细末），川芎 8 钱，当归 1 两 5 钱，酒炒白芍 1 两，熟地黄 2 两（上 4 味以水 8 碗，煎浓汁 3 碗，去滓，拌杜仲晒干），玫瑰膏子 1 斤（捣烂如泥。若干花瓣只用半斤，磨末听用），连腻皮核桃肉 1 斤（盐水炒，捣如泥）。上用炼蜜 2 斤为丸，如梧桐子大。（《集验良方》）

玫瑰膏，治肝郁吐血，月汛不调：玫瑰花蕊 300 朵，初开者，去心蒂；新汲水砂铫内煎取浓汁，滤去渣，再煎，白冰糖 1 斤收膏，早晚开水冲服。瓷瓶密收，切勿泄气。如专调经，可用红糖收膏。（《饲鹤亭集方》）

治新久风痹：玫瑰花（去净蕊蒂）3 钱，红花、全当归各 1 钱。水煎去滓，好酒和服 7 剂。（《百草镜》）

治肝风头痛：玫瑰花 4~5 朵，合蚕豆花 3~4 钱，泡开水代茶频饮。（《泉州本草》）

治肺病咳嗽吐血：鲜玫瑰花捣汁炖冰糖服。（《泉州本草》）

3 鲜药应用探讨

3.1 鲜品炮制要点

3.1.1 将鲜玫瑰入药：采收后分类，择选去杂质及枯黄腐叶部分。洗净后按医嘱切碎入药，或破碎后入药。

3.1.2 最好做到当天采，当天入药为最佳。

3.2 不同炮制方式饮片的有效含量及功效区别

3.2.1 将鲜玫瑰生鲜品入药。清洗后择净，使药物洁净，切碎或破碎后，可增加与溶液的接触面，便于有效成分快速地煎出或溶出，同时也便于调剂、制剂。

3.2.2 将鲜玫瑰生鲜品入药，不需要过多的炮制，一些成分在加热或干燥的过程中容易被破坏，故以鲜用入药为最佳方式之一。

3.2.3 将鲜玫瑰生鲜品入药。捣碎或捣碎后榨汁，浸汁入药，因为液体进入消化道及外涂于皮肤黏膜后，吸收迅速，见效快。

墨旱莲

1 药材基原

为菊科植物鳢肠 *Eclipta prostrata* L.。

2 鲜药谱

鲜墨旱莲。

2.1 鲜墨旱莲

2.1.1 药用部位　本品为菊科植物鳢肠（图52）的新鲜全草。

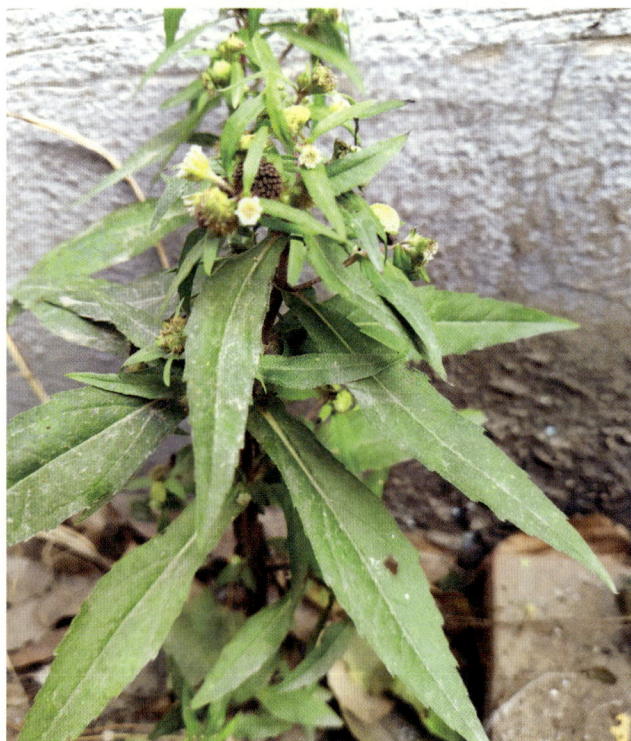

图52　鳢肠

2.1.2 性味归经
味甘、酸，性凉。归肝、肾经。

2.1.3 功能主治
补益肝肾，凉血止血。用于肝肾不足，头晕目眩，须发早白，吐血，咯血，衄血，便血，血痢，崩漏，外伤出血等。

2.1.4 采收加工
根据气候，待全草生长茂盛后连根采收，洗净泥土，去除黄叶及烂叶和杂草，用时切段或捣碎榨汁。

2.1.5 用法用量
口服：干品 15~30 克，鲜品 30~60 克，根据医嘱，煎汤，或研磨破碎绞汁煮沸服，或生服，用酒炒或根据医嘱进行炮制。外用：适量，煎水洗、捣烂外敷或绞汁外涂。

2.1.6 本草医籍论述

治肠风脏毒下血不止，用（墨旱莲）捣汁，冲极热黄酒饮之。治痔漏疮发，外即以渣敷患处，重者不过 3 服神效。（《本草撮要》）

旱莲草（墨旱莲），染白发回乌，止赤痢变粪，须眉稀少，可望速生而繁，火疮发红，能使流血立已，但性冷，阴寒之质，虽善凉血，不益脾胃，若不同姜汁椒红相兼修服者，必腹痛作泻。（《冯氏锦囊秘录》）

治吐血成盆：旱莲草（墨旱莲）和童便、徽墨春汁，藕节汤和服。（《生草药性备要》）

二至丸。补腰膝，壮筋骨，强肾阴，乌髭发：冬青子（即女贞实，冬至日采）不拘多少，阴干，蜜、酒拌蒸，过 1 夜，粗袋擦去皮，晒干为末，瓦瓶收贮，旱莲草（墨旱莲夏至日采）不拘多少，捣汁熬膏，和前药为丸。临卧酒服。（《医方集解》）

治正偏头痛：鳢肠（墨旱莲）汁滴鼻中。（《圣济总录》）

一切眼疾，翳膜遮障，凉脑，治头痛，能生发。5 月 5 日平旦合之：莲子草（墨旱莲）1 握，蓝叶 1 握，油 1 斤。同浸，密封 49 日。每卧时，以铁匙点药摩顶上，49 遍，久久甚佳。（《圣济总录》）

疟疾。用鳢肠（墨旱莲）划捶烂，放在手上切脉处，药上压 1 个钱币，用布包好。过一段时间，药下皮肤起小泡，疟即止。（《本草纲目》）

痔漏疮发：墨旱莲 1 把，连根须洗净，用石臼擂如泥，以极热酒 1 盏冲入，取汁饮之，滓敷患处，重者不过 3 服即安。太仆少卿王鸣凤患此，策杖方能移步，服之得瘥。累治有验。（《保寿堂方》）

治白喉：旱莲草（墨旱莲）2~3 两，捣烂，加盐少许，冲开水去渣服。服后吐出涎沫。（《岭南草药志》）

治咳嗽咯血：鲜旱莲草（墨旱莲）2 两。捣绞汁，开水冲服。（《江西民间草药验方》）

治鼻衄：鲜旱莲草（墨旱莲）1 握。洗净后捣烂绞汁，每次取 5 酒杯炖热，饭后温服，日服 2 次。（《福建民间草药》）

治刀伤出血：鲜旱莲草（墨旱莲）捣烂，敷伤处；干者研末，撒伤处。(《湖南药物志》)

老年性鼻出血。旱莲小蓟汤：鲜墨旱莲、鲜小蓟草、鲜大青叶各 30~60 克，鲜茜根 30 克。上药切碎放锅内，头煎加水至淹盖药物，煮沸后再煮 5 分钟左右，即可倒出药液，稍凉内服，每日 1 剂，分 2 次服完。(《自我调养巧治病》)

复方墨旱莲软膏，墨旱莲 8 千克（干品 3 千克）。先将墨旱莲捣烂挤汁（干品煎后浓缩），置锅内浓缩至 500 毫升，加明矾 75 克溶解后，另加苯甲酸 5 克，调匀备用。治稻田皮炎。下田前涂四肢。(《中医皮肤病学简编》)

七味榼藤子丸。祛暑，和中，解痉止痛。用于吐泻腹痛，胸闷，胁痛，头痛发热。榼藤子仁（炒）250 克、毛叶巴豆茎及叶 250 克、阿魏 3 克、胡椒 15 克、蔓荆子及叶 250 克、黑香种草子 250 克、墨旱莲草汁适量。以上 7 味，除墨旱莲草汁外，其余 6 味粉碎成细粉，混匀，用墨旱莲草汁泛丸，低温干燥，即得。1 次 3~6 克，1 日 3 次；外用，研末以麻油调敷患处。(《中国药典》)

2.1.7 治验医案举隅

《医方集解》中的二至来历

二至丸为临床常用的一种药。具有补益肝肾、滋阴止血的作用。用于肝肾阴虚，眩晕耳鸣，咽干鼻燥，腰膝酸痛，月经量多。说起来，二至丸还有一段来历呢！

传明末安徽地区有位叫汪汝佳的名医，他从小体质较弱，人虽长得单薄，但却聪明过人，诵读的诗经百首过目不忘，深得父爱。不料父患重病医治无效而亡。临终前对汪汝佳说："不为良相，且为良医。"

汪汝佳遂弃儒习医，专攻医术。几年后，汪汝佳成了当地颇有名气的医生。由于他长年苦读，加上先天不足，不到 40 岁就未老先衰，须发早白，头目昏花，时常腰酸背痛，浑身无力。

一天，他带门生上山采药，夜宿一寺院，遇到一位百岁老僧，此翁耳聪目明，须发乌黑，步履矫健如飞，汪汝佳便向其请教养生之道。老僧指着院内一株高大的女贞树说："取女贞子蜜酒拌蒸食即可。"汪医生反复琢磨，为增强其疗效，他又配伍墨旱莲，将墨旱莲捣汁熬膏，搅和女贞末制成药丸，试服了半月，觉得效果很好，便连续服用。半年后，完全恢复了健康，并显得精力过人。

数年后，汪医生行医路过浙江丽水，前往探望寄籍在此的同乡好友汪昂，汪昂见他全无昔日的病容，反而显得光彩照人，颇感惊诧。汪医生如实相告。汪昂因家境富有，闲居日久，放纵酒色有肝肾不足之虞，闻之赶紧如法炮制，服用，结果同样收到良效。汪昂素爱岐黄之书，正寻思在有生之年做些流传千古的事，便以厚俸延聘汪汝佳。历时四年，汪汝佳著书四部，并将女贞子、墨旱莲组方收入《医方集解》中，称之为"二至丸"。

张海滨用益肾涵阴法治疗更年期综合征

石某某，女，41岁，于2015年8月20日初诊。患者诉潮热2年，最近腹胀，反酸烧心，食少，乏力，月经不规律，卵巢早衰，忽冷忽热，上冷下寒，月经不调，量不确定，多梦，熬夜，嗝逆，偶尔大便排不净，口干，眼干，腰椎间盘突出，颈部不适。房山区中医医院检查为更年期综合征，2015年曾患有面瘫，2010年做过卵巢囊肿手术。查其舌淡红，苔薄白微厚、局部轻度剥脱，脉细、弦、小、数。

处方：鲜墨旱莲60克、当归10克、黄芪10克、山萸肉30克、炒杜仲10克、鲜牛膝40克、鲜红花苗30克、鲜杜仲叶50克、鲜牛蒡根150克、炒白芍15克、鲜肉苁蓉50克、菟丝子30克、沙苑子30克、生地黄30克、葛根30克、女贞子20克、黄连2克、吴茱萸2克，酒黄柏3克、鲜知母30克。

2015年9月10日诊，患者潮热感减轻，腹胀感消失，多梦、口干、眼干如前，颈部不适如前。

思考与讨论：鲜墨旱莲，有补益肝肾的功效，其善于补阴，而阴液却为有形之物，有形之物如鲜者津液更佳，用于补阴凉血，应该取其有形之物，故用鲜者更佳。

3 鲜药应用探讨

3.1 鲜品炮制要点

3.1.1 鲜墨旱莲从地里采收后，择选去杂质及枯黄部分。洗净后，按医嘱切碎入药，或破碎后入药，也可取鲜汁入药，也可以鲜品生食。

3.1.2 如严寒时，无新鲜的墨旱莲采收，可在有鲜品采收季节，将其根据医嘱熬成膏；也可以打成浆后，密封，低温冷冻保存，做成冻鲜品。入药前解冻、煮沸，但不宜生食。

3.1.3 从生鲜品到熟鲜品，最好做到当天采收，当天加工炮制，当天入药为最佳。

3.2 不同炮制方式饮片的有效含量及功效区别

3.2.1 将鲜墨旱莲清洗后择净，使药物洁净，切碎或破碎后，增加与溶液的接触面，便于有效成分快速地煎出或溶出，同时也便于调剂、制剂。

3.2.2 鲜墨旱莲不需要过多炮制，一些成分在加热或干燥的过程中容易被破坏，故以鲜用入药为最佳方式之一。

3.2.3 将生鲜中药制成冻生鲜品中药，以备用时之需，虽在应用时，没有生鲜用时效果佳，但远比干存品效果好。

木槿

1 药材基原

为锦葵科植物木槿 *Hibiscus syriacus* L.。

2 鲜药谱

木槿子、鲜木槿花、鲜木槿叶、鲜木槿皮、鲜木槿根。

2.1 木槿子

2.1.1 药用部位 本品为锦葵科植物木槿（图 53）的果实。

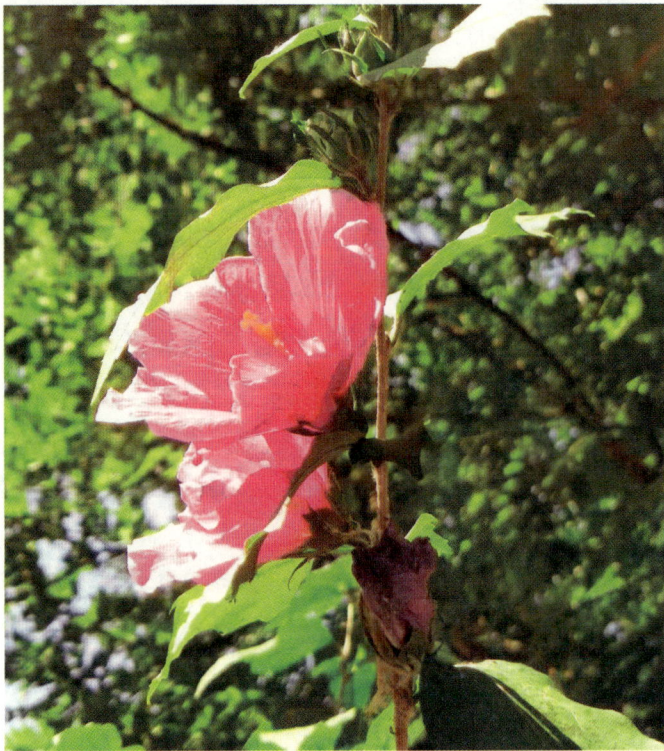

图53 木槿

2.1.2 性味归经 味甘，性寒。归经肺、心、肝经。

2.1.3 功能主治 清肺化痰，止头痛，解毒。用于痰喘咳嗽，支气管炎，偏正头痛，黄水疮，湿疹等。

2.1.4 采收加工 果实成熟后即可采收。

2.1.5 用法用量 口服：10~20克，根据医嘱，煎汤或入散剂及丸剂。外用：适量，捣烂外敷或外涂，煎汤熏洗患处。

2.1.6 本草医籍论述

（木槿子）治偏正头风，烧烟熏患处；又治黄水脓疮，烧存性，猪骨髓调涂之。（《本草纲目》）

（木槿子）清肺化痰，治肺风痰喘，咳嗽音痦。（《饮片新参》）

黄水脓疮。用木槿子烧存性，调猪骨髓涂搽。（《中药大辞典》）

（木槿子）敷一切无名肿毒，痈疽，疥癞，癣疮，黄水疮，鱼口便毒，乳结，痘疮破烂。调芝麻油搽之，神效。切不可食，此外科之圣药也。（《滇南本草》）

2.2 鲜木槿花

2.2.1 药用部位 本品为锦葵科植物木槿的花。

2.2.2 性味归经 味甘、苦，性凉。归脾、肺、肝经。

2.2.3 功能主治 清热利湿，凉血解毒。用于肠风泻血，赤白下痢，痔疮出血，肺热咳嗽，咳血，白带，疮疖痈肿，烫伤。

2.2.4 采收加工 开花后即可采收。

2.2.5 用法用量 口服：用法，干品10~20克，鲜品20~40克，根据医嘱，煎汤或入散剂、丸剂。外用：适量，捣烂外敷或绞汁外涂，煎汤熏洗患处。

2.2.6 本草医籍论述

鹿角散，主治一切恶疮不愈者。鹿角1两（烧灰），腻粉半两，百合半两（生研），木槿花1两。上为细散。入腻粉、百合，生油调涂，1日2次。（《太平圣惠方》）

木槿花（阴干或叶）专封痔口能干。木槿花八九月采，阴干。用叶杵敷亦可。（《丹溪手镜》）

木槿花能除诸热，滑利能导积滞，善治赤白积痢，干涩不通，下坠欲解而不解，捣汁和生白酒温饮。（《本草汇言》）

木槿皮及花，并滑如葵花，故能润燥。色如紫荆，故能活血。川中来者，气浓力优，故尤有效。（《本草纲目》）

赤白带有时腹痛，以红白鲜木槿花，同海螵蛸煨汤，饮之，甚效。（《女科秘要》）

暑月生疖，用木槿花捣烂敷之，最妙。（《医学入门》）

治赤白痢，用木槿花炒作汤，代茶吃。亦治风。令人得睡。（《卫生易简方》）

治噤口痢，用红木槿花，不用蒂，阴干为末。先用面煎饼两个，以末掺上食之，先以汤灌开其口。（《卫生易简方》）

治咳血：鲜木槿花 30 克，冰糖 15 克。水煎服。（《福建药物志》）

治湿热：白带木槿花 30 克，猪瘦肉 120 克。水炖，食肉喝汤。（《安徽中草药》）

2.2.7 治验医案举隅

张海滨用利湿排痰法治疗老年性慢性肺病

高某某，男，81 岁，于 2015 年 10 月 2 日初诊。患者反复发作咳嗽、喘息 10 余年，近来 1 周因受凉后出现加重，咳嗽有痰，不易咳出，痰多质黏色黑，鼻流清涕，活动喘加重，气短，无胸闷，脚凉。睡眠可，胃口可，腿乏力，大便干，3 天左右 1 次。

测：血氧饱和度 98%，心率每分钟 99 次；平地步行 100 米，血氧饱和度 96%，心率每分钟 101 次；坐下后血氧饱和度最低 96%，心率最高每分钟 101 次。

查：舌偏红，苔白稍厚、水滑、有裂纹、漂浮状态，脉濡弦、稍大、动、数。

处方：鲜木槿花 200 克、骨碎补 15 克、接骨木 30 克、陈皮 20 克、鲜党参 80 克、鲜紫梗 60 克、鲜黄芪 150 克、鲜南沙参 80 克、鲜牛膝 120 克、炒杜仲 30 克、鲜车前草 150 克、鲜鱼腥草 150 克、炒苍耳子 6 克、藁本 4 克、骨碎补 20 克、炙麻黄 8 克、鲜射干 60 克、莱菔子 10 克、覆盆子 12 克、麦冬 15 克、炙甘草 5 克、鲜水红花 50 克、鲜益母草 200 克。

2015 年 10 月 12 日诊，患者休息后喘息消除，咳嗽有痰，易咯出，痰多质黏色黑、略减少，感冒症状无，现轻微活动如常，精神可，大便通畅，1 天 2 次。

测：血氧饱和度 98%，心率每分钟 99 次；平地步行 100 米，血氧饱和度 98%，心率每分钟 85 次；坐下后血氧饱和度最低 98%，心率每分钟最高 93 次。

查：舌偏红，苔白稍厚、有裂纹，脉濡、弦、稍大、动。

2.3　鲜木槿叶

2.3.1 药用部位　本品为锦葵科植物木槿的叶。

2.3.2 性味归经　味甘、苦，性寒。归大肠、胃经。

2.3.3 功能主治　清热解毒。主要用于赤白痢疾，肠风，痈肿疮毒等。

2.3.4 采收加工　叶片长出后即可采收。

2.3.5 用法用量　口服：干品 10~20 克，鲜品 20~40 克，根据医嘱，煎汤或入散剂及丸剂。外用：适量，捣烂外敷或绞汁外涂，煎汤熏洗患处。

2.3.6 本草医籍论述

痔疮肿痛。用木槿皮或叶煎汤先熏后洗。（《本草纲目》）

必效染白发方。捣木槿叶，以热汤和汁洗之，亦佳。（《外台秘要》）

治疗疮疖肿：木槿鲜叶，和食盐捣烂敷患处。（《福建中草药》）

治疗疮：干通泉草、木槿花叶。共捣烂，冲淘米水服。(《泉州本草》)

2.3.7 治验医案举隅

张海滨用扶正解毒法治疗化疗后遗症

吴某某，女，74 岁，于 2015 年 9 月 10 日初诊，肺癌晚期患者，化疗 3 个疗程，连续 2 天发热，体温 37.5℃左右。打嗝，厌食，形体消瘦，说话声音沙哑，出声困难，咳嗽痰多，容易咯出，咽喉疼痛，痰中带血丝。精神状态差，乏力，贫血，大便每天 1 次、困难。

查：苔白厚腻，睡眠差，脉濡、弦、硬、急、根不足，舌红暗、有裂纹、很深。

处方：鲜木槿叶 50 克、鲜鱼腥草 150 克、鲜党参 100 克、鲜山药 150 克、鲜牛蒡 200 克、鲜黄芪 120 克、白及 50 克、莱菔子 10 克、鲜蒲公英 150 克、鲜车前草 300 克、鲜玉竹 50 克、鲜小蓟 100 克、鲜佩兰 70 克、酒浸桑椹 70 克、制鳖甲 40 克、鲜水红花 50 克、麦冬 15 克、鲜北沙参 50 克。

2015 年 9 月 15 日诊，患者诉近 5 天未发热，打嗝消除，精神状态稍好转，咳嗽减少。

肺癌患者晚期多虚，由于化疗的影响，出现一些副作用，有一些病灶组织经化疗后，出现痰浊瘀阻，而有热毒之象，故要扶正以驱邪，同时还要清热。

思考与讨论：木槿子，为木槿的果实，能化顽痰，治疗痰因而出现的痰喘咳嗽、支气管炎、偏正头痛效果明显。木槿花，因质轻扬，味苦，同归肺、肠表里二经，故疏散风热，治疗因风热致病的各种病症。木槿皮，鲜者，其性滑，味苦，故入肠经，主清大肠湿热。其根者，同皮，利于下焦。

2.4　鲜木槿皮

2.4.1 药用部位　本品为锦葵科植物木槿的茎皮。

2.4.2 性味归经　味甘、苦，性微寒。归大肠、肝、脾经。

2.4.3 功能主治　清热利湿，杀虫止痒。主要用于湿热泻痢，肠风泻血，脱肛，痔疮，赤白带下，阴道滴虫，皮肤疥癣，阴囊湿疹等。

2.4.4 采收加工　常年可采收。

2.4.5 用法用量　口服：干品 10~20 克，鲜品 20~40 克，根据医嘱，煎汤或入散剂、丸剂。外用：适量，捣烂外敷或绞汁外涂，煎汤熏洗患处。

2.4.6 本草医籍论述

治大肠脱肛：(木)槿皮或叶煎汤熏洗，后以白矾、五倍末敷之。(《救急方》)

治赤白带下：(木)槿根皮二两，切，以白酒一碗半，煎一碗，空心服之。(《纂要奇方》)

治癣疮：川(木)槿皮煎，入肥皂浸水，频频擦之；或以槿皮浸汁磨雄黄(擦

之）。(《简便单方》)

治顽癣，木槿皮 60 克，米醋 120 毫升。浸汁外涂，每日数次。(《安徽中草药》)

2.5 鲜木槿根

2.5.1 药用部位 本品为锦葵科植物木槿的根。

2.5.2 性味归经 味甘、苦，性凉。归大肠、肺经。

2.5.3 功能主治 清热利湿，消痈肿。 主要用于肠风，痢疾，肺痈，肠痈，痔疮肿痛，赤白带下，疥癣，肺结核。

2.5.4 采收加工 常年可采收。

2.5.5 用法用量 口服：干品 10~20 克，鲜品 15~30 克，根据医嘱，煎汤或入散剂及丸剂。外用：适量，捣烂外敷或绞汁外涂，煎汤熏洗患处。

2.5.6 本草医籍论述

治痔疮肿痛：鲜木槿根煎汤，先熏后洗。(《仁斋直指方》)

治痢疾：木槿根 50~100 克。水煎服。(《浙南本草新编》)

治湿热带下：鲜木槿根 100~150 克。水煎服。(《福建中草药》)

治急淋：木槿根、白茅根各 60 克，水煎服。(《福建药物志》)

治水肿：鲜木槿根 50 克，灯心草（鲜全草）50 克。水煎，食前服，每日服 2 次。(《福建民间草药》)

治肾炎：鲜木槿根 50~100 克，灯心草（鲜全草）50 克。水煎服。(《福建民间草药》)

治消渴：木槿根 30~60 克。水煎，代茶常服。(《福建民间草药》)

3 鲜药应用探讨

3.1 鲜品炮制要点

3.1.1 将木槿子、鲜木槿花、鲜木槿叶、鲜木槿皮、鲜木槿根采收后，分类，择选去杂质及枯黄腐叶部分。洗净后，按医嘱切碎入药，或破碎后入药，也可取鲜汁入药，也可以鲜品生食。最好做到当天采，当天入药为最佳。

3.1.2 如隆冬时，鲜木槿花、鲜木槿叶停止生长，可以在鲜木槿花、鲜木槿叶盛产的季节，将鲜木槿花、鲜木槿叶真空包装或打成浆后，密封，低温冷冻保存，做成冻鲜品。入药前解冻、煮沸，但不宜生食。

3.1.3 也可以将生鲜品的鲜木槿花、鲜木槿叶加工成熟鲜品，冷冻保存。最好做到当天采收，当天加工炮制，当天入冷冻保存。

3.2 不同炮制方式饮片的有效含量及功效区别

3.2.1 将木槿子、鲜木槿花、鲜木槿叶、鲜木槿皮、鲜木槿根择净后，清洗，使药物洁净，切碎或破碎后，增加与溶液的接触面，便于有效成分快速地煎出或溶出，同时也便于调剂、制剂。

3.2.2 木槿子、鲜木槿花、鲜木槿叶、鲜木槿皮、鲜木槿根不需要过多炮制，一些成分在加热或干燥的过程中容易被破坏，故以鲜用入药为最佳方式之一。

3.2.3 将鲜木槿花、鲜木槿叶、鲜木槿皮捣碎或捣碎后榨汁，入药，因为液体进入消化道及外涂于皮肤黏膜后，吸收迅速，见效快。

3.2.4 将生鲜的鲜木槿花、鲜木槿叶制成冻生鲜品或冻熟鲜品中药，以备注用时之需，虽在应用时，没有生鲜状态下用时效果佳，但远比干存品效果要好。

牛蒡

1 药材基原

为多年生菊科植物牛蒡 *Arctium lappa* L.。

2 鲜药谱

牛蒡子、鲜牛蒡根、鲜牛蒡茎叶。

2.1 牛蒡子

2.1.1 药用部位 本品为多年生菊科植物牛蒡（图54）的果实。

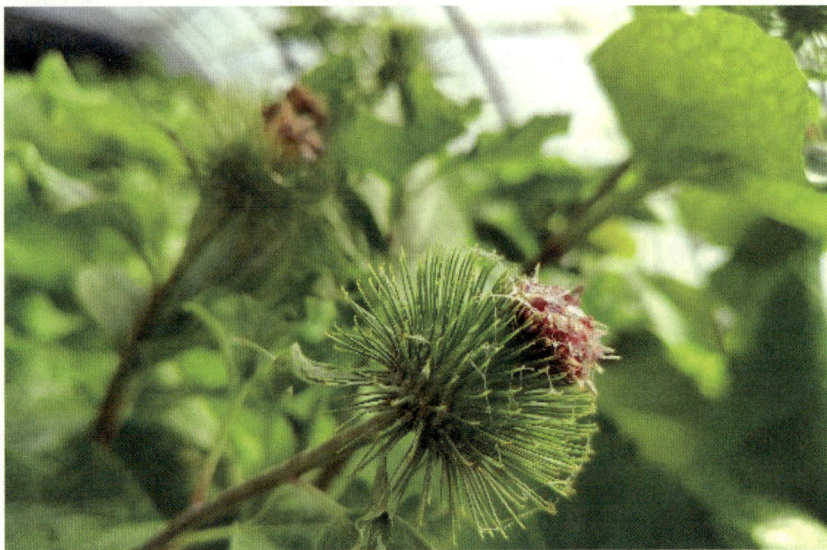

图54 牛蒡

2.1.2 性味归经 味辛、苦，性寒。归肺、胃经。

2.1.3 功能主治 疏散风热，宣肺透疹，利咽散结，解毒消肿。主要用于风热咳嗽，咽喉肿痛，斑疹不透，风疹瘙痒，疮疡肿毒等。

2.1.4 采收加工 在种子成熟时采收。

2.1.5 用法用量 内服：5~20克，根据医嘱，煎汤。外用：适量，捣烂外敷，煎汤熏洗患处。

2.1.6 本草医籍论述

瘫缓及丹石风毒，石热发毒，明耳目，利腰膝：则取其（牛蒡）子末之，投酒中浸经3日，每日饮三两盏，随性多少。（《本草纲目》）

欲散肢节，筋骨烦，热毒。则食前取（牛蒡）子三七粒，熟吞之，十服后甚食。（《本草纲目》）

治风壅痰涎多，咽膈不利。牛蒡子（微炒）、荆芥穗各1两，甘草（炙）半两。并为末。食后夜卧，汤点2钱服，当缓取效。（《本草衍义》）

治喉痹肿痛。牛蒡子6分，马蔺子8分。上2味捣为散。每空腹以暖水服方寸匕，渐加至1匕半，日再。（《广济方》）

治痘疹不起透：牛蒡子（研细）5钱，柽柳煎汤，调下立透。（《本草汇言》）

治斑疹时毒及疰腮肿痛。牛蒡子、柴胡、连翘、川贝母、荆芥各2钱。水煎服。（《本草汇言》）

治头痛连睛，并目昏涩不明：牛蒡子、苍耳子、甘菊花各3钱。水煎服。（《方脉正宗》）

治痰厥头痛：旋覆花1两，牛蒡子1两（微炒）。上药捣细罗为散，不计时候，以腊面茶清调下1钱。（《太平圣惠方》）

牛蒡解肌汤。治头面风热，或颈项痰毒，风热牙痛：牛蒡子、薄荷、荆芥、山栀、牡丹皮、石斛、玄参、夏枯草，水煎服。（《疡科心得集》）

治吹乳：鼠粘（牛蒡）子加麝、酒吞下。（《袖珍方》）

恶实散。治上焦壅热，咽喉卒肿，疼痛不利，恶实（牛蒡）微炒令香1两，甘草（炙）1分，荆芥（去梗）半两。上3味，捣罗为细散。每服2钱匕，水5分1盏，煎令沸，温服。沸汤点服亦得。（《圣济总录》）

射干鼠粘子汤。治疮疹壮热，大便坚实，或口舌生疮，咽喉肿痛。鼠粘（牛蒡）子4两（炒香），甘草（炙）、升麻、射干各1两。上为粗散。每服3钱、水1大盏，煎至6分，去滓，温服。（《小儿痘疹方论》）

风水身肿欲裂：鼠粘（牛蒡）子2两，炒研为末。每温水服2钱，日3服。（《医方摘要》）

2.1.7 治验医案举隅

《医学衷中参西录》阴虚劳热

杨姓女，年十九岁。出嫁二载，月事犹未见，身体羸瘦，饮食减少，干咳无痰，五心烦热，诊其脉细数有力。仿用资生汤方，用生山药一两，于术二钱，牛蒡子三钱，玄参五钱，生地黄四钱，生鸡内金一钱。连服五剂，热退咳减，食欲增加。遂于原方中去生地，倍于术。又服三剂，潮忽至。共服二十剂痊愈。

张海滨应用新鲜中药治疗病例

任某某，女，73 岁，于 2015 年 7 月 13 日初诊。患者诉头晕、颈部沉重不适，视物模糊 10 年余，有时觉胸闷气短心慌，长期性便秘、费力，小便可。冠心病 10 余年，糖尿病 10 年，血糖控制不稳定，高脂血症。

查：脉弦、细、沉，舌淡红、暗，苔薄白腻稍厚。

处方：炒鲜牛蒡子 30 克、鲜牛蒡 150 克、鲜黄精先煎 40 克、鲜百部 100 克、鲜首乌藤 150 克、鲜百合 200 克、刺五加子 20 克、当归 15 克、灵芝 30 克、鲜党参 120 克、合欢皮 20 克、鲜牛膝 100 克、鲜南沙参 60 克、桑寄生 30 克、鲜黄芪 120 克、鲜红花苗 120 克、鲜丹参 50 克、鲜紫苏 40 克、鲜水红花 30 克。

2015 年 7 月 20 日诊，患者头晕、颈部沉重不适缓解，胸闷近期无发作，大便通畅，再辨证用药。

2.2 鲜牛蒡根

2.2.1 药用部位　本品为多年生菊科植物牛蒡的地下根茎。

2.2.2 性味归经　味苦、微甘，性凉。归肺、心经。

2.2.3 功能主治　散风热，消毒肿。主要用于风热感冒，头痛，咳嗽，热毒而肿，咽喉肿痛，风湿痹痛，癥瘕积块，痈疖恶疮，痔疮脱肛等。

2.2.4 采收加工　四季均可采收。

2.2.5 用法用量　内服：干品 5~10 克，鲜品 30~60 克，根据医嘱，煎汤，研磨成浆煮沸服。外用：适量，捣烂外敷，煎汤熏洗患处。

2.2.6 本草医籍论述

治时气，余热不退，烦躁发渴，四肢无力，不能饮。牛蒡根捣绞取汁，服 1 小盏。（《太平圣惠方》）

治热毒牙痛，齿龈肿痛不可忍：牛蒡根 1 斤，捣汁，入盐花 1 钱，银器中熬成膏，每用涂齿龈上，重者不过二三度。（《太平圣惠方》）

治耳卒肿：牛蒡根净洗细切，捣绞取汁 1 升，于银锅中熬成膏，涂于肿上。（《太平圣惠方》）

大生地酒。清虚热，祛风，活血，消肿。主治足胫虚肿，烦热疼痛，行步困难。杉木节 50 克，牛蒡根 120 克，地骨皮 30 克，大麻仁 60 克，生地黄 120 克，丹参 30 克，牛膝 50 克，防风 20 克，独活 30 克，白酒 1500 毫升。将上述药材一同捣成粗末，装入纱布袋内；放入干净的器皿中，倒入白酒浸泡，密封；7 日后开启，去掉药袋，过滤去渣，装瓶贮存。每顿饭前，将酒温热随量服用。（《太平圣惠方》）

疗暴中风，用紧细牛蒡根，取时须避风，以竹刀或荆刀刮去土，用生布拭了，捣

绞取汁 1 大升，和好蜜 4 大合，温，分为 2 服，每服相去五六里。初服得汗，汗出便瘥。(《传信方》)

治小儿咽肿。牛蒡根捣汁，细咽之。(《普济方》)

治妇人月水，滞涩不通，结成癥块，腹胁胀大欲死，牛蒡根 1 斤，细锉，蒸 3 遍，用生绢袋盛，以酒 2 斗浸 5 日。每于食前，暖 1 小盏服之。(《普济方》)

诸疮肿毒：牛蒡根 3 茎 (洗)。煮烂捣汁，入米煮粥，食 1 碗，甚良。(《普济方》)

小儿咽肿：牛蒡根捣汁，细咽之。(《普济方》)

肺壅热极，肺胀喘，吐血不止。五汁汤：生藕汁 2 合，生地黄汁 2 合，刺蓟根汁 2 合，牛蒡根汁 2 合，生蜜 1 合，生姜汁半合。(《圣济总录》)

治热攻心，烦躁恍惚：牛蒡根捣汁 1 升，食后分为 3 服。(《食医心镜》)

治头面忽肿，热毒风内攻，或手足头面赤肿，触着痛：牛蒡子根洗净研烂，酒煎成膏，摊在纸上，贴肿毒，仍热酒调下，1 服肿止痛减。(《斗门方》)

治反花疮，积年诸疮。取牛蒡根熟捣，和晴月猪脂封上，瘥止，并治久不差诸肿恶疮、漏疮等。(《千金要方》)

细切 (牛蒡) 根如小豆大，拌面作饭煮食，(消胀壅) 尤良。(《本草纲目》)

痈疽撮脓方。牛蒡根 (嫩者洗去土，勿令见风，细切 1 大升) 上 1 味，以水 3 大升煮令烂，绞去滓，更盛于瓷器中，重汤煎之，使如稀糊，以涂烂帛贴肿上，热则易之验。(《外台秘要》)

老人中风，口目动，烦闷不安。牛蒡根 (切) 1 升 (去皮晒干，杵为面)，白米 4 合 (淘净)。和作，豉汁中煮，加葱、椒五味，空心食之。恒服极效。(《寿亲养老书》)

牛蒡汤。治发热不透，余毒在心包络，令瘥后昏烦，甚至手足搐搦或寒或热。牛蒡根、升麻、牛膝、南星 (各 6 钱) 上为末，每服 5 分，酒调下，每日 3 次。(《幼科切要》)

治小儿卒然阴肿痛胀，赤小豆 (末半两)、肉桂 (末 1 分)、生牛蒡根 (取汁 2 盏)。上先将牛蒡汁煎稠，后入 2 末和膏，敷病处。(《小儿卫生总微论方》)

治伤寒汗后。余热不退，烦躁发渴，四肢无力，不能食，以牛蒡根杵烂，绞取汁服，看大小多少与之。(《小儿卫生总微论方》)

味辛性平。一云其味甘无毒。救饥：(牛蒡) 采苗叶炸熟，水浸去邪味，淘净。酒盐调食及掘出取 (牛蒡) 根，水浸洗净，煮熟食之。久服甚益人，轻身耐老。(《古今医统大全》)

流行性热证 (小热不退，烦躁发渴，四肢无力，不思饮食)。用牛蒡根捣汁服 1 小碗，有效。(《中药大辞典》)

牛蒡蝉蜕酒。散风宣肺，清热解毒，利咽散结，透疹止痒。主治咽喉肿痛，咳嗽，喉痒，吐痰不利，风疹、荨麻疹，疮痈肿痛。牛蒡根 (或子) 500 克蝉蜕 30 克，黄酒

1500毫升。将牛蒡根（或子）捣碎；与酒同置于瓶中，密封；3~5日后开启，过滤去渣，即可服用。每次10~20毫升，每日2~3次，饭前将酒温热服用。脾胃虚寒，腹泻者不宜饮用此酒。（《民间验方》）

治痔疮：牛蒡子根、漏芦根，嫩猪大肠服。（《重庆草药》）

治虚弱脚软无力：牛蒡子根炖鸡、炖肉服。（《重庆草药》）

2.2.7 治验医案举隅

《续名医类案》中风

岳鄂郑中丞，顷年至阳，日食一顿热肉，便中暴风。外甥卢氏为阳尉，有此方，当时便服，得汗随瘥，神效。其方用紧细牛蒡根，取时须避风，以竹刀或荆刀刮去土，用生布拭净，捣绞取汁一大升，和灼热好蜜四大合，温分为两服，每服相去五六里。初服得汗，汗出便瘥。

张海滨用扶正驱伏邪法治疗反复性发热

梁某某，男，64岁，于2018年6月1日初诊。患者诉不定期发热5后余，2014年6月，因淋巴结发炎、腮腺肿，在中国人民解放军309医院住院，7月份出院，出院后曾经有轻微受凉感冒情况，2个月后开始发热，每间隔2~3月发热1次，为周期性发热，发热前1~2天浑身不舒服，关节疼痛。2015~2016年在北京协和医院住院治疗发热效果不佳。2~3个月发热发展至20天发热1次。2017年以前带小孩3~4年，经常熬夜。2017年1月份服用泼尼松片（5毫克/片），每天4片，曾经自行改为2片，无效后改回4片。2018年春节停泼尼松片3个月，发热次数增加，1周1次。现刚恢复服用泼尼松片1周，每天早晚各2片，目前1周未发热，全身游走性关节疼痛，四肢皮肤出现红色环形斑疹，二便正常，睡眠可，运动量可，脾气可。高血压病10余年，血压最高时（150~160）/（80~90）mmHg，肝功能正常。原检查有脂肪肝，肺大疱，心律失常，室性期前收缩，甲状腺结节术后。

查：脉濡、软、稍沉、微韧，舌偏红，苔白厚腻有沫。

患者由于慢性反复性发热，经西医各种治疗方法均无效，中医在治疗时，先按照辨证的方法进行治疗。患者由于早年肺脾之气耗损，再加上风寒之气入侵肌体，65岁时，元气不足，卫气虚，兼感小风寒，蕴阻化为风热，湿气熏蒸而发热。本病为风、寒、湿、热相互交织，治疗应扶正、内清伏邪。

处方：鲜牛蒡根150克、鲜防风茎叶50克、鲜荆芥40克、鲜地麦40克、鲜人参10克、鲜青蒿50克、鲜金银花50克、鲜肉苁蓉70克、鲜垂盆草70克、鲜蒲公英30克、鲜桑椹300克、天麻15克、干姜10克、山萸肉30克、络石藤30克、杜仲叶60克、菟丝子30克、徐长卿30克、泽泻25克。

6月19日诊，患者脉濡、软、微韧，舌偏红，苔白微厚中心少苔。

思考与讨论：牛蒡子多于秋天成熟，故入肺经，然其味辛，故散发郁热。牛蒡茎叶则盛于夏，其味苦，故有清热的作用。牛蒡根，则熟于冬，味苦、微甘，故有滋阴清热的作用，可用于各种热结津伤之疾患，如风热感冒，热毒而肿，咽喉肿痛，风湿痹痛，癥瘕积块等。

2.3　鲜牛蒡茎叶

2.3.1 药用部位　本品为多年生菊科植物牛蒡的地上部分。

2.3.2 性味归经　味苦、微甘，性凉。归肺、心经。

2.3.3 功能主治　清热除烦，消肿止痛。主要用于风热头痛，心烦口干，咽喉肿痛，小便涩少，痈肿疮疖，皮肤风痒，白屑风等。

2.3.4 采收加工　生长季均可采收。

2.3.5 用法用量　内服：干品5~10克，鲜品30~60克，根据医嘱，煎汤，研磨成浆煮沸服。外用：适量，捣烂外敷，煎汤熏洗患处。

2.3.6 本草医籍论述

头风白屑：牛蒡叶捣汁，熬稠涂之。至明，皂荚水洗去。（《太平圣惠方》）

热毒上攻于眼，赤肿疼痛。车前叶1握，牛蒡叶1握，地龙粪3两，盐1分，秦皮1两（锉）。上药捣烂，捏作饼子。仰卧，贴上，干即易之。（《太平圣惠方》）

牛蒡叶羹，治中风、心烦口干、手足不遂及皮肤热疮。牛蒡叶（肥嫩者）斤，酥1两。上件药以汤煮牛蒡叶三五沸，漉出，于五味中重煮作。入酥食之。（《太平圣惠方》）

治白屑。牛蒡并叶，捣绞取汁，熬令稍稠。卧时涂头，至明以皂荚汤洗之。（《太平圣惠方》）

热毒肿，捣（牛蒡）根及叶封之。（《本草纲目》）

杖疮、金疮，取（牛蒡）叶贴之，永不畏风。（《本草纲目》）

小便不通、脐腹急痛。用牛蒡叶汁、生地黄汁各2合，和匀，加蜜2合。每取1合，又水半碗，煎开几次，调滑石末1钱服下。（《本草纲目》）

治风头及脑掣痛不可禁者：牛蒡茎叶，捣取浓汁2升，合无灰酒1升，盐花1匙头，煻火煎令稠成膏，以摩痛处，风毒散自止。亦主时行头痛。摩时须极力令作热乃速效。冬月无苗，用根代之亦可。（《箧中方》）

治喉痹水浆不入。取生恶实（牛蒡）茎叶研，涂喉上。兼捶茎，令头破、内喉中，瘥。（《圣济总录》）

治急性乳腺炎。牛蒡子叶9克（鲜品30克）。水煎当茶。（《全国中草药新医疗法展览会资料选编》）

治急性乳腺炎。牛蒡鲜叶适量。捣烂外敷。（《内蒙古中草药》）

2.3.7 治验医案举隅

《外科全生集》

宜兴冯悠也，右足背连小腿转弯处，初起不过烫毒而成烂腿。三十余年，四起硬肛，小腿足肿如斗，烂腿可容大拳，有时出血，有时常流臭浆，满室难闻。自以布包如砖一块，以填孔内，否则空痛。时年七十有四，雍正六年，延余治，以老蟾破腹，蟾身刺数孔，以肚杂代包，填入孔内，蟾身覆盖孔外，每日煎葱椒汤，俟温，早晚各洗一次，以蟾易贴。内服醒消丸，亦早晚二服，三日后，取地丁大力鲜草，捣烂填孔，外盖乌金膏，仍以醒消丸日服。其肛口外四起硬块，内有皮中渗出清水者，以嫩膏加五美散敷。内有发痒者，以白花膏贴。内有块硬如石者，以生商陆捣烂涂。因孔内常有血出，先以参三七末撒内，次用地丁、牛蒡叶、根捣填，如此二十余日，腿始退肿痒息，而其硬块及硬肛皆平，皮色退黑，内肉鲜红，患口收小平浅，可以不用草填，日以五宝散撒上，仍贴乌金膏。因老翁精神不衰，饮食不减，始终不补收功。

3 鲜药应用探讨

3.1 鲜品炮制要点

3.1.1 牛蒡子、鲜牛蒡根、鲜牛蒡茎叶采收后，进行清洗。鲜牛蒡根、鲜牛蒡茎叶除去黄叶、腐叶及杂质。

3.1.2 鲜牛蒡根、鲜牛蒡茎叶可以在生鲜品状态下，不需要过多的加工炮制，切碎或破碎入药。

3.1.3 根据医嘱，将牛蒡子炒后入药。取干净无杂的牛蒡子，置炒制容器内，用文火加热，炒至微微鼓起，有爆裂声，略有香气逸出时，取出晾凉。用时捣碎。

3.1.4 所有牛蒡类药炮制加工品，从生鲜品到炮制熟鲜品，加工应在最短的时间完成。炮制品应在低温环境下保存，并尽快入药，防止有效成分散失和改变，做好当天炮制，当天入药，方可以保证药效。

3.2 不同炮制方式饮片的有效含量及功效区别

3.2.1 将牛蒡类药物净洗后进行分类，因部位不同，药效也存在一定的差异。

3.2.2 将牛蒡等药谱类生鲜类药物切片或破碎后，在煎煮和溶出的过程中，有利于快速地将有效成分煎出或溶出。

3.2.3 将牛蒡子炒后，以便在煎药时提高其有效成分的煎出率。

牛膝

1 药材基原

为苋科植物牛膝 *Achyranthes bidentata* Bl.。

2 鲜药谱

鲜牛膝、鲜牛膝茎叶。

2.1 鲜牛膝

2.1.1 药用部位 本品为多年生草本植物苋科牛膝的新鲜根茎。（图 55）

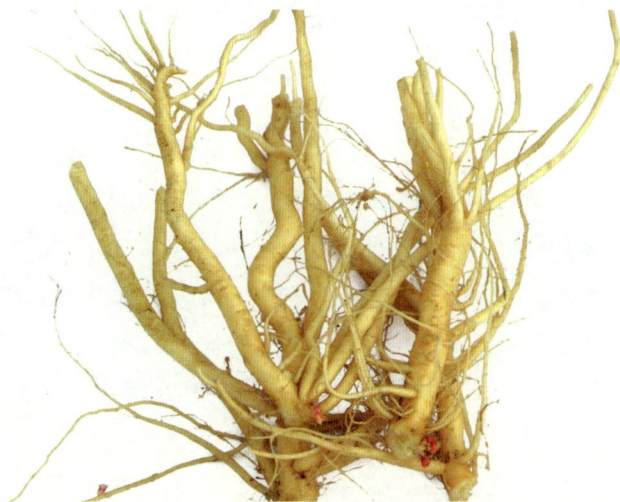

图55 鲜牛膝

2.1.2 性味归经 味甘、苦、酸，性平、微凉。归肝、肾经。

2.1.3 功能主治 生品有散瘀血，消痈肿，引血下行的作用。主要用于淋病，尿血，经闭，癥瘕，难产，胞衣不下，产后瘀血腹痛，喉痹，痈肿，跌打损伤等。熟用有补肝肾，强筋骨的作用，主要用于腰膝骨痛，四肢拘挛，痿痹。

2.1.4 采收加工 全年可以采挖新鲜根茎，洗净泥土，除去地上部分，去除杂质，用时切段或捣碎榨汁。

2.1.5 用法用量　口服：干品 15~30 克，鲜品 30~60 克，根据医嘱，煎汤，或研磨破碎绞汁煮沸服，或生服，用酒炒或根据医嘱进行炮制。外用：适量，捣烂外敷或绞汁外涂，煎汤熏洗患处。

2.1.6 本草医籍论述

牛膝气味，苦、酸、平，无毒。乃足厥阴少阴所主之药。主治寒湿痿痹。四肢拘挛膝痛不可屈伸，堕胎，男子阴消，老人失溺，妇人月水不通。补肾填精，逐恶血留结，助十二经脉，壮阳道。大抵得酒则能补肾肝，生用则能去恶血，最能引诸药下至于足，又云春夏用茎叶，秋冬用根，而叶汁之效尤速。(《本草择要纲目》)

眼生珠管，鲜牛膝（连叶同捣汁）日点三四次即退。(《文堂集验方》)

治小便不利，茎中痛欲死，兼治妇人血结腹坚痛：牛膝 1 大把并叶，不以多少，酒煮饮之。(《肘后备急方》)

治痢下先赤后白：牛膝 3 两。捣碎，以酒 1 升，渍经 1 宿，每服饮 2 杯，日 3 服。治消渴不止，下元虚损：牛膝 5 两，细判，为末，生地黄汁 5 升，浸，昼曝夜浸，汁尽为度，蜜丸桐子大，空心温酒下 30 丸。(《肘后备急方》)

经事过期不行，牛膝，捣汁大半盅，以玄胡索末 1 钱，香附末、枳壳末各半钱，调，早服。(《丹溪治法心要》)

喉痹乳蛾。用新鲜牛膝根 1 把、艾叶 7 片，同人乳捣和，取汁灌入鼻内。不久，痰涎从口鼻流出即愈。不用艾叶亦可。又方：牛膝捣汁和陈醋灌病人。(《本草纲目》)

恶疮（人不知名）。用牛膝根捣敷。(《本草纲目》)

心热吐血，口干：生藕汁、生牛膝汁、生地黄汁、小蓟根汁各 50ml，白蜜 1 匙。上药相和，搅令匀，不计时候，细细呷之。(《太平圣惠方》)

治子门闭，血聚腹中生肉，脏寒所致方：干漆（半斤），生地黄汁（3 升），生牛膝汁（1 斤），上 3 味，先捣漆为散，纳汁中搅，微火煎为丸，如梧子，酒服 3 丸，日再，觉腹中痛，食后服之。(《备急千金要方》)

劳疟积久。用长牛膝 1 把，生切，加水 6 升，煮成 2 升，分 3 次服完（清晨 1 服，未发疟前 1 服，临发疟时 1 服）。(《外台秘要》)

双蛾，牛膝生根取汁擂，男左女右鼻中吹，不怕双蛾来势急，酒调 1 服自然回。(《孙真人海上方》)

九仙丸。补腰肾，填精髓，除风乌发，益气明目。生地黄 20 斤（捣取汁），生牛膝 10 斤（捣取汁），生姜 3 斤（取汁），巨胜子（甑内炊熟，晒干，汤浸 9 遍，去皮，炒，研）1 升，菟丝子（酒浸 3 日，水洗去浮者，焙，撇去末）1 升，杏仁（汤浸，去皮尖双仁，炒，细研）1 升，桃仁（汤煮，去皮尖双仁，炒，细研）1 升，蒺藜子（炒，去角，末）1 升，白蜜 1 斤。上 9 味，先将地黄汁量 3 升，入银石器中，浸到处刻记定；次入余地黄汁，慢火煎至刻处；次下牛膝汁，又煎至刻处；次下生姜汁，又煎至刻处，其火常令如鱼眼沸；次下杏仁、桃仁末，次下巨胜末，次下蒺藜末，次下菟丝子末，次下白蜜，搅匀住手；候可丸，即捣 3000 下，丸如梧桐子大。每服空心温酒送下 30 丸，晚再服。加至 40 丸。百日后白发变黄，200 日后从黄变黑。（《圣济总录》）

治腰痛：鲜香藤根 2 两，鲜南蛇藤 1 两，鲜虎刺 1 两，鲜马兰 1 两，鲜七层楼 5 钱，鲜牛膝 5 钱。煎水，放鸡蛋煮服。（《中药大辞典》）

新鲜淮牛膝取汁饮服，以治梅毒，为诸书所不载，固是独具心得之经验秘法。若此法确实有效，则可推测鲜牛膝尚具解毒杀菌之能。（《三十年临证经验集》）

牛膝汤，疗胎动安不得，尚在腹，母欲死。须以牛膝汤下之。牛膝（去苗，锉。半两），水银（2 两），朱砂（2 两半，研），上以水 5 大盏，煮牛膝，可得一半；去滓，即以蜜和朱砂及水银，研如膏。每服以牛膝汁 1 小盏调下半匙，顿服。（《妇人大全良方》）

治口疮用牛膝浸酒含漱。不用者，牛膝捣汁漱亦佳。（《古今医统大全》）

治痈疖已溃：牛膝根略刮去皮，插入疮口中，留半寸在外，以嫩橘叶及地锦草各 1 握，捣，（敷）其上，随干随换。（《陈日华经验方》）

2.1.7 治验医案举隅

张海滨用鲜药治疗血虚生风诸证

王某，女，33 岁，于 2016 年 6 月 5 日初诊。患者诉闭经末次月经 3 月 18 日至今未来。双手麻木，牙酸，平素身体疲乏，出虚汗，偶尔心慌、气短、心律不齐数年，平素易生气、爱着急，生气后胸口闷痛。妊娠期间条件差致全身浮肿、晨起明显。怕冷，多梦，大便不成形，腹泻。从剖宫产至今，尿频，手脚发凉，偶有手脚发热、喜汗出。半个月前晕倒，全身荨麻疹，服药后好转。原宫寒数年，经调理后受孕，于 2014 年 7 月份剖宫产后产下一子。前期闭经，吃中药后，末次月经色黑，量可。2015 年检查转氨酶高，贫血。

查：脉弦、细、滑、轻取稍大、数，舌暗淡红，苔薄白稍厚、稍有裂纹。血压 100/70mmHg。

处方：鲜牛膝 70 克、当归 30 克、炒白芍 15 克、丹参 30 克、鲜党参 80 克、鲜紫苏 50 克、鲜红花苗 80 克、鲜山药 100 克、鲜黄芪 50 克、炙黄芪 20 克、菟丝子 30 克、鲜芦根 70 克，合欢皮 20 克。

2016 年 6 月 13 日复诊，患者服用 7 付后，诉月经来潮、色暗、量可，但来潮前有小腹坠胀感，余同前，再辨证改方。

齐国田用新鲜中药治疗高血压案例

刘某，男性，51 岁，因反复头晕、头痛 3 年余就诊，既往高血压病史 3 年余，规律口服降压药（硝苯地平控释片、厄贝沙坦氢氯噻嗪片、美托洛尔），血压控制不佳。

高脂血症病史，否认糖尿病、冠心病病史。

患者高血压病史 3 年余，血压最高达 200/100mmHg，多次更换降压药仍控制不理想，服药后血压波动在（150~160）/（90~100）mmg。反复头晕、头痛，偶有恶心，无呕吐。多次往返各大医院反复调整降压药效果仍不佳，为寻求中医治疗而来门诊。查体：血压 160/100mmHg，心率每分钟 85 次，心律齐，心音低钝，无杂音，双肺呼吸音粗无啰音，腹软，双下肢无水肿，二便正常。

生化检查：血脂偏高，肝、肾功能正常，尿常规无异常，彩超示：脂肪肝，肾脏彩超无异常，在上级医院明确诊断为原发性高血压。

在我院门诊，通过中医四诊辨证的基础上，给予新鲜中药口服治疗，主方为：鲜牛膝 30 克、钩藤 10 克、鲜葛根 30 克、鲜白茅根 50 克、羚羊角粉 0.6 克、鲜天麻 30 克、鲜当归 25 克、鲜车前草 30 克、鲜杜仲叶 30 克、鲜黄芪茎叶 30 克等，配合西药降压药的基础上 1 个月后血压控制为（130~140）/（80~90）mmHg，头晕头痛症状消失，无其他不适症状，高血压基本控制。

2.2　鲜牛膝茎叶

2.2.1 药用部位　本品为多年生草本苋科植物牛膝的茎叶。

2.2.2 性味归经　味苦、酸，性平。归肝、膀胱经。

2.2.3 功能主治　祛寒湿，强筋骨，活血利尿。主要用于寒湿痿痹，腰膝疼痛，淋闭等。

2.2.4 采收加工　全年可以采收新鲜牛膝茎叶，去除黄色及烂叶，用时切段或捣碎榨汁。

2.2.5 用法用量　口服：干品 15~30 克，鲜品 30~60 克，根据医嘱，煎汤，或研磨破碎绞汁煮沸服，或生服，用酒炒或根据医嘱进行炮制。外用，适量，捣烂外敷或绞汁外涂，煎汤熏洗患处。

2.2.6 本草医籍论述

治寒湿痹痛，腰膝痛：牛膝叶 1 斤。切，以米 3 合，于豉汁中煮粥，和盐、酱空腹食之。（《太平圣惠方》）

牛膝叶羹：牛膝叶 4 两，龙葵叶 4 两，地黄叶 4 两，生姜半两，豆豉 1 合半。上先以水 5 大盏，煎姜、豉取汁 2 盏半，去姜、豉，下牛膝叶等煮作羹。入少盐醋，调和食之。用于治疗骨蒸劳，背膊烦疼，口干壮热，四肢无力。（《太平圣惠方》）

治老疟久不断：牛膝茎叶 1 把。切，以酒 3 升服。令微有酒气。不即断，更作。（《肘后备急方》）

牛膝：一名山苋菜，一名百倍，俗名接骨草，一名鼓槌草，一名对节菜。苗高 2 尺，茎方，呈青紫色，其茎有节如鹤膝，又如牛膝，又如鼓槌，以此名之。叶似苋菜

叶而长颇尖，对节而生，开花作穗。救饥：采苗叶炸熟，换水浸去酸味，淘净，以油盐调食。(《古今医统大全》)

治毒蛇咬伤：牛膝叶(鲜)、乌桕叶(鲜)各等分。酌加红糖白酒少许，捣烂外敷，每天换药 2 次。另用牛膝叶、乌桕叶(均鲜)各 1 两。擂汁，加甜酒少许内服。(《江西草药》)

2.2..7 治验医案举隅

张海滨用鲜药正治法治疗阴虚诸证

沙某，女，76 岁。患者诉常年口唇里面干 10 余年，早晨可以进稀粥，中午、晚上不敢进稀粥，会导致烧心反酸，胃不适，喜热怕凉，脾气急。双下肢怕冷明显，体力可，饮食一般，睡眠可、容易醒、有时醒后不易再入眠，大便稍稀。2018 年 8 月 8 日来我院就诊。

查：脉濡、弦、满、软，舌暗紫，有瘀斑，苔少，局部有苔、分散颗粒状，多数无苔。

患者因胃阴亏虚症状明显，同时还兼有肾虚的表现，故以滋阴治法为主。

处方：鲜牛膝茎叶 100 克、鲜北沙参 120 克、肉苁蓉 30 克、芦根 30 克、鲜百合 60 克、鲜山药 80 克、鲜玄参 70 克、鲜景天三七 70 克、黄连 10 克、吴茱萸 2 克、鲜葛根 60 克、白及 10 克、升麻 15 克、白芍 10 克、鲜青蒿 10 克、鲜天冬 30 克为基本方。

2018 年 8 月 11 日诊，患者双下肢怕冷明显，脚底凉。

2018 年 8 月 20 日诊，患者中午困，11 点必须睡眠；容易烧心，饮水多烧心加重。

2018 年 9 月 1 日诊，患者舌暗减轻、苔见长，仍口干，睡眠可，容易醒，有时醒后不易再入眠，大便稍稀，每天 1 次，早晨大便。

2018 年 10 月 20 日诊，患者经过 3 个月治疗，现在不适症状基本消失，再巩固治疗。

思考与讨论：牛膝熟能补肝肾，生用则能去恶血。梗为根及叶的输送的通道，故能行气，走而能补，性善下行，故入肝肾。生者，善治癥瘕、心腹诸痛、痈肿恶疮、金疮折伤、喉齿淋痛、尿血及经、带、胎、产诸病，取其去恶血之功。熟者牛膝，因加酒炮制，同时还加火温，故主寒湿痿痹，四肢拘挛、膝痛不可屈伸者，肝、脾、肾虚，则寒湿之邪客之而成痹，及病四肢拘挛，膝痛不可屈伸。而牛膝茎叶，味苦酸，能化结，散肝之瘀结、通膀胱经，同时性平，少生牛膝根之寒凉，可用于寒湿痿痹、腰膝疼痛、淋闭。

3 鲜药应用探讨

3.1 鲜品炮制要点

3.1.1 将鲜牛膝、鲜牛膝茎叶进行分类采收，择去黄叶及腐叶，清洗干净后，分类存放，以便于调剂和制剂。

3.1.2 可以将鲜牛膝、鲜牛膝茎叶在鲜品的状态下，切碎入药，也可以破碎入药，也可以榨汁。

3.1.3 将生鲜的鲜牛膝、鲜牛膝茎叶先切成段，长约 1 厘米，入药。

3.1.4 鲜牛膝茎叶不需要过多的加工炮制，可以切碎直接入药。

3.1.5 酒制鲜牛膝：取新鲜的牛膝段，加入定量黄酒拌匀，置炒制容器内，用文火加热，炒干，取出，晾凉。鲜牛膝段每 100 千克用黄酒 10 千克。

3.1.6 盐制鲜牛膝：取鲜牛膝段，加入定量细食盐拌匀，置炒制容器内，用文火加热，炒干，取出，晾凉。鲜牛膝段每 100 千克用食盐 0.5 千克。

3.1.7 在煎药时，炮制品鲜药，先用凉水浸泡后，再开火煎，如果是同生鲜药一起入药，最好是炮制品鲜药先煎煮半小时，有利于有效成分的溶出。

3.1.8 所有的炮制加工品，从生鲜品到炮制熟鲜品，加工应在最短的时间完成，防止变质。炮制品应在低温环境下保存，并尽快入药，防止有效成分散失和改变。做到当天炮制，当天入药，方可保证药效。

3.2 不同炮制方式饮片的有效含量及功效区别

3.2.1 将鲜牛膝、鲜牛膝茎叶清洗、选净，是为了保证药的纯净度；进行分别采收，归类，是因部位不同，药效也存在一定的差异。

3.2.2 将鲜牛膝、鲜牛膝茎叶切片或破碎后，在煎煮或溶出的过程中，有效而又快速地将有效成分溶出或煎出。

3.2.3 将鲜牛膝、鲜牛膝茎叶捣碎后，榨汁，入药，因为液体进入消化道及外涂于皮肤黏膜后，吸收迅速，见效快。

3.2.4 进行炒制后，药性稍有些改变。牛膝生鲜品长于活血祛瘀，引血、引火下行。用于瘀血阻滞的月经不调、痛经、闭经、癥瘕、产后瘀阻腹痛、阴虚阳亢、头目眩晕等证。酒炙后，增强活血祛瘀，通经止痛的作用，用于风湿痹痛，肢体活动不利等。盐炙后，能引药入肾，增强补肝肾、强筋骨、利尿通淋的作用，用于肾虚腰痛，月水不利，脐腹作痛，湿热下注，尤以下半身腰膝关节疼痛为长。

3.3 综合利用

现在临床所用的牛膝类的中药饮片，大多为牛膝根，而地上部分未得到较好利用。如将之开发利用，可充分发挥其药用价值，又可减少资源浪费。

佩兰

1 药材基原

为菊科植物佩兰 *Eupatorium fortunei* Turcz.。

2 鲜药谱

鲜佩兰。

2.1 鲜佩兰

2.1.1 药用部位 本品为菊科植物佩兰的全草。

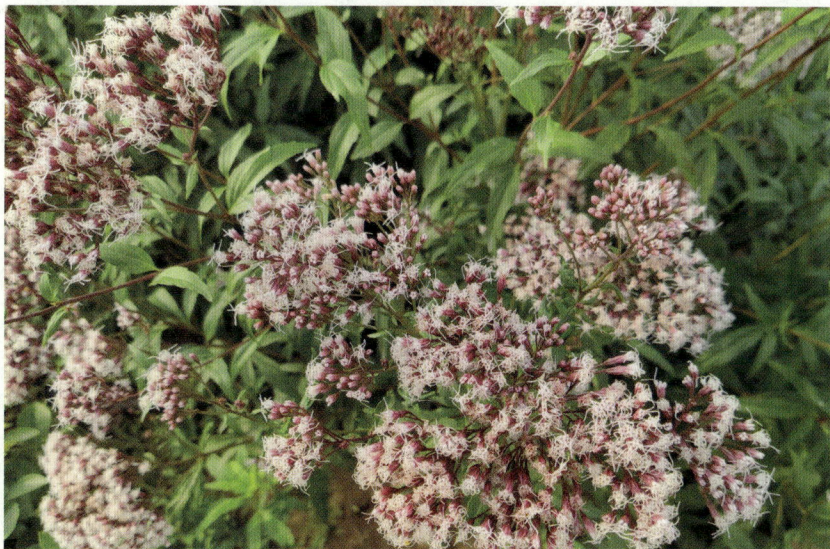

图56 佩兰

2.1.2 性味归经 味辛，性平。归脾、胃、肺经。

2.1.3 功能主治 清暑，辟秽，化湿，调经。主要用于感受暑湿，寒热头痛，湿邪内蕴，脘痞不饥，口甘苔腻，月经不调等。

2.1.4 采收加工 全草全年可采，或夏、秋季采收。

2.1.5 用法用量　内服：干品 5~10 克，鲜品 30~60 克，根据医嘱，煎汤，研磨成浆或破碎绞汁煮沸服，或生服。外用：适量，捣烂外敷或绞汁外涂，煎汤熏洗患处。

2.1.6 本草医籍论述

芳香化浊法，治五月霉湿，并治秽浊之气：藿香叶 1 钱，佩兰叶 1 钱，陈皮 1 钱 5 分，制半夏 1 钱 5 分，大腹皮 1 钱（酒洗），厚朴 8 分（姜汁炒），加鲜荷叶 3 钱为引。煎汤服。（《时病论》）

治唇疮：用兰叶（佩兰）取汁洗之，日 3 上，瘥。（《普济方》）

治风齿疼痛颊肿及治血出不止：佩兰草 5 两，水 1 斗，煮取 5 升，热含吐之，1 日尽。（《普济方》）

治中暑头痛：佩兰、青蒿、菊花各 9 克，绿豆衣 12 克。水煎服。（《青岛中草药手册》）

治急性胃肠炎：佩兰、藿香、苍术、茯苓、三颗针各 9 克。水煎服。（《全国中草药汇编》）

3 鲜药应用探讨

3.1　鲜品炮制要点

3.1.1 鲜佩兰从地里采收后，分类，择选去杂质及枯黄部分。洗净后，按医嘱切碎入药，或破碎后入药，也可取鲜汁入药，也可以鲜品生食。最好做到当天采，当天用为最佳。

3.1.2 鲜佩兰在煎取时，宜武火急煎，煎煮的时间不宜过长，以防止有效成分散失。

3.1.3 如严寒时，无新鲜的鲜佩兰采收，可以在有鲜佩兰采收的季节，将鲜佩兰根据医嘱，打成浆后，或者制成新鲜中药半成品后灭菌密封，低温冷冻保存。入药前解冻、煮沸，但不宜生食。

3.2　不同炮制方式饮片的有效含量及功效区别

3.2.1 将鲜佩兰清洗后择净，使药物洁净，切碎或破碎后，增加与溶液的接触面，便于有效成分快速地煎出或溶出，同时也便于调剂、制剂。

3.2.2 鲜佩兰不需要过多炮制，一些成分在加热或干燥的过程中容易被破坏，故以鲜用入药为最佳的方式之一。

3.2.3 将生鲜中药制成冻生鲜品中药，以备用时之需，虽在应用时，没有生鲜用时效果佳，但远比干存品效果好。

蒲公英

1 药材基原

为菊科植物蒲公英 *Taraxacum mongolicum* Hand.–Mazz.、碱地蒲公英 *Taraxacum borealisinense* Kitam. 或同属数种植物。

2 鲜药谱

鲜蒲公英、鲜蒲公英花、鲜蒲公英根。

2.1 鲜蒲公英

2.1.1 药用部位 本品为菊科植物蒲公英（图 57）、碱地蒲公英等同属多种植物的新鲜全株植物。

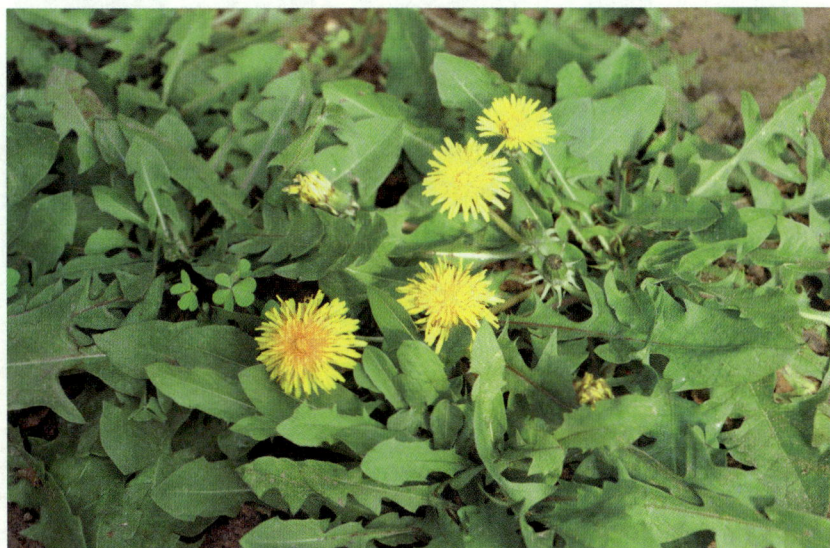

图57 蒲公英

2.1.2 性味归经 味苦、甘，性寒。归肝、胃经。

2.1.3 功能主治 清热解毒，利尿散结。用于急性乳腺炎、淋巴结炎、瘰疬、疔毒疮肿、急性结膜炎、感冒发热、急性扁桃体炎、急性支气管炎、胃炎、肝炎、胆囊炎、尿路感染等。

2.1.4 采收加工　在植物的生长期，根据其生长情况，在幼苗期分批采摘外层大叶供药用或食用，或用刀割取心叶以外的叶片使用。每隔15~20天割1次，也可一次性割取整株。除去黄叶及虫叶，洗净后根据医嘱入药。

2.1.5 用法用量　内服：干品15~30克，鲜品30~60克，煎汤，或研磨成浆或破碎绞汁煮沸服，或生服。外用：捣烂外敷或绞汁外涂，煎汤熏洗患处。

2.1.6 本草医籍论述

上蒲公英汤：鲜蒲公英120克（根、叶、茎、花皆用，花开残者去之，如无鲜者可用干者60克代之）有清热解毒的功效。治疗眼疾肿痛，胬肉遮睛，赤脉络目，目疼连脑，羞明多泪等一切虚火实热之证。用法用量上一味，煎汤600毫升，温服300毫升，余300毫升趁热熏洗。（《医学衷中参西录》）

蒲公英属土，开黄花，味甘。解食毒，散滞气。然必鲜者捣汁和酒服，治乳痈效速。服罢欲睡是其功验，微汗而愈。（《本经逢原》）

疔疮疔毒。用蒲公英捣烂敷涂，同时又捣汁和酒煎服。（《本草纲目》）

地丁膏，治乳吹并一切毒：黄花地丁（即蒲公英）、紫花地丁各8两。以长流水洗净，用水熬汁去渣，又熬成膏摊贴。（《惠直堂经验方》）

乳痈红肿，蒲公英同净花捣烂水煎服。兼外敷亦良。（《本草易读》）

蒲公英点能化热毒，解食毒，消肿核，疗疔毒乳痈，皆泻火安上之功。通乳汁，以形用也。固齿牙，去阳阴热也。人言一茎两花，高尺许，根下大如拳，旁有人形拱抱，捣汁酒和，治噎隔神效。吾所见皆一茎一花，亦鲜高及尺者，然以治噎膈。（《医林纂要》）

蒲公英酒：治乳痈吹乳，不问已成未成皆可用。用蒲公英1握，捣烂，入酒半盅，取酒温服，贴患处，甚者不过三五服即愈。（《景岳全书》）

蒲公英，其性清凉，治一切疔疮、痈疡、红肿热毒诸证，可服可敷，颇有应验，而治乳痈乳疔，红肿坚块，尤为捷效。鲜者捣汁温服，干者煎服，一味亦可治之，而煎药方中必不可缺此。（《本草正义》）

蒲公英敷疮，又治恶刺及狐尿刺。（《本草图经》）

肝炎、胆囊炎及急性乳腺炎、急性扁桃体炎、尿路感染、急性结膜炎等。蒲公英90克、粳米100克。将鲜蒲公英（带根）洗净，切碎，煎取药汁，去渣，入粳米同煮为稀粥，以稀薄为好。每日2~3次，稍温服。3~5天为1个疗程。有清热解毒，消肿散结的功效。（《中药大辞典》）

百种顽疮，蒲公英、马齿苋捣敷。（《奇效简便良方》）

毒蛇咬伤，经急救处理后，伤口周围可用如意金黄散外敷，或新鲜的半边莲、马

齿苋、七叶一枝花、蒲公英各等份，捣烂外敷。或上述中药煎水湿敷，每日换药1次。（《中医外科学》）

2.1.7 治验医案举隅

药王孙思邈应用鲜蒲公英举例

《本草图经》载蒲公草，旧不着所出州土，今处处平泽田园中皆有之。春初生苗，叶如苦苣，有细刺；中心抽一茎，茎端出一花，色黄如金钱；断其茎有白汁出，人亦啖之。俗呼为蒲公英，语讹为仆公罂是也。水煮汁以疗妇人乳痈，又捣以傅疮，皆佳。又治恶刺及狐尿刺，摘取根茎白汁涂之，惟多涂立瘥止。此方出自孙思邈《备急千金要方》。其序云：余以贞观五年七月十五日夜，以左手中指背触着庭木，至晓遂患痛不可忍。经十日，痛日深，疮日高硕，色如熟小豆色。尝闻长者之论有此方，遂依治之。手下则愈，痛亦除，疮亦即瘥，未十日而平复。

张海滨用鲜药治黄疸

刘某，男，77岁，于2015年3月7日初诊。初诊时，患者双目黄染，面部色泽稍暗，有很多黑痣，口干，腹部疼痛，周身及双足皮肤痒，肝内胆管阻塞，术后保留引流管，大便干，烧心反酸，血压高（血压100/70mmHg），血糖正常，睡眠差。查其脉濡大、弦软、满，舌偏红、微暗，舌底脉络瘀滞，苔白稍厚、不均匀、根部少苔、津液少。

给予清热利肝、疏肝理气、润下散结方法进行治疗，以下方为基本方进行加减应用。

处方：鲜蒲公英150克、鲜首乌藤120克、白芍15克、鲜大蓟120克、黄连10克、吴茱萸2克、合欢皮30克、鲜首乌叶80克、鲜北沙参90克、鲜地参40克、五灵脂4克、鲜茵陈100克、白及12克、鲜垂盆草150克、升麻15克、火麻仁研粉20克冲服、柏子仁研粉冲服20克、郁李仁研粉20克冲服。

服用10付后，患者腹部疼痛减轻，大便干症状消除，稍感烧心反酸，血压高，血糖正常，睡眠差，再辨证用药。

2015年4月5日诊，患者黄疸消失，生化检查、肝功能及黄疸指数正常，胃不适症状消失。

2.2 鲜蒲公英花

2.2.1 药用部位
本品为菊科植物蒲公英、碱地蒲公英等同属多种植物的新鲜花朵。

2.2.2 性味归经
味甘、微苦，气微香，性寒。归肺、胃、肝经。

2.2.3 功能主治
清热解毒，凉血消肿，疏散风热。因气微香，善走表及头面部，故善治头面部粉刺，肿疖，咽喉疼痛，目赤肿痛，急性扁桃体炎，腮腺炎等。

2.2.4 采收加工　根据气候特征及生长情况，全年可以采收蒲公英的花蕾，以未开者为佳，洗净后根据医嘱入药。

2.2.5 用法用量　内服：干品 15~30 克，鲜品 30~60 克，煎汤，或研磨成浆或破碎绞汁煮沸服，或生服。外用：适量，捣烂外敷或绞汁外涂，煎汤熏洗患处。

2.2.6 本草医籍论述

蒲公英走阳明散热疏邪，兼能解毒，味甘、苦，性寒、滑窍，并可消痈。（蒲公英即黄花地丁，生平泽田园，茎叶如苦苣，中心抽一茎，茎端出一花，色黄如金钱，若单瓣菊之状。味苦、甘，性寒、滑，专入阳明，散热结，消痈毒。因此草色黄，味甘属土，性又滑利，故能入阳明，解毒滑窍而治妇人一切乳证也）。（《本草便读》）

2.3　鲜蒲公英根

2.3.1 药用部位　本品为菊科植物蒲公英、碱地蒲公英等同属多种植物的新鲜根。

2.3.2 性味归经　味甘、微苦，性寒。归胃、肝、小肠经。

2.3.3 功能主治　清热解毒，凉血利尿，催乳。用于疔疮，大便秘结，尿路感染，急性扁桃体炎，急性乳腺炎，胆囊炎，疔毒疮肿，肝炎，胃炎等。

2.3.4 采收加工　根据气候特征及生长情况，全年可以采收蒲公英的新鲜根，洗净后，根据医嘱入药。

2.3.5 用法用量　内服：干品 15~30 克，鲜品 30~60 克，煎汤，或研磨成浆或破碎绞汁煮沸服，或生服。外用：适量，捣烂外敷或绞汁外涂，煎汤熏洗患处。

2.3.6 本草医籍论述

掘其根大如拳，旁有人形拱抱者，取以捣汁酒服，治噎膈良，多年恶疮，以之捣烂贴涂均妙。（《本草撮要》）

治肝炎：蒲公英根 6 钱，茵陈蒿 4 钱，柴胡、生山栀、郁金、茯苓各 3 钱，煎服。或用干根、天名精各 1 两，煎服。（《中药大辞典》）

治慢性胃炎、胃溃疡：蒲公英根、地榆根各等份，研末，每服 2 钱，1 日 3 次，生姜汤送服。（《中药大辞典》）

2.3.7 治验医案举隅

张海滨应用新鲜中药治疗病例

谭某某，女，37 岁，2019 年 4 月 20 日初诊。患者诉恶心、口干 4 月余，时有头晕，偶尔腰痛，睡醒后发现腰痛重。饮食可，睡眠可，运动量少，干活费劲，乏力，怕冷，双膝关节酸痛，脾气急，月经延后，大便每 3~4 天 1 次。原检查有胆汁淤积，左肾结石。查其脉细、弦、小、数，舌淡红，苔白厚腻。

患者因气虚伤肾，治宜宣风除痹，清热除湿，补元固肾。

处方：鲜蒲公英连根 70 克、鲜黄芩 40 克、鲜杜仲皮 50 克、竹茹 10 克、鲜紫苏

40 克、鲜四叶参 70 克、锁阳 15 克、党参 30 克、鲜金钱草 80 克、黄芪 20 克、巴戟天 25 克、鲜当归 25 克、川贝母 8 克、威灵仙 15 克、鲜茵陈 50 克、鲜小蓟 120 克、鲜大蓟 120 克。

2019 年 4 月 27 日来诊，患者腰痛、头晕乏力及双膝关节酸痛症状减轻，恶心症状减轻。下午偶有烧心。舌苔变白，脉细减轻、仍小、数，舌淡红，苔白厚腻减轻。

2019 年 5 月 11 日诊，患者腰痛消除，头晕乏力、双膝关节酸痛及恶心明显减轻，感冒鼻塞，咽喉不适。

处方：鲜蒲公英花 70 克、鲜荆芥 40 克、防风 20 克、鲜杜仲皮 50 克、鲜芦根 60克、竹茹 10 克、鲜紫苏 40 克、鲜四叶参 70 克、锁阳 15 克、升麻 10 克、党参 30 克、鲜金钱草 80 克、黄芪 20 克、芦子藤 30 克、巴戟天 25 克、鲜当归 25 克、川贝母 8 克、威灵仙 15 克。

2019 年 5 月 17 日诊，患者感冒症状消失，乏力较前好转。寐可，纳可，二便调。

思考与讨论：蒲公英花，性轻扬，疏散风热，清气分之火；蒲公英叶清热解毒，清营分之火；蒲公英根清热散结，凉血利尿，善清血分之火。

蒲公英鲜者为佳，在《本草经疏》中记述："蒲公英味甘、平，其性无毒。当是入肝入胃，解热凉血之要药。乳痈属肝经，妇人经行后，肝经主事，故主妇人乳痈、肿、乳毒，并宜生啖之良。"同时在入煎剂或炼膏时，最宜鲜用。

3 鲜药应用探讨

3.1 鲜品炮制要点

3.1.1 将鲜蒲公英、鲜蒲公英花、鲜蒲公英根采收后，分类，择选去杂质及枯黄腐叶部分，洗净后，按医嘱切碎入药，或破碎后入药，也可取鲜汁入药，也可以鲜品生食。

3.1.2 最好做到当天采，当天入药为最佳。

3.2 与干药的成分区别

有文献就干燥方式对野生蒲公英品质的影响进行研究，结果表明，干燥后，干制品的复水率主要取决于对物料细胞组织和结构的破坏程度，在真空干燥、微波干燥、热风干燥 3 种干燥方法中，以微波干燥后的蒲公英干制品复水比和复水速率最大，复水性能最好，其次是真空干燥和热风干燥。

蒲公英在干燥过程中非常容易褐变，是因叶绿素的损失导致，叶绿素损耗多，褐变程度高，破坏原因主要是高温和氧气造成的。就干燥方式而言，真空干燥实现低温操作和隔绝空气的特点可以降低蒲公英干制品的褐变程度；热风干燥由于干燥时间长且与氧气接触，因而褐变程度较大；微波干燥由于干燥时间较短，褐变率相对热风干燥低一些。

蒲公英中的黄酮类物质含量较高，测得新鲜的蒲公英总黄酮的含量为5.76%。由于干燥方式和条件的不同，经过干制后黄酮损失情况也不一致。真空干燥制得的蒲公英干品中黄酮的损失量较小，这可能是因为黄酮类物质的热稳定性差，高温对其的破坏程度很大。而微波干燥在400W功率下黄酮保留量较高，功率再增大，保留率反而下降，除了黄酮高温热不稳定外，还可能是因为淀粉糊化增加了溶液的黏度，部分黄酮类物质被淀粉糊吸附所致，因而微波干燥400W条件效果较佳。

另有文献还进一步对蒲公英最佳药用部位、干燥温度及提取方法进行初步考察研究，通过对不同干燥温度的干制品与鲜品蒲公英比较，研究不同的干燥温度对药材中有效成分的影响。其中绿原酸的含量随着温度的升高而降低，这与绿原酸对温度比较敏感有关；总黄酮则具有相反趋势，在70℃时含量最高，推测在加工过程中存在某种成分的转化，还有待进一步研究。同时还根据不同采收部位的含量，如通过对根、花、茎叶等部位分别进行绿原酸、总黄酮含量测定，其含量最高的部位为茎叶。

3.3 不同炮制方式饮片的有效含量及功效区别

3.3.1 将鲜蒲公英、鲜蒲公英花、鲜蒲公英根清洗后择净，使药物洁净，切碎或破碎后，增加与溶液的接触面，便于有效成分快速地煎出或溶出，同时也便于调剂、制剂。

3.3.2 蒲公英、鲜蒲公英花、鲜蒲公英根不需要过多的炮制，一些成分在加热或干燥的过程中容易被破坏，故以鲜用入药为最佳方式之一。

3.3.3 将蒲公英、鲜蒲公英花、鲜蒲公英根捣碎或捣碎后榨汁、入药，因为液体进入消化道及外涂于皮肤黏膜后，吸收迅速，见效快。

参考文献

［1］李恩婧，李次力，王吉，等. 干燥方式对野生蒲公英品质的影响［J］. 食品与机械，2018，28（6）：70-74.

［2］刘艳艳，李继昌，陈雪英，等. 蒲公英最佳药用部位、干燥温度及提取方法的初步考察［J］. 动物保健品，2010，10：153-154.

茜草

1 药材基原

为茜草科植物茜草 *Rubia cordifolia* L.。

2 鲜药谱

鲜茜草根、鲜茜草茎叶。

2.1 鲜茜草根

2.1.1 药用部位 本品为茜草科植物茜草（图 58）的根。

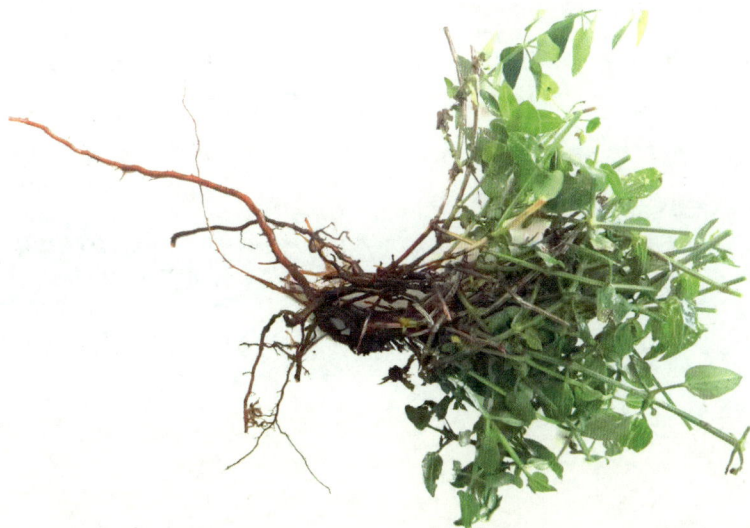

图58 茜草

2.1.2 性味归经 味苦，性寒。归肝经。

2.1.3 功能主治 凉血，止血，祛瘀，通经。用于吐血，衄血，崩漏，外伤出血，经闭瘀阻，关节痹痛，跌扑肿痛等。

2.1.4 采收加工 常年可以采收。

2.1.5 用法用量　内服：干品 5~10 克，鲜品 30~60 克，根据医嘱，煎汤，研磨成浆或破碎绞汁煮沸服，或生服。外用：适量，捣烂外敷或绞汁外涂，煎汤熏洗患处。

2.1.6 本草医籍论述

茜根散，治热病，下痢脓血不止：茜（草）根 1 两，黄芩 3 分，栀子 1 分，阿胶半两（捣碎，炒令黄燥）。上件药，捣筛为散。每服 4 钱以水中盏，煎至 6 分，去滓，不拘时候温服。(《太平圣惠方》)

大便后血：茜草根和生姜，油炒，酒冲服。(《圣济总录》)

食丹药毒：茜草根，研汁服之。(《事林广记》)

治吐血不定：茜草 1 两。生捣罗为散。每服 2 钱，水 1 中盏，煎至 7 分，放冷，食后服之。(《简要济众方》)

治脚气并骨节风痛因血热者：茜草根 1 两，木瓜、牛膝、羌活各 5 钱。水煎服。(《本草汇言》)

治月经过多，子宫出血：茜草根 7 克，艾叶 5 克，侧柏叶 6 克，生地黄 10 克。水 500 毫升，煎至 200 毫升，去清后，加阿胶 10 克，溶化。每日 3 次分服。(《现代实用中药》)

治风湿痛，关节炎：鲜茜草根 120 克，白酒 500 克。将茜草根洗净捣烂，浸入酒内 1 周，取酒炖温，空腹饮。第 1 次要饮到八成醉，然后睡觉、覆被取汗，每日 1 次。服药后 7 天不能下水。(《江苏验方草药选编》)

治肾炎：茜草根 30 克，牛膝、木瓜各 15 克。水煎备用。取童子鸡 1 只，去肠杂，蒸出鸡汤后，取汤一半同上药调服，剩下鸡肉和汤同米炖吃。(《福建药物志》)

治跌打损伤：茜草根 30~60 克，水酒各半炖服；或茜草根和地鳖虫各 15 克，酒水各半炖服。(《福建药物志》)

治荨麻疹：茜草根 5 钱，阴地蕨 3 钱。水煎，加黄酒 2 两冲服。(《单方验方调查资料选编》)

治血小板减少性紫癜：紫草 2 钱，海螵蛸 5 钱，茜草 2 钱。水煎服。(《新疆中草药手册》)

治风湿痛：山竹花根 6 钱，红孩儿根 5 钱，茜草根、大血藤根、虎刺根各 3 钱。用白酒 1 斤浸泡 7 天，每次服 5 钱至 2 两，早晚各 1 次。(《江西草药》)

凉血五根汤，凉血活血，解毒化斑。治多形性红斑（血风疮），丹毒初起，紫癜，结节性红斑（瓜藤缠）及一切红斑类皮肤病的初期，偏于下肢者。白茅根 30~60 克，瓜蒌根 15~30 克，茜草根 9~15 克，紫草根 9~15 克，板蓝根 9~15 克。水煎服。(《赵炳南临床经验集》)

2.2 鲜茜草茎叶

2.2.1 药用部位 本品为茜草科植物茜草的茎叶。

2.2.2 性味归经 味苦，性寒。归心、肝、肾、大肠、小肠、心包经。

2.2.3 功能主治 止血，行瘀。用于吐血，血崩，跌打损伤，风痹，腰痛，痈毒，疔肿等。

2.2.4 采收加工 春、夏秋生长季节，可以采收。

2.2.5 用法用量 内服：干品 5~10 克，鲜品 30~60 克，根据医嘱，煎汤、研磨成浆或破碎绞汁煮沸服，或生服。外用：适量，捣烂外敷或绞汁外涂，煎汤熏洗患处。

2.2.6 本草医籍论述

治疗疽：茜草鲜嫩叶略加食盐，捣烂，散疗疽疮头。（《现代实用中药》）

治痈肿：新鲜（茜草）茎叶适量。捣烂外敷。（《上海常用中草药》）

治乳痈：茜草、枸橘叶各 9 克，水煎酌加黄酒服。外用鲜茜草茎叶捣烂敷患处。（《河南中草药手册》）

治热证吐血，妇女血崩，经出色黑：茜草茎 60 克，熬水服。（《四川中药志》）

3 鲜药应用探讨

3.1 鲜品炮制要点

3.1.1 鲜茜草、鲜茜草茎叶从地里采收后，分类，择选去杂质及枯黄部分，洗净后，按医嘱切碎入药，或破碎后入药，也可取鲜汁入药，也可以鲜品生食。最好做到当天采，当天用为最佳。

3.1.2 鲜茜草、鲜茜草茎叶在应用时，尽量用生鲜品。在煎药时根据医嘱控制煎药时间。

3.1.3 根据病情的需要，使用茜草炒炭。取鲜净新鲜茜草根，置炒制容器内，用中火加热，炒至表面焦褐色，喷淋少许清水，灭尽火星，取出晾干，凉透。

3.1.4 如冬天无新鲜的鲜茜草茎叶，可以在鲜茜草茎叶盛产的季节，将鲜茜草茎叶清洗，真空包装或打成浆后，密封，低温冷冻保存，做成冻鲜品。入药前解冻、煮沸，但不宜生食。

3.1.5 从生鲜品到熟鲜品，最好做到当天采收，当天加工炮制，当天入药为最佳，以保证药效。

3.2　不同炮制方式饮片的有效含量及功效区别

3.2.1 将鲜茜草、鲜茜草茎叶清洗后择净，使药物洁净，切碎或破碎后，增加与溶液的接触面，便于有效成分快速地煎出或溶出，同时也便于调剂、制剂。

3.2.2 鲜茜草、鲜茜草茎叶无特殊情况，不需要过多炮制，一些成分在加热或干燥的过程中容易被破坏，故以鲜用入药为最佳方式之一。

3.2.3 将鲜茜草炒炭后，药性有所改变。茜草生鲜品以活血祛瘀、清热凉血为主，亦能止血，用于气滞血凝，月经闭塞，产后恶露不尽，跌仆损伤，红肿瘀痛，风湿痹痛，痈疽肿毒及血热所致的各种出血等。炒炭后寒性减弱，性变收涩，以止血为主。用于各种出血证，如吐血、咯血、血痢、尿血、崩漏下血等。

3.2.4 将生鲜的茜草茎叶制成冻生鲜品中药，以备用时之需，因为有效成分破坏较少，虽在应用时，没有生鲜用时效果佳，但远比干存品效果好。

青蒿

1 药材基原

为菊科植物黄花蒿 *Artemisia annua* L.。

2 鲜药谱

鲜青蒿、鲜青蒿根、青蒿子。

2.1 鲜青蒿

2.1.1 药用部位 本品为菊科植物黄花蒿（图59）的全草。

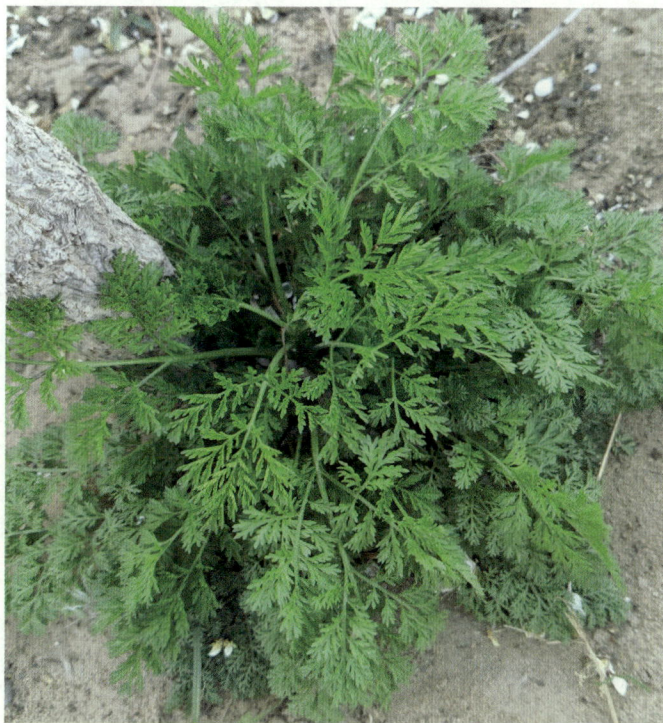

图59 黄花蒿

2.1.2 性味归经 味苦、微辛，性寒。归肝、胆经。

2.1.3 功能主治 清热解暑，除蒸，截疟。用于暑邪发热，阴虚发热，夜热早凉，骨蒸劳热，疟疾寒热，湿热黄疸等。

2.1.4 采收加工 根据气候及生长区域，适合生长的地区，全年可以采收。

2.1.5 用法用量 内服：干品 15~30 克，鲜品 30~60 克，根据医嘱，煎汤，或研磨成浆或破碎绞汁煮沸服，或生服。外用：适量，捣烂外敷或绞汁外涂，煎汤熏洗患处。

2.1.6 本草医籍论述

清凉涤暑法：治暑温，暑热，暑泻，秋暑。滑石 3 钱（水飞），生甘草 8 分，青蒿 1 钱 5 分，白扁豆 1 钱，连翘 3 钱（去心），白茯苓 1 钱，通草 1 钱。加西瓜翠衣 1 片入煎。每日 1 剂至 2 剂，水煎服。（《时病论》）

治中暑。用青蒿嫩叶捣烂，手捻成丸，黄豆大。新汲水吞下，数丸立愈。（《本草汇言》）

青蒿丸，治虚劳盗汗、烦热、口干：青蒿 1 斤，取汁熬膏，入人参末、麦冬末各 1 两，熬至可丸，丸如梧桐子大。每食后米饮下 20 丸。（《圣济总录》）

足少阳疟，热多汗出。柴胡（去苗）1 两，秦艽（去苗土）1 两，麦冬（去心，焙）1 两，芦根 1 两，淡竹叶 1 两。上（㕮）咀，如麻豆大。每服 5 钱匕，水 1 盏半，煎至 1 盏，去滓，加青蒿自然汁半合，再煎沸，未发前五更初温服。（《圣济总录》）

蒿豉丹，治赤白痢下：青蒿、艾叶等分。同豆豉捣作饼，日干。每用 1 饼，以水 1 盏半煎服。（《圣济总录》）

地黄煎丸，主治妇人月候久不行，心忪体热，面颊色赤，不美饮食，脐下刺痛，腰胯重疼。地黄汁 1 盏，生姜汁 1 盏，青蒿汁 1 盏（同熬成膏），麒麟竭（研）半两，没药（研）半两，延胡索半两，凌霄花半两，红蓝花半两。上 5 味各为末，与前膏子和匀为丸，如弹子大。每服 1 丸，烧秤锤投酒化下。（《圣济总录》）

治虚劳肌热，烦躁少力，痰嗽颊赤，潮热，夜多盗汗，饮食无味，日渐羸瘦，五心烦热，骨节酸疼，柳枝汤方。柳枝（锉半两）、柴胡（去苗）、鳖甲（去裙，醋炙各 2 两）、大黄（煨）、青橘皮（汤浸去白焙）、木香、甘草（炙锉各半两）。上 7 味，粗捣筛，每服 4 钱匕，水 1 盏半，入青蒿 1 握切，小麦 200 粒，同煎至 1 盏，去滓食后温服。（《圣济总录》）

青蒿煎，治劳瘦。青蒿嫩者（细锉）1 升。以水 3 升，童子小便 5 升，同煎成膏，丸如梧桐子大。每服 10 丸，温酒下，不以时服。（《鸡峰普济方》）

治耳脓血出不止。青蒿捣末，绵裹纳耳中。（《太平圣惠方》）

青蒿鳖甲汤，治温病夜热早凉，热退无汗，热自阴来者。青蒿 2 钱，鳖甲 5 钱，细生地 4 钱，知母 2 钱，牡丹皮 3 钱。水 5 杯，煮取 2 杯，日再服。（《温病条辨》）

治牙齿肿痛。青蒿 1 握，煎水漱。（《急救仙方》）

青蒿饮，治日晒疮。青蒿（捣碎）1两，以冷水冲之，取汁饮之；将渣敷疮上。如不愈，另用柏黛散（黄柏、青黛各2钱，各研末，以麻油调搽）敷之。（《洞天奥旨》）

治疟疾寒热：青蒿1握，以水2升渍，绞取汁，尽服之。（《补缺肘后方》）

治蜂螫人：青蒿捣敷之。（《补缺肘后方》）

蜂刺入肉，先以热酒洗之，得拔去刺为好，口嚼青蒿敷之，能止痛。（《文堂集验方》）

（济南方）：半夏曲，主治咳嗽痰多，停食作呕。白面3斤，苦杏仁6两，鲜辣蓼草8两，半夏（姜制）1斤，赤小豆6两，鲜青蒿8两，鲜苍耳草8两。以鲜草3味，煎水和成曲服。（《全国中药成药处方集》）

混元一气丹，主治时行疫疠，霍乱吐泻，绞肠腹痛等症。荆芥穗1钱5分，香白芷1钱5分，北细辛1钱5分，西香薷1钱5分，公丁香1钱5分，紫降香3钱，郁金3钱，广藿香3钱，鬼箭羽1钱，苏合香1钱。上为细末，用寒食面1两，煮糊为丸。每服5分，鲜青蒿或鲜（佩）兰汤送下；阴阳水亦可。（《饲鹤亭集方》）

猪膏汤，治肝劳实热，关格牢涩，闭塞不通，毛悴色夭。猪膏、生姜汁（各2升），青蒿汁、天冬汁（各1升）。上以微火，银石器内熬成膏。每服1匙，酒汤调下，不拘时候。（《三因极一病证方论》）

乌骨雄鸡去毛骨头、足、肠杂，青蒿汁、酒、醋加水，煮汁收胶。以胶为丸，淡盐汤送下，每日经阻3月，咳嗽失血，交夜蒸蒸发热，脉来左搏而促。是阳气烦蒸，攻逆诸络，血液不得汇集冲脉。深秋经水不来，必加寒热瘦削，成干血痨矣。（《眉寿堂方案选存》）

治鼻中衄血。青蒿捣汁服之，并塞鼻中。（《卫生易简方》）

治阑尾炎、胃痛：青蒿、荜茇等量。先将青蒿焙黄，共捣成细末。早、午、晚饭前白开水冲服，每次2克。（内蒙古《中草药新医疗法资料选编》）

2.1.7 治验医案举隅

清·王孟英《王氏医案绎注》元气虚

汪吉哉久疟不愈，医谓元气已虚，杂投温补，渐至肌瘦内燔，口干咳嗽，寝汗溺赤，饮食不甘。孟英视之，曰："此热邪逗留血分也，予秦艽鳖甲散而瘳（温补劫阴，内燔口干，寝汗溺赤，为热邪逗留血分，佐秦艽次入一钱五分，血鳖甲一两杵先煨六句钟，酒炒知母次入三钱，去当归嫌其温腻，春柴胡次入三钱，地骨皮五钱，乌梅肉一钱五分，鲜青蒿次入八分）。"

清·叶天士《临证指南医案》调经

某阴亏内热。经事愆期。（阴虚）

雄乌骨鸡、小生地、阿胶、白芍、枸杞、天冬、茯苓、茺蔚子、女贞子、桂圆，上十味。用青蒿汁童便醇酒熬膏。加蜜丸。

清·赵晴《存存斋医话稿》湿温暑温

愚杭人，执教鞭于鄞南惠风国小。乙丑耶诞，应友人之召，赴镇海横河。便道谒师兄王仲生，为愚述夏令所治湿温暑温诸症，验以大冬瓜半枚，鲜青蒿一握为主，随证加佐使数味，浓煎一瓶。一日或二日饮完，无不立愈。按冬瓜寒能泻热，淡以渗湿，性通利便，兼解暑邪。青蒿苦寒清湿热，芬芳不伤脾，以疗暑温及湿温之热多于湿者，确属针锋相对，矧鲜药味全，量重力专，迅奏肤功，可无疑义，爰为抉出，以视同道。

2.2 鲜青蒿根

2.2.1 药用部位
本品为菊科植物黄花蒿的根。

2.2.2 性味归经
味苦、微辛，性寒。归肝、胆经。

2.2.3 功能主治
清退虚热，凉血止血。用于劳热骨蒸，关节酸疼，大便下血等。

2.2.4 采收加工
根据气候及生长区域，适合生长的地区，全年可以采收。

2.2.5 用法用量
内服：干品 15~30 克，鲜品 30~60 克，根据医嘱，煎汤。外用：适量，捣烂外敷或外涂，煎汤熏洗患处。

2.2.6 本草医籍论述

治虚痨发热：青蒿根 1 钱，地骨皮 1 钱，柴胡根 1 钱（炒），鳖甲 1 钱（炙），石斛 1 钱。引用清明柳 1 钱，煨，点童便服。（《滇南本草》）

治大肠下血：青蒿根，单剂煎服。（《滇南本草》）

治风湿性关节炎：青蒿根 5 钱至 1 两，牛尾或猪脚 7 寸，炖 2 时许，饭前服。（《闽东本草》）

当归丸，治酒毒下血。当归、芍药（炒）、白鸡冠花（炒）、陈槐花（炒）各等分。上为细末，青蒿根煮汁为丸。米饮，送下。（《朱氏集验方》）

2.2.7 治验医案举隅

清·叶天士《临证指南医案》胁痛

程胁下痛犯中焦。初起上吐下泻。春深寒热不止。病在少阳之络（胆络血滞）。

青蒿根、归须、泽兰、丹皮、红花、郁金。

清·叶天士《临证指南医案》崩漏

文（五五）产育频多，冲任脉虚，天癸当止之年，有紫黑血如豚肝，暴下之后，黄水绵绵不断，三年来所服归脾益气。但调脾胃补虚，未尝齿及奇经为病，论女科冲脉即是血海，今紫黑成块，几月一下，必积贮之血，久而瘀浊，有不得不下之理，此属奇经络病，与脏腑无异。考古云，久崩久带，宜清宜通，仿此为法（奇脉虚血滞）。

柏子仁、细生地、青蒿根、淡黄芩、泽兰、樗根皮，接服斑龙丸。

2.3　青蒿子

2.3.1 药用部位　本品为菊科植物黄花蒿的果实。

2.3.2 性味归经　味甘，性凉。归肝、胆经。

2.3.3 功能主治　清热明目，杀虫。主要用于劳热骨蒸，痢疾，恶疮，疥癣，风疹等。

2.3.4 采收加工　秋季果实成熟时，割果枝，收取果实。

2.3.5 用法用量　内服：15~30 克根据医嘱，煎汤，入散剂及丸剂。外用：适量，捣烂外敷或外涂，煎汤熏洗患处。

2.3.6 本草医籍论述

青金散，治积热服涩：采青蒿花或子，阴干为末，每井华水空心服二钱。（《十便良方》）

治小儿不生肌肤，羸瘦骨热，小便黄赤。麦冬（去心焙 1 两），人参、黄（锉）、青蒿子、黄连（去须）、桑根白皮（锉）、地骨皮、枳壳（去瓤麸炒各半两），柴胡（去苗 3 分）。上 9 味，捣罗为末，炼蜜丸如绿豆大，每服 5 丸至 7 丸，温熟水下，量儿大小加减。（《圣济总录》）

鳖甲汤。男子、妇人骨蒸劳气，肌体羸瘦，四肢无力，颊赤面黄，五心烦热，困倦心忪，或多盗汗，腹胁有块，不欲饮食。鳖甲（去裙襕，醋炙）3 两，柴胡（去苗）3 两，桔梗（炒）1 两半，甘草（炙黄）1 两半，秦艽（去苗土）1 两，青蒿子 2 两（用童便浸 1 宿，焙干，微炒）。上为粗末。每服 3 钱匕，水 1 盏，加乌梅 1 个（拍破），同煎至 6 分，去滓，食后温服。（《圣济总录》）

露宿汤。岭南瘴气，头疼体痛，寒热往来，胸满腹胀，烦渴呕逆，咳嗽多痰，心躁狂言，大便难，小便赤。常山（炒）1 两，秦艽（去苗土）半两，栀子仁半两，柴胡（去苗）半两，青蒿子半两，槟榔（生锉）半两，甘草（炙，锉）半两，桂（去粗皮）1 分。上为粗末。每服 3 钱匕，水 3 盏，入乌梅 2 个，黑豆 20 粒，煎至 1 盏半，去滓，露 1 宿，五更初再温服。其滓再入水 2 盏，煎至 1 盏，去滓，当夜临卧时服。（《圣济总录》）

诸疟疾，先热后寒，头痛，四肢烦倦。麻黄（去根节）3 分，乌梅肉（炒）3 分，秦艽（去苗土）3 分，柴胡（去苗）3 分，甘草（炙）3 分，麦冬（去心，焙）3 分，犀角（镑）3 分，青蒿子 1 两半，常山 1 两。上为粗末。每用 5 钱匕，以水 1 盏半，加桃柳枝心各 7 枚（锉细）、豉 50 粒，煎至 1 盏，入朴硝少许，更煎 1~2 沸，去滓，分 2 次服，早晨及卧时温服之。（《圣济总录》）

治虚劳寒热，肢体倦痛，不拘男妇，八九月青蒿成实时，采数枝，童便浸 3 日，晒干为末，每 2 钱，乌梅 1 个，煎汤服。（《痰火点雪》）

治目涩神方，于上巳或端午日，采取青蒿花或子，阴干为末，每次用井花水空腹下2钱，久服自愈。(《华佗神方》)

先期丸。治妇人血热，经行先期。枇杷叶500克（蜜炙），白芍药250克（酒浸，切片，半生半炒），怀生地黄180克（酒洗），怀熟地黄120克，青蒿子150克（童便浸），五味子120克（蜜蒸），生甘草（去皮）30克，山茱萸肉120克，黄柏120克（去皮，切片，蜜拌炒），川续断（酒洗，炒）120克，阿胶150克（蛤粉炒。无真者，以鹿角胶代之，重汤酒化），杜仲（去皮，炙）90克。制法上为细末，怀山药粉120克打糊同炼蜜和丸，如梧桐子大。每服15克，空腹时用淡醋汤吞服。服药期间，忌白萝卜。(《先醒斋医学广笔记》)

血淋，金针菜1斤。每日淡煮数两，任意吃之，自愈。青蒿子，（不拘多少）研细末。同冬米饭捣烂成丸，每日早晨好酒送下3钱，轻则半月，重则20日自效。但此药服后断产，如年少生育之女勿服。(《文堂集验方》)

妇人素患白带，有时偶带青绿色者，此乃属脾湿，脾之运化，赖胆汁之助，胆郁生热，其汁溢出，湿挟之而下，故为是证，乃偶然之事也。以六君子汤，加疏解胆郁之品治之，佐以止带之味，其上、中焦有热者，酌清上、中二焦，弗备赘也。炙党参、白茯苓、陈皮、青蒿子、贯众炭、木通、制白术、生甘草、半夏、炒竹茹、木耳炭、泽泻。(《竹泉生女科集要》)

立效丸，治痢疾。木香、当归（酒浸）、橡斗子各30克，青蒿子120克（烧存性）、乌梅（焙干）、黄连（酒炒）、五倍子各60克，枳壳45克（去瓤，萝卜汁浸，炒）。上为细末，用神曲糊为丸，如梧桐子大。每服100丸，空腹时用米汤送下，日二三服。(《奇效良方》)

2.3.7 治验医案举隅

《凌临灵方》暑风化疟

庆侄暑风化疟，寒热交作，头胀脘闷，气络不舒，脉弦、滑、数，治宜疏解。

连翘、川郁金、建神曲、益元散、广藿香、青蒿子、新会皮、青荷梗、白杏仁、地骨皮、半贝丸、鲜佛手。

《友渔斋医话》热

僧（三三）脘闷，发热，口渴，小便短赤，咳呛见红，两脉虚数。此暑邪内伏，至深秋发动，始伤气分，久损血分矣。既非阴亏火升，滋补当忌。

光杏仁（三钱），通草（八分），橘红（八分盐水炒），飞滑石（二分），连翘（一钱五分），黑山栀（一钱五分），栝楼皮（一钱五分），甘草（四分）。

童便一杯冲。

又两服，脉缓，身凉血止，唯气大、口燥未平，前方清解，今用清养，立方用意，只更一字，自然有先后之分。

北沙参（三钱），麦冬（一钱），花粉、青蒿子（五分），广皮（五分盐水炒），鲜石斛（一钱五分），荷梗（七寸），鲜枇杷叶（三钱去毛）。

3 鲜药应用探讨

3.1 鲜品炮制要点

3.1.1 鲜青蒿采收后，清洗，除去黄叶及腐叶，再进行分类。

3.1.2 青蒿在鲜品的状态下，就可以切碎入药，也可以破碎入药，不需要过多的加工。

3.1.3 所有的炮制加工品，从生鲜品到炮制熟鲜品，加工应在最短的时间完成，防止在存入的过程中变质。炮制品应在低温环境下保存，并尽快入药，防止有效成分散失和改变，当天炮制，当天入药，方可保证药效。

3.2 与干品中药的比对

青蒿干品与鲜品入药，有一些差异，唐代起始用鲜汁服，历代广为流传，治疗疟疾疗效尤佳。在《本草蒙筌》中记载："人童便熬膏，退骨蒸劳热，生捣烂绞汁，却心痛热黄……"；《本草述钩元》中述："治上焦血分结热，生捣汁服；治下焦阴虚骨热，用童便制"；《得配本草》载："治骨蒸取子，童便制。治痢去湿热，用叶，或捣汁更妙"。

鲜青蒿在干燥的过程中，一些活性成分丢失，而一些成分则发生转化。有文献对干、鲜青蒿叶中活性成分含量及抗氧化性对比研究，结果表明，干青蒿叶中黄酮、多酚和维生素 C 的干燥过程中，含量高于鲜青蒿。

3.3 不同炮制方式饮片的有效含量及功效区别

3.3.1 鲜青蒿在净洗后进行分类，因部位不同，药效也存在一定的差异。

3.3.2 将青蒿切段或破碎后，在煎煮或溶出的过程中，有利于快速地将有效成分溶出或煎出。

参考文献

［1］刘秋文，赵金玲，陈金娥，等. 干、鲜青蒿叶中活性成分含量及抗氧化性对比研究［J］. 学术论坛，2011（7）：63-65.

瞿麦

1 药材基原

为石竹科植物瞿麦 *Dianthus superbus* L. 或石竹 *Dianthus chinensis* L.。

2 鲜药谱

鲜瞿麦、鲜瞿麦花、鲜瞿麦叶、鲜瞿麦子。

2.1 鲜瞿麦

2.1.1 药用部位 本品为石竹科植物瞿麦（图 60）或石竹的地上部分。

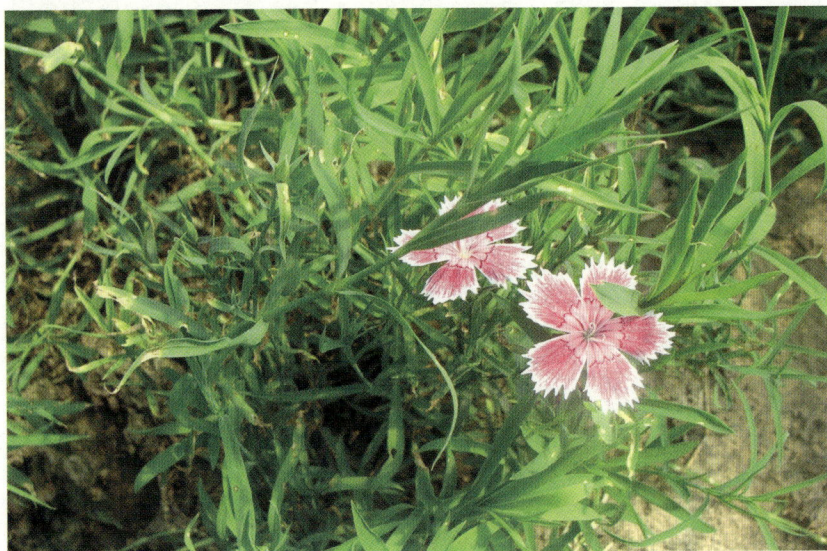

图60 瞿麦

2.1.2 性味归经 味苦，性寒。归心、小肠经。

2.1.3 功能主治 利尿通淋，活血通经。用于热淋，血淋，石淋，小便不通，淋沥涩痛，经闭瘀肿等。

2.1.4 采收加工 根据气候及生长区域，适合生长的地区，全年可以采收。

2.1.5 用法用量 内服：干品 15~30 克，鲜品 30~60 克，根据医嘱，煎汤，或研磨成浆或破碎绞汁煮沸服，或生服。外用：适量，捣烂外敷或绞汁外涂，煎汤熏洗患处。

2.1.6 本草医籍论述

八正散，治小便赤涩，或癃闭不通，及热淋血淋：瞿麦、萹蓄、车前子、滑石、山栀子仁、甘草（炙）、木通、大黄（面裹煨，去面切焙）各 1 斤。上为散。每服 2 钱，水 1 盏，入灯心（草），煎至 7 分，去渣，食后临卧温服。小儿量力少少与之。（《太平惠民和剂局方》）

瓜蒌瞿麦丸，治小便不利者，有水气，其人苦渴：栝楼根 2 两，茯苓、薯蓣各 3 两，附子 1 枚（炮），瞿麦 1 两。上 5 味，末之，炼蜜丸梧子大；饮服 3 丸，日 3 服，不知，增至七八丸，以小便利，腹中温为知。（《金匮要略》）

治鱼脐毒疮肿：瞿麦，和生油熟捣涂之。（《崔氏纂要方》）

南天竺饮，治血妄行，九窍皆出，服药不住者：南天竺草（生瞿麦）拇指大 1 把（锉），大枣（去核）5 枚，生姜 1 块（如拇指大），灯草如小指大 1 把，山栀子 30 枚（去皮），甘草（炙）半两。上 6 味锉，入瓷器中，水 1 大碗，煮至半碗，去滓服。（《圣济总录》）

治目赤肿痛，浸淫等疮：瞿麦炒黄为末，以鹅涎调涂眦头，或捣汁涂之。（《太平圣惠方》）

痔并泻血，（瞿麦）作汤粥食。又治小儿蛔虫，及丹石药发。并眼目肿痛及肿毒，捣敷。治浸淫疮并妇人阴疮。（《本草纲目》）

眯目生翳，其物不出者，生肤翳者：瞿麦、干姜（炮）为末。井华水调服 2 钱，日 2 服。（《本草纲目》）

子死腹中或产经数日不下：以瞿麦煮浓汁服之。（《备急千金要方》）

箭刀在肉及咽喉胸膈诸隐处不出：酒服瞿麦末，方寸匕，日 3 服。（《备急千金要方》）

咽喉骨鲠：瞿麦为末。水服，方寸匕，日 2。（《外台秘要》）

2.1.7 治验医案举隅

清利肝火法治疗高血压

官某，男 53 岁，于 2018 年 10 月 14 日初诊。患者诉眼睛经常红，全身少量红点 2 年余。原有浅表性胃炎伴有糜烂，服用奥美拉唑肠溶胶囊等药后胃痛症状减轻。高血压多年，头晕半年余，服药 3 年。高血脂，未规律服药。现左侧肩背痛，睡眠时好时坏，饮食可，食量大，手脚凉，运动量可，脾气可，二便正常。

查其脉濡、弦、满、沉、稍欠连，舌偏红，苔白、厚腻大片状。

患者由于肝火引起的胃病及高血压，同时伤及脾脏，出现湿热症状，给予处方如下。

处方：鲜瞿麦 100 克、鲜车前草 90 克、升麻 10 克、防风 15 克、鲜荆芥 20 克、黄连 2 克、细辛 1 克、鲜大青叶 70 克、没药 4 克、五灵脂 4 克、鲜青蒿 80 克、鲜藿香 40 克、鲜佩兰 60 克、骨碎补 15 克、白及 15 克、鲜山药 120 克、鲜紫苏 40 克、鲜北沙参 60 克、茯苓 30 克、炒栀子 10 克、陈皮 10 克、炒苍术 15 克、竹茹 10 克。

2018 年 11 月 5 日诊，服药后，患者眼红症状消失，胃病症状消失，余可，再辨证用方。

2.2 鲜瞿麦花

2.2.1 药用部位 本品为石竹科植物瞿麦或石竹的花。

2.2.2 性味归经 味甘，性寒。归心、小肠经。

2.2.3 功能主治 降心火，利小肠，逐膀胱邪热，用于心火上炎，口腔溃烂，尿道刺痛。

2.2.4 采收加工 根据气候及生长区域，适合生长的地区，全年可以采收。

2.2.5 用法用量 内服：干品 15~30 克，鲜品 30~60 克，根据医嘱，煎汤，或研磨成浆或破碎绞汁煮沸服，或生服。外用：适量，捣烂外敷或绞汁外涂，煎汤熏洗患处。

2.2.6 本草医籍论述

近古方家治产难，有石竹花汤；治九孔出血，有南天竺散，皆取其破血利窍也。（《本草纲目》）

2.2.7 治验医案举隅

新鲜中药应用病例

杜某某，男，48 岁，于 2018 年 5 月 12 日初诊。患者诉腰痛、腰酸、乏力，眼睛干涩半年余。睡眠差 1 个月，易醒，醒后不易入睡。双手指关节疼痛、双足大脚趾疼痛，后足跟痛，运动可，每天打球，饮食可，偶尔饮酒，戒烟 10 年。大便不成形，小便等待。原体检检查结果：前列腺增生、颈动脉斑块、心电图 T 波改变，双肺小结节 8 年来变化不大。

查：脉濡、弦、软、沉、缓，舌偏暗、齿痕多，苔薄白。

处方：鲜瞿麦花 30 克、鲜瞿麦 50 克、党参 30 克、鲜四叶参 60 克、人参果 40 克、鲜北沙参 30 克、炙黄芪 30 克、鲜杜仲嫩皮 30 克、鲜肉苁蓉 40 克、鲜首乌藤 57 克、鲜百合 50 克、鲜牛蒡根 90 克、鲜山药 100 克、鲜仙鹤草 60 克、鲜垂盆草 80 克、鲜知母 20 克、鲜桑椹 200 克、菟丝子 30 克、沙苑子 20 克、五味子 10 克、炒白术 40 克、白芍 12 克、狗脊 40 克。

2018 年 5 月 30 日诊，患者诸症减轻，服用上方后排气多。

2.3 鲜瞿麦叶

2.3.1 药用部位 本品为石竹科植物瞿麦或石竹的叶。

2.3.2 性味归经 味苦，性寒。归心、肝经。

2.3.3 功能主治 泻火解毒，凉血止血。用于痔漏泻血，肿毒，淫疮，小儿蛔虫，眼目肿痛，妇人阴疮。

2.3.4 采收加工 根据气候及生长区域，适合生长的地区，全年可以采收。

2.3.5 用法用量 内服：干品 15~30 克，鲜品 30~60 克；根据医嘱，煎汤，或研磨成浆或破碎绞汁煮沸服，或生服。外用：适量，捣烂外敷或绞汁外涂，煎汤熏洗患处。

2.3.6 本草医籍论述

又谓（瞿麦）其叶主痔漏泻血，捣敷肿毒浸淫疮，无一非清热利导之用，然必实，有实热壅滞者为宜。(《日华子本草》)

救饥：采（瞿麦）嫩苗叶炸熟，水浸淘净，以油盐调食之。(《古今医统大全》)

2.4 鲜瞿麦子

2.4.1 药用部位 本品为石竹科植物瞿麦或石竹的成熟种子。

2.4.2 性味归经 味苦，性寒。归心、大肠经。

2.4.3 功能主治 催生，通经，破血，腓脓。用于月经不通，痛经，癥瘕痞块，肿痛不溃等。

2.4.4 采收加工 根据气候及生长区域，适合生长的地区，全年可以采收。

2.4.5 用法用量 内服：15~30 克，根据医嘱，煎汤，或破碎煮汁服。外用：适量，煎水洗、捣烂外敷或绞汁外涂。

2.4.6 本草医籍论述

（瞿麦）子：催生，治月经不通，破血块，排脓。(《本草纲目》)

下焦结热，小便淋闭，或有血出，或大小便出血：瞿麦穗（子）1 两，甘草（炙）7 钱 5 分，山栀子仁（炒）半两，为末。每服 7 钱，连须葱头 7 个，灯心（草）50 茎，生姜 5 片，水 2 碗，煎至 7 分，时时温服。名立效散。(《备急千金要方》)

思考与讨论：瞿麦，味苦，性寒，而鲜者多汁，故补阴液，从性状上来述，清热而不伤阴液，退热而不伤正气，这就是鲜用的功效之所在。因鲜者有液，用的是引水归渠法，让湿热自小肠排出。而花善清上焦之火；子则入下焦通血腑，故可用于癥瘕痞块；而叶为清热解毒之品。

3 鲜药应用探讨

3.1 鲜品炮制要点

3.1.1 鲜瞿麦茎叶、鲜瞿麦根等从地里采收后，进行分类，择选去杂质及枯黄部分。洗净后，按医嘱切碎入药，或破碎后入药，也可取鲜汁入药。最好做到当天采，当天用为最佳。

3.1.2 鲜瞿麦茎叶、鲜瞿麦根等不需要过多复杂炮制，在新鲜生品状态就可以入药。

3.1.3 因为瞿麦在25℃左右就能生长，故在温室就能生长，不需要晒干保存。

3.2 不同炮制方式饮片的有效含量及功效区别

3.2.1 将鲜瞿麦茎叶、鲜瞿麦根等，清洗后择净，使药物洁净，切碎或破碎后，增加与溶液的接触面，便于有效成分快速地煎出或溶出，同时也便于调剂、制剂。

3.2.2 鲜瞿麦不需要过多的炮制，一些成分在加热或干燥的过程中容易破坏，故以鲜用入药为最佳的方式之一。

3.2.3 瞿麦虽然是全株入药，但不同的部位药性还是存在一定的差别。

3.2.4 即时采、即时入药，是防止新鲜药品在保存的过程中变质及腐烂。

忍冬

1 药材基原

为忍冬科植物忍冬 *Lonicera japonica* Thunb.。

2 鲜药谱

鲜金银花、鲜忍冬藤。

2.1 鲜金银花

2.1.1 药用部位 本品为忍冬科植物忍冬（图61）的花及花蕾。

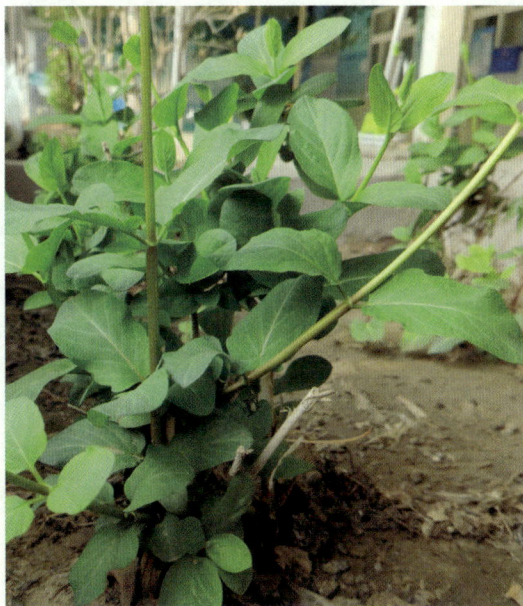

图61 忍冬

2.1.2 性味归经 味淡、甘、微苦，性寒。气清香。归肺、心、胃经。

2.1.3 功能主治 清热解毒，疏散风热，凉血止痢，降血降火，清咽利膈。用于温病发热，各种热性病，身热、发疹、发斑、热毒疮痈、咽喉肿痛，热毒血痢，痈疡，肿毒，瘰疬，痔漏等。

2.1.4 采收加工 春、夏、秋季，采摘花及花蕾，选去叶片，直接入药。

2.1.5 用法用量 内服：干品 15~30 克，鲜品 30~60 克，煎汤，或研磨成浆或破碎绞汁煮沸服，或生服。外用：适量，捣烂外敷或绞汁外涂，煎汤熏洗患处。

2.1.6 本草医籍论述

清络饮：鲜（金）银花（2 钱）、鲜荷叶边（2 钱）、西瓜翠衣（2 钱）、丝瓜皮（2 钱）、鲜扁豆花（1 枝）、鲜竹叶心（2 钱）。水煎服，凡暑伤肺经气分之轻证，皆可用之。手太阴暑温，咳而无痰，声清亮者，热伤肺络也，清络饮主之。(《温病条辨》)

暑瘵，寒热，舌白不渴，吐血者：清络饮加杏仁薏仁滑石汤。清透络热，利气化湿。鲜荷叶边 6 克、鲜（金）银花 6 克、西瓜翠衣 6 克、鲜扁豆花 1 枝、丝瓜皮 6 克、鲜竹叶心 6 克、杏仁 6 克、滑石末 9 克、薏苡仁 9 克。(《温病条辨》)

面疮，疮疡痛甚，色变紫黑者：金银花散。金银花连枝叶（锉）2 两，黄芪 4 两，甘草 1 两。上细切，用酒 1 升，同入壶瓶内，闭口，重汤内煮三二时辰，取出，去滓，顿服之。(《活法机要》)

金银花酒：治一切痈疽发背，疔疮喉痹等证。用金银花、藤、叶捣烂，取汁半盏，和热酒半盏温服，甚者不过三五服，可保无虞。(《景岳全书》)

治一切肿毒，不问已溃未溃，或初起发热，并疔疮便毒，喉痹乳蛾：金银花（连茎叶）自然汁半碗，煎 8 分服之，以滓敷上，败毒托里，散气和血，其功独胜。(《积善堂经验方》)

救饥：采花炸熟，油盐调食。及采嫩叶换水煮熟，浸去邪味，淘净。以油盐调食之。(《古今医统大全》)

银花甘草汤，一切恶毒肺痈，初起立消，诚外科捷法。鲜金银花（5 两），甘草节（1 两），作 1 剂，入砂锅内，水 2 碗，煎一半，加无灰酒 1 大碗，略煎数沸，分作 3 服，1 日夜服完，重者 2 剂。服至大小便利，则药力到矣。如下部加牛膝，外用生金银花捣烂，敷四围，中留 1 孔透气。沈内翰云：金银花干者，终不及鲜者力大而效速。(《疡医大全》)

2.1.7 治验医案举隅

清·叶桂《临证指南医案》

毕（三三）壮年脉来小促数，自春月风温咳嗽，继以两耳失聪，据述苦降滋阴不效，是不明虚实经络矣。内经以春病在头，膏粱之质，浓味酒醴助上痰火，固非治肾治肝可效。每晚卧时，服茶调散一钱。

又鲜荷叶汁、羚羊角、石膏末、连翘、元参、鲜菊叶、牛蒡子，午服。

又照前方去牛蒡、菊叶加鲜生地、鲜银花。

张海滨用鲜药辨证巩固治疗术后并发症

君某，女，45岁。患者诉2013年12月行乳腺癌手术，2015年10月开始左上肢淋巴回流欠佳，2016年1月25日行子宫肌瘤手术，已经明显好转，仍较对侧肿胀。于2016年6月15日来我院就诊，现双手皮肤出现小水疱，怕空调，左眼白内障，原有肠黏连，时便干，现大便可，小便正常，纳食可。

查脉濡、弦、满，舌淡红，苔薄白微腻。给予扶正固表、败毒消肿为主要方法进行治疗。

用鲜金银花50克、鲜荆芥10克、鲜防风20克、鲜紫苏20克、炙百部20克、鲜当归40克、鲜北沙参50克、鲜百合50克、炒苍术10克、炙甘草5克、灵芝30克、鲜蒲公英80克、玄参30克、制附子15克、生姜30克、白花蛇舌草30克、灯盏花30克，为基本方进行加减。

综合用药后，双手水疱在1个月内消失，自觉没有原来怕冷，精神比原来旺盛。

2.2　鲜忍冬藤

2.2.1 药用部位
本品为忍冬科植物忍冬的地上部分茎叶。

2.2.2 性味归经
味甘、苦，性微寒。归肺、胃经。

2.2.3 功能主治
清热解毒，疏风通络。用于温病发热，疮痈肿毒，热毒血痢，风湿热痹等。

2.2.4 采收加工
常年可以采收，洗净，去除黄色及腐叶，切碎或粉碎入药。

2.2.5 用法用量
内服：干品15~30克，鲜品30~60克，煎汤，或研磨成浆或破碎绞汁煮沸服，或生服。外用：适量，捣烂外敷或绞汁外涂，煎汤熏洗患处。

2.2.6 本草医籍论述

治四时外感、发热口渴，或兼肢体酸痛者：忍冬藤（带叶或花，干者）1两（鲜者3两）。煎汤代茶频饮。（《泉州本草》）

忍冬酒：治痈疽发背，不问发在何处，发眉发颐，或头或项，或背或腰，或胁或乳，或手足，皆有奇效。乡落之间，僻陋之所，贫乏之中，药材难得，但虔心服之，俟其疽破，仍以神异膏贴之，其效甚妙：用忍冬藤（生取）1把，以叶入砂盆研烂，入生饼子酒少许，稀稠得所，涂于四围，中留一口泄气。其藤只用5两（木槌槌损，不可犯铁），大甘草节（生用）1两。同入沙瓶内，以水2碗，文武火慢煎至1碗，入无灰好酒1大碗，再煎十数沸，去滓分为3服，1日1夜吃尽。病势重者，1日2剂。服至大小肠通利，则药力到。沈内翰云：如无生者，只用干者，然力终不及生者效速。（《外科精要》）

治发背初起方：远志肉（甘草汁煮，去骨）5钱，甘草1钱5分，鲜甘菊花叶1两，贝母3钱，鲜忍冬藤5钱，紫花地丁5钱，连翘1钱，白及3钱。（《续名医类案》）

2.2.7 治验医案举隅

张海滨用鲜药清热通络法治疗难治性硬皮病

肖某，男，25 岁，瘢痕体质，腹部局限性硬皮病，2015 年 5 月 15 日到我院复诊。去年在我院治疗效果明显，原经常性口腔溃疡，现停药 7 个月加重，局部变厚变硬，左肾囊肿，夜尿 2 次左右，现咽喉部有痰，痰黄量少，鼻腔容易出血，最近膝关节疼痛。尿黄，近几个月来，口腔溃疡消除，查其舌偏红暗，苔白厚，脉弦、细、数、滑且欠连。

本病是因寒凝引起局部经络不通，出现肿节硬块，导致痰浊瘀阻，各种病理产物相互交结，治以清热、祛浊、化痰、通络为主要方法进行辨证治疗。以鲜忍冬藤 50 克、鲜山药 150 克、鲜当归 90 克、鲜首乌藤 150 克、巴戟天 12 克、合欢皮 20 克、鲜黄芪 60 克、升麻 30 克、鲜紫苏 30 克、鲜甘草 25 克、淫羊藿 15 克、桑椹 15 克、鲜芦根 50 克、鲜百合 70 克、玄参 15 克、鲜铁线莲 30 克、鲜黄芪茎叶 100 克、全蝎 20 克、麻黄 10 克为基本方进行系统治疗。

患者在我院治疗 1 个月后，咽喉不适症状有所缓解，余同前。

硬皮病是一种免疫性疾病，传统的西医治疗，激素加免疫抑制剂、对症治疗，控制病情发展。中医辨证治疗，在控制病情发展的基础上，同时还能使病情好转。

思考与讨论：金银花善于疏散风热，其鲜者，香者未散，而散风热者尤佳。忍冬藤善于疏风通络。在《本草害利》中述："四月采花阴干，不拘时采。藤干者不及生者力速，酿酒、代茶、熬膏并妙，蒸露尤佳。"所以，金银花及藤，有条件者，宜鲜用。

3 鲜药应用探讨

3.1 鲜品炮制要点

3.1.1 鲜金银花、鲜忍冬藤从地里采收后，分类，择选去杂质及枯黄部分。洗净后，按医嘱切碎入药，或破碎后入药，也可取鲜汁入药，也可以鲜品生食。最好做到当天采，当天用为最佳。

3.1.2 鲜金银花在煎取时，宜武火急煎，煎煮的时间不宜过长，以防止有效成分散失。

3.1.3 金银花炭：取鲜净金银花，置炒制容器内，用中火加热，炒至表面焦褐色，喷淋少许清水，灭尽火星，取出晾干，凉透。

3.1.4 如冬天无新鲜的金银花，可以在金银花盛产的季节，将鲜金银花真空或打成浆后，密封，低温冷冻保存，做成冻鲜品。入药前解冻、煮沸，但不宜生食。

3.1.5 从生鲜品到熟鲜品，最好做到当天采收，当天加工炮制，当天入药为最佳，以保证药效。

3.2 与干品的成分对比

金银花在新鲜的状态下，富含各种芳香类物质，为便于保存，将鲜金银花使用不同的方法进行干燥。有文献研究不同干燥方法对金银花质量的影响，结果表明：在色泽方面，经微波干燥和烘干后金银花为绿色，晒干和真空干燥后则为黄绿色，真空冷冻干燥后为褐色；在绿原酸的含量上，微波干燥后金银花中绿原酸为 5.93%，晒干后为 5.17%，烘干后为 5.53%，真空干燥后为 3.95%，真空冷冻干燥后为 3.35%。实验发现金银花经过不同的干燥方法，各种成分都有所丢失。

3.3 不同炮制方式饮片的有效含量及功效区别

3.3.1 将鲜金银花、鲜忍冬藤清洗后择净，使药物洁净，切碎或破碎后，增加与溶液的接触面，便于有效成分快速地煎出或溶出，同时也便于调剂、制剂。

3.3.2 鲜金银花、鲜忍冬藤无特殊情况，不需要过多炮制，一些成分在加热或干燥的过程中容易被破坏，故以鲜用入药为最佳方式之一。

3.3.3 将鲜金银花炒炭后，药性有所改变。鲜金银花常用于外感风热，温病发热，肺热咳嗽，喉痹，疔疮痈肿，诸毒，热毒下痢等。炒炭后寒性减弱，并具涩性，有止血作用，多用于血痢，崩漏，亦可用于吐血、衄血。

3.3.4 将生鲜的金银花制成冻生鲜品中药，以备用时之需，虽在应用时，没有生鲜用时效果佳，但远比干存品效果好。

参考文献

［1］陈德经. 干燥方法对金银花的质量影响研究［J］. 食品科学，2006，27（11）：277-279.

桑

1 药材基原

为桑科植物桑 *Morus alba* L.。

2 鲜药谱

鲜桑叶、鲜桑白皮、鲜桑沥、鲜桑皮汁、鲜桑枝、鲜桑椹、鲜桑瘿。

2.1 鲜桑叶

2.1.1 药用部位 本品为桑科植物桑（图62）的树叶。

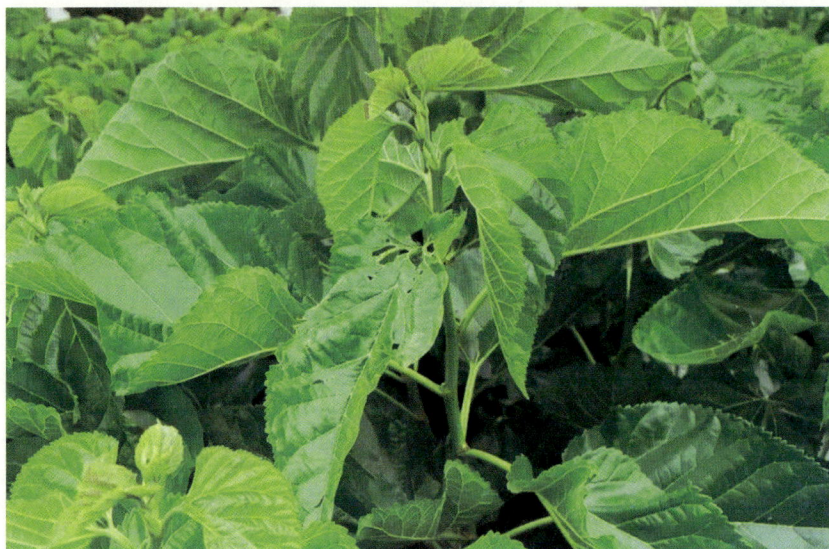

图62 桑

2.1.2 性味归经 味微苦涩，性寒。归肺、肝经。

2.1.3 功能主治 疏散风热，清肺润燥，清肝明目、消肿解毒。用于风热感冒，肺热燥咳，头晕头痛，目赤昏花、痈疖肿痛，瘿瘤，蜈蚣咬伤等。

2.1.4 采收加工 在植物的生长期，根据其生长情况，可以春、夏、秋季随机采收，除去黄叶及虫叶，洗净后，入药。

2.1.5 用法用量

内服：干品 15~30 克，鲜品 30~60 克，煎汤，或研磨成浆或破碎绞汁煮沸服，或生服。外用：适量，捣烂外敷或绞汁外涂，煎汤熏洗患处。

2.1.6 本草医籍论述

治穿掌毒肿：新桑叶研烂敷之。(《通玄论》)

桑叶乃手、足阳明之药，汁煎代茗，能止消渴。(《本草纲目》)

手足麻木不知痛痒：霜降后桑叶煎汤，频洗。(《救急方》)

桑叶汁，解蜈蚣毒。(《名医别录》)

腽臂手三部证治。生于手背，情势如虾，高梗横长，赤肿疼痛。用嫩桑叶 7 钱、生地黄 3 钱、冰片 1 分，捣烂敷之。(《外科证治全书》)

安肺宁嗽丸。嫩桑叶 30 克、儿茶 30 克、硼砂 30 克、苏子 30 克（炒，捣）、粉甘草 30 克。上为细末，炼蜜为丸，每丸重 9 克。早、晚各服 1 丸，开水送下。主治肺郁痰火或阴虚肺热所致之咳嗽，兼治肺结核。(《医学衷中参西录》)

治妇人乳硬作痛。用嫩桑叶，左采研细，米饮调摊纸花，贴病处。此证，40 以下可治，50 以上不可治。治之则死，不治则得终天年。(《急救良方》)

用桑叶 500 克，巨胜子（黑芝麻）120 克，白蜜 500 克。嫩桑叶，须择家园中嫩而存树者，采集后，用长流水洗，摘去其蒂，晒干，与巨胜子研细，炼蜜为丸，如梧桐子大。每服 100 丸，1 日 2 次，白开水送下。养血祛风，润肠通便。治肝经虚热引起的头眩目花，迎风流泪，皮肤粗糙，须发早白，大便干结者。(《医方集解》)

桑麻丸，治肝阴不足，眼目昏花，咳久不愈，肌肤甲错，麻痹不仁：嫩桑叶（去蒂，洗净，晒干，为末）1 斤，黑胡麻子（淘净）4 两。将胡麻擂碎，熬浓汁，和白蜜 1 斤，炼至滴水成珠，入桑叶末为丸，如梧桐子大。每服 3 钱，空腹时盐汤、临卧时温酒送下。(《医级》)

治咽喉红肿，牙痛：桑叶 3 至 5 钱，煎服。(《上海常用中草药》)

治一切肿毒。用大豆和饭捣涂及煮食之。亦下热气，解诸药毒，消肿；和桑汁煮，下水鼓腹。(《卫生易简方》)

小便不通。桑叶汁服用。(《中华本草》)

乳硬作痛。嫩桑叶，研细，米饮调，摊纸上贴之。(《奇效简便良方》)

2.1.7 治验医案举隅

《本草崇原》中以桑叶治病案例

桑叶，气味苦寒，主除寒热，出汗（按：《夷坚志》云：严州山寺有一游僧，形体羸瘦，饮食甚少，每夜就枕，遍身汗出，迫旦衣皆湿透，如此二十年无药能疗，期待尽耳。监寺僧曰：吾有药绝验，为汝治之，三日宿疾顿愈，其方单用桑叶一味，乘露采摘，焙干碾末，每用二钱，空腹温米饮调服。或值桑落时，干者亦堪用，但力不如新采者，桑叶是止盗汗之药，非发汗药。《本经》盖谓桑叶主治能除寒热，并除出汗也，恐人误读作发汗解故表而明之）。

张海滨用鲜桑叶通气机治哮喘

刘某某，女，52岁，于2019年5月10日初诊。患者诉每年花开时节至花落时节季节性哮喘，睡眠浅、多梦。平素腰部怕凉、双膝关节发凉（伴疼痛）两年余，左手食指发凉明显减轻，睡眠时右手麻木及左手第4~5指发胀。大便可，运动量少，饮食可，胃部无不适。

查：脉濡、满、软、稍沉、力不足，舌淡红、微暗，苔薄白、微厚、微黄、有裂纹。

季节性发作性哮喘，因患者体内有宿根，先天肾元不足，肝失疏泄，气机不调，卫气不足，肺失宣发，换季而发。故在治疗上以调补肝肾、益肺化痰为主。

处方：鲜桑叶60克、桑白皮25克、麦冬20克、百合20克、鲜鬼针草60克、鲜射干70克、鲜防风茎叶50克、生地黄20克、鲜地麦30克、鲜薄荷50克、鲜芦根80克、菟丝子30克、黄芩20克、山萸肉20克、鲜知母60克、五味子8克、鲜肉苁蓉50克、鲜紫苏60克。

2019年5月19日诊，患者脉象如前，舌淡红，苔薄白、有裂纹。

2019年6月3日诊，患者有时轻微喘憋，手麻木消除，口干发辣。

2019年6月10日诊，患者近日憋闷加重，仍口干咽干，辣感减轻，手麻木消除，静息血氧饱和度左手95%~96%（右手96%~97%），心率每分钟69~73次。脉濡、沉、软。

2019年7月28日诊，患者喘憋时有发作，口干、咽干减轻，静息血氧饱和度左手96%~97%（右手96%~98%），心率每分钟63~71次，脉濡、软、稍沉细、力不足，舌淡红、微暗，苔薄白、有裂纹。

2019年8月11日诊，患者无明显不适症状。静息血氧饱和度两侧97%~98%，心率每分钟63~71次。

思考与讨论：桑叶，分春夏之品和经霜之品，春夏鲜桑叶，以清肝为主，因富含有桑叶汁，味苦，性寒。归肝经；具有清肝明目，消肿解毒之功效；常用于目赤肿痛，痛疖，瘰瘤，蜈蚣咬伤。

经霜之桑叶，则长于疏散风热，清肺润燥。同时还有清肝明目的功效，而少些清热解毒的功效。

2.2 鲜桑白皮

2.2.1 药用部位 本品为桑科植物桑的根皮。

2.2.2 性味归经 味甘、辛，性寒。归肺、脾经。

2.2.3 功能主治 泻肺平喘，利水消肿。常用于肺热喘咳，水饮停肺，胀满喘急，水肿，脚气，小便不利，潮热汗出，痈疽肿痛，瘿瘤，蜈蚣咬伤等。

2.2.4 采收加工 可以随时有收，洗净后，入药。

2.2.5 用法用量 内服：干品 15~30 克，鲜品 30~60 克，煎汤，或研磨成浆或破碎绞汁煮沸服，或生服。外用：适量，捣烂外敷或绞汁外涂，煎汤熏洗患处。

2.2.6 本草医籍论述

以皮治皮，不伤中气，所以为治肿通用之剂。大腹皮（酒洗）、桑白皮（生，各 3 钱），云苓皮（4 钱），陈皮（3 钱），生姜皮（1 钱）。水 3 杯，煎 8 分，温服。（《医学三字经》）

治小儿脐疮，以甑带烧灰，研细末，猪膏和敷。或以桑白皮汁敷乳上，吮儿饮。（《小儿卫生总微论方》）

消渴尿多：入地 3 尺桑根，剥取白皮，炙黄黑，锉。以水煮浓汁，随意饮之。亦可入少米，勿用盐。（《肘后备急方》）

金刃伤疮：新桑白皮，烧灰，和马粪涂疮上，数易之。亦可煮汁服之。（《广利方》）

杂物眯眼：新桑根白皮洗净捶烂，入眼，拨之自出。（《太平圣惠方》）

小儿流涎：脾热也，胸膈有痰。新桑根白皮，捣自然汁涂之，甚效。干者煎水。（《太平圣惠方》）

治传染性肝炎：鲜桑白皮 2 两，白糖适量。水煎，分 2 次服。（《福建中医药》）

治蜈蚣毒：桑根皮捣烂敷或煎洗。（《湖南药物志》）

2.2.7 治验医案举隅

《临证指南医案》肺痹

某（二七）温邪郁肺气痹，咳嗽，寒热头痛，开上焦为主。

活水芦根（一两），大杏仁（三钱），连翘（一钱半），通草（一钱半），桑白皮（一钱），桔梗（一钱）。

朱风温不解，邪结在肺，鼻窍干焦，喘急腹满，声音不出，此属上痹。急病之险笃者，急急开其闭塞，葶苈大枣合苇茎汤。

又风温喘急，是肺痹险症。未及周岁，脏腑柔嫩，故温邪内陷易结。前用苇茎汤，两通太阴气血颇验。仍以轻药入肺，昼夜竖抱，勿令横卧为要，用泻白散法。

桑白皮、地骨皮、（薏）苡仁、冬瓜仁、芦根汁、竹沥。

张海滨用鲜药清肺益肾法治憋喘

马某某，男，70 岁，于 2016 年 5 月 1 日初诊。患者诉憋喘 6 年余，能听见哮鸣音，动则尤甚，喉咙处（胸骨上窝处）有哮鸣音，走路时明显加重，咯有大量白色泡沫痰、量大、不易咳出。全身乏力，双下肢感觉灼热、轻度浮肿、酸软无力。睡眠时间短，夜间睡觉时偶有憋醒，醒后失眠。平时肚子里自觉有气窜感 40 余年、不腹痛，伴有矢气，2015 年秋季加重。2014 年始双膝盖以下酸软无力，自觉其发热、发潮。平素无头痛、头晕。现在口黏、口干，运动量小，不怕冷，饮食可，消化可。便秘，偶有稀便，小便黄、量可，夜里尿频、尿等待 20 余年。

查：脉弦较有力、力短，舌偏红暗，苔白较厚矮、稍腻、紧贴舌面、有裂纹。

患者年轻时，下井做放炮员 20 余年，长期有粉尘吸入，后做烧锅炉工作，用烟煤 10 天，诱发憋气。先后于北京朝阳医院、北医三院就诊后，检查为硅沉着病。

现吸氧后血氧饱和度 92%~94%、心率每分钟 88 次；慢走时血氧饱和度 88%，心率每分钟 104 次，有喘鸣音，血压 170/92mmHg。

处方：鲜桑白皮 100 克、款冬花 15 克、覆盆子 15 克、鲜芦根 70 克、鲜铁线莲 70 克、鲜黄芪茎叶 60 克、鲜南沙参 70 克、鲜桔梗 70 克、炒枳壳 30 克、当归 30 克、鲜艾叶 40 克、骨碎补 20 克、鲜佩兰 40 克、接骨木 30 克、鲜葛根 120 克、鲜芦根 90 克、炙紫菀 15 克、鲜藿香 20 克。

5 月 20 日复诊，停氧后 10 分钟氧后，患者血氧饱和度 91%~92%、心率每分钟 95 次，服用沙美特罗替卡松粉剂与噻托溴铵粉剂无作用。痰容易咯出，全身乏力感减轻，双下肢浮肿减退，大便通畅，余同前。

思考与讨论：桑白皮，现多为干用，与鲜之区别的是，缺少清热解毒、止血的功效，只保留下泻肺平喘，利水消肿之功效。故肺热喘咳，还是用鲜桑白皮者为佳。

2.3 鲜桑沥

2.3.1 药用部位
本品为桑科植物桑的枝条经烧灼后沥出的液汁。

2.3.2 性味归经
味甘，性凉。归肝经。

2.3.3 功能主治
祛风止痉，清热解毒。常用于破伤风，皮肤疗疮。

2.3.4 采收加工
可以随时加工后入药。

2.3.5 用法用量
30~60 克，可直接内服或外用。

2.3.6 本草医籍论述

桑油法，取鲜桑木捶碎，装入瓶内，用一瓶盖口，倒埋土中，煻火煨之，油自滴下，贮罐听用。（《万氏家抄方》）

治马喉痹方：烧马兰根灰 1 方寸匕，烧桑枝沥汁，和服。（《千金翼方》）

治小儿身面烂疮：轻粉、雄黄各 5 钱，猪胆 1 个，滑石 1 两，硫黄 5 钱，穿山甲 15 片（炙），凤凰退（烧存性）5 钱。为末，用桑油（沥）、猪胆汁调，绢包擦之。（《本草纲目拾遗》）

2.4 鲜桑皮汁

2.4.1 药用部位 本品为桑科植物桑的树皮中之白色液汁。

2.4.2 性味归经 味辛，性微寒。归肝、胃、肾经。

2.4.3 功能主治 清热解毒，止血。常用于口舌生疮，外伤出血，蛇虫咬伤等。

2.4.4 采收加工 用刀划破桑树皮，用洁净容器收集。

2.4.5 用法用量 30~60克，可直接内服或外用。

2.4.6 本草医籍论述

治小儿脾热，乳食不下，胸膈痞闷，涎溢不收。桑白汁方。新桑根白皮（不以多少细锉）。上1味，取自然汁，涂于儿口内，立效。如无新桑根白皮，取干桑根白皮1两，细锉，用水1盏，煎至半盏放温，涂儿口内，极妙。（《圣济总录》）

治小儿口疮。地黄汤方。生地黄汁、桑根白皮汁（各1合）。上2味，入蜜半合，同煎十余沸。每服2分，日3。（《圣济总录》）

治小儿蜈蚣咬方。以桑白皮汁涂之。（《太平圣惠方》）

治小儿鹅口：桑白皮汁和胡粉敷之。（《子母秘录》）

（桑）皮中白汁，主治小儿口疮白漫漫，拭净涂之便愈。又涂金刃所伤燥痛，须臾血止，仍以白皮裹之，甚良（苏颂）。涂蛇、蜈蚣、蜘蛛伤，有验。（《本草纲目》）

主小儿口疮，敷之。涂金刃所伤燥痛，更剥白皮裹之，令汁得入疮中。冬月用根皮。（《本草图经》）

治小儿阴肿，以斫取桑白皮汁涂上。（《小儿卫生总微论方》）

小儿滞颐者，脾冷所致也。脾之液为涎，脾冷则不能约制，故涎常从口角流出，滞渍于颐颊，浸久生疮，名曰滞颐。治小儿滞颐，涎从口出，浸渍颐颊，口角下生疮，以桑白皮汁涂口中。（《小儿卫生总微论方》）

脐风，治初病。儿生旬日之后，脐风为恶病也，凡觉小儿喷嚏多啼，此脐风欲发之候，急抱小明处，审视口中上，有泡如珠如米，或聚或散，此病根也。其色白者初起也，黄者久也。可用银挖耳，轻手刮出。煎甘草薄荷汤拭洗之，预取桑白皮汁涂之，自此日日视之，有则去之。不可因循，以贻后祸，所谓中工治初病，十全六七也。（《幼科发挥》）

桑皮等汁十味煎治咳嗽经久，将成肺痿，乍寒乍热，唾涕稠黏，喘息气上，唇干吐血。桑皮汁（1升）、地骨皮汁（3升）、麦冬汁（2升）、生地黄汁（5升）、生葛汁（3升）、淡竹沥（3升）、生姜汁（1升）、白蜜（1升）、枣膏（1升）、牛酥（3合）共熬成膏，每服5钱。（《中华本草》）

急救诸方。蜘蛛咬。用醋磨炷铁汁或桑白皮汁涂之，亦治蜈蚣咬。（《医学入门》）

2.5 鲜桑枝

2.5.1 药用部位 本品为桑科植物桑的嫩枝。

2.5.2 性味归经 味苦，性平。归肝经。

2.5.3 功能主治 祛风湿，通经络，行水气，解毒。用于风湿痹病，肩臂、关节酸痛麻木，中风半身不遂，水肿脚气，肌体风痒病症，口舌生疮，外伤出血，蛇虫咬伤等。

2.5.4 采收加工 用刀划破桑树皮，用洁净容器收集。

2.5.5 用法用量 内服：干品 15~30 克，鲜品 30~60 克，煎汤。外用：适量，煎水洗、捣烂外敷或外涂。

2.5.6 本草医籍论述

消痰诸方，痰滞经络，宜以竹沥五汁饮（淡竹沥 1 杯，生姜汁 1 匙，生萝卜汁、鲜桑枝汁、生雅梨汁各 3 羹瓢），荆沥、陈酒各 1 瓢，和匀，重汤煮 1 时之久，温服。（《重订广温热论》）

一切无名肿毒：用鲜桑枝火，患处熏之。（《冷庐医话》）

治蜈蚣毒虫咬。用桑枝汁同盐擦痛处。（《医学纲目》）

2.5.7 治验医案举隅

《丁甘仁医案》痿痹案

温病后，阴液已伤，虚火烁金，肺热叶焦，则生痿。两足不能任地，咳呛咯痰不爽，谷食减少，咽喉干燥，脉濡滑而数，舌质红、苔黄，延经数月，恙根已深。姑拟养肺阴，清阳明，下病治上，乃古之成法。

南沙参（三钱），川石斛（三钱），天花粉（三钱），生甘草（五分），川贝母（三钱），嫩桑枝（三钱），冬瓜子（三钱），怀牛膝（二钱），络石藤（三钱），甜光杏（三钱），栝楼皮（三钱），肥知母（一钱五分），活芦根（去节，一尺）。

【二诊】前进养肺阴清阳明之剂，已服十帖，咳呛内热，均见轻减。两足痿软不能任地，痿者萎也，如草木之萎，无雨露以灌溉，欲草木之荣茂，必得雨露之濡润，欲两足之不痿，必赖肺液以输布，能下荫于肝肾，肝得血则筋舒，肾得养则骨强，阴血充足，络热自清。治痿独取阳明，清阳明之热，滋肺金之阴，以阳明能主润宗筋而流利机关也。

大麦冬（二钱），北沙参（三钱），抱茯神（三钱），淮山药（三钱），细生地（四钱），肥知母（一钱五分），川贝母（二钱），天花粉（三钱），络石藤（二钱），怀牛膝（二钱），嫩桑枝（三钱）。

【三诊】五脏之热，皆能成痿，书有五痿之称，不独肺热叶焦也。然而虽有五，实则有二，热痿也，湿痿也。

如草木久无雨露则萎，草木久被湿遏亦萎，两足痿，亦犹是也。今脉濡数，舌质红绛，此热痿也。叠进清阳明滋肺阴以来，两足虽不能步履，已能自行举起之象，药病尚觉合宜。仍守原法，加入益精养血之品，徐图功效。

北沙参（三钱），大麦冬（二钱），茯神（三钱），淮山药（三钱），川石斛（三钱），小生地（三钱），肥知母（一钱五分），怀牛膝（二钱），络石藤（三钱），茺蔚子（三钱），嫩桑枝（三钱），猪脊髓（酒洗入煎，两条），虎潜丸（清晨淡盐汤送服，三钱）。

张海滨用鲜药通络法治类风湿关节炎

刘某某，女，68岁，于2016年6月10日初诊。患者诉双肩关节疼痛3年余，后颈发僵，晨起加重，四肢关节肿胀疼痛3个月（大脚趾、左大脚趾、右手指关节、左手指关节），双上肢酸胀无力，全身疲乏，怕风怕冷，手关节疼痛加重4天，眼睛干涩减轻但是分泌物多，口干无味，口渴，吃饭不香，睡眠差，二便正常。平素有高血脂，慢性胃炎20余年，血糖正常，血压110/70mmHg。2016年6月3日于北京丰台医院查红细胞沉降率40mm/h；类风湿因子276.6U/ml。

查：脉濡、满、沉，舌淡红、暗，舌底脉络瘀滞，苔白、中后部厚明显、有裂纹、少津液。

处方：鲜桑枝100克、防己20克、白芍20克、桂枝30克、生姜20克、鲜芦根50克、羌活15克、薏苡仁20克、制附子20克、络石藤35克、党参30克、麦冬15克、鲜山药150克、鲜白术150克、当归30克、鲜防风茎叶40克、鲜透骨草30克。

2016年6月27诊，患者四肢（包括无力）症状有所缓解，余下同前。检查红细胞沉降率30mm/h。

2.6 鲜桑椹

2.6.1 药用部位　本品为桑科植物桑的成熟果实。（图63）

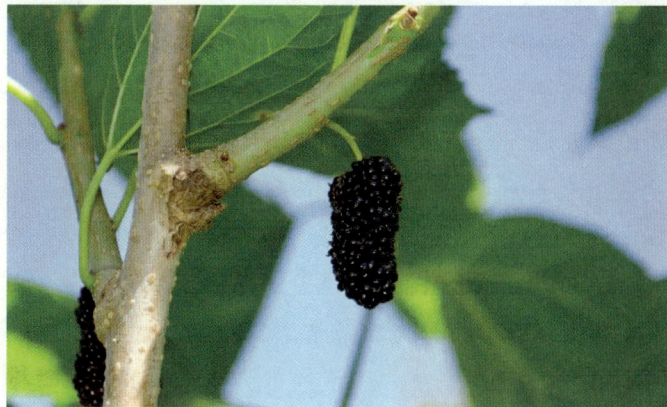

图63　鲜桑椹

2.6.2 性味归经 味甘酸，性微寒，入心、肝、肾经。

2.6.3 功能主治 补血滋阴，生津止渴，润肠燥。主要用于阴血不足而致的头晕目眩，耳鸣心悸，烦躁失眠，腰膝酸软，须发早白，消渴口干，大便干结等。

2.6.4 采收加工 待果实成熟后采收。

2.6.5 用法用量 内服：干品 15~30 克，鲜品 30~60 克；煎汤，或研磨成浆或破碎绞汁煮沸服，或生服。外用：煎水洗、捣烂外敷或绞汁外涂，煎汤熏洗患处。

2.6.6 本草医籍论述

瘰疬结核。用桑椹（黑熟者）2 斗，取汁，熬成膏。每服 1 匙。白汤调下。1 日服 3 次，此方名"文武膏"。（《素问病机气宜保命集》）

（桑椹）单食，止消渴（苏恭）。利五脏关节，通血气。久服不饥，安魂镇神，令人聪明，变白不老。多收曝干为末，蜜丸日服（藏器）。捣汁饮，解中酒毒。酿酒服，利水气消肿。（《本草纲目》）

补肾桑椹膏。黑桑椹、黑大豆。同熬成膏。每日 3~4 钱，空心开水冲服。大补腰肾，填精益气，和五脏，利关节，生津止渴，养血荣筋，聪耳明目，乌须黑发。（《饲鹤亭集方》）

五汁膏一染即黑。鲜胡桃皮、鲜酸石榴皮、黑桑椹、旱莲草、鲜生地黄上各及时取汁，瓷盆晒作饼，为末和合，用碱水调，少入明矾、食盐和如稀糊，染如常法。（《古今医统大全》）

救饥：采桑椹熟者食之。或熬成膏摊于桑叶上，晒干捣作饼收藏。或直取椹子晒干，可藏经年。及取椹子清汁，置瓶中封三二日即成酒。其色味似葡萄酒甚佳，亦可熬烧酒，可藏经年，味力愈佳。其叶嫩老皆可炸熟食之，皮炒干磨面可食之。（《古今医统大全》）

治心肾衰弱不寐，或习惯性便秘：鲜桑椹 1 至 2 两，水适量煎服。（《闽南民间草药》）

2.6.7 治验医案举隅

清·心禅僧《一得集》观察痰火上攻上实下虚治案

金衢严桑观察，过于劳顿，虚阳上冒，更挟痰火，上阻清空，下流足膝，年逾古稀，体质偏阳，头晕脚弱。患此数年，退归静养，医治罔效。召余治之脉浮、滑、数大，溢上鱼际正脉法所云高章之脉也，余曰高年亢阳为患甚多。徐洄溪云：凡年高福浓之人，必有独盛之处，症似不足，其实有余也。夫头面诸窍，乃清空之地，六阳经脉之所会聚，上窍皆奇，尤为阳中之阳，厥阴风火内旋，蒸腾津液。如云雾之上升，清阳不利，则为眩晕。且痰之为物。随气升降，无处不到，气有余即是火，其冲于上也，则为眩晕。流于下也，则成痿痹。入于肢节，则如瘫痪。藏于胞络，则为痫厥。阴不足而阳有余，所谓上实下虚是也。治以清痰火为先，次熄肝风，终以养血潜阳。

徐图奏效，方用鲜橄榄数斤，敲碎煮汁。人乳蒸西洋参、川贝母、钗石斛、桑椹子、白蒺藜、麦冬、山栀皮、竹沥。少佐姜汁同熬膏。入生矾末，每清晨用开水冲服三四钱，服之颇安。再诊改用茯神、人乳蒸西洋参、石斛、山栀皮、桑椹子、蒺藜、生牡蛎、甜杏仁、川贝母、麦冬、石菖蒲、竹沥、姜汁等。调理两月，渐能步履。而头晕终不能瘥，总须慎阴为是。

张海滨用补虚祛风治疗绝经后杂证

石某某，女，52岁，于2018年2月10就诊。患者诉胸闷、脱发明显。患缺铁性贫血14年左右，产后开始贫血，近1年血压偏高，未服药，近1周出现眩晕、头胀痛、腰酸。鼻炎史十余年。15岁左右时有过面瘫史。近2个月，出现左侧面部不舒服，总感觉流口水，眼睛感觉变小，睡眠差，入睡困难，多梦，脾气急，运动量少，手足凉，大便可，小便1晚3次。48岁绝经。查其脉濡、弦、满、微有余，舌偏淡、微有紫气，苔薄白稍厚腻。血压140/90mmHg，为寒气中上阻滞未尽，络脉微有损伤瘀滞，络中郁热渐散，有湿，阴虚减轻，有心火、肝火。

处方1：鲜桑椹200克、当归15克、鲜黄芪120克、何首乌20克、九香虫（先煎）7克、鲜杜仲嫩皮50克、鲜肉苁蓉（先煎）100克、鲜锁阳50克、淫羊藿30克、鹿角（先煎）15克、党参30克、鲜益母草90克、鲜白芍20克、防风10克、炒枳壳10克、制郁金10克。

2018年2月20日诊，患者胸闷减轻，睡眠改善，但梦多，自觉上火，脱发明显。查：脉轻中取有余、濡、弦、满、稍软，血压130/80mmHg。

处方2：鲜桑椹200克、当归15克、菊花30克、鲜知母40克、九香虫（先煎）7克、鲜杜仲嫩皮50克、鲜肉苁蓉（先煎）100克、鲜锁阳50克、淫羊藿30克、鲜仙鹤草80克、锁阳10克、鹿角（先煎）15克、鲜青蒿80克、党参30克、鲜益母草90克、鲜天冬80克、鲜白芍20克、防风10克、鲜地骨皮30克、炒枳壳10克。

2018年2月7日诊，患者胸闷减轻，睡眠改善，仍梦多，舌头发木，自觉上火，脱发明显。大便不干，有排不净感。查：脉轻中取有余、濡、弦、满、稍软，血压128/90mmHg。处方2加首乌藤120克。

2018年3月3日诊，患者上火感觉减轻，眼睛分泌物多。处方2方加首乌藤120克、鲜车前草120克。

2018年3月10日诊，患者上火感觉消除，眼睛分泌物不多，睡眠可，无头晕、头胀。查：脉濡、弦。

2018年3月24日诊，患者血压120/76mmHg。

2018年6月10日诊，患者疲劳懒动，睡眠好，舌头发木，大便可，加鲜黄芪150克、鲜四叶参100克。

2.7 鲜桑瘿

2.7.1 药用部位 本品为桑科植物桑老树枝上的结节。

2.7.2 性味归经 味苦，性平。归肝、胃经。

2.7.3 功能主治 祛风除湿，止痛，消肿。常用于风湿痹痛，胃痛，鹤膝风。

2.7.4 采收加工 可随时采收。

2.7.5 用法用量 内服：干品 15~30 克，鲜品 20~40 克，切片或破碎入药。外用：适量，煎水洗、外敷或外涂。

2.7.6 本草医籍论述

治老年鹤膝风：桑树上结累一块，以陈米醋磨服，取泻。泻后，急服补中益气汤。（《岭南采药录》）

3 鲜药应用探讨

3.1 鲜品炮制要点

3.1.1 根据桑树的生长情况，可采收鲜桑叶、鲜桑白皮、鲜桑枝、鲜桑椹、鲜桑瘿。除鲜桑椹、鲜桑叶外，也可以根据医嘱的需要进行随时采收。

3.1.2 将采收后的鲜桑叶、鲜桑白皮、鲜桑枝、鲜桑椹、鲜桑瘿及时归类清洗，择去黄叶、腐叶、杂物并清洗干净后，分类存放，以便于调剂和制剂。

3.1.3 鲜桑叶、鲜桑白皮、鲜桑枝、鲜桑椹、鲜桑瘿在生鲜的状态下，切碎入药，也可以破碎入药，也可以榨汁。

3.1.4 在鲜桑叶、鲜桑椹不出产的季节，可以在采收季，将其清洗消毒后，真空或打成浆后密封，低温冷冻保存，做成冻鲜品。入药前解冻、煮沸，但不宜生食。

3.1.5 将生鲜的鲜桑叶、鲜桑白皮、鲜桑枝、鲜桑瘿切碎，再根据医嘱进行炮制。

3.1.6 蜜炙鲜桑叶：取炼蜜，加适量开水稀释，淋入新鲜桑叶片中拌匀，用文火炒至表面深黄色，微有光泽，不粘手为度，取出，放凉。鲜桑叶每 100 千克，用炼蜜 10 千克。

3.1.7 炒鲜桑枝：取鲜桑枝片，置锅内，用文火炒至微黄色，取出放凉。

3.1.8 酒炒鲜桑枝：取鲜桑枝片，加黄酒拌匀，置锅内，用文火炒至黄色，取出放凉。鲜桑枝每 100 千克，用黄酒 10 千克。

3.1.9 麸炒鲜桑枝：将锅烧热，撒入麦麸，炒至冒烟，加入鲜桑枝片，炒至淡黄色，取出，筛去麸皮，放凉。

3.1.10 蜜炙鲜桑白皮：取炼蜜，用适量开水稀释后，加入鲜桑白皮丝中，拌匀，文火炒至表面深黄色，不粘手时，取出，摊晾，凉透后及时收藏。鲜桑白皮每100千克，用炼蜜15千克。

3.1.11 所有的炮制加工品，从生鲜品到炮制熟鲜品，加工应在最短的时间完成，防止变质。炮制品应在低温环境下保存，并尽快入药，防止有效成分散失和改变。做到当天炮制，当天入药，方可保证药效。

3.2　不同炮制方式饮片的有效含量及功效区别

3.2.1 将鲜桑叶、鲜桑白皮、鲜桑枝、鲜桑椹、鲜桑瘿所有药用部位净制，是为保证药的纯净度；进行分类，是因部位不同，药效也存在一定的差异。

3.2.2 将鲜桑叶、鲜桑白皮、鲜桑枝、鲜桑椹、鲜桑瘿破碎后，在煎煮或溶出的过程中，有利于快速地将有效成分溶出或煎出。

3.2.3 将鲜桑叶、鲜桑白皮、鲜桑枝、鲜桑椹捣碎后，榨汁，入药，因为经过食用进入消化道及外涂于皮肤黏膜后，药物有效成分的吸收迅速，见效快。

3.2.4 将鲜桑叶进行炮制，其性味有些改变。桑叶以生鲜用为主，生品长于疏散风热，清肝明目，多用于风热感冒之发热、头昏头痛、咳嗽、咽喉肿痛及肝热目赤、涩痛、多泪，肝阴不足之目昏眼花。蜜炙后清肺润燥作用增强，多用于肺热燥咳。

3.2.5 将鲜桑枝进行炮制，其性味有些改变。桑枝生鲜品以祛血中风热为主，可用于风热入营血所致遍体风痒、肌肤干燥、紫白癜风，多煎汤外洗或炼膏涂抹，也可内服。炒桑枝：由于生桑枝祛风之力胜于除湿之功，炒过之后，其气转香，香能化湿，可加强桑枝除湿之效，使之祛风与除湿并重，常用于治疗上肢风湿痹痛、水肿脚气等。酒炙后，祛风除湿、通络止痛的作用增强，常用于治疗上肢病变。麸炒桑枝，除湿之效略低于炒桑枝，但能护胃。

3.2.6 将鲜桑白皮进行炮制，其性味有些改变。鲜桑白皮生鲜品性寒，泻肺行水力强，多用于水肿，尿少，面目肌肤浮肿。蜜炙后性寒偏润，能缓和寒泻之性，并可润肺止咳，多用于肺虚咳喘。

商陆

1 药材基原

为商陆科植物商陆 *Phytolacca acinosa* Roxb. 或垂序商陆 *Phytolacca americana* L.。

2 鲜药谱

鲜商陆、鲜商陆花、鲜商陆叶。

2.1 鲜商陆

2.1.1 药用部位 本品为多年生植物商陆科植物商陆或垂序商陆（图64）的根。

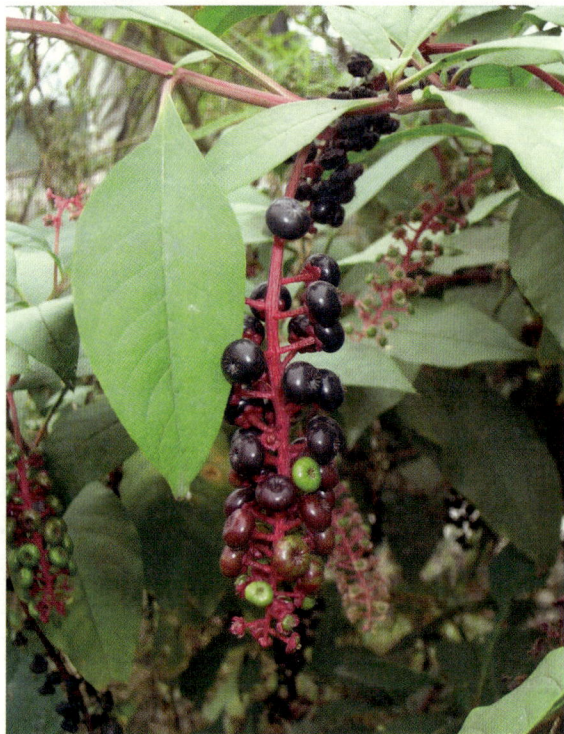

图64 商陆

2.1.2 性味归经　味苦，性寒；有毒。归脾、肺、肾、大肠经。

2.1.3 功能主治　逐水消肿，通利二便，解毒散结。用于水肿胀满，二便不通，瘰疬，疮毒，癥瘕，疬癣等。

2.1.4 采收加工　全年可以采收，最佳的采收季节是在地上部位枯萎后。

2.1.5 用法用量　口服：干品 15~30 克，鲜品 30~60 克，根据医嘱，煎汤，或研磨破碎绞汁煮沸服，或生服。外用：适量，捣烂外敷或绞汁外涂，煎汤熏洗患处。

2.1.6 本草医籍论述

商陆豆方，治水气肿满：生商陆（切如麻豆）、赤小豆等分，鲫鱼 3 枚（去肠存鳞）。上 3 味，将 2 味实鱼腹中，以绵缚之，水 3 升，缓煮豆烂，去鱼，只取 2 味，空腹食之，以鱼汁送下，甚者过 2 日，再为之，不过 3 剂。（《圣济总录》）

商陆煮豆方，治大便不通：商陆（下者）、大戟（炒）各 1 分，上 2 味，粗捣筛，用水 4 盏，枣 10 枚去核，煎至 1 盏半，下黑豆半合，问煎至水尽，拣取黑豆。初春三二粒，稍加之，以通利为度。（《圣济总录》）

治中风邪狂惑：商陆根（生、去皮）秤 10 斤半。上 1 味，细切，以水 1 石，向东锅灶内煎，减半去滓，更以缓火煎如音，可丸即丸梧桐子大。每服熟水下 10 丸至 15 丸，未效渐加 20 丸至 25 丸。（《圣济总录》）

商陆塞耳方，治耳肿：商陆（生者，洗），用刀子削如枣核，塞入耳中，日 2 次。（《圣济总录》）

治蛊毒。生商陆汁方，生商陆（5 两），上 1 味，洗细切，用生姜半两和捣，取自然汁半盏，5 更初服之，服了坐半时即睡，至旦不动，即以茶 1 盏投，得利以冷水洗手面便止，仍煮薤白粥，温饮之。（《圣济总录》）

治疬癣不瘥，胁下痛硬如石：生商陆根汁 1 升，杏仁 1 两（汤浸去皮尖）。研仁令烂，以商陆根汁相和，研滤取汁，以火煎如饧。每服，取枣许大，空腹以热酒调下，渐加，以利恶物为度。（《太平圣惠方》）

治石痈坚如石，不作脓者：生商陆根捣敷之，干即易之，取软为度。又治湿漏诸痈疽。（《备急千金要方》）

治一切肿毒：商陆根和盐少许，捣敷，日再易之。（《备急千金要方》）

治疮伤水毒：商陆根捣炙，布裹熨之，冷即易之。（《备急千金要方》）

治跌打：商陆研末，调热酒擦跌打青黑之处，再贴膏药更好。（《滇南本草》）

千金麻子汤，主遍身流肿方。麻子（5 升），商陆（1 斤切），防风（3 两切），附子（1 两炮破），赤小豆（3 升）。上 5 味，先捣麻子，令熟，以水 3 斗，煮麻子取 1 斗 3 升，去滓，纳药及豆，合煮取 4 升，去滓，食豆饮汁，日再。忌猪肉及冷水犬肉。（《外台秘要》）

白癞大风，眉须落，赤白癞病，八风十二痹，筋急肢节缓弱，飞尸遁注，水肿、痈疽、疥癣、恶疮，脚挛手折，眼间血淋，痰饮宿癖寒冷方。商陆根（25 斤如马耳薄切之）、曲（25 斤），上 2 味，以水 1 斛渍之，炊黍米 1 石，酿之如家造酒法，使曲末相淹，三之讫，封三七日，开看曲浮酒熟，澄清温服之，至 3 斗，稍轻者 2 斗，药发吐下佳，宜食粥饭牛、羊、鹿肉羹。忌生冷、酢滑、猪肉、鱼、鸡、犬肉等物。（《外台秘要》）

五尸注痛：腹痛胀急，不得喘息，上攻心胸，旁攻两胁，痛或磊块涌起：用商陆根熬，以囊盛，更互熨之，取效。（《肘后备急方》）

治卒肿满身面皆洪大：商陆根 1 斤（刮去皮，薄切之），煮令烂，去滓，内羊肉 1 斤，下葱豉盐如食法，随意令之，肿瘥后亦宜作此。亦可常捣商陆，与米中半蒸作饼子，食之。（《肘后备急方》）

喉卒攻痛：商陆切根炙热，隔布熨之，冷即易，立愈。（《图经本草》）

商陆赤小豆汤，治妊娠手足肿满、挛急。赤小豆、商陆（等分）。上咀，每服 1 两。用水 1 碗，煎至 7 分，澄清汁服。（《妇人大全良方》）

治水肿、黄疸：白屈菜、蒲公英、商陆、臭草根，茵陈。水煎服。（《四川中药志》）

2.2　鲜商陆花

2.2.1 药用部位　本品为商陆科植物商陆或垂序商陆的花序。

2.2.2 性味归经　微苦、甘，性平。归心、肾经。

2.2.3 功能主治　化痰开窍。用于痰湿上蒙，健忘，嗜睡，耳目不聪等。

2.2.4 采收加工　开花后即可采收。

2.2.5 用法用量　口服：干品 15~30 克，鲜品 30~60 克，根据医嘱，煎汤，或研磨破碎绞汁煮沸服，或生服。外用：适量，捣烂外敷或绞汁外涂，煎汤熏洗患处。

2.2.6 本草医籍论述

健忘。商陆花阴干 100 日，捣末，暮水服方寸匕。暮卧思念所欲知事，即于眠中醒悟。（《本草图经》）

红商陆花适量，麝香 0.3 克。捣贴脐，小便利则肿消。（《小儿常见病单验方》）

2.3　鲜商陆叶

2.3.1 药用部位　本品为商陆科植物商陆或垂序商陆的叶。

2.3.2 性味归经　微苦、甘，性平。归心、肾经。

2.3.3 功能主治　清热解毒。常用于痈肿疮毒的治疗。

2.3.4 采收加工　地上叶部分生长出后即可采收。

2.3.5 用法用量　口服：干品 15~30 克，鲜品 30~60 克，根据医嘱，煎汤，或研

磨破碎绞汁煮沸服，或生服。外用：适量，捣烂外敷或绞汁外涂，煎汤熏洗患处。

2.3.6 本草医籍论述

治疗痈肿疮毒，鲜商陆叶加食盐少许，捣烂敷患处。(《安徽中草药》)

商陆昔人亦种之为蔬，取白根及紫色者擘破，作畦栽之，亦可种子。根、苗、茎并可洗蒸食，或用灰汁煮过亦良，服丹砂、乳石人食之尤利。其赤与黄色者有毒，不可食。(《本草纲目》)

3 鲜药应用探讨

3.1 鲜品炮制要点

3.1.1 鲜商陆、鲜商陆花、鲜商陆叶采收后，除去黄叶、腐叶及杂质，进行清洗。

3.1.2 将鲜商陆、鲜商陆花、鲜商陆叶在生鲜品状态下，不需要过多的加工炮制，就可以切碎及破碎入药。

3.1.3 可根据医嘱，将商陆醋制：取鲜商陆片，加米醋拌匀，置炒药锅内用文火加热，炒干，取出放凉。再拌入米醋，润透，再次炒干，放凉，入药。鲜商陆每10千克，用米醋30千克。

3.1.4 从生鲜品到炮制熟鲜品，加工应在最短的时间完成。炮制品应在低温环境下保存，并尽快入药，防止有效成分散失和改变，做好当天炮制，当天入药，方可以保证药效。

3.2 不同炮制方式饮片的有效含量及功效区别

3.2.1 将鲜商陆、鲜商陆花、鲜商陆叶净洗后进行分类，保证药物的洁净度，且因入药部位不同，药效也存在一定的差异。

3.2.2 鲜商陆、鲜商陆花、鲜商陆叶类药物切片或破碎后，在煎煮和溶出的过程中，有利于快速地将有效成分煎出或溶出。

3.2.3 鲜商陆醋炒后，在煎药时，便于提高其有效成分的煎出率。同时，药性稍有改变，生品有一定的毒性，擅于消肿解毒，多用于外敷治痈疽肿毒；醋制后毒性降低，偏于逐水消肿，多用于水肿胀满。

蛇莓

1 药材基原

为蔷薇科蛇莓属植物蛇莓 *Duchesnea indica*（Andr.）Focke。

2 鲜药谱

鲜蛇莓、鲜蛇莓根。

2.1 鲜蛇莓

2.1.1 药用部位　本品为蔷薇科蛇莓属植物蛇莓（图 65）的新鲜叶及茎。

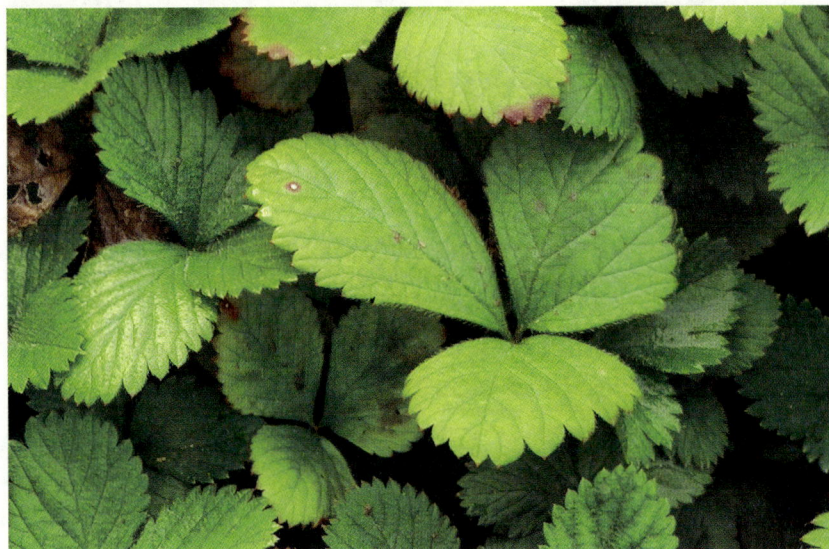

图65　蛇莓

2.1.2 性味归经　味甘、苦，性寒。归肺、肝、大肠经。

2.1.3 功能主治　清热解毒，散瘀消肿，凉血止血。用于热病，惊痫，咳嗽，吐血，咽喉肿痛，痢疾，痈肿，疔疮，蛇虫咬伤，汤火伤，感冒，黄疸，目赤，口疮，疰腮，疖肿，崩漏，月经不调，跌打肿痛等。

2.1.4 采收加工 根据生长环境，常年可以采收，最佳的采收季节是在地上部分生长茂盛时。

2.1.5 用法用量 内服：干品5~10克，鲜品30~60克，根据医嘱，煎汤，研磨成浆或破碎绞汁煮沸服，或生服。外用：适量，捣烂外敷或绞汁外涂，煎汤熏洗患处。

2.1.6 本草医籍论述

伤寒下生疮：以蛇莓汁服2合，日3服。奶水渍乌梅令浓，入崖蜜饮之。(《肘后备急方》)

治天行热盛，口中生疮：蛇莓自然汁，捣绞1斗，煎取5升，稍稍饮之。(《伤寒类要》)

治吐血、咯血：鲜蛇莓草二三两，捣烂绞汁1杯，冰糖少许炖服。(《闽东本草》)

治咽喉肿痛：鲜蛇莓草炖汤内服及漱口。(《闽东本草》)

治蛇头疔，乳痈，背疮，疔疮：鲜蛇莓草，捣烂，加蜜敷患处。初起未化脓者，加蒲公英1两，共杵烂，绞汁1杯，调黄酒2两炖撮，渣敷患处。(《闽东本草》)

治小儿口疮：蛇莓草（研末）、枯矾末，混合，先用盐水加枯矾洗患处，再撒上药粉。(《贵阳民间药草》)

治跌打损伤：鲜蛇莓捣烂，甜酒少许，共炒热外敷。(《江西草药》)

治小面积烧伤：鲜蛇莓捣烂外敷。如创面有脓，加鲜犁头草；无脓，加冰片少许。(《江西草药》)

治蛇咬伤，毒虫咬伤：鲜蛇莓草，捣烂敷患处。(《江西民间草药》)

治疟疾，黄疸：鲜蛇莓叶捣烂，用蚕豆大一团敷桡骨动脉处，布条包扎。(《江西民间草药》)

治痢疾：鲜蛇莓全草1两，水煎服。(江西《草药手册》)

治瘰疬：鲜蛇莓草1至2两，洗净，煎服。(《上海常用中草药》)

治感冒发热咳嗽：(蛇莓)鲜品30~60克。水煎服。(《山西中草药》)

治火眼肿痛或起云翳：鲜蛇莓适量，捣烂如泥，稍加鸡蛋清搅匀，敷眼皮上。(《河南中草药手册》)

治子宫内膜炎：鲜蛇莓、火炭母各60克。水煎服。(《福建药物志》)

治乳痈：鲜蛇莓30~60克。酒水煎服。(《甘肃中草药手册》)

治血热崩漏：(蛇莓)鲜全草60~90克。水煎服。(《福建中草药》)

治月经不调：每用(蛇莓)15~30克。煎服。(《云南中草药选》)

治毒蛇咬伤：鲜蛇莓适量捣烂，外敷于伤口周围及肿处。(《宁夏中草药手册》)

治水火烫伤：鲜蛇莓适量捣烂绞汁，加麻油、猪胆汁各少许调涂患处。(《安徽中草药》)

治皮癣：鲜蛇莓叶适量，枯矾少许，同捣烂（或加醋调）敷患处。(《安徽中

草药》)

治雷公藤及磷砒中毒：（蛇莓）鲜草 30 克（去果实），加生绿豆 30 克，同捣烂，冷开水泡，绞汁服。（《湖南药物志》）

治疗慢性咽炎：蛇莓全草（鲜品）每日 100~200 克，或干品每 10~50 克，水煎，分早、晚 2 次服，亦可和适量瘦猪肉一同煲水服。（《中华本草》）

2.2 鲜蛇莓根

2.2.1 药用部位 本品为蔷薇科蛇莓属植物蛇莓的新鲜根茎。

2.2.2 性味归经 味苦、甘，性寒。归肺、肝、胃经。

2.2.3 功能主治 清热泻火，解毒消肿。用于热病，小儿惊风，目赤红肿，疖腮，牙龈肿痛，咽喉肿痛，热毒疮疡等。

2.2.4 采收加工 根据生长环境，常年可以采收，最佳的采收季节是在地上部分生长茂盛时。

2.2.5 用法用量 内服：干品 5~10 克，鲜品 30~60 克，根据医嘱，煎汤、研磨成浆或破碎绞汁煮沸服，或生服。外用：适量，煎水洗、捣烂外敷或绞汁外涂，煎汤熏洗患处。

2.2.6 本草医籍论述

治吐血：三皮风（蛇莓草）根及叶，捣绒兑开水服。（《贵州省中医验方秘方》）

治中水毒：蛇莓草根，捣作末服之，并以导下部，亦可饮汁一二升。（《补缺肘后方》）

治眼结膜炎，角膜炎：蛇莓鲜根 3 至 5 株，洗净捣烂，置净杯内，加入菜油 1 至 2 茶匙，每日蒸 1 次，点眼用，1 天 3 至 4 次，每次 2 至 3 滴，每剂可用 5 至 7 天。（《浙江中草药抗菌消炎经验交流会资料选编》）

治小儿高热惊风：蛇莓根 10 克。水煎服。（《天目山药用植物志》）

治疗牙根尖周炎：鲜蛇泡草（蛇莓草）根茎 60 克或干品 15~20 克。水煎服，每剂煎 2 次，每次煎至 100ml 左右，小儿适当减量，顿服。（《中华本草》）

3 鲜药应用探讨

3.1 鲜品炮制要点

3.1.1 鲜蛇莓、鲜蛇莓根从地里采收后，分类，择选去杂质及枯黄部分，洗净后，按医嘱切碎入药，或破碎后入药，也可取鲜汁入药，也可以鲜品生食。最好做到当天采，当天用为最佳。

3.1.2 鲜蛇莓、鲜蛇莓根在煎取时，宜武火急煎，煎煮的时间不宜过长，以防止有效成分散失。

3.1.3 北方地区的严冬季节，室外无鲜蛇莓、鲜蛇莓根采收，可在蛇莓的生长季节采收一些冷冻保存，临用时解冻使用。

3.2　不同炮制方式饮片的有效含量及功效区别

3.2.1 将鲜蛇莓、鲜蛇莓根清洗后择净，使药物洁净，切碎后或破碎后，增加与溶液的接触面，便于有效成分快速地煎出或溶出，同时也便于调剂、制剂。

3.2.2 鲜蛇莓、鲜蛇莓根不需要过多的炮制，一些成分在加热或干燥的过程中容易被破坏，故以鲜用入药为最佳方式之一。

3.2.3 蛇莓入药部位不同，作用亦有所差异。

3.2.4 将鲜蛇莓、鲜蛇莓根等进行加工（冷冻处理）后，以备用时之需。

射干

1 药材基原

为鸢尾科植物射干 *Belamcanda chinensis*（L.）DC.。

2 鲜药谱

鲜射干。

2.1 鲜射干

2.1.1 药用部位　本品为鸢尾科植物射干（图66）的根茎。

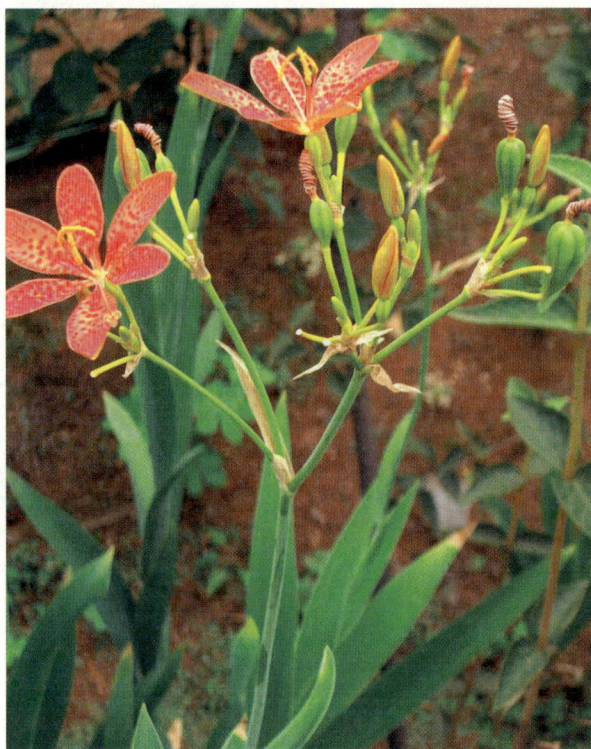

图66　射干

2.1.2 性味归经 味苦，性寒。归肺经。

2.1.3 功能主治 清热解毒，消痰，利咽。用于热毒痰火郁结，咽喉肿痛，痰涎壅盛，咳嗽气喘等。

2.1.4 采收加工 根据生长环境，常年可以采收，最佳的采收季节是在地上部分枯萎时。

2.1.5 用法用量 内服：干品5~10克，鲜品30~60克，根据医嘱，煎汤，破碎绞汁煮沸服，或生服。外用：适量，捣烂外敷或绞汁外涂，煎汤熏洗患处。

2.1.6 本草医籍论述

喉痹不通，浆水不入：用射干1片，含咽汁良。(《外台秘要》)

治二便不通，诸药不效射干捣汁，服1盏立通。(《普济方》)

治恶核肿结不肯散，射干根、升麻各2两。以水3升煮取半升，分再服，以淬熨上。(《医心方》引《葛氏方》)

治痈肿焮赤。射干5钱，金银花1两，水煎服。(《本草汇言》引《永类钤方》)

射干煎，治舌本强直。射干8两，大青3两，石膏10两，赤蜜1升。上4味咬咀，以水5升，煮取1升5合，去滓，下蜜，煎取2升，分3服。(《备急千金要方》)

用扁竹(射干)新根擂汁咽之，大腑动即解。或醋研汁噙，引涎出亦妙。(《医方大成》)

水蛊腹大，动摇水声，皮肤黑：用鬼扇根(射干)捣汁，服1杯，水即下。(《肘后备急方》)

阴疝肿刺，发时肿痛如刺：用生射干捣汁与服取利。亦可丸服。(《肘后备急方》)

乳痈初肿：扁竹(射干)根如僵蚕者，同萱草根为末，蜜调敷之，神效。(《永类钤方》)

治白喉：射干3克，山豆根3克，金银花15克，甘草6克。水煎服。(《青岛中草药手册》)

治腮腺炎：射干鲜根10~15克，水煎，饭后服，日服2次。(《福建民间草药》)

治关节炎，跌打损伤：射干90克，入白酒500克，浸泡1周。每次饮15克，每日2次。(《安徽中草药》)

3 鲜药应用探讨

3.1 鲜品炮制要点

3.1.1 要据射干的生长情况，在生长季可以随机采收。

3.1.2 可以将鲜射干在生鲜的状态下切碎入药，也可以破碎入药，也可以榨汁。

3.1.3 在煎药时，炮制品鲜药，先用凉水浸泡后，再开火煎煮，与未炮制的鲜药同煎时，最好的是炮制品先煎煮 10 分钟，有利于有效成分溶出。

3.1.4 所有的炮制加工品，从生鲜品到炮制熟鲜品，加工应在最短的时间完成，防止变质。炮制品应在低温环境下保存，并尽快入药，防止有效成分散失和改变。做到当天炮制，当天入药，方可保证药效。

3.2　不同炮制方式饮片的有效含量及功效区别

3.2.1 将射干入药部位进行分类，是因部位不同，药效也存在一定的差异。

3.2.2 将鲜射干切片或破碎后，在煎煮或溶出的过程中，有利于快速地将有效成分溶出或煎出。

3.2.3 将鲜射干药用部分捣碎后，榨汁，入药，药物有效成分吸收迅速，见效快。

石菖蒲

1 药材基原

为天南星科植物石菖蒲 *Acorus tatarinowii* Schott。

2 鲜药谱

鲜石菖蒲、鲜石菖蒲叶、鲜石菖蒲花。

2.1 鲜石菖蒲

2.1.1 药用部位　本品为天南星科植物石菖蒲（图 67）的根茎。

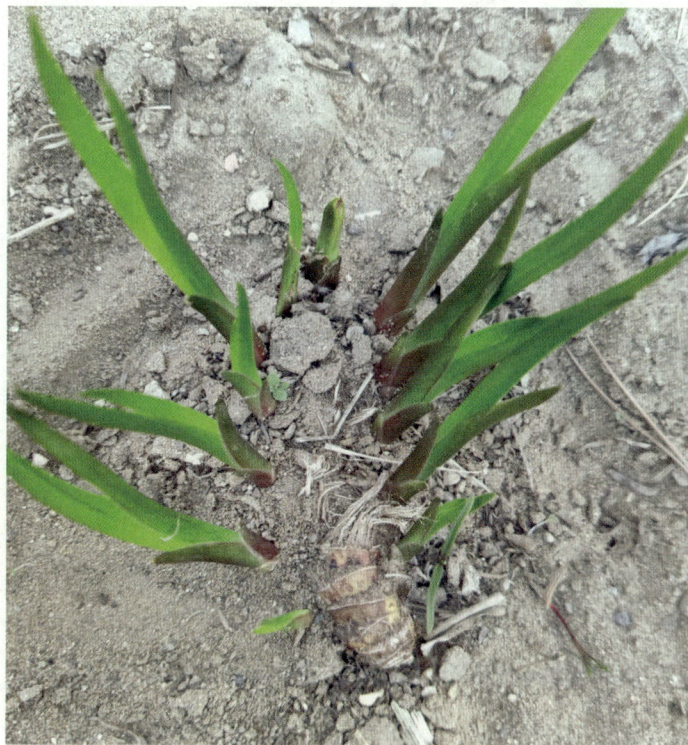

图67　石草蒲

2.1.2 性味归经　味辛、苦，性微温。归心、肝、脾经。

2.1.3 功能主治　化痰开窍，化湿行气，祛风利痹，消肿止痛。用于热病神昏，痰厥，健忘，耳鸣，耳聋，脘腹胀痛，噤口痢，风湿痹痛，跌打损伤，痈疽疥癣等。

2.1.4 采收加工　根据生长环境，常年可以采收。

2.1.5 用法用量　内服：干品 5~10 克，鲜品 30~60 克，根据医嘱，煎汤，研磨成浆或破碎绞汁煮沸服，或生服。外用：适量，捣烂外敷或绞汁外涂，煎汤熏洗患处。

2.1.6 本草医籍论述

尸厥魇死。尸厥之病，卒死脉犹动，听其耳中如微语声，股间暖者，是也。魇死之病，卧忽不寤。勿以火照，但痛啮其踵及足拇趾甲际，唾其面即苏。仍以菖蒲末吹鼻中，桂末纳舌下，并以菖蒲根汁灌之。(《肘后备急方》)

卒中客忤：菖蒲生根捣汁灌之，立瘥。(《肘后备急方》)

猝死尸厥。霍乱，心腹痛急如中恶。菖蒲生根。绞汁，灌之。(《肘后备急方》)

病后耳聋：生菖蒲汁，滴之。(《太平圣惠方》)

痛疽。用生菖蒲捣烂贴疮上。如疮干燥，则以菖蒲研末，加水调匀涂搽。(《本草纲目》)

昌阳泻心汤。此方除痰泄热，宣气通津；专治暑秽夹痰，酿成霍乱，胸痞心烦，神昏谵语，或渴或呃，或呕酸吐苦，汤水碍下，小便秘涩等症。鲜石菖蒲（钱半）、条芩（1 钱）、仙露夏（1 钱）、苏叶（4 分）、小川连（6 分）、真川朴（8 分）、紫菀（3 钱），先用鲜竹茹 5 钱，鲜枇杷叶 1 两去毛抽筋，活水芦根 2 两，煎汤代水。(《重订广温热论》)

石氏犀地汤。此方凉血开闭，泄热化湿，凉而不遏，润而不腻，用药最为空灵；善治邪传包络，化燥伤阴，神昏谵妄，舌赤无苔等证，屡用辄效。白犀角（1 钱）、鲜生地黄（1 两）、青连翘（3 钱）、金银花（2 钱）、广郁金（3 钱）、雅梨汁（1 瓢）、淡竹沥（1 瓢）、姜汁（2 滴）、鲜石菖蒲根叶（钱半）、先用活水芦根 2 两，灯心（草）1 钱，煎汤代水。(《重订广温热论》)

治温热、湿温、冬温之邪，窜入心包，神昏谵语，或不语，舌苔焦黑，或笑或痉。连翘 3 钱（去心），犀角 1 钱，川贝母 3 钱（去心），鲜菖蒲 1 钱。加牛黄至宝丹 1 颗，去蜡壳化冲。(《时病论》)

治诸般赤眼，攀睛云翳：菖蒲自然汁，文武火熬作膏，日点之。(《圣济总录》)

治中热渴不省。取生菖蒲，不拘多少，捣绞取汁，微温盏，灌之。(《圣济总录》)

治霍乱心腹痛急，如中恶。菖蒲汁方。生菖蒲（锉碎 4 两），上 1 味。以水同捣，绞取汁 1 盏，分为 4 服，每用热汤和温服，并 3 服。(《圣济总录》)

肘后夏月中热死，凡中死，不可使得冷，得冷便死，疗之方。捣菖蒲汁饮之一二升。(《外台秘要》)

疗小儿客忤（小儿神气软弱，忽有非常之物，或未经识见之人触之，与儿神气相忤而发病，谓之客忤也。亦名中客，又名中人。其状吐下青黄白色、水谷解离，腹痛反倒天矫，面变易五色，其状似痫，但眼不上插耳。其脉弦、急、数者是也）。捣菖蒲汁内口中。（《元和纪用经》）

解巴豆毒，黄连、大黑豆、菖蒲汁俱好。（《仁术便览》）

辟瘟丹。辟瘟。生甘草4两，金银花4两，绿豆4两，净黄土1斤。上为末，水捣石菖蒲汁为丸，如梧桐子大。每服3钱，痧疫行时预服之以辟瘟；病中暑毒者，连进3服，皆陈皮汤下。（《痧证汇要》）

聪耳达郁汤。清肃余热，主黄耳伤寒，火清毒解，尚觉耳鸣时闭者。冬桑叶2钱，夏枯草2钱，鲜竹茹2钱，焦山栀2钱，碧玉散2钱，鲜生地2钱，女贞子3钱，生甘草4分，鲜石菖蒲汁4匙（冲）。（《重订通俗伤寒论》）

中热卒然昏倒，人事不知，口角流涎，目闭手撒，此热冒心神，阴不上承。宜用大蒜数枚，打烂取汁，和醋灌之，并移置凉处，即苏。宜用洋参、麦冬、莲子、竹叶、鲜菖蒲、远志、黄连、益元散等味，清心安神也。（《六因条辨》）

川芎茶。感冒风寒，头痛鼻塞，身体拘急，畏风者。紫苏叶（锉碎）、生姜（锉丝）、鲜川芎茎叶（锉碎。如无，用干川芎亦可）、陈皮、鲜菖蒲（用根，锉丝）各等分。作1盒，细茶1盒，于5月5日午时洗干净手收药，与茶拌匀，用厚纸包封，勿令泄气，焙干，瓷瓶收贮。每服用时，加葱白，用滚汤泡1盅，热服之。汗出即愈。（《万氏家抄方》）

菖蒲郁金汤。清营透热。主伏邪风温，辛凉发汗后，表邪虽解，暂时热退身凉，而胸腹之热不除，继则灼热自汗，烦躁不寐，神识时昏时清，夜多谵语，脉数舌绛，四肢厥而脉陷，症情较轻者。鲜石菖蒲3钱，炒栀子3钱，鲜竹叶3钱，牡丹皮3钱，郁金2钱，连翘2钱，灯心（草）2钱，木通1钱半，淡竹沥（冲）5钱，紫金片（冲）5分。水煎服。（《温病全书》）

菖蒲酒。治风痹骨立痿黄，医所不治者宜服。经百日颜色丰足，耳目聪明，延年益寿，久服通神。用菖蒲绞汁5斗，糯米5斗炊熟，细曲5斤拌匀，入瓮密盖三七日后，取酒温服。（《医学入门》）

急惊风。将石菖蒲捣烂绞汁，约三四匙，加老姜汁数匙混合均匀，灌下即好。（《小儿常见病单验方》）

耳流脓，菖蒲根，洗净，捣取汁。先用棉锭将耳中脓水捻净，后将蒲汁灌入，荡洗数次，愈。（《奇效简便良方》）

天丝入目，石菖蒲汁灌鼻内，或捣烂左塞右鼻，右塞左鼻，亦效。（《奇效简便良方》）

治跌打损伤：石菖蒲鲜根适量，甜酒糟少许，捣烂外敷。（《江西草药》）

2.1.7 治验医案举隅

《凌临灵方》痰厥

朱右（市陌路，年十六岁，六月）暑湿风邪酿痰化热，自肺胃扰动肝阳，痰随气升，徒然厥逆，不省人事，牙关紧急，手指搐搦，脉弦滑数。蒲清心涤痰、平肝宣窍。

玄参、连翘心、纯钩、陈胆星、鲜竹沥、鲜细叶石菖蒲汁（同冲）、羚角片、川郁金、石决明（青黛拌打）、牛黄清心丸、薄荷梗、牡丹皮、朱茯苓、青荷梗。

清·林佩琴《类证治裁》热入血室脉案

韦氏温热症烦渴昏谵，脉虚促不受按，此必病中经行也。询之，则初病旬日内再至矣。以泽兰、赤芍、生地黄、麦冬、山栀、赤茯、连翘、石菖蒲汁、藕汁冲服，先清血分热邪，昏谵已减。后去泽兰、赤芍，加白芍、当归、炙草、红枣，酸甘和血得安。

张海滨用通窍利心法治疗胸痛憋气

梁某某，男，69岁，2105年6月2日来诊。患者诉间断性胸痛憋气5年余，时有头晕头痛。12年前检查发现有冠心病；后检查有高血压，心律不齐，房性期前收缩，颈椎增生，肝脏囊肿，肺结节，心肌受损，心肌梗死，心脏前降支狭窄，轻微脑梗死。现偶尔有胸部痛，憋气，心前区胀满，自觉有气体在体内串动。头晕头痛，颈椎胸椎处胀痛，眼睛不胀涩，视力减退，走路腿发软，双腿无力，左腿疼痛，睡眠差，口服安眠药，饮食规律，脾气急，小便正常，大便每天2~3次，干结。

查：舌暗红，苔白厚腻不均匀，脉濡、弦、细、缓，血压120/70mmHg。

患者因肝肾阴虚，痰浊阻络，从而出现上述症状，治疗应通窍化痰，补益肝肾。

处方：鲜石菖蒲20克、鲜牛膝70克、山萸肉30克、菟丝子20克、鲜桑枝60克、鲜葛根70克、丹参60克、鸡矢藤50克、干姜10克、郁金30克、黄芪40克、地龙10克、泽泻30克、茯苓30克、仙茅20克、鲜肉苁蓉60克、制附子8克、鲜泽兰50克、法半夏10克。

2015年6月15日诊，患者无明显不适症状，大便可。脉濡、弦、满，舌暗红，苔白、中后部厚腻。

2015年7月30日诊，患者头晕头痛症状明显，不思饮食，有时胸闷、心悸、想发脾气，腰困重，左腿痛，腿乏力，前列腺处疼，小便费劲，排尿不畅，舌暗红、胖，水滑苔，脉濡、弦、满。放射学诊断：腰椎退行性骨关节病。

由于夏日，脾虚、心火、胆经湿热为主，故以健脾、清湿热为主的治疗方法，调方如下。

处方：鲜石菖蒲20克、鲜牛膝70克、鲜桑枝60克、鲜葛根120克、人参果60克、茵陈30克、鲜肉苁蓉120克、鲜垂盆草50克、升麻10克、黄芪40克、五味子10克、白芍20克、地龙10克、泽泻30克、茯苓30克、鲜泽兰50克、黄芩10克、鲜车前草 200 克、鲜金钱草 100 克、鲜瞿麦 100 克、鲜萹蓄 100 克、鲜薄荷 30 克。

2015 年 8 月 3 日诊，患者头晕头痛症状明显减轻，腿乏力减轻，左腿痛减轻，心慌减轻，前列腺疼、小便费劲消除，排尿不畅减轻。但是服药后，有时胃胀顶心脏，胃蠕动差，经常打嗝（时间长短不一，个别长达 1 小时），血压不稳，上午偏低，约 97/60mmHg，下午及晚上高、约 130/90mmHg，脉濡、弦、软，舌微偏红，苔白根部较厚腻。

处方：鲜石菖蒲 20 克、鲜牛膝 70 克、鲜桑枝 60 克、鲜垂盆草 50 克、郁金 30 克、鲜丹参 60 克、黄芪 40 克、鲜紫苏 50 克、鲜茜草 70 克、泽泻 30 克、茯苓 30 克、大腹皮 10 克、鲜泽兰 50 克、鲜佩兰 10 克、黄芩 10 克、鲜车前草 200 克、鲜金钱草 100 克、鲜藿香 50 克、鲜瞿麦 100 克、鲜萹蓄 100 克、鲜葛根 120 克、人参果 60 克、茵陈 30 克、鲜泽兰 50 克、鲜薄荷 30 克。

2015 年 8 月 13 日诊，患者胃不适等余下症状好转，脉濡、弦、软，舌微偏红，苔白根部较厚腻，血压 100/65mmHg。

处方：鲜石菖蒲 20 克、鲜紫苏 50 克、山萸肉 30 克、菟丝子 20 克、鲜桑枝 60 克、鲜葛根 70 克、鲜垂盆草 50 克、人参果 60 克、鸡矢藤 50 克、郁金 30 克、黄芪 40 克、鲜牛膝 70 克、地龙 10 克、泽泻 30 克、茯苓 30 克、仙茅 20 克、鲜肉苁蓉 60 克、鲜泽兰 50 克、黄芩 10 克。

2.2　鲜石菖蒲叶

2.2.1 药用部位　本品为天南星科植物石菖蒲的叶。

2.2.2 性味归经　味辛，性温。归心、肺二经。

2.2.3 功能主治　解毒疗疮，杀虫。用于疮疥、麻风、黄水疮等。

2.2.4 采收加工　根据生长环境，地上部分长出后就可以采收。

2.2.5 用法用量　内服：干品 5~10 克，鲜品 30~60 克，根据医嘱，煎汤、研磨成浆或破碎绞汁煮沸服，或生服。外用：适量，捣烂外敷或绞汁外涂，煎汤熏洗患处。

2.2.6 治验医案举隅

皮痹，主大肠病，寒气关格。蒴蒸汤方。蒴根（并叶），桃皮（并叶），菖蒲叶（各锉 3 升），细糠（1 斗），秫米（5 升）。上 5 味，以水 1 石 5 斗，煮取米熟为度，以大盆盛，作小竹床子罩盆，人坐床上，四面将席荐障风，别以被衣盖覆身上，觉气急，即旋开孔取气，如两食久，通身汗出，凡经三蒸。非惟治风寒湿痹，但是皮肤中一切冷气，皆能治之。（《圣济总录》）

加减服蛮煎（补）。治温热病舌绛神昏最有效。鲜生地黄（5 钱）、鲜金钗（2 钱）、原麦冬（1 钱）、知母（2 钱）、粉丹皮（2 钱）、辰茯神（2 钱）、细木通（1 钱）、广皮（1 钱）、鲜石菖蒲叶（1 钱搓热冲）、犀角汁（1 瓢）、西黄（1 分冲）。（《重订广温

热论》）

2.2.7 治验医案举隅

鲜药外用治疗银屑病

刘某某，男，39 岁，2015 年 9 月 22 日诊。患者诉全身性银屑病 3 年，全身皮肤痒甚，伴有瘙痒后有出血点，局部皮肤增厚，颜色变深，有皲裂，脱白色皮屑。发病期间在医院及自行用药后有效，但是容易复发。敏感性体质，空气不好时发生鼻塞，流涕，咽喉不舒等现象，到空气好的城市鼻咽症状消除，冬天重，夏天轻，现皮肤症状，胃胀、打嗝，有口气。入睡慢，二便可。血压 122/80mmHg。

查：脉弦、细、滑，兼有濡象，舌偏暗，苔白稍厚。

处方：鲜菖蒲叶 30 克、鲜芦根 70 克、鲜葛根 150 克、鲜首乌藤 150 克、沙苑子 20 克、巴戟天 15 克、鸡血藤 30 克、菟丝子 30 克、鲜百合 100 克、鲜黄芪 80 克、鲜玉竹 60 克、生板蓝根 90 克、鲜党参根 90 克、鲜牛蒡 150 克、炒扁豆 30 克、红景天 30 克、蛇床子 25 克、当归 20 克、炙甘草 7 克。

除上述口服中药外，还配合中药全身洗浴，皮肤用药。

2015 年 10 月 21 日诊，患者口气、胃胀、打嗝症状消除。用药期间皮肤未发痒，皮肤突出部位消退，颜色变浅，脉弦、细、滑，舌淡红，苔白。

思考与讨论：石菖蒲，鲜者味辛、苦，性微温，与干者相比，透散行气之力较强，故化痰开窍、化湿行气、祛风利痹、消肿止痛的功效比干品强；而解毒作用与干品相比，鲜者强。在《本草害利》中述："鲜菖蒲汁稍凉，而功胜于干者"，故石菖蒲宜用鲜品。而石菖蒲叶善于走表，故多用于各种表证及皮肤病的治疗；石菖蒲花为果，则化瘀之力较强。

2.3 鲜石菖蒲花

2.3.1 药用部位　本品为天南星科植物石菖蒲的花蕾。

2.3.2 性味归经　味辛，性温。归心、肺二经。

2.3.3 功能主治　调经行血。用于痛经，月经不调等。

2.3.4 采收加工　根据生长环境，地上部分长出后就可以采收。

2.3.5 用法用量　内服：干品 5~10 克，鲜品 10~20 克，根据医嘱，煎汤，研磨成浆或破碎绞汁煮沸服，或生服。外用：适量，捣烂外敷或绞汁外涂，煎汤熏洗患处。

2.3.6 本草医籍论述

（鲜石菖蒲花）调经行血。（《岭南采药录》）

3 鲜药应用探讨

3.1 鲜品炮制要点

3.1.1 根据石菖蒲的生长情况，在生长季可以随机采收。将采收后的鲜石菖蒲、鲜石菖蒲叶、鲜石菖蒲花选去黄叶及腐叶，清洗干净后，分类存放，以便于调剂和制剂。

3.1.2 将鲜石菖蒲、鲜石菖蒲叶、鲜石菖蒲花在生鲜的状态下，切碎入药，也可以破碎入药，也可以榨汁。

3.1.3 所有的鲜石菖蒲炮制加工品，从生鲜品到炮制熟鲜品，加工应在最短的时间完成，防止变质。炮制品应在低温环境下保存，并尽快入药，防止有效成分散失和改变。做到当天炮制，当天入药，方可保证药效。

3.2 不同炮制方式饮片的有效含量及功效区别

3.2.1 将鲜石菖蒲、鲜石菖蒲叶、鲜石菖蒲花所有的药用部位进行分类，是因部位不同，药效也存在一定的差异。

3.2.2 将鲜石菖蒲、鲜石菖蒲叶、鲜石菖蒲花切片或破碎后，在煎煮或溶出的过程中，有利于快速地将有效成分溶出或煎出。

3.2.3 将鲜石菖蒲、鲜石菖蒲叶、鲜石菖蒲花的药用部分捣碎后，榨汁、入药，吸收迅速，见效快。

四叶参

1 药材基原

为桔梗科植物羊乳 *Codonopsis lanceolata*（Sieb. et Zucc.）Trautv.。

2 鲜药谱

鲜四叶参。

2.1 鲜四叶参

2.1.1 药用部位 本品为多年生桔梗科植物羊乳（图68）的根。

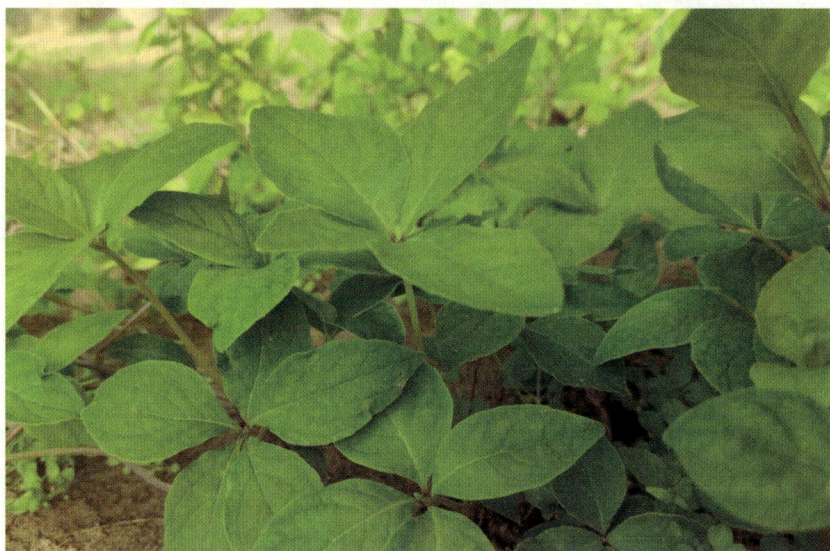

图68 羊乳

2.1.2 性味归经 味甘，性温。归肺、脾经。

2.1.3 功能主治 补中益气，健脾生津、补虚通乳，排脓解毒。用于身体虚弱、四肢无力、头晕头痛、阴虚咳嗽、乳汁不足、肺脓肿、乳腺炎、疥疮、虫咬等。

2.1.4 采收加工 在地上部分未长出或停止生长后采收。

2.1.5 用法用量　内服：干品 5~10 克，鲜品 30~60 克，根据医嘱，煎汤，研磨成浆或破碎绞汁煮沸服，或生服。外用：适量，捣烂外敷或绞汁外涂，煎汤熏洗患处。

2.1.6 本草医籍论述

治肿毒瘰疬：（四叶参）取汁和酒服，渣敷患处。（《本草纲目拾遗》）

治乳蛾，肠痈，肺痈：山海螺（四叶参）、蒲公英各 5 钱。煎服。（《浙江民间草药》）

治各种痈疽肿毒及乳痈、瘰疬：（四叶参）鲜根 120 克。水煎服，连服 3~7 天。（《浙江民间常用草药》）

治阴虚头痛，妇人白带：羊乳（四叶参）45 克，用猪瘦肉 120 克。炖汤，以汤煎药。（《江西民间草药》）

肺阴不足、咳嗽等症：鲜羊乳根（四叶参）30 克、百部 5 克、功劳叶 5 克，水煎服。（《中药学》）

蛇虫咬伤：（四叶参）鲜根切碎，煎服；也可洗净、捣烂外敷。（《中药学》）

治身体虚弱，头晕头痛：奶党（四叶参）60 克。水煎取汁，用汁煮鸡蛋 2 个，食蛋服汤。（《湖北中草药志》）

治咳嗽吐痰：山海螺（四叶参）60 克，桔梗、木贼草各 9 克。水煎服。（《湖南药物志》）

治肺（肺脓肿）：羊乳（四叶参）90 克，冬瓜子 90 克，薏苡仁 30 克，芦根 60 克，桔梗 6 克。水煎，日服 3 次。（《吉林中草药》）

乳汁稀少：土党参、四叶参、薜荔果（均鲜品）各 1 两，水煎服。（《全国中草药汇编》）

2.1.7 治验医案举隅

张海滨用补益排浊法治疗慢性肺部疾病

刘某某，女，68 岁，2019 年 9 月 6 日初诊。患者诉间断性咳嗽、咯痰 20 余年。1986 年，患者支气管扩张，当时咯血，后在药店配药服用，未见咯血。2017 年湖北黄石中心医院收住院，检查为轻度慢性阻塞性肺疾病，最近 2 年慢性阻塞性肺疾病急性发作频发高，痰多、不易咳出，口服桉柠蒎肠溶软胶囊，每日 1 次，每次 2 片；患者痰呈黄绿色、质黏，输注抗病毒、抗生素。2017 年 8 月份，患者喑哑，左侧扁桃体炎，走路、上楼梯气短，胸部不适（有烧灼感），半夜 0~1 点咳嗽。另外，患者患高血压 20 余年，有时头晕、头痛，口服缬氯沙坦，每次 1 片，琥珀酸美托洛尔（25 毫克），每次 1 片，丹参片，每次 3 片，1 日 3 次；胃镜 2 度糜烂、胃息肉、0.4 厘米，口服泮托拉唑钠，每日 40 毫克；2 型糖尿病 2 年，餐后血糖 5.8，未服用降糖药；高血脂；颈椎不适，腰椎间盘突出；老年性白内障。

现症状：咳嗽频繁、痰多、不易咳出，痰呈黄绿色、质黏；说话声音喑哑，走路、上楼梯时气短，胸部不适（有烧灼感）、有时觉得气憋，在家感觉憋时吸氧 3 升；有时头晕、头痛、腰酸痛；怕冷不怕热，容易出虚汗，乏力，四肢酸软；视物不清，眼干眼涩；睡眠差、易醒、入睡困难；食少、食欲不好，喜饮水，口干、口黏，二便可。

查：脉濡、弦、数；舌微偏红；苔白微厚颗粒状。坐下时血氧饱和度99%，心率每分钟76~77次，走1圈后血氧饱和度98%，静息血氧饱和度96%~98%，心率每分钟70~72次。血压160/90mmHg。

处方：鲜四叶参120克、鲜鱼腥草70克、葛根30克、地龙8克、当归10克、鲜黄芪60克、肉苁蓉30克、鲜牛蒡根150克、鲜肉苁蓉50克、鲜鬼针草70克、人参果60克、山萸肉30克、鲜丝瓜络70克、炙甘草4克、白及10克、鲜山药90克、天冬30克、鲜芦根80克、灵芝20克、锁阳20克、鲜杜仲叶80克、鲜旱莲草80克。

2019年9月21日诊，患者咳嗽频繁，睡眠稍改善、入睡时间缩短，眼干、眼涩好转。脉濡、弦、细、滑，稍大满韧；舌淡红；苔薄白腻有沫。

2019年9月23日诊，患者诉昨日下午开始深吸气时，胸口隐隐作痛，今日开始加重，憋气时堵，舌底暗红，咳嗽频繁程度减轻，痰黏减轻，拍片示陈旧性肺结核。

2019年10月1日诊，患者脉细、弦、滑，舌淡红暗，苔白稍厚腻，舌底脉络瘀滞，睡眠质量改善，胸口隐隐作痛症状消除。

思考与讨论：四叶参，鲜者，养阴力强，尤其适用于阴虚咳嗽，乳汁不足。

四叶参折断面有白色液体流出，有很强的奶香味，这也是其原植物学名称羊乳的由来。从外形来看，有须形似人，所以也称为奶参。在《植物名实图考》中述："发乳汁，壮阳道。用于病后体虚，乳汁不足，乳腺炎，脾肺虚弱等，多用于产后催乳"。其根部有一轮轮的圈，圈数越多，表明生长时间越长，奶香味越重，质量越佳。四叶参煮熟后，味道甘甜，有微微的辛辣味。甘能补中；根须辛辣味更足，能通络。所以四叶参有补气补血，通络通乳，消肿排脓的作用。可以用于体虚、产后乳汁不足、痈肿疮毒等。

药店出售的干四叶参片为加工后的产品，味道略有苦涩。如果食用，选新鲜四叶参为佳，其营养丰富、饱满汁浓，和党参滋味近似，用于炖肉或炖鸡，色泽乳白泛黄，滋味甘甜。

3 鲜药应用探讨

3.1 鲜品炮制要点

3.1.1 鲜四叶参从地里采收后，进行分类，择选去杂质及枯黄部分，洗净后，按医嘱切碎入药，或破碎后入药，也可取鲜汁入药。最好做到当天采，当天用为最佳。

3.1.2 鲜四叶参不需要过多复杂炮制，在新鲜生品状态就可以入药。

3.1.3 因为四叶参适应性强，常年可以采收，故不需要晒干保存。

3.2　不同炮制方式饮片的有效含量及功效区别

3.2.1 将鲜四叶参清洗后择净，使药物洁净，切碎或破碎后，增加与溶液的接触面，便于有效成分快速地煎出或溶出，同时也便于调剂、制剂。

3.2.2 鲜四叶参不需要过多炮制，一些成分在加热或干燥的过程中容易被破坏，故以鲜用入药为最佳方式之一。

3.2.3 即时采、即时入药，可防止新鲜药品在保存的过程中变质及腐烂。

松

1 药材基原

为松科松属植物中的西伯利亚红松 Pinus sibirica（Ledeb.）Turcz.、黑松 Pinus thunbergii Parl.、油松 Pinus tabuliformis Carrière、红松 Pinus koraiensis Sieb. et Zucc.、华山松 Pinus armandii Franch.、云南松 Pinus yunnanensis Franch.、思茅松 Pinus kesiya Royle ex Gordon var. langbianensis（A. chev）Gaussen、马尾松 Pinus massoniana Lamb. 等。

2 鲜药谱

鲜松叶、鲜松花（图69）、鲜松树皮、鲜松球、鲜松笔头。

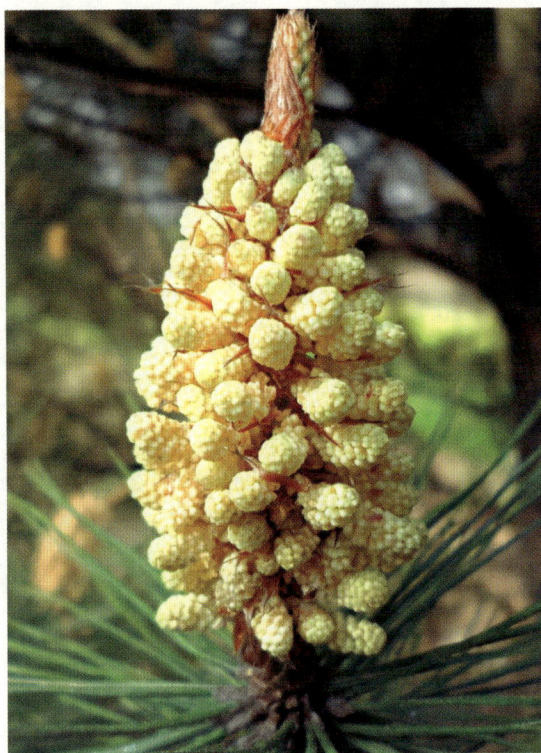

图69 鲜松花

2.1 鲜松叶

2.1.1 药用部位 本品为松科松属植物中的西伯利亚红松、黑松、油松、红松、华山松、云南松、思茅松、马尾松等的鲜松叶（松针）。

2.1.2 性味归经 味苦，性温。归心、脾经。

2.1.3 功能主治 祛风燥湿，杀虫止痒，活血安神。用于风湿痿痹，脚气，湿疮，癣，风疹瘙痒，跌打损伤，神经衰弱，慢性肾炎，高血压病等。预防流行性乙型脑炎、流行性感冒等疾病。

2.1.4 采收加工 常年可以采收。

2.1.5 用法用量 口服：干品 5~10 克，鲜品 30~60 克，根据医嘱，煎汤，研磨成浆煮沸服，或加溶液浸出服。外用：适量，捣烂外敷或绞汁外涂，煎汤熏洗患处。

2.1.6 本草医籍论述

治大风癞疮，历节风痛，脚弱痿痹：松毛（叶）取生新者捣烂焙燥，每用松毛 2 两，枸杞子 2 两，浸酒饮，时时服，不得大醉，久服效。（《外科正宗》）

治头风头痛：生鲜松毛（叶）4 两，捣烂，焙燥，浸酒，时时饮之；其渣取出，贴顶门，用布裹头 3 日。（《方脉正宗》）

治中风面目相引口偏僻，牙拘急，舌不可转：青松叶 1 斤，捣令汁出，清酒 1 斗渍 2 宿，近火 1 宿，初服半升，渐至 1 升，头面汗出即止。（《备急千金要方》）

风痹瘫痪药酒。嫩桑枝 4 两（切片），陈海蜇 12 两，野料豆 4 两，松针 4 两（捣烂）。上药用酒 7 斤，装入瓷瓶，不论甜燥，将瓶入锅内，外以水与瓶酒仿佛平满，隔水煎 3 炷香时乃住，日日饮之。主治半身不遂，手足麻木，瘫痪。（《良方集腋》）

引林羲桐经验方，除湿蠲痹汤。杜苍术 2 钱，赤苓 2 钱，生于术 1 钱半，泽泻 1 钱半，广皮 1 钱半，川桂枝 8 分，拌研滑石 4 钱（包）。先用酒炒桑枝、青松针各 1 两，煎汤代水煮药，再用淡竹沥 3 瓢，姜汁 3 滴，和匀同冲服。主治着痹，麻木不仁。（《重订通俗伤寒论》）

湿热脓窠。生薏苡仁、桑枝、鲜松叶、五加皮（各四钱），赤首乌（八两），火酒 10 斤，浸 7 日饮。（《疡医大全》）

松叶（捣）1 斤。以酒 3 升，浸 7 日。每服 1 合，1 日 2 次；或切细为末，酒下 2 钱；或蜜丸服。俱宜久服。主治祛风。主腰脚疼痛，不可践地；中风口眼歪斜，及历节痛风。（《惠直堂经验方》）

酒风脚，发时脚足肿痛难忍，此因饮酒过多所致。绍兴酒糟 4 两（无则用本地老酒糟），松针 1 两（即松毛），共捣烂加顶好烧酒拌炒热敷，用布包紧，冷则炒热再敷，日夜不断，至痛止为度。一料只能敷 3 次，轻者三五料，重者十余料断根。（《奇效简便良方》）

治跌打损伤，扭伤，皮肤瘙痒症，漆疮，湿疹：鲜松叶煎汤熏洗，连洗数次。（《浙江民间常用草药》）

治失眠、维生素缺乏、营养性水肿：鲜松叶1至2两，水煎服。（《浙江民间常用草药》）

治黄疸：鬼针草、柞木叶各5钱，青松针1两。煎服。（《浙江民间草药》）

治跌打损伤：马尾松枝头嫩叶，焙干，研成极细末。每天服2次，每1次服1钱，温甜酒送下。（《江西民间草药验方》）

2.1.7 治验医案举隅

张海滨用活血通脉法治疗颈椎病

刘某某，男，66岁，2019年11月6日初诊。患者诉颈椎病10余年，头晕严重，有时干呕，颈部累及上臂疼痛，活动受限，有时伴腰椎不适。去年去安徽爬山劳累过度后导致腿抽筋，左侧下颌头触及疼痛。夏季右半侧头皮跳痛，斑秃，视物模糊。2011年因胆结石做胆囊切除术，脂肪肝史5年，前列腺史10余年。

现头晕严重，有时干呕，颈部累及上臂疼痛，活动受限。心脏偶有不适，睡眠可，打鼾，饮食可、喜吃甜食及肉食，尿频、尿急，大便可，否认高血压、高血糖、高血脂，无过敏史，怕热不怕冷，脾气可。查其舌淡红，苔白稍厚有裂纹，脉濡、弦、满。

处方：鲜松针50克、鲜葛根藤55克、茜草70克、荷叶15克、鲜白背三七70克、鲜牛膝80克、牛膝茎叶30克、鲜瞿麦40克、鲜车前草70克、鲜益母草70克、鲜荆芥50克、紫苏30克、鲜桑枝80克、当归10克。

以上方中药口服，同时还配合新鲜中药热敷，以及配合针灸、推拿进行综合治疗。

2019年12月1日复诊，患者头晕症状有所改善，无干呕，颈部累及上臂疼痛减轻，睡眠可，打鼾依旧，尿频、尿急有所改善。

思考与讨论：松叶善理表，故有祛风燥湿，杀虫止痒，活血安神的功效。而松笔头，为松的嫩枝尖端，还因其味苦、涩，性凉，故有祛风利湿，活血消肿，清热解毒之功效。

松球为松的种子，富含种油，故有润燥，养血，祛风的功效。主要用于肺燥干咳，大便虚秘，诸风头眩，骨节风，风痹等。并有润泽皮肤，敷荣毛发的功效。

松花，为松科植物各松的花粉。味甘，性温。归肝、胃经，有补益的功效，故有祛风，益气，收湿，止血的功效。主要用于头痛眩晕，泄泻下痢，湿疹湿疮，创伤出血等。

松节有活血通络、消肿止痛的功效，用于关节肿痛，肌肉痛，跌打损伤。

2.2 鲜松花

2.2.1 药用部位　本品为松科松属植物中的西伯利亚红松、黑松、油松、红松、

华山松、云南松、思茅松、马尾松等的鲜松花。

2.2.2 性味归经 味甘,性温。归肝、胃经。

2.2.3 功能主治 祛风,益气,收湿,止血。用于头痛眩晕,泄泻下痢,湿疹湿疮,创伤出血等。

2.2.4 采收加工 在春季开花时采收。

2.2.5 用法用量 内服:干品 5~10 克,鲜品 30~60 克,根据医嘱,煎汤,研磨成浆煮沸服,或加溶液浸出服。外用:适量,捣烂外敷或绞汁外涂,煎汤熏洗患处。

2.2.6 本草医籍论述

松花酒治风眩头旋肿痹,皮肤顽疾:松树始抽花心(状如鼠尾者佳,蒸细,切)2 升,用绢囊裹,入酒 5 升,浸 5 日,空腹饮 3 合,再服大妙。(《元和纪用经》)

头旋脑肿:3 月收松花并苔(五六寸如鼠尾者,蒸切)1 升,以生绢囊贮,浸 3 升酒中 5 日。空心暖饮 5 合。(《普济方》)

2.3 鲜松树皮

2.3.1 药用部位 本品为松科松属植物中的西伯利亚红松、黑松、油松、红松、华山松、云南松、思茅松、马尾松等的鲜松树皮。

2.3.2 性味归经 味苦、涩,性温。归肝、肾、肺、胃经。

2.3.3 功能主治 祛风,胜湿,祛瘀,敛疮。用于风湿骨痛,跌打损伤,肠风下血,远年久痢;痈疽久不收口,金疮,汤火伤等。

2.3.4 采收加工 在春季开花时采收。

2.3.5 用法用量 内服:干品 5~10 克,鲜品 30~60 克,根据医嘱,煎汤,破碎或加溶液浸出服。外用:适量,捣烂外敷或绞汁外涂,煎汤熏洗患处。

2.3.6 本草医籍论述

松皮散。治肠风下血过多:松木皮(先刮去粗浮者,取贴木嫩皮)锉细,焙令半干,再入铫子内,慢火炒干,为细末。每服 1 钱,入腊茶 1 钱,白汤点服,食前。(《杨氏家藏方》)

治皮肤瘙痒症、漆疮、湿疹:松树皮煎汤熏洗。(《浙江民间常用草药》)

治风湿性关节炎:松树皮(去粗皮)、锦鸡儿根、茜草、络石藤各 5 钱,虎刺 1 两。水煎服。(《浙江民间常用草药》)

妇人修饰。桂心、冬瓜仁、松树皮,为末,枣肉为丸,久服遍身香气透鼻。(《女科切要》)

2.4 鲜松球

2.4.1 药用部位 本品为松科松属植物中的西伯利亚红松、黑松、油松、红松、华山松、云南松、思茅松、马尾松等的鲜松球。

2.4.2 性味归经　味甘、苦，性温。归肺、大肠经。

2.4.3 功能主治　祛风除痹，化痰止咳平喘，利尿，通便。常用于风寒湿痹，白癜风，慢性气管炎，淋浊，便秘，痔疮等。

2.4.4 采收加工　在夏季可以采收。

2.4.5 用法用量　内服：干品约 5 克，鲜品约 8 克，根据医嘱，煎汤，破碎或加溶液浸出服。外用：适量，捣烂外敷或绞汁外涂，煎汤熏洗患处。

2.4.6 本草医籍论述

治白癜风：先以葱、花椒、甘草 3 味煎汤洗，再以青嫩松球蘸鸡子白，硫黄，同磨如粉，搽上八九次。(《周益生家宝方》)

2.5　鲜松笔头

2.5.1 药用部位　本品为松科松属植物中的西伯利亚红松、黑松、油松、红松、华山松、云南松、思茅松、马尾松等的鲜松笔头。

2.5.2 性味归经　味苦、涩，性凉。归肾经。

2.5.3 功能主治　祛风利湿，活血消肿，清热解毒。常用于风湿痹痛，淋证，尿浊，跌打损伤，乳痈，动物咬伤，夜盲症等。

2.5.4 采收加工　四季可以采收。

2.5.5 用法用量　内服：干品约 5 克，鲜品约 8 克；根据医嘱，煎汤，破碎或加溶液浸出服。外用：适量，捣烂外敷或绞汁外涂，煎汤熏洗患处。

2.5.6 本草医籍论述

行经络，止茎中痛，止便浊。(松笔头)治膏淋疼痛不可忍者，磨水酒服之。五淋俱可服。(《滇南本草》)

治跌打损伤：松笔头 3 个，核桃米 1 钱。水煎服，或连渣服。(《云南中医验方》)

治遗精：松树嫩梢(松笔头)2 两，金樱子根、金灯藤各 1 两。水煎服。(《浙江民间常用草药》)

3 鲜药应用探讨

3.1　鲜品炮制要点

3.1.1 将鲜松叶、鲜松花、鲜松树皮、鲜松球、鲜松笔头采收后，分类，择选去杂质及枯黄腐叶部分，洗净后，按医嘱切碎入药，或破碎后入药。

3.1.2 最好做到当天采，当天入药为最佳。

3.2 不同炮制方式饮片的有效含量及功效区别

3.2.1 将鲜松叶、鲜松花、鲜松树皮、鲜松球、鲜松笔头清洗后择净，使药物洁净，切碎或破碎后，可增加与溶液的接触面，便于有效成分快速地煎出或溶出，同时也便于调剂、制剂。

3.2.2 鲜松叶、鲜松花、鲜松树皮、鲜松球、鲜松笔头不需要过多的炮制，一些成分在加热或干燥的过程中容易被破坏，故以鲜用入药为最佳方式之一。

3.2.3 将鲜松叶、鲜松花、鲜松树皮、鲜松球、鲜松笔头捣碎或捣碎后榨汁，浸汁入药，吸收迅速，见效快。

菘蓝

1 药材基原

为十字花科植物菘蓝 *Isatis indigotica* Fort.。

2 鲜药谱

鲜大青叶、鲜板蓝根、鲜蓝实。

2.1 鲜大青叶

2.1.1 药用部位 本品为十字花科植物菘蓝（图 70）的地上部分叶。

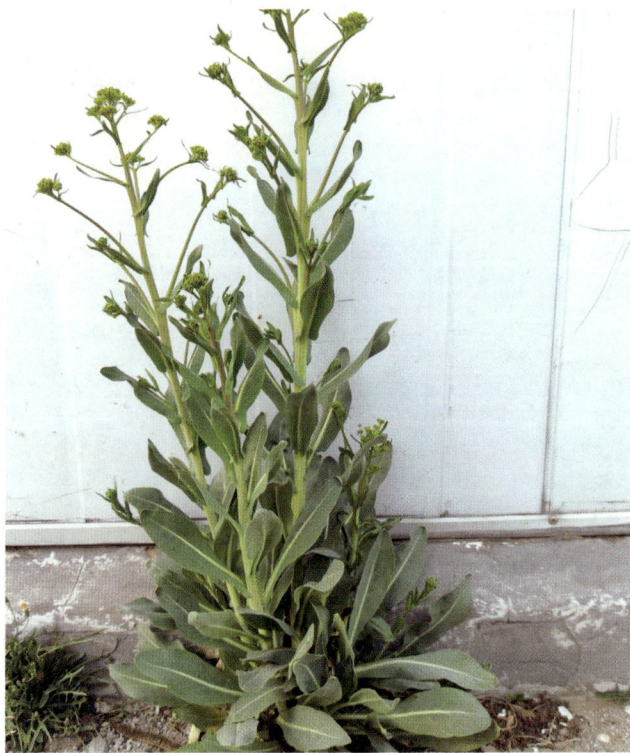

图70 菘蓝

2.1.2 性味归经 味辛、苦，性寒。归心、肝、胃经。

2.1.3 功能主治 清热解毒，凉血消斑。用于热入营血，温毒发斑，喉痹口疮，疖腮丹毒，温病热盛烦渴，流行性感冒，急性传染性肝炎，细菌性痢疾，急性胃肠炎，急性肺炎，吐血，衄血，黄疸，喉痹，口疮，痈疽肿毒等。

2.1.4 采收加工 气候适合，常年可以采收。也可以根据其生长情况，在叶多时进行采收，也可以掰去外围的老叶，让其发出新叶，最好是隔行进行采摘。如果做膳，可以采收嫩叶，因为长出时间长的老叶，味道重，口感差，不适合入膳。

2.1.5 用法用量 口服：干品 15~30 克，鲜品 30~60 克；根据医嘱，煎汤，或研磨成浆或破碎绞汁煮沸服，或生服。外用：适量，捣烂外敷或绞汁外涂，煎汤熏洗患处。

2.1.6 本草医籍论述

治瘟疫热毒发狂，风热斑疹，痈疡肿痛，除烦渴，止鼻衄、吐血，杀疳蚀、金疮箭毒。凡以热兼毒者，皆宜蓝叶（大青叶）捣汁用之。（《本草正》）

治温毒发斑：大青叶 4 两，甘草、胶各 2 两，豉 8 合。以水 1 斗，煮 2 物，取 3 升半，去滓，纳豉煮 3 沸，去滓，乃纳胶，分作 4 服，尽又合。此治得至七八日，发汗不解，及吐下大热，甚佳。（《补缺肘后方》）

治风疹，丹毒：大青叶捣烂，淹之即散（先以磁锋砭去恶血）。（《本草汇言》）

治小儿赤痢：捣青蓝（大青叶）汁 2 升，分 4 服。（《子母秘录》）

治热盛时疟，单热不寒者：大青（大青叶）嫩叶捣汁，和生白酒冲饮。（《方脉正宗》）

治上气咳嗽，呷呀息气，喉中作声，唾黏：蓝实叶（大青叶）浸良久，捣绞取汁 1 升，空腹顿服，须臾以杏仁取汁煮粥食之，一两日将息，依前法更服，吐痰方瘥。（《梅师集验方》）

治小儿丹毒。青蓝汁方，青蓝（大青叶）汁（1 合）、竹沥（2 合）。上 2 味和匀，空心温服 1 合，日晚再服，以瘥为度。（《圣济总录》）

主热毒痢，黄疸，喉痹，丹毒。蓝叶（大青叶）汁，解斑蝥、芫青、樗鸡、朱砂、砒石毒。（《本草纲目》）

喉风喉痹。用大青叶捣汁灌服。（《本草纲目》）

唇边生疮，连年不瘥：以八月蓝叶（大青叶）1 斤。捣汁洗之，不过三度瘥。（《备急千金要方》）

服药过剂，烦闷，及中毒烦闷欲死。捣蓝（大青叶）汁服数升。（《肘后备急方》）

老年性鼻出血，旱莲小蓟汤：鲜墨旱莲、鲜小蓟草、鲜大青叶各 30~60 克，鲜茜根 30 克。上药切碎放锅内，头煎加水至淹盖药物，煮沸后再煮 5 分钟左右，即可倒出药液，稍凉内服，每日 1 剂，分 2 次服完。（《自我调养巧治病》）

治五步龙、银环蛇咬伤：裂叶秋海棠根 1 两，大青叶 5 钱，万年青叶 3 片（均鲜），水煎服；药渣捣烂外敷。（《江西草药》）

防治疔、疖、痱子：大青叶（鲜）3 两。水煎服，每日 1 剂。大青叶适量，水煎浓汁，加薄荷油适量，洗患处，每日 2 至 3 次。（《江西草药》）

治肺炎高热喘咳：鲜大青叶 1 至 2 两。捣烂绞汁，调蜜少许，炖热，温服，日 2 次。（《泉州本草》）

治大头瘟：鲜大青叶洗净，捣烂外敷患处，同时取鲜大青叶 1 两，煎汤内服。（《泉州本草》）

治血淋，小便尿血：鲜大青叶 1 至 2 两，生地黄 5 钱。水煎调冰糖服。日 2 次。（《泉州本草》）

2.1.7 治验医案举隅

《儿科萃精》麻疹收没太早

疹证见形，三日之后，当渐次没落，不疾不徐，方为无病，若一二日疹即收没，此为太速，因调摄不谨，或为风寒所袭，或为邪秽所触，以致毒反内攻，轻则烦渴谵狂，重则神昏闷乱，古法主内服荆防解毒汤（如薄荷、连翘、荆芥、防风、黄芩、黄连、牛蒡子、大青、犀角、人中黄，引用灯芯、芦根）。

亦有当散不散者，因有虚热留滞于肌表也，其证潮热烦渴，口燥咽干，切不用纯用寒凉之剂，古法主柴胡四物汤（如柴胡、白芍、当归、川芎、生地、人参、淡竹叶、地骨皮、知母、黄芩、麦冬，引用生姜、红枣）。

〔真按〕疹证因风寒邪秽所伤，收没太早，方用荆防解毒，正合病情，兹拟鲜大青叶二钱，北防风一钱，酒黄芩一钱，酒黄连五分，连翘壳一钱，人中黄一钱，荆芥穗六分，犀角片五分，苏薄荷六分，引用灯芯一束，鲜芦根二钱，牛蒡子一钱。

若虚热留滞肌表，方用鲜生地三钱，台党参钱半，当归尾八分，软柴胡五分，炒白芍一钱，炒知母一钱，酒黄芩八分，蜜炙桑白皮八分，淡竹叶五分，麦冬去芯一钱，引用小红枣一枚。

张海滨用清肝疏风法治疗面部痤疮

蒙某，女，20 岁，2017 年 6 月 10 初诊。患者诉面部痤疮 18 岁后开始反复出现，以额头及鼻两侧为多，平时不食辛辣，月经可，饮食可，睡眠可，经常熬夜，手脚怕冷，大便不规律，偶尔干，小便可。

查：舌淡红，苔薄白，脉濡、弦、稍滑（细）。

患者病因为肝血不足，胃阴虚有热，湿蕴肺络，寒湿中阻。

处方：鲜大青叶 50 克、鲜黄芪 80 克、鲜荆芥 30 克、鲜当归 30 克、鲜蒲公英 120 克、远志 10 克、鲜牛膝 100 克、鲜党参 100 克、炒苍术 10 克、蛇床子 30 克、合欢皮 30 克、太子参 20 克、漏芦 20 克、侧柏叶 10 克。

上述中药水煎服，同时还配合外洗方进行治疗，经门诊半个月治疗后，痤疮数量明显减少，大便通畅，同时还嘱规律作息。

思考与讨论：鲜大青叶，味辛、苦，有透散的功能，善于走表，干者少宣散之辛味，故鲜大青叶治疗表证以鲜者为佳。

2.2 鲜板蓝根

2.2.1 药用部位
本品为十字花科植物菘蓝的地下根。

2.2.2 性味归经
味先微甜后苦涩，性寒。归心、肝、胃经。

2.2.3 功能主治
清热解毒，预防感冒，利咽。用于温毒发斑、舌绛紫暗、烂喉丹痧等。

2.2.4 采收加工
根据气候不同，采收的时间段也随之改变，如北方可在地上部分开始枯萎时进行采收；气温相对比较温暖的南方地区及温室内可随时采收。

2.2.5 用法用量
口服：干品 15~30 克，鲜品 30~60 克，根据医嘱，煎汤，或研磨成浆或破碎绞汁煮沸服，或生服。外用：适量，捣烂外敷或绞汁外涂，煎汤熏洗患处。

2.2.6 本草医籍论述
治误食水蛭：酒及土蓝靛（板蓝根）绞汁，空心服。(《普济方》)

应声虫病，腹中有物作声，随人语言，名应声虫病：用板蓝（根）汁 1 盏。分 5 服，效。(《夏子益奇疾方》)

杏仁擂汁（中毒），（板）蓝根、蓝子擂汁俱可解。(《古今医统大全》)

2.2.7 治验医案举隅

名医王乐匋医案

高某，女，53 岁，体温：41.5℃。1968 年 7 月 25 日夜，首诊。

初起形寒、身热，泛呕便泻，继则壮热神昏，脉滑数，舌绛少津。此为暑邪由气及营，伤阴劫津，内扰神明。为防其阴涸而有内风痉厥之变，拟予生津达邪，透营转气，条以清心开窍之品。

处方：细生地 12 克、黑玄参 12 克、石斛 9 克、天花粉 9 克、连翘 24 克、金银花 18 克、生石膏（研细）30 克、天竺黄 4.5 克、石菖蒲 4.5 克、广郁金 4.5 克、茅芦根（各）24 克，另用至宝丹一粒化服。

二诊：身热稍减，神识转清，脉亦渐见缓和，但仍舌绛少苔。再予透营泄热，生津达邪。

处方：鲜生地 30 克、鲜石斛 18 克、玄参心 12 克、天花粉 9 克、肥知母 9 克、净连翘 18 克、银花 18 克、大青叶 18 克、板蓝根 12 克、川贝母 4.5 克、鲜活水芦根 30 克、鲜白茅根 30 克，煎汤代水。

清肝凉血散结法治疗多年银屑病

梁某某，男，28岁，2015年2月3日来我院就诊。患者诉系统性银屑病病史5年，皮肤瘙痒，发病时初起为红色丘疹，约绿豆大小不一的红疹，以后逐渐扩大融合成为棕红色斑块，边界清楚，周围有红晕，基底浸润明显，表面覆盖多层干燥的银白色鳞屑，其中以腹背部为主。夏天减轻，冬天加重，怕冷，有时心烦，饮食可，二便可，体检时，尿酸高。

查：舌红、暗，苔薄白腻稍厚，脉濡、弦、数。

以鲜板蓝根60克、络石藤40克、鲜荆芥50克、鲜水红花60克、鲜忍冬藤70克、连翘20克、地龙5克、鲜北沙参50克、鲜防风20克、沙苑子30克、鲜白芍30克、鲜车前草150克、当归15克、灯盏花20克、鲜牛蒡200克、蛇床子20克、蝉蜕10克为基础方加减，另外加中药泡洗，未使用激素进行治疗，经过两年多的系统治疗，于2018年再来我院治疗，现有少量红点出现，皮肤与平常人无二异。

思考与讨论：板蓝根与大青叶取于同一植株，皆有清热解毒凉血之功。但板蓝根有利咽之长，而大青叶化斑之力长于板蓝根。《本草便读》中述："板蓝根即靛青根，其功用性味与靛青叶同，能入肝胃血分，不过清热、解毒、辟疫、杀虫四者而已。但叶主散，根主降，此又同中之异耳。"故大青叶与板蓝根功效略有不同。

2.3 鲜蓝实

2.3.1 药用部位 本品为十字花科植物菘蓝的果实。

2.3.2 性味归经 味甘、苦，性寒。归肝经。

2.3.3 功能主治 清热，凉血，解毒。清肝脏之火，则以清虚热为长。用于温病高热，吐衄，发斑，咽喉肿痛，疮肿，无名肿毒，疳蚀疮，蜂虫蜇伤。

2.3.4 采收加工 根据气候不同，待果实成熟后采收。

2.3.5 用法用量 口服：15~30克，根据医嘱，煎汤，或研磨成浆或破碎煮沸。外用：适量，捣烂外敷外涂，煎汤熏洗患处。

2.3.6 本草医籍论述

蓝子散，蓝子（实）5合，升麻8两，甘草4两（炙），王不留行4两。制法上为末。解毒。主金疮，中箭药。每服2方寸匕，冷水调下，日3夜2；及以1方寸匕水和匀，涂疮上。（《刘涓子鬼遗方》）

因于肝火而成者，则有胆草、青黛、蓝子（实）可解。（《本草求真》）

蓝子（实）止能解毒除疳。（《本草求真》）

苦楝子、青黛、蓝子（实），是除郁热以杀虫也。（《本草求真》）

蝎螫，虎头骨（炙），板蓝子（实）、荜茇（各1分），上3味，于5月5日午时，捣罗为细末，用灯心（草）点药少许，于眼大，男左女右点之、神效，如卒暴用，不

必重午日合。(《圣济总录》)

小儿虫食，除热结肠丸，断小儿热下黄赤汁沫，及鱼脑杂血，肛中疮烂生虫方。黄连、柏皮、苦参、鬼臼、独活、橘皮、芍药、阿胶（炙各 2 分），上 8 味捣筛，以蓝汁及蜜丸如小豆，日服 5 丸，冬天无蓝汁，可用蓝子（实）1 合春，蜜和丸（凡 3 岁以下服 3 丸，3 岁以上服 5 丸，5 岁服 10 丸）。(《备急千金要方》)

茅茬 2 两，人参 2 两，厚朴 2 两，知母 2 两，栝楼 2 两，葛根 2 两，枳实 2 两，犀屑 2 两，蓝子（实）2 合，桔梗 2 两，橘皮 2 两，茯苓 2 两，黄芩 2 两，甘草 2 两。先有实热，因霍乱吐下，服诸热药，吐下得止，因空虚仍变烦，手足热，口燥，欲得水，呕逆迷闷，脉急数者；及时行病后，毒未尽，因霍乱吐下，仍发热烦闷，胸心欲破裂者。以水 8 升，煮取 3 升，分 5 服。(《医心方》卷十一引《小品方》)

3 鲜药应用探讨

3.1 鲜品炮制要点

3.1.1 将鲜大青叶、鲜板蓝根、鲜蓝实采收后，分类，择选去杂质及枯黄腐叶部分，洗净后，按医嘱切碎入药，或破碎后入药，也可取鲜汁入药，也可以鲜品生食。

3.1.2 最好做到当天采，当天入药为最佳。

3.2 与干品中药的比对

传统的中药为了方便运输及贮存，要进行干燥后再存在入药，而干燥的过程中，有一些有效成分流失或者转化，较新鲜状态下的中药在功效上存在差异。

有文献研究不同的干燥方法和提取温度对板蓝根、大青叶有效成分量的影响，采用晒干、阴干和不同温度的烘干方法干燥，测定靛蓝、靛玉红的量。结果 60℃烘干板蓝根、大青叶有效成分损失最少，高温（90℃以上）干燥使板蓝根有效成分损失40%~60%，而通过阴干后板蓝根、大青叶有效成分损失 30%~60%，因为所需的时间过长。研究表明，新鲜的植物材料中含有使有效成分（次生代谢物）分解的胞内酶，未经干燥或未经杀青（杀酶）的材料放置时间越长，由于胞内酶的分解作用，使其次生代谢物的量降低也越多。所以，大青叶及板蓝根，最佳的状态是在新鲜状态下入药。

3.3 不同炮制方式饮片的有效含量及功效区别

3.3.1 将鲜大青叶、鲜板蓝根、鲜蓝实进行分类，因为部位不同，其功效也有一些差异。

3.3.2 将鲜大青叶、鲜板蓝根、鲜蓝实清洗后择净，使药物洁净，切碎或破碎后，增加与溶液的接触面，便于有效成分快速地煎出或溶出，同时也便于调剂、制剂。

3.3.3 鲜大青叶、鲜板蓝根不需要过多炮制，一些成分在加热或干燥的过程中容易被破坏，故以鲜用入药为最佳方式之一。

3.3.4 将鲜大青叶、鲜板蓝根捣碎或捣碎后榨汁、入药，因为液体进入消化道及外涂于皮肤黏膜后，吸收迅速，见效快。

参考文献

［1］董娟娥，龚明贵，梁宗锁，等. 干燥方法和提取温度对板蓝根、大青叶有效成分的影响［J］. 中草药，2008，39（1）：111-114.

天冬

1 药材基原

为百合科植物天冬 *Asparagus cochinchinensis*（Lour.）Merr.。

2 鲜药谱

鲜天冬。

2.1　鲜天冬

2.1.1 药用部位　本品为百合科植物天冬的块根。（图 71）

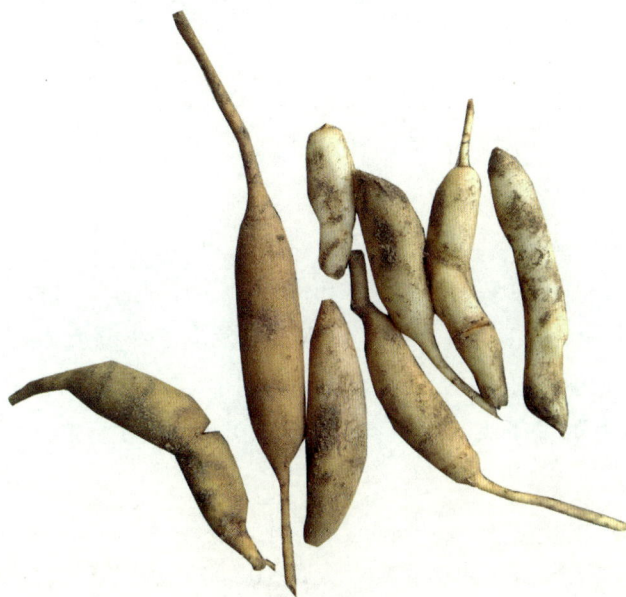

图71　鲜天冬

  2.1.2 性味归经　味甘、苦，性寒。归肺、肾经。

  2.1.3 功能主治　滋阴润燥，清肺降火。用于阴虚发热，咳嗽吐血，肺痿，肺痈，咽喉肿痛，消渴，便秘等。

  2.1.4 采收加工　秋、冬季可采收。

2.1.5 用法用量 内服：干品 5~10 克，鲜品 30~60 克，根据医嘱，煎汤、研磨成浆或破碎绞汁煮沸服，或生服。外用：适量，捣烂外敷或绞汁外涂，煎汤熏洗患处。

2.1.6 本草医籍论述

治肺痿咳嗽，吐涎沫，心中温温，咽燥而不渴者：生天冬捣取汁 1 斗，酒 1 斗，饴 1 升，紫菀 4 合，入铜器煎至可丸，服如杏子大 1 丸，日可 3 服。（《补缺肘后方》）

天门冬膏，治血虚肺燥，皮肤拆裂，及肺痿咳脓血证：天冬，新掘者不拘多少，净洗，去心、皮，细捣，绞取汁澄清，以布滤去粗滓，用银锅或砂锅慢火熬成膏，每用一二匙，空心温酒调服。（《医学正传》）

治诸般痈肿：新掘天冬 1 味，约三五两。洗净，入砂盆内研细，以好酒荡起，滤去渣，顿服。未效，再服。（《医学正传》）

天门冬膏，去积聚风痰，补肺，疗咳嗽失血，润五脏，杀三虫伏尸，除瘟疫，轻身益气，令人不饥：以天冬流水泡过，去皮心，捣烂取汁，砂锅文武炭火煮，勿令大沸。以 10 斤为率，熬至 3 斤，却入蜜 4 两，熬至滴水不散，瓶盛埋土中一七，去火毒。每日早、晚白汤调服 1 匙。若动大便，以酒服之。（《医方摘要》）

二冬膏，治肺胃灼热，痰涩咳嗽：天冬（去心），麦冬（去心）等分。上两味熬膏，炼白蜜收，不时含热咽之。（《张氏医通》）

立消饮，治疝气：天冬 5 钱，乌药 2 钱 5 分。水煎，临服加酒少许。（《童婴类萃》）

治五淋痛甚久不愈：生天冬捶汁半盅服。（《疑难急症简方》）

产后乳头红肿疼痛，用鲜天冬捣汁，和酒蒸，热服，以渣敷患处，两三次愈。（《类证治裁》）

治男子五劳七伤八风十二痹伤中六极。天冬、生地黄（切，各 3 斗半，捣压尽取汁），白蜜（3 升，炼），酥（3 升，炼），枸杞根（切，3 斗，洗净，以水 1 石 5 斗煮取 1 斗 3 升澄清），獐骨（1 具，捣碎。以水 1 石煮取 5 斗澄清）。上 6 味并大斗铜器中，微火先煎天冬，地黄减半乃合，煎取大斗 2 斗，下后件散药，煎取 1 斗，纳铜器，重釜煎令隐掌，可丸如梧子大。平旦空腹酒服 20 丸，日 2，加至 50 丸。（《备急千金要方》）

肺痿咳涎不渴。天冬捣汁，入黄酒、紫菀末丸服。（《痰火点雪》）

地黄门冬酒，主治风癫，阴虚痫妄。天冬 10 斤，地黄 30 斤。上捣取汁，作煎服。（《千金方衍义》）

肺经内外合邪，咳嗽语声不出，咽喉妨碍，状如梅核，噎塞不通，膈气噎食皆可服。又方单用天冬 10 两、生地黄 3 斤，取汁为膏，麦冬 8 两，和膏为丸，如桐子大。每服 50 丸。（《医门法律》）

定虚喘促神方；和姜蜜熬膏，天冬自然汁 3 碗，蜜 1 碗，姜汁半碗，共和匀熬膏。

（《本草蒙筌》）

治喉痛，咽嗌不利。天门冬煎方，生天冬（汁2升），人参（1两），生麦冬（汁1升），生姜（汁1升），生地黄（汁1升），肉桂（去粗皮1两），赤苓（去黑皮3两），甘草（炙3分），牛黄（研半两），半夏（汤洗7遍曝干1两），上10味，除4味汁外，余6味为末，先以天冬、麦冬汁煎减半，次入生姜汁，又煎减半，次又入地黄汁，并余6味末，同煎汁欲尽，即入白蜜1斤，酥4两，同煎成煎，以瓷合盛，不拘时，以温水调下1匙，以瘥为度。（《圣济总录》）

补益煎。主治和益营卫，驻颜补气，滋润肌体。主虚劳肌瘦，腿膝少力，不思饮食，皮肤生疮。生地黄4斤，生天冬1斤，生藕1斤，生姜半斤，（以上4味锉碎，用生绢袋绞取汁），石斛（去根）1两，鹿茸（酥炙，去毛）1两，菟丝子（酒浸1宿，捣成片子，焙干）1两，牛膝（酒浸1宿，焙干）1两，黄芪（锉）1两，柴胡（去苗）1两，地骨皮1两，人参1两，白茯苓（去黑皮）1两，桂（去粗皮）1两，木香1两，附子（炮裂，去皮脐）1两。上为末，先将前4味自然汁，于银石器内熬耗一半，入好酒1斗，又熬去一半，入酥、蜜各半斤同熬，次入上件药末于汁内，用柳枝不住手搅，直候匙上抄起为度，于新瓷器内盛，用蜡纸封口。每日1匙，空心温酒调下。（《圣济总录》）

治扁桃体炎、咽喉肿痛：天冬、麦冬、板蓝根、桔梗、山豆根各3钱，甘草2钱，水煎服。（《山东中草药手册》）

治疝气：鲜天冬5钱至1两（去皮）。水煎，点酒为引内服。（《云南中草药》）

催乳：天冬2两。炖肉服。（《云南中草药》）

老年男性异常勃起，天冬30克，粳米50克。先将天门冬捣烂煮浓汁，去滓，用汁煮米做粥。晨起做早餐服之。（《自我调养巧治病》）

2.1.7 治验医案举隅

用新鲜中药按滋阴培元法治疗患者多年的肺部顽疾

白某某，男，79岁，于2020年4月15日入院。患者诉慢性咳、喘8年余，近几年逐渐加重，休息时仍感呼吸困难、头晕、胸闷不适，自述胃不好、反酸、不烧心，入睡困难，双下肢动脉硬化性闭塞症，间歇性跛行，双下肢肌肤甲错，皮肤黝黑，双膝关节疼痛，臀部疼痛，水肿，并伴有麻木感1年余，有时觉针扎样疼痛，触之体温稍高，饮食可，二便可。患有高血压30余年，高脂血症，否认血糖高。

血常规检查示：天冬氨酸氨基转移酶50.1U/L（参考值0~40U/L），总胆红素22.18μmol/L（参考值5.13~22.24μmol/L），直接胆红素11.67μmol/L（参考值0~6.8μmol/L），同型半胱氨酸27.15μmol/L（参考值5~15μmol/L），尿微量蛋白22.8mg/L（参考值0~30mg/L），胸片示：慢性支气管炎、肺气肿，彩超示：双肾多发囊肿，双下肢动脉硬化伴斑块形成并管腔狭窄。

查：舌红暗，苔白很厚腻、有裂纹，脉濡、软、满、稍沉。

西医诊断：慢性阻塞性肺疾病，低氧血症，呼吸衰竭，肺源性心脏病合并冠心病，窦性心动过缓，双下肢动脉硬化性闭塞症。

中医诊断：喘病、痹证。肺肾两虚。

患者由于患病多年，久病伤肾，再加服药过多，苦寒伤及脾胃，肾气不足，水液代谢受到影响，痰液阻络，津液不布，阴液不达；同时，精血同源，肾病伤骨，肌肉失荣。治则宜补液行水，补益肝肾，补肺纳气，活血化瘀，疏通经络，化痰定喘，故拟下方中药口服，同时还配合鲜药局部汽疗，患肢局部熏洗、鲜药热敷包治疗。

处方：鲜天冬汁半袋、鲜麦冬30克、五味子10克、鲜当归10克、鲜车前草70克、鲜景天三七70克、当归10克、菟丝子20克、杜仲20克、葛根30克、肉苁蓉35克、桑寄生20克、鲜肉苁蓉50克、鲜首乌藤20克、地龙8克、炒白术20克、鲜红花苗50克、鸡矢藤30克、炙黄芪30克、狗脊30克、鲜牛膝苗50克。

2020年4月16日查房，患者诉心前区有不适，有时憋闷，尤其夜间严重。怕冷，遇冷打喷嚏、打嗝，有时饮水，胃反流。

查：脉濡、软、满、稍沉，舌红暗，苔白很厚粗糙、有裂纹、局部少苔。

口服方不变，用鲜藿香、鲜紫苏各20克，代茶饮。

2020年5月13日诊，患者双下肢水肿减轻，胃比前几天好，反酸不烧心，有时打嗝，频率减少。脉濡、稍沉、软、缓、微有余，舌红暗，苔白厚腻，有裂纹，静息吸氧3升，血氧饱和度96%，心率每分钟59次。

口服方加鲜藿香梗30克，鲜鱼腥草50克。

2020年5月23日诊，患者诉左小腿痒，食欲可，睡眠质量差，双下肢水肿明显减轻。平躺吸氧2升，血氧饱和度92%~94%，心率每分钟56~58次；静息吸氧2升，坐位时血氧饱和度96%，心率每分钟59次。转门诊治疗。

2020年6月3日再次入院治疗，患者诉门诊治疗后睡眠改善，由于吹空调受风，近日痰多；走路时腰疼，肌肉酸，喘憋，呼吸困难，双下肢水肿、疼痛，腹胀。查其脉濡、满、软、微韧，舌偏红，苔白稍厚腻不均匀、略矮、不均匀。另开方。

处方：鲜天冬汁半袋、鲜车前草80克、鲜荆芥40克、鲜地黄120克、鲜葛藤60克、鲜牛膝50克、鲜虎杖70克、鲜黄芩45克、鲜水苋花60克、鲜大青叶80克、鲜北沙参70克、鲜忍冬藤80克、鲜防风茎叶40克、鲜鹿茸7克、鲜蒲公英70克、鲜芦根100克、鲜地丁80克、升麻20克、狗脊20克、葛根30克、金银花30克、炒白术30克、黄芩20克、郁金30克、益智仁30克。

2020年7月30日诊，患者睡眠质量改善，但易醒、醒后不易入睡，睡眠时长4小时。双下肢水肿消失，走路时腰疼、肌肉酸、喘憋、呼吸困难等症状均有改善。

患者治疗前后临床症状体征等指标见下表。

	临床症状体征	血气分析	血液黏稠度	肾功能
治疗前 2020 年 6 月 30 日	平卧感到呼吸困难。心率：每分钟 40 次，呼吸：每分钟 25 次	血氧饱和度：68% 氧分压：39mmHg	血红蛋白：161g/L	肌酐：157.1 μmol/L
治疗后 2020 年 7 月 30 日	可自如行走 30 米 心率：每分钟 62 次 呼吸：每分钟 18 次	血氧饱和度：91% 氧分压：66mmHg	血红蛋白：138g/L	肌酐：91.5 μmol/L

患者经系统治疗后病情明显好转。但由于其年龄较大、体质较差、基础病较多，需继续治疗，前后共治疗 3 个多月后，能自行行走 30 米以上，肠胃不适症状消失，咳喘症状减轻，各项指标也在进一步好转。

3 鲜药应用探讨

3.1 鲜品炮制要点

3.1.1 将鲜天冬类生鲜品采收后，分类，择选去杂质及枯黄腐叶部分，洗净后，按医嘱，切碎入药，或破碎后入药。

3.1.2 从生鲜品到熟鲜品，最好做到当天采收，当天炮制加工，当天入药为最佳。

3.2 与干品中药的比对

天冬中的有一些成分，其性状不稳定，经过高温加工后，有效成分易被破坏或变性。有文献采用不同煮烫时间、干燥温度、干燥方法、处理方法加工湘产鲜天冬，并对产品质量进行综合评价。结果表明，干燥温度为 25℃、35℃时产品质量优良；60℃以上的干燥温度所得产品质量差，45℃、50℃干燥的产品色较深；真空干燥产品质量较烘干方法更好；冷冻干燥法的产品质量好；经 $CaCl_2$、明矾处理以 35℃干燥的质量较优；原材料以煮汤 15 分钟产品质量较优。

文献研究结果表明，天冬中的部分成分经过低温处理后，方能尽可能保留。由此，编者认为天冬在新鲜状态下直接入药为最佳。

3.3 不同炮制方式饮片的有效含量及功效区别

3.3.1 将鲜天冬类生鲜品清洗择净后，可使药物洁净，切碎或破碎后，可增加与溶液的接触面，便于有效成分快速地煎出或溶出，同时也便于调剂、制剂。

3.3.2 将鲜天冬类生鲜品入药不需要过多炮制，一些成分在加热或干燥的过程中容易被破坏，同时，一些成分在干燥的过程中，如果处理不当，会引起有效成分损失。

所以，以鲜用入药为最佳的方式之一。

3.3.3 将鲜天冬类生鲜品捣碎或捣碎后，浸汁入药，因为液体进入消化道及外涂于皮肤黏膜后，吸收迅速，见效快。

3.4 综合利用

天冬因其确切的疗效，在临床得到了广泛的应用，药用部分主要是采收其地下部分，对于天冬野生资源需求的快速增长，导致野生天冬资源挖掘殆尽。而天冬植物的地上部分，大多数作为废弃物被扔掉。有文献研究发现，天冬地上部分水提液低、中、高浓度组，给药 30 天后，检测小鼠血清及肝组织匀浆中超氧化物歧化酶（SOD）、一氧化氮（NO）合成酶（NOS）、过氧化氢酶（CAT）活性及 NO、丙二醛（MDA）含量，并观察心、肝、脾、肺、肾和胰的显微结构。结果在 D- 半乳糖致小鼠衰老模型中，低、中、高浓度天冬地上部分提取液均可提高或显著提高血清和肝组织中 SOD、NOS、CAT 活性及 NO 含量，降低 MDA 含量；显微结构表明，随给药浓度增加，天冬对脏器保护作用增强，但不同器官保护效果程度不同，最明显的是肺，其次是心脏和脾脏。实验结论：天冬地上部分对衰老小鼠有一定保护作用，且具有抗氧化活性，有开发入药的潜力。

参考文献

［1］彭国平，陈平，向华，等．湘产鲜天门冬加工方法初步研究［J］．食品工业科技，2008，1：236-238.

［2］袁祎玲，殷浩宇，谭娟．天门冬地上部分水提液在小鼠衰老过程中的抗氧化作用［J］．中国老年学杂志，2018，38：4219-4223.

菟丝

1 药材基原

为旋花科植物南方菟丝子 *Cuscuta australis* R. Br. 或菟丝子 *Cuscuta chinensis* Lam.。

2 鲜药谱

鲜菟丝、菟丝子。

2.1 鲜菟丝

2.1.1 药用部位 本品为旋花科植物南方菟丝子（图72）或菟丝子的全草。

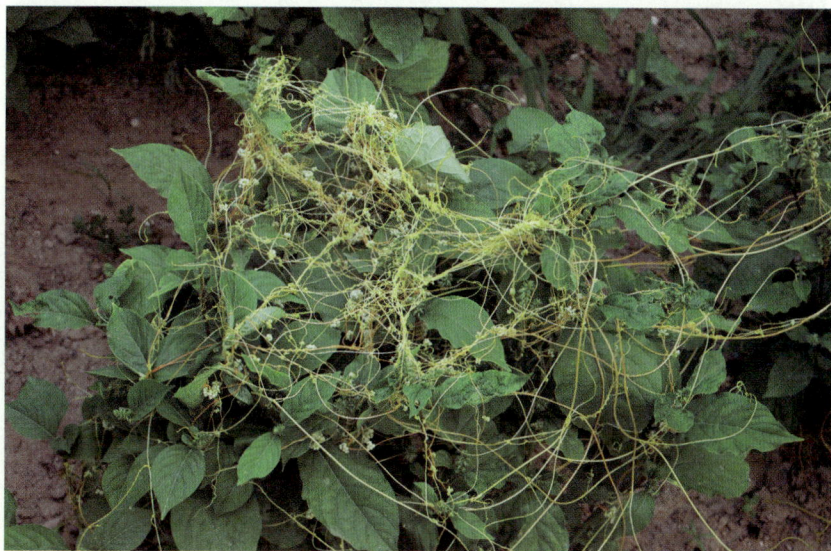

图72 菟丝子

2.1.2 性味归经 味甘、苦，性平。归肝、肾、膀胱经。

2.1.3 功能主治 清热解毒，凉血止血，健脾利湿。用于吐血，衄血，便血，血崩，淋浊，带下，痢疾，黄疸，便溏，目赤肿痛，咽喉肿痛，痈疽肿毒，痱子等。

2.1.4 采收加工 全草全年可采，或夏、秋季采收。

2.1.5 用法用量　内服：干品 5~10 克，鲜品 30~60 克，根据医嘱，煎汤，研磨成浆或破碎绞汁煮沸服，或生服。外用：适量，捣烂外敷或绞汁外涂，煎汤熏洗患处。

2.1.6 本草医籍论述

（菟丝）汁去面皯。（《神农本草经》）

治眼赤痛：野狐浆（菟丝）草，捣取汁，点之。（《太平圣惠方》）

陶弘景：（菟丝）其茎挼以浴小儿，疗热痱。（《本草纲目》）

治小便不通：金丝（菟丝）草 1 握，同韭菜根头煎汤洗小肚。（《慈惠小编》）

治阳痿遗精，腰膝酸痛，小便淋漓，大便溏泄，妇女带下：金灯藤（菟丝）全草 9~12 克。水煎，冲黄酒、红糖服。（《浙江民间常用草药》）

治痢证：金灯藤（菟丝）同生姜汤煎服。（《植物名实图考》）

治细菌性痢疾、肠炎：鲜菟丝子全草 30 克。每日 1 剂，煎服 2 次。（内蒙古《中草药新医疗法资料选编》）

治小儿单纯性消化不良：金丝（菟丝）草研粉，每次 0.9~1.5 克，温开水送服，每日 2~3 次。（《浙江药用植物志》）

治目赤肿痛，咽喉肿痛：鲜金丝（菟丝）草适量。捣烂取汁，滴眼或滴喉。（《浙江药用植物志》）

治疗白癜风，取菟丝子全草制成 25% 菟丝子酊，以棉签蘸药液涂擦患处，每日 2~3 次。（《中药大辞典》）

2.2　菟丝子

2.2.1 药用部位　本品为旋花科植物南方菟丝子或菟丝子的成熟种子。

2.2.2 性味归经　味辛、甘，性平。归肝、肾、脾经。

2.2.3 功能主治　补肾益精，养肝明目，固胎止泄。用于腰膝酸痛，遗精，阳痿，早泄，不育，消渴，淋浊，遗尿，目昏耳鸣，胎动不安，流产，泄泻等。

2.2.4 采收加工　全草全年可采，或夏、秋季采收。

2.2.5 用法用量　内服：干品 5~10 克，鲜品 30~60 克，根据医嘱，煎汤，研磨成浆或破碎绞汁煮沸服，或生服。外用：适量，捣烂外敷或绞汁外涂，煎汤熏洗患处。

2.2.6 本草医籍论述

菟丝子丸。补肾气，壮阳道，助精神，轻腰脚：菟丝子 1 斤（淘净，酒煮，捣成饼，焙干），附子（制）4 两。共为末，酒糊丸，梧子大，酒下 50 丸。（《扁鹊心书》）

治腰膝风冷，益颜色，明目：菟丝子 1 斗。酒浸良久，沥出曝干，又漫，令酒干为度，捣细罗为末。每服 2 钱，以温酒调下，日 3。服后吃三五匙水饭压之，至三七日，更加至 3 钱服之。（《普济方》）

治劳伤肝气，目暗。菟丝子 2 两。酒浸 3 日，曝干，捣罗为末，鸡子白和丸梧桐

子大。每服空心以温酒下 30 丸。(《太平圣惠方》)

身、面突然浮肿。用菟丝子 1 升,在酒 5 升中浸泡两三夜,每饮 1 升。1 天 3 次,肿不消,继续服药。(《太平圣惠方》)

菟丝丸。治膏淋:菟丝子(酒浸,蒸,捣,焙)、桑螵蛸(炙)各半两,泽泻 1 分。上为细末,炼蜜为丸,如梧桐子大。每服 20 丸,空心用清米饮送下。(《奇效良方》)

治小便赤浊,心肾不足,精少血燥,口干烦热,头晕怔忡:菟丝子、麦门冬等分。为末,蜜丸梧子大,盐汤每下 70 丸。(《本草纲目》)

菟丝子丸。治小便多或不禁:菟丝子(酒蒸)2 两,桑螵蛸(酒炙)半两,牡蛎(煅)1 两,肉苁蓉(酒润)2 两,附子(炮,去皮、脐)、五味子各 1 两,鸡膍胵半两(微炙),鹿茸(酒炙)1 两。上为末,酒糊丸,如梧子大。每服 70 丸,食前盐酒任下。(《世医得效方》)

菟丝子丸。治消渴:菟丝子不拘多少,拣净,水淘,酒浸 3 宿,控干,乘润捣罗为散,焙干再为细末,炼蜜和丸,如梧桐子大。食前饮下 50 粒,1 日二三服;或作散,饮调下 3 钱。(《全生指迷方》)

菟丝子煎,治阴虚阳盛,四肢发热,逢风如炙如火:菟丝子、五味子各 1 两,生干地黄 3 两。上为细末。米饮调下 2 钱,食前。(《鸡峰普济方》)

治痔下部痒痛如虫啮:菟丝子熬令黄黑,末,以鸡子黄和涂之。(《肘后备急方》)

谷道赤痛:菟丝子熬黄黑,为末,鸡子白和涂之。(《肘后备急方》)

治眉炼癣疮:菟丝子炒,研,油调敷之。(《山居四要》)

消渴不止。用菟丝子煎汁随意饮服,以止为度。(《事林广记》)

3 鲜药应用探讨

3.1 鲜品炮制要点

3.1.1 将鲜菟丝类生鲜品采收后,分类,择选去杂质及枯黄腐叶部分,洗净后,按医嘱切碎入药,或破碎后入药。

3.1.2 最好做到当天采,当天入药为最佳。

3.2 不同炮制方式饮片的有效含量及功效区别

3.2.1 将鲜菟丝类生鲜品清洗后择净,使药物洁净,切碎或破碎后,可增加与溶液的接触面,便于有效成分快速煎出或溶出,同时也便于调剂、制剂。

3.2.2 鲜菟丝类生鲜品入药,不需要过多炮制,一些成分在加热或干燥的过程中容易被破坏,故以鲜用入药为最佳方式之一。

3.2.3 将鲜菟丝类生鲜品捣碎或捣碎后榨汁,吸收迅速,见效快。

王不留行

1 药材基原

为石竹科植物麦蓝菜 *Vaccaria segetalis*（Neck.）Garcke。

2 鲜药谱

王不留行、鲜王不留行苗。

2.1 王不留行

2.1.1 药用部位 本品为石竹科植物麦蓝菜（图73）的种子。

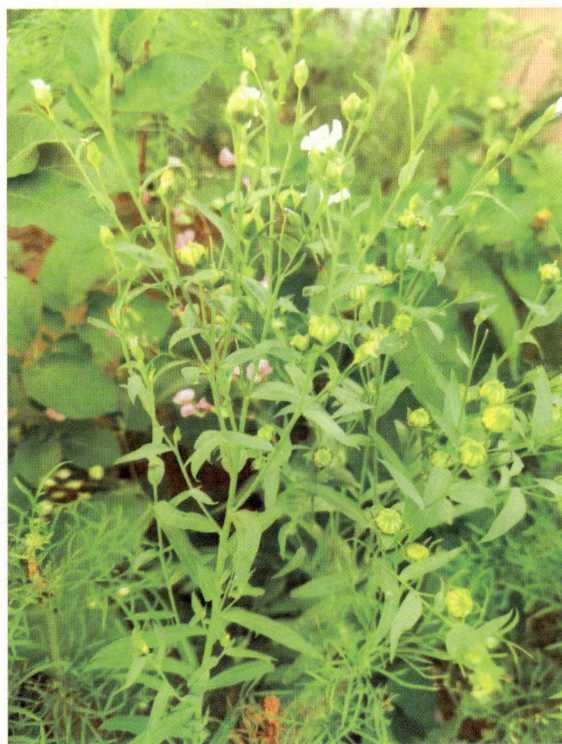

图73 麦蓝菜

2.1.2 性味归经 味苦，性平。归肝、胃经。

2.1.3 功能主治 活血通经，下乳消痈。用于妇女经行腹痛，经闭，乳汁不通，乳痈，痈肿等。

2.1.4 采收加工 种子成熟后采收。

2.1.5 用法用量 口服：15~30 克，根据医嘱，煎汤，或研磨破碎入散剂及丸剂，用酒炒或根据医嘱进行炮制。外用：适量，捣烂外敷或外涂，煎汤熏洗患处。

2.1.6 本草医籍论述

涌泉散，治妇人因气，奶汁绝少：瞿麦穗、麦冬（去心）、王不留行、紧龙骨、穿山甲（炮黄）各等分。上 5 味为末，每服 1 钱，热酒调下；后食猪蹄羹少许，投药，用木梳左右乳上梳 30 来梳，1 日 3 服，食前服，3 次羹汤投，3 次梳乳。（《卫生宝鉴》）

胜金散，治难产逆生，胎死腹中：王不留行、酸浆草（死胎焙用）、茺蔚子、白蒺藜（去刺）、五灵脂（行血俱生用）。各等分为散。每服 3 钱，取利。山水 1 盏半。入白花刘寄奴子 1 撮，同煎温服。（《普济方》）

治诸淋及小便常不利，阴中痛，日数十度起，此皆劳损虚热所致：石韦（去毛）、滑石、瞿麦、王不留行、葵子各 2 两。捣筛为散。每服方寸匕，日 3 服之。（《外台秘要》）

治乳痈初起：王不留行 1 两，蒲公英、瓜蒌仁各 5 钱，当归梢 3 钱。酒煎服。（《本草汇言》）

治疔肿初起：王不留行子为末，蟾酥丸黍米大。每服 1 丸，酒下。汗出即愈。（《濒湖集简方》）

王不留行散，治金疮，被刀斧所伤，亡血，寸口脉浮微而涩：王不留行 10 分，蒴藋细叶 10 分，桑根白皮 10 分，甘草 18 分，川椒 3 分（除目及闭口，去汗），黄芩 2 分，干姜 2 分，芍药 2 分，厚朴 2 分。上 9 味，桑根皮以上 3 味烧灰存性，勿令灰过；各别杵筛，合治之为散。服方寸匕，小疮即粉之，大疮但服之，产后亦可服。如风寒，桑根勿取之。前三物皆阴于百日。（《金匮要略》）

治粪后下血：王不留行末，水服 1 钱。（《圣济总录》）

痈疽诸疮：王不留行汤。治痈疽妒乳，月蚀白秃，及面上久疮，去虫止痛：用王不留行、东南桃枝、东引茱萸根皮各 5 两，蛇床子、牡荆子、苦竹叶、蒺藜子各 3 升，大麻子 1 升。以水 2 斗半，煮取 1 斗，频频洗之。（《备急千金要方》）

乳少门主方，穿山甲、王不留行（各等分）研细末，热酒调服 3 钱。（《疡医大全》）

治血闭不行，经脉淋涩，不行不止：王不留行 1 两，当归梢、红花、延胡索、牡丹皮、生地黄、川芎、乌药各 3 钱共为末，每早服 3 钱。（《东轩产科方》）

治血淋不止：王不留行 1 两，当归身、川续断、白芍药、丹参各 2 钱。分作 2 剂，水煎服。（《东轩产科方》）

治妇女乳汁不足：生黄芪 1 两，王不留行 5 钱。水 6 斤煎至 4 斤，去药。用此汤

煮驴肾，热烂后，吃驴肾，饮汤。(《吉林中草药》)

2.2　鲜王不留行苗

2.2.1 药用部位　本品为石竹科植物麦蓝菜的地上部分。

2.2.2 性味归经　味苦，性平。归肝、胃经。

2.2.3 功能主治　行血通经，催生下乳，消肿敛疮。用于妇女经闭，乳汁不通，难产，血淋，痈肿，金疮出血等。

2.2.4 采收加工　常年可以采收。

2.2.5 用法用量　口服：干品 15~30 克，鲜品 30~60 克，根据医嘱，煎汤，或研磨破碎绞汁煮沸或生服。外用：适量，捣烂外敷或绞汁外涂，煎汤熏洗患处。

2.2.6 本草医籍论述

治鼻衄不止：(王不留行)剪金花连茎叶，阴干，浓煎汁，温服。(《指南方》)

王不留行能走血分，乃阳明冲任之药，俗有"穿山甲，王不留，妇人服了乳长流"之语，可见其性行而不住也。按王执中《资生经》云：一妇人患淋卧久，诸药不效，用剪金花十余叶煎汤，遂令服之，明早来云，病减八分矣。(《本草纲目》)

3 鲜药应用探讨

3.1　鲜品炮制要点

3.1.1 将王不留行、鲜王不留行苗采收后，进行清洗。除去黄叶、腐叶及杂质。

3.1.2 鲜王不留行苗在生鲜品状态下，不需要过多的加工炮制，就可以切碎及破碎入药。

3.1.3 将王不留行炒后入药。取干净无杂的王不留行，置炒制容器内，用文火加热，有爆裂声，炒至大多数爆开白花，取出晾凉。

3.1.4 所有王不留行类药炮制加工品，从生鲜品到炮制熟鲜品，加工应在最短的时间完成。炮制品应在低温环境下保存，并尽快入药，防止有效成分散失和改变，做好当天炮制，当天入药，方可以保证药效。

3.2　不同炮制方式饮片的有效含量及功效区别

3.2.1 将王不留行类药物净洗后进行分类，因入药部位不同，药效也存在一定的差异。

3.2.2 将王不留行类生鲜类药物切片或破碎后，在煎煮和溶出的过程中，有利于快速地将有效成分煎出或溶出。

3.2.3 将王不留行炒后煎药，可提高其有效成分的煎出率。

乌蔹莓

1 药材基原

为葡萄科乌蔹莓属植物乌蔹莓 *Causonis japonica* (Thunb.) Raf.。

2 鲜药谱

鲜乌蔹莓。

2.1 鲜乌蔹莓

2.1.1 药用部位 本品为葡萄科乌蔹莓属植物乌蔹莓（图74）的全草或根。

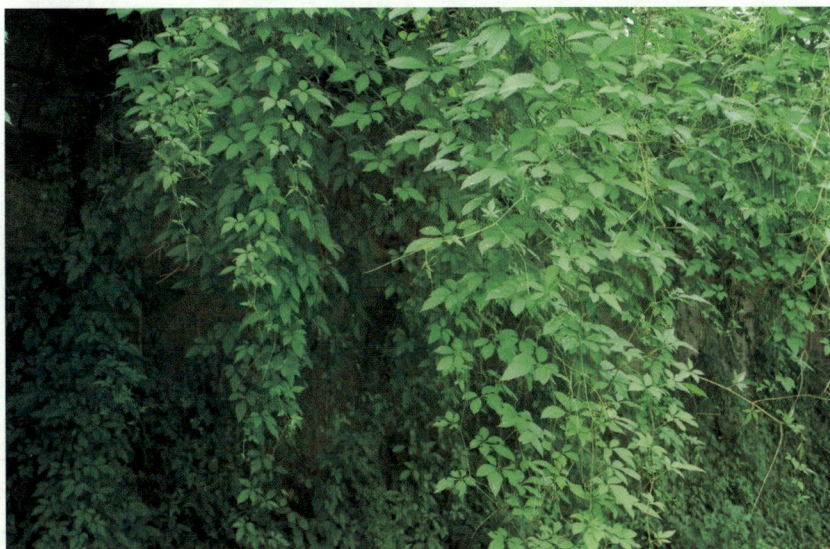

图74 乌蔹莓

2.1.2 性味归经 味苦、酸，性寒。归心、肝、胃经。

2.1.3 功能主治 清热利湿，解毒消肿。用于热毒痈肿，疔疮，丹毒，咽喉肿痛，蛇虫咬伤，水火烫伤，风湿痹痛，黄疸，泻痢，白浊，尿血等。

2.1.4 采收加工 生长旺盛及夏、秋季时采收。

2.1.5 用法用量 内服：干品 10~20 克，鲜品 30~60 克，根据医嘱，煎汤、研磨成浆或破碎绞汁煮沸服，或生服。外用：适量，捣烂外敷或绞汁外涂，煎汤熏洗患处。

2.1.6 本草医籍论述

项下热肿，俗名虾蟆瘟。五叶藤（乌蔹莓）捣，敷之。（《丹溪纂要》）

一切肿毒，发背乳痈，便毒恶疮，初起者：并用五叶藤（乌蔹莓）（或根）1 握，生姜 1 块。捣烂，入好酒 1 碗绞汁。热服取汗，以渣敷之，即散。一用大蒜代姜，亦可。（《寿域神方》）

治风毒热肿，游丹。（出本草）以乌蔹莓捣敷，并饮汁良，治蛇虫咬。（《普济方》）

用乌蔹莓 5 叶，或生人家墙间，捣，敷疮肿蛇虫咬处。（《普济方》）

治白浊，色白若泔浆浊，在尿后不痛者，乃湿热所致，五爪龙（乌蔹莓）藤连根 1 两，土茯苓、牛膝各 8 钱。生白酒 3 碗，煎至 1 碗，空心服 3 次愈，并治下疳如神。（《文堂集验方》）

治喉痹：马兰菊、五爪龙（乌蔹莓）草、车前草各 1 握。上 3 物，杵汁，徐徐饮之。（《医学正传》）

治痈疽阴阳等毒，肿痛未溃时，敷此追脓拔毒。五龙草（即乌蔹莓，俗名五爪龙，江浙多产之）、生银花、草、车前根叶，四味俱用鲜草，等分捣如泥，再拌陈小粉 1 两，盐 5 分，再捣成膏，遍贴肿处，中留 1 孔，外用棉纸盖定，以避风寒。此方内五龙草或缺少不便，倍草亦效。（《验方新编》）

治风湿关节疼痛：乌蔹莓根 1 两，泡酒服。（《贵州草药》）

治白浊，利小便：乌蔹莓根捣汁饮。（《浙江民间草药》）

治瘿瘤：土茯苓 5 钱，金锁银开、黄药子各 3 钱，白毛藤 5 钱，乌蔹莓根、蒲公英各 4 钱，甘草、金银花各 2 钱，煎服。（《浙江民间中药》）

治毒蛇咬伤，眼前发黑，视物不清：鲜乌蔹莓全草捣烂绞取汁 2 两，米酒冲服。外用鲜全草捣烂敷伤处。（《江西民间草药》）

治发背、臀痈、便毒：乌蔹莓全草水煎 2 次过滤，将两次煎汁合并一处，再隔水煎浓缩成膏，涂纱布上，贴敷患处，每日换 1 次。（《江西民间草药》）

治臁疮：鲜乌蔹莓叶，捣烂敷患处，宽布条扎护，每日换 1 次。或晒研末，每药末 1 两，同生猪脂 3 两，捣成膏，将膏摊纸上，贴敷患处。（《江西民间草药》）

治跌打接骨：血五甲（乌蔹莓）根晒干，研细，用开水调红糖包患处。（《贵州省中医验方秘方》）

治风湿瘫痪，行走不便，母猪藤（乌蔹莓）45 克，大山羊 30 克，大风藤 30 克，泡酒 500 克，每服 15~30 克，日服 2 次，经常服用。（《贵阳民间药草》）

治乳腺炎：鲜乌蔹莓，捣烂敷患处。（《青岛中草药手册》）

治淋巴结炎：乌蔹莓叶适量，和等量水仙花鳞茎，红糖少许，共捣烂，加温敷患

处。(《福建药物志》)

治带状疱疹：乌蔹莓根，磨烧酒与雄黄，抹患处。(《福建药物志》)

3 鲜药应用探讨

3.1　鲜品炮制要点

3.1.1 鲜乌蔹莓从地里采收后，择选去杂质及枯黄部分，洗净后，按医嘱切碎入药，或破碎后入药，也可取鲜汁入药，也可以鲜品生食。最好做到当天采，当天用为最佳。

3.1.2 鲜乌蔹莓在煎取时，宜武火急煎，煎煮的时间不宜过长，以防止有效成分散失。

3.1.3 如在寒冷的季节，无新鲜的乌蔹莓供应，可以在适合生长鲜乌蔹莓的季节，将乌蔹莓打成浆后，密封，低温冷冻保存，做成冻鲜品。入药前，解冻、煮沸，但不宜生食。

3.1.4 从生鲜品到熟鲜品，最好做到当天采收，当天炮制加工，当天入药为最佳。

3.2　不同炮制方式饮片的有效含量及功效区别

3.2.1 将鲜乌蔹莓清洗后，使药物洁净，切碎或破碎后，增加与溶液的接触面，便于药效成分快速地煎出或溶出，同时也便于调剂、制剂。

3.2.2 鲜乌蔹莓不需要过多的炮制，一些成分在加热或干燥的过程中容易被破坏，故以鲜用入药为最佳的方式之一。

3.2.3 将生鲜的乌蔹莓制成冻鲜品中药，以备用时之需，因为有效成分破坏较少，虽在应用时，没有生鲜用时效果佳，但远比干存品效果好。

夏至草

1 药材基原

为唇形科植物夏至草 *Lagopsis supina*（Steph.）Ikonn.–Gal.。

2 鲜药谱

夏至草。

2.1 鲜夏至草

2.1.1 药用部位 本品为唇形科植物夏至草（图75）的全草。

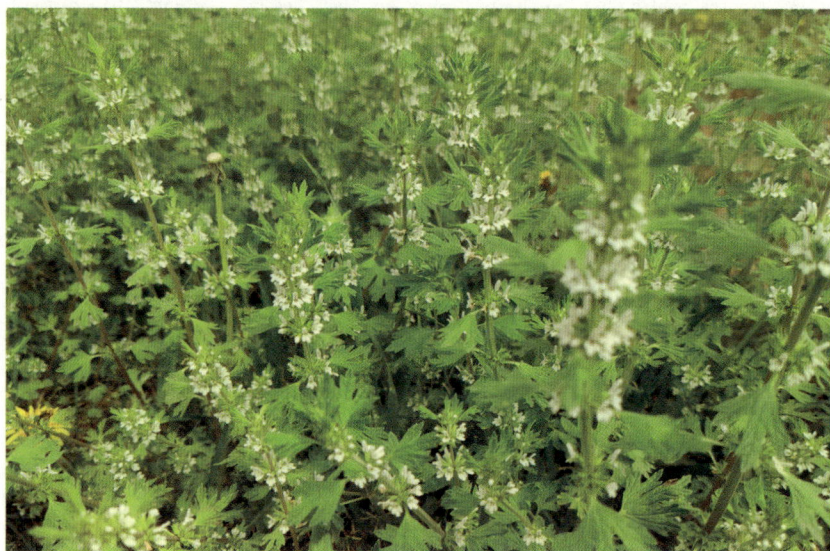

图75　夏至草

2.1.2 性味归经 味辛，性平。归心、小肠、肺经。

2.1.3 功能主治 养血活血，清热利湿。用于月经不调，产后瘀滞腹痛，血虚头昏，半身不遂，跌打损伤，水肿，小便不利，目赤肿痛，疮痈，冻疮，牙痛，皮疹瘙痒等。

2.1.4 采收加工　春夏之交，生长旺季可采。

2.1.5 用法用量　内服：干品 15~30 克，鲜品 30~60 克，根据医嘱，煎汤，研磨成浆或破碎绞汁煮沸服，或生服。外用：适量，捣烂外敷或绞汁外涂，煎汤熏洗患处。

2.1.6 本草医籍论述

治产后瘀滞腹痛，跌打损伤：夏至草 15 克，川刘寄奴 15 克，金丝梅 15 克，香通 15 克。水煎服。(《四川中药志》)

治水肿，小便不利：夏至草 30 克，马鞭草 30 克。水煎浓汁服。(《四川中药志》)

3 鲜药应用探讨

3.1　鲜品炮制要点

3.1.1 鲜夏至草从地里采收后，择选去杂质及枯黄部分，洗净后，按医嘱切碎入药，或破碎后入药，也可取鲜汁入药，也可以鲜品生食。最好做到当天采，当天用为最佳。

3.1.2 鲜夏至草在煎煮时，宜武火急煎，煎煮的时间不宜过长，以防止有效成分散失。

3.1.3 如在寒冷的季节，无新鲜的夏至草供应，可以在适合生长鲜夏至草的季节，将夏至草打成浆后，密封，低温冷冻保存，做成冻鲜品。入药前解冻、煮沸，但不宜生食。

3.1.4 从生鲜品到熟鲜品，最好做到当天采收，当天炮制加工，当天入药为最佳。

3.2　不同炮制方式饮片的有效含量及功效区别

3.2.1 将鲜夏至草清洗后，使药物洁净，切碎破碎后，增加与溶液的接触面，便于药效成分快速地煎出或溶出，同时也便于调剂、制剂。

3.2.2 鲜夏至草不需要过多的炮制，一些成分在加热或干燥的过程中容易被破坏，故以鲜用入药最佳的方式之一。

3.2.3 将生鲜的夏至草制成冻生鲜品中药，以备用时之需，因为有效成分破坏较少，虽在应用时，没有生鲜用时效果佳，但远比干存品效果好。

仙鹤草

1 药材基原

为蔷薇科植物龙芽草 *Agrimonia pilosa* Ledeb.。

2 鲜药谱

鲜仙鹤草、鲜仙鹤草根、鲜仙鹤草（龙）芽。

2.1 鲜仙鹤草

2.1.1 药用部位　本品为蔷薇科植物龙芽草（图76）的地上部分。

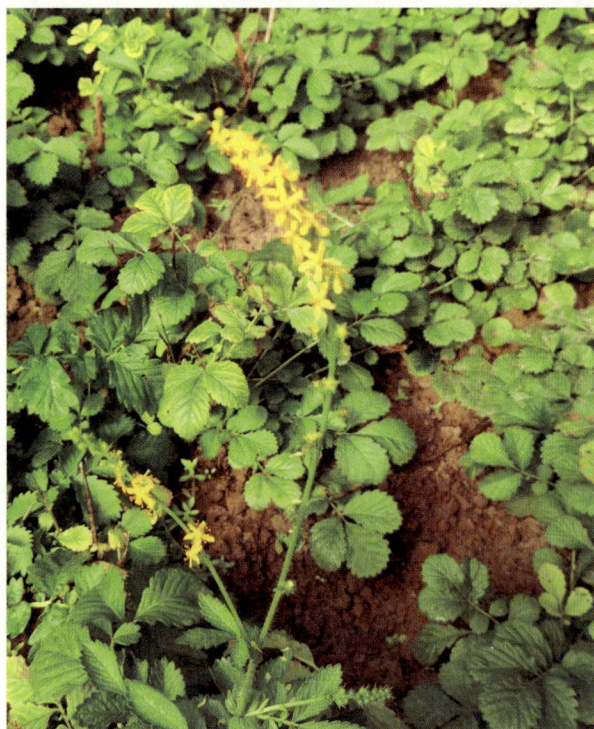

图76　龙芽草

2.1.2 性味归经 味苦、涩，性平。归心、肝、脾经。

2.1.3 功能主治 收敛止血，截疟，止痢，解毒，补虚。用于咯血，吐血，崩漏下血，疟疾，血痢，痈肿疮毒，阴痒带下，脱力劳伤等。

2.1.4 采收加工 春、夏、秋季，地上部分长出后随时可采收。

2.1.5 用法用量 口服：干品 15~30 克，鲜品 30~60 克，根据医嘱，煎汤，或研磨破碎绞汁煮沸服，或生服。外用：适量，煎水洗、捣烂外敷或绞汁外涂。

2.1.6 本草医籍论述

治金疮：狼牙草（仙鹤草），茎叶熟捣，敷贴之。兼止血。（《肘后备急方》）

治肺痨咯血：鲜仙鹤草 1 两（干者，6 钱），白糖 1 两。将仙鹤草捣烂，加冷开水半碗，搅拌，榨取液汁，再加入白糖，1 次服用。（《贵州民间方药集》）

治痈疽结毒：鲜龙芽草（仙鹤草）4 两，地瓜酒半斤，冲开水，炖，饭后服。初起者服三四剂能化解，若已成脓，连服十余剂，能消炎止痛。（《闽东本草》）

治蛇咬伤：鲜龙芽草（仙鹤草）叶，洗净，捣烂贴伤处。（《福建民间草药》）

治发背疼不可忍：龙芽草（仙鹤草）少许，水和捣汁饮之，滓敷疮上，即愈。（《卫生易简方》）

治恶蛟咬：新鲜仙鹤草捣汁，好陈酒冲服，渣敷，立时效。（《少林真传伤科秘方》）

治跌伤红肿作痛：仙鹤草、小血藤、白花草（酒炒，外伤破皮者不用酒炒）。捣绒外敷，并泡酒内服。（《四川中药志》）

治久痢不止：慕荷、石榴皮、仙鹤草、木香、扁豆、沙参。水煎服。（《四川中药志》）

治崩漏及月经过多：荠菜 1 两，龙芽草（仙鹤草）1 两。水煎服。（《广西中草药》）

治崩漏：一匹绸叶、走马胎叶、龙芽草（仙鹤草）各 1 两，捣烂，水煎服。（《广西中草药》）

2.2 鲜仙鹤草根

2.2.1 药用部位 本品为蔷薇科植物龙芽草的地下部分根。

2.2.2 性味归经 味苦、涩，性温。归心、肝、脾经。

2.2.3 功能主治 解毒，驱虫。主要用于赤白痢疾，疮疡，肿毒，疟疾，绦虫病，闭经等。

2.2.4 采收加工 随时可采收。

2.2.5 用法用量 口服：干品 15~30 克，鲜品 30~60 克，根据医嘱，煎汤，或研磨破碎绞汁煮沸服，或生服。外用：适量，捣烂外敷或绞汁外涂，煎汤熏洗患处。

2.2.6 本草医籍论述

治痢疾：鲜人乌泡根皮3两，鲜龙芽草（仙鹤草）根2两，鲜白金条根1两。煎水服，每日3至4次，每次2小酒杯。（《贵州草药》）

治风火牙痛：仙鹤草根少许，塞牙痛处。（《贵州草药》）

治失眠或夜惊：仙鹤草根30克，萱草根15克。炖子鸡1只吃。（《贵州草药》）

治小儿疳积及眼目翳障：龙芽草（仙鹤草）根及茎（去粗皮）15克，猪肝60克。同煮熟，食肝及汤。（江西《草药手册》）

治偏头痛，头昏，头痛：龙牙草（仙鹤草）根30克，鸡、鸭各1个。煮服。（江西《草药手册》）

治暑热腹痛，妇人经闭：龙芽草（仙鹤草）根9~15克。水煎服，或捣烂外敷。（《湖南药物志》）

治疟疾：鲜仙鹤草根30克。于发作前2~3小时煎服。（《安徽中草药》）

2.3 鲜仙鹤草（龙）芽

2.3.1 药用部位　本品为蔷薇科植物龙芽草的地下冬芽。

2.3.2 性味归经　味辛、涩，性温。归心、肝、脾经。

2.3.3 功能主治　驱虫，解毒消肿。主要用于绦虫病，阴道滴虫病，疮疡疥癣，疖肿，赤白痢疾。

2.3.4 采收加工　地上部分未长出前采收。

2.3.5 用法用量　口服：干品15~30克，鲜品30~60克，根据医嘱，煎汤，或研磨破碎绞汁煮沸服，或生服。外用：适量，煎水洗、捣烂外敷或绞汁外涂，煎汤熏洗患处。

2.3.6 本草医籍论述

狼牙汤，治妇人阴疮，蚀如中烂：狼（仙鹤草）芽5两。以水4升，煮至1升，去滓，水醋1合，更前一两沸。稍热，以绵蘸汤沥于疮上，及以热绵罨之。日三五度即愈。（《太平圣惠方》）

治妇人阴中生疮，糜烂痒痛，或痛引腰腹：狼（仙鹤草）芽50克。水煎去滓，以脱脂棉蘸之，浸洗阴中，早晚各1次。（《金匮要略方义》）

治绦虫病：取仙鹤草芽，剪去须根，用水焖湿，搓去根茎上的外皮，晒干研末。成年人30克，小儿酌减，早晨空腹1次，开水送下。（《四川中药志》）

疗治小儿头部疖肿：仙鹤草芽250克，糯米适量煮粥，去渣。加糖顿服（不放油盐），每日1剂，连服3~5剂。（《四川中药志》）

3 鲜药应用探讨

3.1 鲜品炮制要点

3.1.1 将鲜仙鹤草、仙鹤草根、鲜龙芽采收后，进行清洗。除去黄叶、腐叶及杂质。

3.1.2 鲜仙鹤草、仙鹤草根、鲜龙芽在生鲜品状态下，不需要过多的加工炮制，就可以切碎或破碎入药。

3.1.3 根据医嘱，将鲜仙鹤草炒炭后入药：取干净无杂的鲜仙鹤草茎，切成段，置炒制容器内，用文火加热，至表面焦黑，断面深黄时，喷少量清水，灭掉火星，取出晾凉。

3.1.4 所有仙鹤草类药炮制加工品，从生鲜品到炮制熟鲜品，加工应在最短的时间完成。炮制品应在低温环境下保存，并尽快入药，防止有效成分散失和改变，做好当天炮制，当天入药，方可以保证药效。

3.2 不同炮制方式饮片的有效含量及功效区别

3.2.1 将鲜仙鹤草、仙鹤草根、鲜龙芽洗净后进行分类，因入药部位不同，药效也存在一定的差异。

3.2.2 将鲜仙鹤草、仙鹤草根、鲜龙芽生鲜类药物，切片或破碎后，在煎煮和溶出的过程中，有利于快速地将有效成分煎出或溶出。

3.2.3 将鲜仙鹤草炒炭后，药性稍有改变，生品性寒，而炭性温，止血作用增强。

小蓟

1 药材基原

为菊科植物刺儿菜 *Cirsium setosum*（Willd.）MB.。

2 鲜药谱

鲜小蓟。

2.1 鲜小蓟

2.1.1 药用部位 本品为菊科植物刺儿菜（图77）的全株植物。

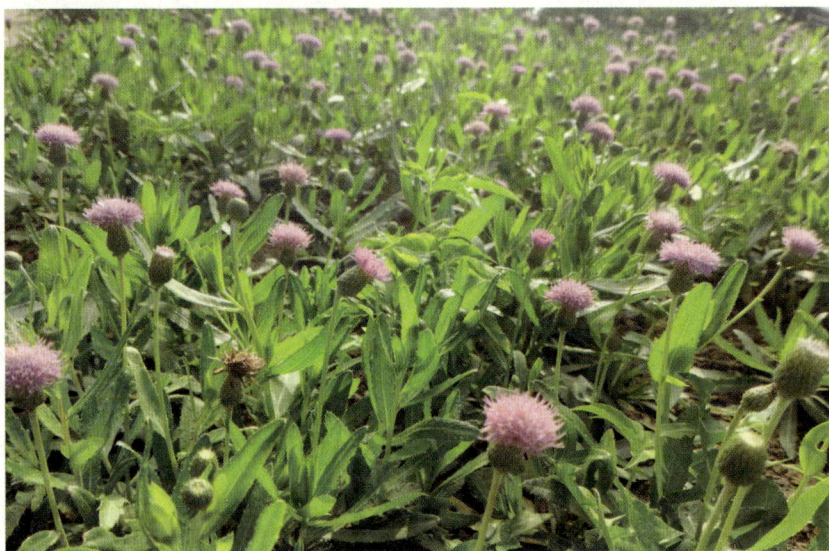

图77 刺儿菜

2.1.2 性味归经 味甘，性凉。归肝、脾经。

2.1.3 功能主治 凉血，祛瘀，止血。用于吐血，衄血，尿血，血淋，便血，血崩，急性传染性肝炎，创伤出血，疔疮，痈毒等。

2.1.4 采收加工 在植物的生长期，根据其生长情况，进行分批采收。

2.1.5 用法用量　内服：干品 15~30 克，鲜品 60~120 克，煎汤，或研磨成浆或破碎绞汁煮沸服，或生服。外用：捣烂外敷或绞汁外涂，煎汤熏洗患处。

2.1.6 本草医籍论述

（小蓟）取菜煮食之，除风热。根，主崩中，又女子月候伤过，捣汁半升服之。金疮血不止，接叶封之。夏月热，烦闷不止，捣叶取汁半升服之。（《食疗本草》）

破宿血，止新血，暴下血，血痢，金疮出血，呕吐等，（小蓟）绞取汁温服；作煎和糖，合金疮及蜘蛛蛇蝎毒，服之亦佳。（《本草拾遗》）

（小蓟）根，治热毒风并胸膈烦闷，开胃下食，退热，补虚损。苗，去烦热，生研汁服。（《日华子本草》）

治心热吐血、口干：生藕汁、生牛蒡汁、生地黄汁、小蓟根汁各 2 合，白蜜 1 匙。上药相和，搅令匀，不计时候，细细呷之。（《太平圣惠方》）

清心散。治舌上出血，兼治大衄：刺蓟（小蓟）1 握，研，绞蓟汁，以酒半盏调服。如无生汁，只捣干者为末，冷水调下 3 钱匕。（《圣济总录》）

小蓟饮。治妊娠胎堕后出血不止：小蓟根叶（锉碎）、益母草（去根，切碎）各 5 两。以水 3 大碗，煮 2 味烂熟去滓至 1 大碗，将药于铜器中煎至 1 盏，分作 2 服，日内服尽。（《圣济总录》）

治下焦结热血淋：生地黄（洗）4 两，小蓟根、滑石、通草、蒲黄（炒）、淡竹叶、藕节、当归（去芦，酒浸）、山栀子仁、甘草（炙）各半两。上细切，每服 4 钱，水 1 盏半，煎至 8 分，去滓温服，空心食前。（《济生方》）

治崩中下血：小蓟茎、叶（洗，切）研汁 1 盏，入生地黄汁 1 盏，白术半两，煎减半，温服。（《备急千金要方》）

治妇人阴痒：小蓟煎汤，日洗 3 次。（《广济方》）

治一切极痛下疳。鲜小蓟、鲜地骨皮各 5 两。煎浓汁浸之，不三四日即愈。（《先醒斋医学广笔记》）

鼻塞不通：小蓟 1 把，水 2 升，煮取 1 升，分服。（《外台秘要》）

采新鲜小蓟叶经 0.5% 食盐水冲洗数次后，压榨取汁，调成药膏。治疗疮疡、外伤化脓及职业性盐卤外伤化脓共 200 例，一般换药 4~7 次即可痊愈。（《中药大辞典》）

治疗传染性肝炎。取小蓟干根 1 两或鲜根 2 两，水煎 0.5~1 小时，过滤加糖，睡前顿服。（《中药大辞典》）

治高血压。小蓟、夏枯草各 15 克。煎水代茶饮。（《安徽中草药》）

治急性肾炎、泌尿系感染、尿疼、浮肿：小蓟 15 克，生地黄 9 克，白茅根 60 克。水煎。（《天津中草药》）

治青竹蛇咬伤：刺儿菜（小蓟）根 9~15 克，徐长卿 3~9 克，水煎服。外用鲜根适量，捣烂，敷患处。（《福建药物志》）

治九窍出血。用小蓟 1 握，捣汁，水半盏和顿服。如无青者，以干蓟末，冷水调 3 钱匕服。（《卫生易简方》）

治小儿浸淫疮，疼痛不可忍，发寒热。小蓟末，新水调干即易。（《卫生易简方》）

2.1.7 治验医案举隅

名医张锡纯用小蓟

鲜小蓟根：味微辛，气微腥，性凉而润。为其气腥与血同臭，且又性凉濡润，故善入血分，最清血分之热。凡咳血、吐血、衄血、二便下血之因热者，服者莫不立愈。又善治肺病结核，无论何期用之皆宜，即单用亦可奏效。并治一切疮疡肿疼，花柳毒淋，下血涩疼，盖其性不但能凉血止血，兼能活血解毒，是以有以上种种诸效也。其凉润之性，又善滋阴养血，治血虚发热，至女子血崩赤带，其因热者用之亦效。

【附案 1】一少年素染花柳毒，服药治愈，惟频频咳嗽，服一切理嗽药皆不效。经西医验其血，谓仍有毒，其毒侵肺，是以作嗽。询方于愚，俾用鲜小蓟根两许，煮汤服之，服过两旬，其嗽遂愈。

一少年每年吐血，反复三四次，数年不愈。诊其脉，血热火盛，俾日用鲜小蓟根二两，煮汤数盅，当茶饮之，连饮二十余日，其病从此除根。

【附案 2】三鲜饮

治同前证兼有虚热者。

鲜茅根（四两，切碎）、鲜藕（四两，切片）。

即前方加鲜小蓟根二两。

大、小蓟皆能清血分之热，以止血热之妄行，而小蓟尤胜。凡因血热妄行之证，单用鲜小蓟根数两煎汤，或榨取其自然汁，开水冲服，均有捷效，诚良药也。

小蓟茎中生虫，即结疙瘩如小枣。若取其鲜者十余枚捣烂，开水冲服，治吐衄之因热者甚效。邻村李某某曾告愚曰："余少年曾得吐血证，屡次服药不效，后得用小蓟疙瘩便方，服一次即愈。因呼之谓清凉如意珠，真药中之佳品也。"

肖遵香大夫用鲜小蓟——四鲜汤加减榨汁治疗鼻衄

李某某，男，62 岁，2020 年 4 月诊，主诉鼻出血 16 小时。

现病史：患者 13 小时前因家中失火着急出现鼻出血，家中自行压迫止血无效，某三甲医院急诊室就诊，因不能够明确看到出血位置，给予填塞治疗，后鼻血从对侧鼻孔流出，情急之下来我院就诊。症见：鼻滴血量大，色红稍暗，急躁易怒，舌质红，苔白，脉滑。

检查：血压 130/80mmHg，急查凝血四项、血常规大致正常。

诊断：鼻出血。

中医诊断：鼻衄。

辨证：肝火上炎。

治则：清肝泻火、凉血止血。

处方：鲜小蓟 250 克、鲜白茅根 125 克、鲜地黄 125 克、鲜蒲公英 250 克、鲜桑椹 200 克、鲜车前草 150 克。2 付，榨汁即服。

治疗效果：2 小时后患者鼻出血停止，晚饭进食酸辣汤，吃饭时又有少量出血，上方继续服用，至次日晨未再出血。随后以上方剂量减半服用，同时配合鲜白及、牡丹皮、白芍、玄参等，水煎服，1 周后随访，一直未再出血。

按语：该患者平素有糖尿病、高血压，属于肝肾阴亏、肝火偏盛的体质，加之情急致肝火上炎、热迫血行而致鼻出血不止。鲜药辨证治疗血证，往往效如桴鼓。

3 鲜药应用探讨

3.1 鲜品炮制要点

3.1.1 鲜小蓟采收后进行清洗，期间注意除去黄叶、腐叶及杂质。

3.1.2 小蓟在生鲜品状态下，不需要过多的加工炮制，就可以切碎或破碎入药。

3.1.3 小蓟炮制加工品，从生鲜品到炮制熟鲜品，加工应在最短的时间完成。炮制品应在低温环境下保存，并尽快入药，防止有效成分散失和改变。最后做到当天炮制，当天入药，方可以保证药效。

3.2 不同炮制方式饮片的有效含量及功效区别

3.2.1 将鲜小蓟净洗以保证其药品的洁净度。

3.2.2 将鲜小蓟切碎或破碎后，在煎煮和溶出的过程中，有利于快速地将有效成分煎出或溶出。

薤白

1 药材基原

为百合科植物小根蒜 *Allium macrostemon* Bge. 或薤 *Allium chinense* G. Don。

2 鲜药谱

鲜薤白、鲜薤叶。

2.1 鲜薤白

2.1.1 药用部位 本品为百合科植物小根蒜（图 78）或薤的鳞茎。

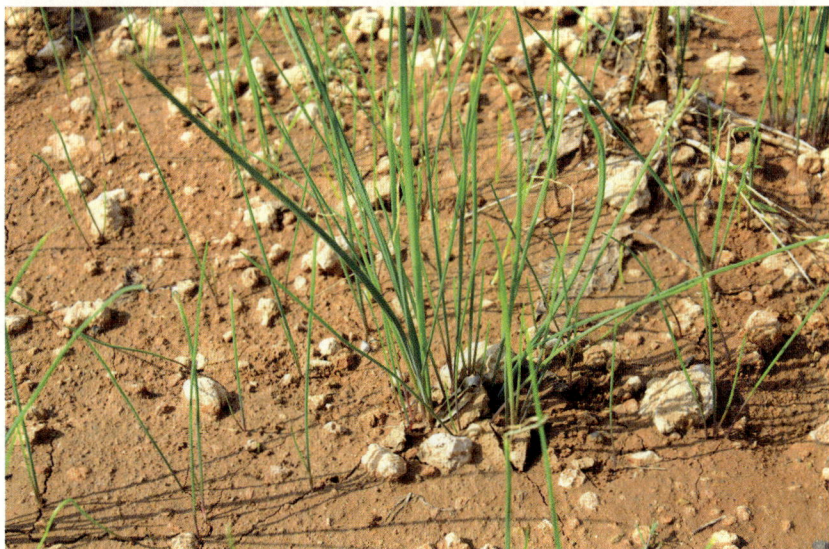

图78 小根蒜

2.1.2 性味归经 味辛、苦，性温。归肺、心、胃、大肠经。

2.1.3 功能主治 理气宽胸，通阳散结。用于胸痹心痛彻背，胸脘痞闷，咳喘痰多，脘腹疼痛，泻痢后重，带下，疮疖痈肿等。

2.1.4 采收加工 根据生长环境，常年可以采收。

2.1.5 用法用量 内服：干品 15~30 克，鲜品 60~120 克，根据医嘱，煎汤，生食，研磨成浆或破碎绞汁煮沸服，或生服。外用：适量，捣烂外敷或绞汁外涂，煎汤熏洗患处。

2.1.6 本草医籍论述

（薤白）捣汁生饮，能吐胃中痰食虫积。（《本经逢原》）

治胸痹之病，喘息咳唾，胸背痛，短气，寸口脉沉而迟，关上小紧数：栝楼薤白白酒汤。栝楼实 1 枚（捣），薤白半斤，白酒 7 升。上 3 味，同煮，取 2 升。分温再服。（《金匮要略》）

治赤痢：薤（薤白）、黄柏。煮服之。（《本草拾遗》）

治奔豚气痛：薤白捣汁饮之。（《肘后备急方》）

治胸痹心痛：薤白 10 克，瓜蒌仁 10 克，半夏 5 克，水煎去渣，黄酒冲服，1 日 2 次。（《肘后备急方》）

治食诸鱼骨鲠：小嚼薤白令柔，以绳系中，持绳端，吞薤到鲠处，引之。（《补缺肘后方》）

治咽喉肿痛：薤（薤白）根，醋捣，敷肿处，冷即易之。（《太平圣惠方》）

治小儿疳痢（包括慢性肠炎）：鲜薤头（薤白）洗净，捣烂如泥，用米粉和蜜糖适量拌和做饼，烤熟食之。（《食医心镜》）

薤白粥：薤白 10~15 克（鲜者 30~45 克），与粳米 100 克共煮粥。煮熟后油盐调味食用。有宽胸行气止痛作用，适用于冠心病之胸闷不舒或心绞痛，老年人慢性肠炎、细菌性痢疾。（《食医心镜》）

白粥方，治老人脾胃虚冷，泻痢，水谷不分：薤白 1 握（切），粳米 4 合，葱白 3 茎（细切）。上相合，作羹，下五味椒、酱、姜，空心食。（《安老怀幼书》）

治软疖：薤白、淡豆豉各等分。上 2 味共舂作饼掩之，留疮口泄气。（《卫济宝书》）

毒蛇螫伤：薤白捣敷。（《本草纲目》）

薤白膏。治灸疮经久不愈。薤白（细切）30 克、生地黄（拍碎）90 克、栀子仁 30 克、杏仁（去皮、尖）30 克、胡粉 90 克、白芷 30 克、酥 60 克、羊肾躯脂（炼成者）600 毫升。上药 8 味，除酥、脂外，细锉。先以酥、脂微火煎烊，下薤白等药，候白芷色赤，以绵滤去滓，用瓷器盛，下粉搅令匀。涂帛上贴之，日 2 至 3 次，以愈为度。（《圣济总录》）

伤寒后五脏俱虚，羸劣不足。黄耆薤白汤。黄耆（芪）半两，人参半两，白茯苓 1 分（去黑皮），五味子 1 分，白术 1 分，薤白 7 茎，葱白 3 茎，粳米半合，芍药半分，生姜半分，羊肾 1 只（去脂膜）。上锉细，分作 3 服。每服用水 2 盏，煎至 1 盏，去滓，食前温服，1 日服尽。（《圣济总录》）

温毒下利。豉薤汤。豉 1 升，栀子 14 枚，薤白 1 把。水 4 升，先煮栀子、薤白令熟，细豉煮取 2 升，分 3 次服。(《外台秘要》)

疗肾劳虚寒关格塞，腰背强直，饮食减少，日日气力羸。人参补肾汤。人参、甘草（炙）、桂心、橘皮、茯苓（各 3 两），杜仲、白术（各 4 两），生姜（5 两），羊肾（1 具去膏四破），猪肾（1 具去膏四破），薤白（切 1 升）。上 11 味切，以水 3 斗，煮取 6 升，去滓，分为 6 服，昼 4 夜 2，服覆头眠。忌海藻、菘菜、生葱、酢物、桃、李、雀肉等。(《外台秘要》)

治暴下赤白方。香豉（1 升），薤白（1 把）。凡 2 物，以水 3 升，煮取 2 升，顿服之。(《医心方》)

治久患咳嗽，肺虚成劳瘵，及吐血、咯血。薤白散，鳖甲（炙），阿胶（炒）各 60 克，鹿角胶 23 克，上药为散。每服 9 克，用水 300 毫升，入薤白 1 茎，煎至 240 毫升，去滓，食后服。先嚼薤（薤白），次服药，1 日 3 服。(《奇效良方》)

治妊娠胎动，腹内冷痛；薤白 1 升，当归 4 两。水 5 升，煮 2 升，分 2 服。(《古今录验方》)

治汤火伤：用薤白与蜜同捣，涂甚效。(《卫生易简方》)

治肺气喘急：用薤白研汁饮之。(《卫生易简方》)

薤白汤，治痘疹身热下痢，黄赤脓血：薤白半盏，豆豉 1 钱，山栀 10 枚。水煮，薤白烂后，量儿大小服之。(《医学入门》)

治疮：薤白和生盐捣烂敷。(《岭南采药录》)

治扭伤肿痛：鲜薤白和酒精捣烂敷患处。(《福建药物志》)

治头痛、牙痛：鲜薤白、红糖各 15 克。捣烂敷足掌心。(《福建药物志》)

治鼻渊：薤白、木瓜花各 9 克，猪鼻管 120 克。水煎服。(《陆川本草》)

2.2 鲜薤叶

2.2.1 药用部位
本品为百合科植物小根蒜或薤的地上部分。

2.2.2 性味归经
味辛、苦，性温。归肺、胃、大肠经。

2.2.3 功能主治
理气宽胸，止痒治癣。用于诸痒癣毒，疮疖痈肿，肺气喘急，霍乱干呕，汤火烫伤等。

2.2.4 采收加工
根据生长环境，常年可以采收。

2.2.5 用法用量
内服：30~60 克，根据医嘱，煎汤，生食，研磨成浆或破碎绞汁煮沸服，或生服。外用：适量，捣烂外敷或绞汁外涂，煎汤熏洗患处。

2.2.6 本草医籍论述

疥疮痛痒：煮薤叶，捣烂涂之。（《肘后备急方》）

薤叶膏。薤叶（半和白用）、赤石子各 30 克。治汤火所伤，局部热痛。上药 2 味，捣研如泥，敷疮上。永无瘢痕。（《圣济总录》）

间疮痛痒。煮薤叶，捣烂后涂患处。（《本草纲目》）

牙疳，痘后，牙齿龈肉溃烂者，此痘脱去，涎水浸渍为疳蚀疮，用绵茧散（收靥）敷之。若气臭血出者，又名走马疳疮，内以黄连解毒汤（烦躁）加雄黄为丸，竹叶汤下，外以马鸣散敷之。或口舌生疮者，并宜洗心散。以上诸证大便秘者，并用四顺饮利之，大便润者用甘露饮服之。老茶叶、薤叶根煎汤洗。（《证治准绳·幼科》）

薤叶治肺气喘急。（《本经逢原》）

治霍乱干呕不息。以薤叶煎 1 升，服 3 次，立止。（《备急千金要方》）

3 鲜药应用探讨

3.1　鲜品炮制要点

3.1.1 薤白从地里采收后，分类，择选去杂质及枯黄部分，洗净后，按医嘱切碎或破碎后入药，也可取鲜汁入药，也可以鲜品生食。最好做到当天采，当天用为最佳。

3.1.2 薤白、薤叶在煎取时，宜武火急煎，煎煮的时间不宜过长，以防止有效成分损失。

3.1.3 从生鲜品到熟鲜品，最好做到当天采收，当天加工炮制，当天入药为最佳。

3.2　不同炮制方式饮片的有效含量及功效区别

3.2.1 薤白、薤叶清洗后择净，使药物洁净，切碎或破碎后，增加与溶液的接触面，便于有效成分快速地煎出或溶出，同时也便于调剂、制剂。

3.2.2 薤白、薤叶不需要过多炮制，一些成分在加热或干燥的过程中容易被破坏，故以鲜用入药为最佳方式之一。

3.2.3 入药部位不同，作用有所差异。

萱草

1 药材基原

为阿福花科植物萱草 *Hemerocallis fulva*（L.）L.、北黄花菜 *Hemerocallis lilioasphodelus* L.、黄花菜 *Hemerocallis citrina* Baroni、小黄花菜 *Hemerocallis minor* Mill.。

2 鲜药谱

鲜萱草根、萱草嫩苗、鲜金针菜。

2.1 鲜萱草根

2.1.1 药用部位 本品为阿福花科植物萱草（图 79）、北黄花菜、黄花菜、小黄花菜的根。

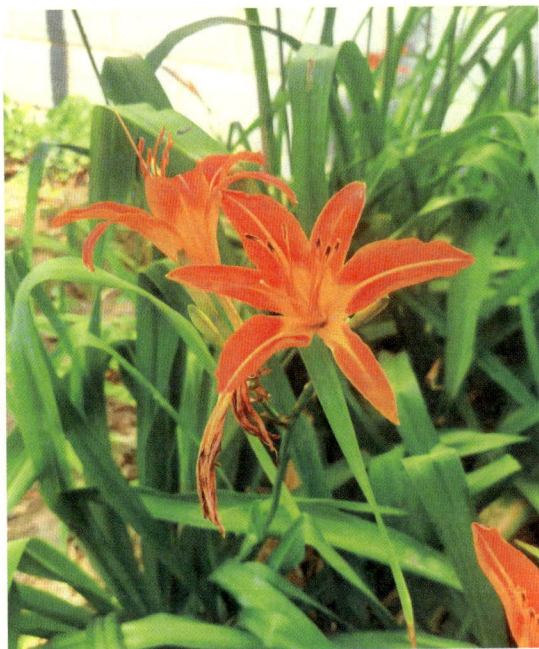

图79 萱草

2.1.2 性味归经　味甘，性凉，有毒。归脾、肝、膀胱经。

2.1.3 功能主治　清热利湿，凉血止血，解毒消肿。用于黄疸，水肿，淋浊，带下，衄血，便血，崩漏，乳痈，乳汁不通等。

2.1.4 采收加工　常年可以采收。

2.1.5 用法用量　内服：干品 5~10 克，鲜品 30~60 克，根据医嘱，煎汤，研磨成浆或破碎绞汁煮沸服，或生服。外用：适量，捣烂外敷或绞汁外涂，煎汤熏洗患处。

2.1.6 本草医籍论述

大便秘结。治后分闭塞。用萱草根 1 捻，同生姜捣碎，取自然汁服之，立愈。（《医学纲目》）

治大便后血：萱草根和生姜，油炒，酒冲服。（《圣济总录》）

治黄疸：鲜萱草根 2 两（洗净），母鸡 1 只（去头脚与内脏）。水炖 3 小时服，1 至 2 日服 1 次。（《滇南本草》）

治男妇腰痛：萱草根，猪腰子 1 个。以上 2 味，水煎服 3 次。（《滇南本草》）

治心痛诸药不效，用萱草根 1 寸，磨醋 1 杯，温服止。（《传信方》）

治吹乳、乳痈肿痛。用萱草根，捣，酒服之，以滓傅患处。（《妇人规》）

萱草根研汁 1 盏，生姜汁半盏相和，时时细呷，治大热衄血。（《本草衍义》）

萱草根，甘，凉。治大热大衄，利水通淋，止带疗疸。得生姜，治大便后血。配席草，治通身水肿。酒疸，取汁服。吐衄，稍加姜汁。乳痈，和酒服，渣可敷。（《得配本草》）

萱草根，治膀胱疝气，气火瘰疬。（《天宝本草》）

柞木饮、柞木叶、干荷叶心中蒂、萱草根、甘草、地榆（各 4 两），每水煎半两服。治一切痈疽发背，已成未成俱效。（《本草易读》）

怔忡久则健忘，由心脾血少神亏，引神归舍丹主之。胆星、朱砂、附子、猪心血为丸，梧桐子大，萱草根煎汤送下 50 丸。（《疡医大全》）

治鱼骨鲠，用萱草根捣取汁吞之，立下。（《外台秘要》）

治五淋涩痛，小便有脓出血。用萱草根 1 握，捣取汁服，或嫩苗煮食之。（《冯氏锦囊秘录》）

治气虚小便不通。琥珀（1 味为末）用人参、萱草根，空心煎汤调下 2 钱。（《古今医统大全》）

治月经少，贫血，胎动不安，老年性头晕，耳鸣，营养不良性水肿：折叶萱草根端膨大体 1 至 2 两，炖肉或鸡服。（《云南中草药》）

治肺热咳嗽，腮腺炎，咽喉肿痛：折叶萱草根端膨大体 5 钱，水煎服。（《云南中草药》）

治五步蛇（又名白花蛇）咬伤：南蛇藤根 3 钱，萝藦根 3 钱，杏香兔耳风 2 钱，龙胆草 2 钱。水煎服；并用杏香兔耳风叶、仙茅、青木香、萱草根、乌桕叶、半边莲（均用鲜品），捣烂，醋调敷患处。(《常用中草药配方》)

2.1.7 治验医案举隅

《孙文垣医案》程松逸兄酒疸

程松逸兄，患酒疸，遍身皆黄，尿如柏汁，眼若金装，汗出沾衣如染，胸膈痞满，口不知味，四肢酸软，脉濡而数。以四苓散加浓朴、陈皮、山楂、麦芽、葛根，倍加青蒿水煎，临服加萱草根自然汁一小酒杯，四帖其黄焕然脱去。

2.2　萱草嫩苗

2.2.1 药用部位　本品为阿福花科植物萱草、北黄花菜、黄花菜、小黄花菜的嫩苗。

2.2.2 性味归经　味甘，性凉。归脾、肝、膀胱经。

2.2.3 功能主治　清热利湿，消食通淋。用于小便赤涩，胸膈烦热，黄疸，小便短赤等。

2.2.4 采收加工　气候适合，常年可以采收。

2.2.5 用法用量　内服：干品 5~10 克，鲜品 30~60 克，根据医嘱，煎汤，研磨成浆或破碎绞汁煮沸服，或生服。外用：适量，捣烂外敷或绞汁外涂，煎汤熏洗患处。

2.2.6 本草医籍论述

（萱草嫩苗）捣烂敷跌打瘀痛。(《岭南采药录》)

治小儿疳积：黄花菜叶（萱草嫩苗）3 钱，水煎服。(《昆明民间常用草药》)

衄血热溢肺与胃，肺窍于鼻，鼻通于脑，血上溢于脑，又行清道，所以从鼻而出。兼以阳明热郁上行，则口鼻俱出。大热衄血者，用萱草去根（萱草嫩苗），捣汁 1 盏，生姜汁半盏，和匀服。(《医学入门》)

2.3　鲜金针菜

2.3.1 药用部位　本品为阿福花科植物萱草、北黄花菜、黄花菜、小黄花菜的花蕾。

2.3.2 性味归经　味甘，性凉。归脾、肝、膀胱经。

2.3.3 功能主治　清热利湿，宽胸解郁，凉血解毒。用于小便短赤，黄疸，胸闷心烦，少寐，痔疮便血，疮痈等。

2.3.4 采收加工　夏、秋季，开花期采收。

2.3.5 用法用量　内服：干品 5~10 克，鲜品 30~60 克，根据医嘱，煎汤，研磨成浆或破碎绞汁煮沸服，或生服。外用：适量，捣烂外敷或绞汁外涂，煎汤熏洗患处。

2.3.6 本草医籍论述

萱草忘忧汤。治忧愁太过，忽忽不乐，洒淅寒热，痰气不清：桂枝5分，白芍1钱5分，甘草5分，郁金2钱，合欢花2钱，广皮1钱，贝母2钱，半夏1钱，茯神2钱，柏仁2钱，金针菜1两，煎汤代水。（《医醇賸义》）

用陈年竹蒸架劈炙为末，加金针菜10条，煎服，治酒膈尤验。（《串雅内外篇》）

治内痔出血：金针菜1两，水煎。加红糖适量，早饭前1小时服，连续3至4天。（福建《中草药新医疗法资料选编》）

治腰痛，耳鸣，奶少：黄花菜根蒸肉饼或煮猪腰吃。（《昆明民间常用草药》）

月经先期：芹菜30克、金针菜15克，用水1碗，将之煎成半碗。（《民间方》）

丝瓜蒂同金针菜治一切咽喉肿痛。（《本草求原》）

足痿无力：鳝鱼加金针菜共煮。（《山民方食》）

2.3.7 治验医案举隅

张海滨用解郁安神法治疗夜卧不安

孙某，男，47岁，于2016年7月30日来诊。患者诉睡眠差10年，一晚上醒3次，睡眠浅、易醒，平时易疲倦，食欲差，食后胃胀，二便可，血压150/102mmHg。查：舌体瘦，苔薄白腻，脉濡、弦、满。

处方：鲜萱草花汁1袋、鲜牛蒡150克、合欢花10克、丹参30克、党参30克、鲜首乌藤120克、鲜紫苏50克、鲜山药100克、黄芪20克、炒枳壳30克、鲜藿香30克、鲜杜仲叶80克、鲜红花苗70克、鲜黄芪茎叶80克、鲜草决明80克。

2016年8月14日诊，患者诉睡眠可，胃不适有改善，再吃药巩固。

思考与讨论：萱草根，归脾、肝、膀胱经，利于中下焦。而嫩苗，主利胸膈。花，解郁，而主利头目，故名忘忧草，萱草令人忘忧，在晋朝的《博物志》中载："萱草，食之令人好欢乐，忘忧思，故曰忘忧草。"在《延寿考》中述："萱草嫩苗为蔬，食之动风，令人昏然如醉，因名忘忧。"萱草得名忘忧，是前人总结出的经验。

现代医学研究证明，萱草生品有一定毒性，多服可引起中毒。还有黄花菜，鲜品也不能多食，新鲜黄花菜含有秋水仙碱，食用后会出现与砷相似的中毒症状，过量有可能损害视力和肾脏。

3 鲜药应用探讨

3.1 鲜品炮制要点

3.1.1 鲜萱草根、萱草嫩苗、鲜金针菜从地里采收、清洗后，除去黄叶及腐叶，再进行分类。

3.1.2 鲜萱草根、萱草嫩苗、鲜金针菜在生鲜的状态下，就可以切碎入药，也可以破碎入药，不需要过多的加工。

3.1.3 鲜黄花菜中含有秋水仙碱，本身虽无毒，但经过肠胃道的吸收后，在体内氧化为"二秋水仙碱"，具有较大的毒性。所以在食用鲜品时，每次不要多吃。鲜黄花菜的毒性成分在高温 60℃时可减弱或消失，因此食用时，应先将鲜黄花菜用开水焯过，再用清水浸泡 2 个小时以上，捞出用水洗净后再进行炒食。

3.1.4 所有的炮制加工品，从生鲜品到炮制熟鲜品，加工应在最短的时间完成。炮制品应在低温环境下保存，并尽快入药，防止有效成分散失和改变，做好当天炮制，当天入药，方可保证药效。

3.2　不同炮制方式饮片的有效含量及功效区别

3.2.1 将鲜萱草根、萱草嫩苗、鲜金针菜在净洗后进行分类，因部位不同，药效也存在一定的差异。

3.2.2 将鲜萱草根、萱草嫩苗、鲜金针菜切片或破碎后，在煎煮或溶出的过程中，有利于快速地将有效成分溶出或煎出。

3.2.3 生鲜萱草类未经加工，有一定的毒性，如使用不当，则能引起中毒，最好在有经验的医师及药师指导下应用。

玄参

1 药材基原

为玄参科植物玄参 *Scrophularia ningpoensis* Hemsl.。

2 鲜药谱

鲜玄参。

2.1 鲜玄参

2.1.1 药用部位 本品为玄参科植物玄参（图80）的块状根。

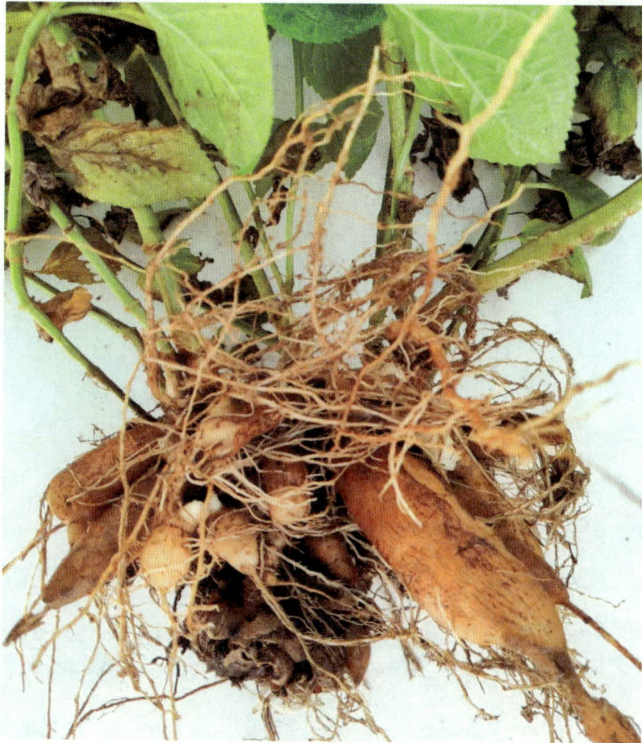

图80 玄参

2.1.2 性味归经 味甘、苦、咸，性微寒。归肺、胃、肾经。

2.1.3 功能主治 凉血滋阴，泻火解毒。用于热病伤阴，舌绛烦渴，温毒发斑，津伤便秘，骨蒸劳嗽，目赤，咽痛，瘰疬，白喉，痈肿疮毒等。

2.1.4 采收加工 秋、冬季可采收。

2.1.5 用法用量 内服，干品 10~30 克，鲜品 60~200 克，根据医嘱，煎汤，或破碎绞汁，或入丸剂及散剂。外用：适量，捣烂外敷或外涂，煎汤熏洗患处。

2.1.6 本草医籍论述

疗肝实热，或眼痛热不止，生地黄煎方。生地黄汁（1 升），玄参汁（5 合），蜜（5 合），车前汁（5 合），升麻、细辛（各 2 两），芍药、栀子（各 3 两切），上 8 味切，以水 5 升，煮升麻等 4 物，取 1 升 5 合，去滓，下生地黄等汁，蜜沸成煎，分五六服。(《外台秘要》)

玄参升麻汤，治伤寒发汗吐下后，毒气不散，表虚里实，热发于外，故身斑如锦文，甚则烦躁谵语，兼治喉闭肿痛：玄参、升麻、甘草（炙）各半两。上锉如麻豆大，每服抄 5 钱匕，以水 1 盏半，煎至 7 分，去滓服。(《类证活人书》)

增液汤，治阳明温病，无上焦证，数日不大便，当下之，若其人阴素虚，不可行承气者：玄参 1 两，麦冬（连心）8 钱。水 8 杯，煮取 3 杯，口干则与饮令尽。不便，再作服。(《温病条辨》)

犀地玄参汤，主治透营泄热。治温病热邪入营，神烦少寐，舌红脉数。犀角、鲜生地黄、玄参、连翘、桑叶、牡丹皮、竹叶心、石菖蒲。水煎服。(《重订通俗伤寒论》)

鼻渊。甘草、桔梗、玄参、黄芩、贝母、天花粉、枳壳、生地各等分。水煎服。(《医学启蒙》)

治瘰初起如毒核，宜速消之。用生玄参捣烂敷之，日 2 易之。(《肘后备急方》)

诸毒鼠：玄参渍酒，日日饮之。(《开宝本草》)

发斑咽痛。玄参升麻汤：用玄参、升麻、甘草各半两。水 3 盏，煎 1 盏半，温服。(《南阳活人书》)

鼻中生疮：玄参末涂之，或以水浸软，塞之。(《卫生易简方》)

治伤寒失下，热毒在胃发斑，甚则烦躁谵语，用玄参、升麻、甘草炙，等分，共 4 钱，水 1 盏，煎 7 分，去渣，温服。(《卫生易简方》)

口舌生疮。升麻 3 两，大青 3 两，射干 3 两，栀子 1 升，黄柏 1 升，蜜 8 合，蔷薇白皮 5 两，苦竹叶 1 升（切），生地黄（汁）5 合，生玄参汁 5 合（无汁，用干者 2 两）。上切。以水 6 升，煎取 2 升，去滓，入生地黄汁、蜜，煎成 1 升如饧，细细含之。取愈即止。(《广济方》)

玄参解毒汤，养阴生津，清热利咽。治咽喉肿痛，已经吐下，饮食不利，及余肿不消。玄参、山栀、甘草、黄芩、桔梗、葛根、生地黄、荆芥各3克，用水400毫升，加淡竹叶、灯心（草）各20件，煎至320毫升，食后服。(《外科正宗》)

玄参升麻汤，治伤寒失下，热毒在胃，发斑，甚则烦躁谵语。玄参、升麻、甘草（炙）各3钱。上作1服，水2盅，煎至1盅，不拘时服。(《奇效良方》)

2.1.7 治验医案举隅

滋水补气法治疗多年未愈的久溃性溃疡

陈某某，女，45岁，2016年10月9日来我院就诊。

患者4年前无明显诱因左腹壁出现直径约2厘米红色肿块，突出皮肤，伴瘙痒，无疼痛，北京协和医院行乳房下皮肤活检病理：不排除皮肤转移性肿瘤。之后活检创口逐渐扩大，迁延不愈，曾就诊于北京各大医院均拒绝收治。于2016年10月9日就诊于我院。入院时：左腹壁面积约5厘米×10厘米溃疡，疮口边缘多处窦道形成，伴大量黄色、黑色黏稠分泌物。

诊断：皮肤溃疡。

中医辨证：气虚血瘀证。

治疗：给予鲜玄参100克、鲜黄芪120克、鲜当归50克、鲜白术40克、骨碎补15克、接骨木30克、鲜败酱草70克、鲜白芍50克、蒲公英100克、炙黄芪30克、鲜天花粉100克、鲜白芷40克、杜仲叶40克、覆盆子15克、山萸肉30克等加减辨证用药，中药汤剂口服、中药热敷及熏洗治疗，窦道逐渐消失，溃疡面逐步愈合。现随访，创面恢复良好，身体无不适。

3 鲜药应用探讨

3.1 鲜品炮制要点

3.1.1 将鲜玄参采收后，分类，择选去杂质及枯黄腐叶部分，洗净后，按医嘱，切碎入药或破碎后入药。

3.1.2 从生鲜品到熟鲜品，最好做到当天采收，当天炮制加工，当天入药为最佳。

3.2 与干品中药的比对

玄参在新鲜的状态下，成分最全，有文献研究表明使用十二硫基磺酸钠法提取玄参新鲜根可以得到条带清晰、纯度（OD260 =1.83）较高的DNA。采用玄参新鲜根能提取到完整的DNA，而采用玄参干燥根提取的DNA已被降解，推测是玄参的制药过程经过"发汗"作用所造成的影响。"发汗"过程是将供药用的玄参根，白天晾晒，夜间堆积，反复堆积晾晒至半干、2~3天"发汗"，使根内部变黑，再进行白天晾晒、夜间堆积，直至全干；遇雨天则用炕烘烤，温度60℃左右，并适时翻动，烘至半干时进行"发汗"，再烘干，随后又经长时间存储、运输，导致其DNA在这些过程中被降解，在提取过程中无法得到完整DNA。此外，玄参根部含有大量的酚、萜、苷类物质，酚类物质极易自发氧化褐变或在多酚氧化酶作用下发生酶促褐变，生成褐色的醌类物质等，这些物质与核酸发生不可逆结合而使提取的核酸产率下降。其中，环烯醚萜类和苯丙素苷类化合物含量较高，这两类化合物溶于乙醇，经70%乙醇浸泡处理后，可使部分环烯醚萜类和苯丙素苷类物质溶出，如果能够去除一部分这类物质，可减少其对DNA提取的影响。

3.3 不同炮制方式饮片的有效含量及功效区别

3.3.1 将鲜玄参清洗择净后，使药物洁净，切碎或破碎后，增加与溶液的接触面，便于有效成分快速地煎出或溶出，同时也便于调剂、制剂。

3.3.2 将鲜玄参生鲜品入药，不需要过多的炮制，一些成分在加热或干燥的过程中，容易被破坏，所以，以鲜用入药为最佳的方式之一。

3.4 综合利用

玄参是常用中药之一，历来药用部位为根部，极少见到药用玄参叶的报道，据了解福建省闽东山区百姓用玄参叶来治疗感染性疾病，无论是外敷或内服，生用或晒干，均有显效，且优于其根部。故玄参的地上叶有开发和利用的空间。

参考文献

［1］沈志雯，刘蕾，徐瑾，等. 玄参新鲜根和干燥根总DNA提取方法的比较研究［J］. 北京工商大学学报（自然科学版），2009，27（6）：4-6.

［2］陈少英、贾丽娜，刘德发，等. 玄参叶的抗菌和毒性作用［J］. 福建中医药，1986，4：57.

旋覆花

1 药材基原

为菊科植物旋覆花 *Inula japonica* Thunb.、欧亚旋覆花 *Inula britannica* L. 或条叶旋覆花 *Inula linariifolia* Turcz.。

2 鲜药谱

鲜金沸草、鲜旋覆花、鲜旋覆花根。

2.1 鲜金沸草

2.1.1 药用部位 本品为菊科植物旋覆花（图 81）、欧亚旋覆花或条叶旋覆花的地上部分茎叶。

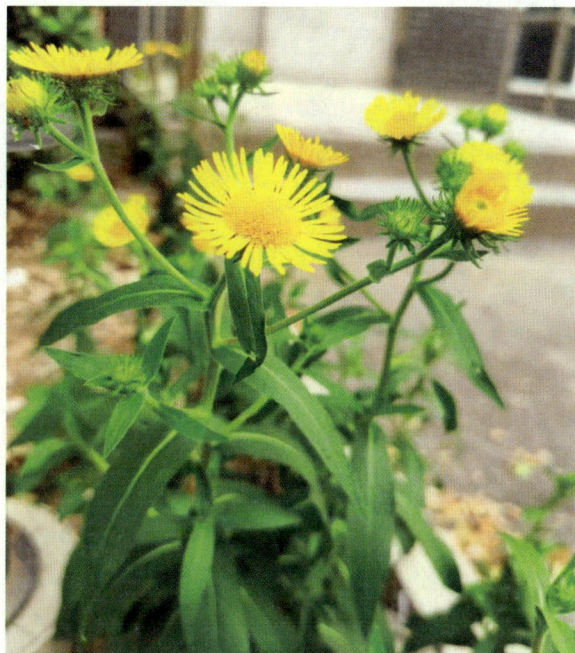

图81 旋覆花

2.1.2 性味归经 味咸，性温。归脾、大肠经。

2.1.3 功能主治 散风寒，化痰饮，消肿毒，祛风湿。用于风寒咳嗽，伏饮痰喘，胁下胀痛，口疮肿毒，风湿疼痛等。

2.1.4 采收加工 根据生长环境，常年可以采收，最佳的采收季节是在地上部分生长旺盛时。

2.1.5 用法用量 内服：干品 5~10 克，鲜品 30~60 克，根据医嘱，煎汤，研磨成浆煮沸服。外用：适量，捣烂外敷，煎汤熏洗患处。

2.1.6 本草医籍论述

（金沸草）叶，敷金疮，止血（大明）。治疗疮肿毒（时珍）。（《本草纲目》）

金沸草治丹毒发背诸痈。（《珍珠囊补遗药性赋》）

救饥：（金沸草）采叶炸熟，水浸去苦味，淘净。以油盐调食。（《古今医统大全》）

臑骨突出。宜将突出之骨，复其位。内服补筋丸，金沸草汁涂之亦佳。（《医宗金鉴》）

凡筋断者，用枫香以金沸草捣取汁调涂，次用理伤膏敷贴。（《伤科汇纂》）

2.2 鲜旋覆花

2.2.1 药用部位 本品为菊科植物旋覆花、欧亚旋覆花或条叶旋覆花的头状花序。

2.2.2 性味归经 味咸，性温。归肺、肝、胃经。

2.2.3 功能主治 消痰，下气，软坚，行水。用于胸中痰结，胁下胀满，咳喘，呃逆，唾如胶漆，心下痞鞕，噫气不除，大腹水肿等。

2.2.4 采收加工 在开花时采收。

2.2.5 用法用量 内服：干品 5~10 克，鲜品 20~30 克，根据医嘱，煎汤，研磨成浆煮沸服。外用：适量，捣烂外敷，煎汤熏洗患处。

2.2.6 本草医籍论述

治肝着，亦治妇人半产漏下：旋覆花 3 两，葱 14 茎，新绛少许。以水 3 升，煮取 1 升，顿服之。（《金匮要略》）

治风痰呕逆，饮食不下，头目昏闷：旋覆花、枇杷叶、川芎、细辛各 1 钱，前胡 1 钱 5 分。姜、枣水煎服。（《妇人良方》）

治胸中嘈杂汪洋，冷涎泛上，兀兀欲吐。旋覆花、橘红、半夏、茯苓、甘草、浓朴、芍药、细辛、姜水煎服。（《冯氏锦囊秘录》）

治小便不行，因痰饮留闭者：旋覆花 1 握，捣汁，和生白酒服。（《本草汇言》）

治乳岩、乳痈：旋覆花 2 钱，蒲公英 1 钱，甘草节 8 分，白芷 1 钱，青皮 1 钱。水酒为引，水煎服。（《滇南本草》）

清宣瘀热汤。清宣瘀热。痹证失治，风寒湿邪络瘀内伤，而从热化。活水芦笋 1

两，鲜枇杷叶1两，旋覆花3钱（包），新绛1钱半，青葱管2寸（切）。水煎服，广郁金汁4匙（冲）。（《通俗伤寒论》）

2.2.7 治验医案举隅

张海滨用旋覆花降气逆治肺胀

闫某，男，72岁，2018年10月30日诊，主诉慢性阻塞性肺疾病两年半，在北京协和医院等医院诊断为肺气肿，治疗后未见好转，现症见：气短、憋，心前区喘憋，冬天加重，不怕冷，不怕热，不爱出汗，血糖、血脂无异常，不吸烟，不饮酒，睡眠可，饮食可，运动量一般，脾气急，二便可。

查：血氧饱和度97%，心率每分钟75~80次，走廊行走1圈血氧饱和度最低95%，坐下心率每分钟96~97次，上下楼最低血氧饱和度93%，坐下半分钟血氧饱和度升到96%~97%，抗核周因子抗体阳性。血压170/95mmHg，偶尔服用降压药。

脉濡、弦、细、稍大、数、微欠连，舌淡红、前部少苔、中后部苔稍厚腻。

处方：鲜旋覆花6克、鲜射干50克、鲜鱼腥草50克、鲜北沙参须根50克、益智仁30克、芦根30克、鲜牛蒡100克、骨碎补15克、鲜牛膝70克、砂仁6克、鲜水红花60克、鲜黄芪85克、积雪草30克、淫羊藿20克、鲜锁阳50克、鲜地麦40克、鲜杜仲叶50克、细辛3克、鲜肉苁蓉40克。

2018年11月24日诊，主诉气短、憋、心前区喘憋均较前减轻，白痰多，饮食量增多。脉濡、弦、细、稍大、数，舌淡红、前部少苔、中后部苔稍厚腻。

思考与讨论：旋覆花，味咸，咸能散结，软坚。旋者周旋，覆者伏兵，气味咸温，咸能走血，温行经隧，清筋骨之瘀结，而鲜者重之，则力强，故用鲜者力则优。

2.3 鲜旋覆花根

2.3.1 药用部位
本品为菊科植物旋覆花、欧亚旋覆花或条叶旋覆花的根。

2.3.2 性味归经
味咸，性温。归肺、肝、胃经。

2.3.3 功能主治
祛风湿，平咳喘，解毒生肌，用于风湿痹痛，喘咳，疔疮。

2.3.4 采收加工
在生长季采收。

2.3.5 用法用量
内服：干品5~10克，鲜品20~30克，根据医嘱，煎汤，研磨成浆煮沸服。外用：适量，捣烂外敷，煎汤熏洗患处。

2.3.6 本草医籍论述

续断筋：旋覆花根绞汁，以筋相对涂而封之，即续好矣。（《奇效简便良方》）

治面寒疼：旋覆根、水牛肉。煎服。（《滇南本草》）

旋覆花根，主治风湿。（《名医别录》）

3 鲜药应用探讨

3.1 鲜品炮制要点

3.1.1 将鲜金沸草、旋覆花、鲜旋覆花根采收后，进行清洗，除去黄叶、腐叶及杂质。

3.1.2 鲜金沸草、旋覆花、鲜旋覆花根可以在生鲜品状态下，不需要过多的加工炮制，就可以切碎及破碎入药。

3.1.3 将旋覆花根据医嘱加蜜炙：先将蜂蜜兑入少量的纯净水，与鲜旋覆花拌匀，稍闷，经文火慢炒，待有香味溢出，旋覆花的表面不粘手为准，出锅，放凉。以 15 千克鲜旋覆花比 1 千克蜂蜜比例进行炮制。蜜旋覆花深黄色，多破碎，略带黏性，有蜜香气，味微甜。

3.1.4 所有鲜旋覆花类药炮制加工品，从生鲜品到炮制熟鲜品，加工应在最短的时间完成。炮制品应在低温环境下保存，并尽快入药，防止有效成分散失和改变，做好当天炮制，当天入药，方可以保证药效。

3.1.5 如严寒时，无新鲜的鲜旋覆花类采收，可以在有鲜旋覆花类的采收季节，将鲜旋覆花类根据医嘱熬成膏；也可以打成浆后密封，低温冷冻保存，做成冻鲜品。入药前解冻、煮沸，但不宜生食。

3.2 不同炮制方式饮片的有效含量及功效区别

3.2.1 旋覆花类药物净洗后进行分类，因部位不同，药效也存在一定的差异。

3.2.2 将鲜旋覆花等药谱类生鲜类药物，切片或破碎后，在煎煮和溶出的过程中，有利于快速地将有效成分煎出或溶出。

3.2.3 炮制后的旋覆花性味稍有改变。生品苦辛之味较强，以降气化痰止呕力胜，止咳作用较弱，多用于痰饮内停的胸膈满闷及胃气上逆的呕吐、喘息、肢肿。蜜炙后苦辛降逆止呕作用弱于生品，其性偏润，作用偏重于肺，长于润肺止咳，降气平喘，多用于咳嗽痰喘而兼呕恶者。

3.2.4 将生鲜中药制成冻生鲜品中药，以备用时之需，虽在应用时没有生鲜用时效果佳，但远比干存品中效果好。

鸭跖草

1 药材基原

为鸭跖草科植物鸭跖草 *Commelina communis* L.。

2 鲜药谱

鲜鸭跖草。

2.1 鲜鸭跖草

2.1.1 药用部位 本品为鸭跖草科植物鸭跖草（图 82）的带根全草。

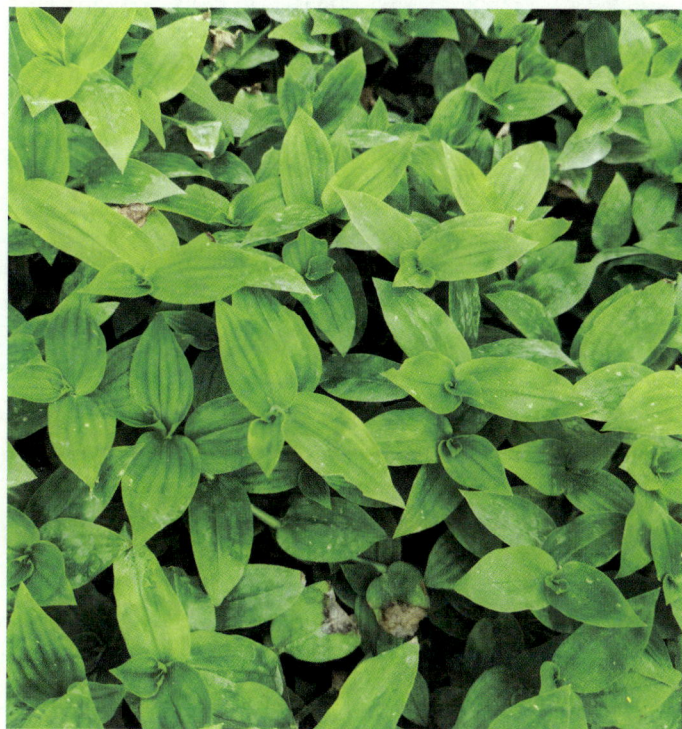

图82 鸭跖草

2.1.2 性味归经 味甘、淡，性寒。归肺、胃、小肠经。

2.1.3 功能主治 祛风湿，解毒。用于痢疾，风湿筋骨疼痛，瘫痪，癫痫，疮疥等。

2.1.4 采收加工 四季均可采收。

2.1.5 用法用量 内服：干品 10~20 克，鲜品 30~60 克，根据医嘱，煎汤、研磨成浆或破碎绞汁煮沸服，或生服。外用：适量，捣烂外敷或绞汁外涂，煎汤熏洗患处。

2.1.6 本草医籍论述

痔疮肿痛。用鸭跖草、碧蝉儿花一起，搓软敷贴患处。(《本草纲目》)

治小便不通：竹鸡草（鸭跖草）1 两，车前草 1 两。捣汁，入蜜少许，空心服之。(《濒湖集简方》)

治黄疸性肝炎：鸭跖草 4 两，猪瘦肉 2 两。水炖，服汤食肉，每日 1 剂。(《江西草药》)

治高血压：鸭跖草 1 两，蚕豆花 3 钱。水煎，当茶饮。(《江西草药》)

治喉痹肿痛：鸭跖草 2 两。洗净捣汁，频频含服。(《江西草药》)

治水肿、热淋：鸭跖草 30~60 克，车前草 30 克，天胡葵 15 克。水煎服，白糖为引。(《江西草药》)

治吐血：竹叶菜（鸭跖草）捣汁内服。(《贵阳民间药草》)

治小儿丹毒，热痢以及作急性热病的退热用：鲜鸭跖草 2 至 3 两（干的 1 两），重症可用 5 至 7 两。水煎服或捣汁服。(《浙江民间常用草药》)

治关节肿痛，痈疽肿毒，疮疖脓肿：鲜鸭跖草捣烂，加烧酒少许敷患处，1 日 1 换。(《浙江民间常用草药》)

治水肿、腹水：鲜鸭跖草 2 至 3 两。水煎服，连服数日。(《浙江民间常用草药》)

治急性血吸虫病：鲜鸭跖草，洗净，每天 5 至 8 两，煎汤代茶饮，5 至 7 天为 1 个疗程。(《全展选编·传染病》)

治手指蛇头疗：鲜鸭跖草，台雄黄捣烂，敷患处，1 日 1 换。初起能消，已化脓者，能退癀止痛。(《泉州本草》)

治五淋，小便刺痛：鲜鸭跖草枝端嫩叶四两。捣烂，加开水一杯，绞汁调蜜内服，每日 3 次。体质虚弱者，药量酌减。(《泉州本草》)

治流行性感冒：鸭跖草 30 克，紫苏、马兰根、竹叶、麦冬各 9 克，豆豉 15 克。水煎服。(《全国中草药汇编》)

治外感发热，咽喉肿痛：鸭跖草 30 克，柴胡、黄芩各 12 克，银花藤、千里光各 25 克，甘草 6 克。水煎服。(《四川中药志》)

治痈肿疮毒、毒蛇咬伤：鸭跖草、野菊花、马牙半枝各 30 克，田基黄 15 克，甘草 6 克。水煎服。(《四川中药志》)

治高热惊厥：鸭跖草 15 克，钩藤 6 克。水煎服。(《福建药物志》)

治流行性腮腺炎：鲜鸭跖草 60 克，板蓝根 15 克，紫金牛 6 克，水煎服；另用鲜草适量，捣烂外敷肿处。(《浙南本草新编》)

治赤白痢疾：鸭跖草 15 克，竹叶 9 克。水煎服。(《吉林中草药》)

治疟疾：鸭跖草 30 克。水煎服。(《湖南药物志》)

治咯血、吐血：竹叶菜（鸭跖草）、地星宿各 60 克。捣绒，冲淘米水服。(《贵州草药》)

治一切痈疽疔毒，恶疮，已溃未溃均可服用：鸭儿芹、马兰、金银花各 5 钱，鸭跖草 1 两，台湾莴苣、丝瓜根各 3 钱。水煎，2 次分服。(《常用中草药配方》)

3 鲜药应用探讨

3.1　鲜品炮制要点

3.1.1 鲜鸭跖草从地里采收后，择选去杂质及枯黄部分，洗净后，按医嘱切碎入药，或破碎后入药，也可取鲜汁入药，也可以鲜品生食。最好做到当天采，当天用为最佳。

3.1.2 如严寒时无新鲜的鸭跖草采收，可以在有鲜鸭跖草的采收季节，将鲜鸭跖草根据医嘱熬成膏；也可以打成浆后密封，低温冷冻保存，做成冻鲜品。入药前解冻、煮沸，但不宜生食。

3.1.3 从生鲜品到熟鲜品，最好做到当天采收，当天加工炮制，当天入药为最佳。

3.2　不同炮制方式饮片的有效含量及功效区别

3.2.1 将鲜鸭跖草清洗后择净，使药物洁净，切碎或破碎后，增加与溶液的接触面，便于有效成分快速地煎出或溶出，同时也便于调剂、制剂。

3.2.2 鲜鸭跖草不需要过多炮制，一些成分在加热或干燥的过程中容易被破坏，故鲜用入药为最佳方式之一。

3.2.3 将生鲜中药制成冻生鲜品中药，以备用时之需，虽在应用时，没有生鲜用时效果佳，但远比干存品效果好。

野菊

1 药材基原

为菊科植物野菊 *Chrysanthemum indicum* L.

2 鲜药谱

鲜野菊、鲜野菊花。

2.1 野菊

2.1.1 药用部位 本品为菊科植物野菊（图 83）的全株植物。

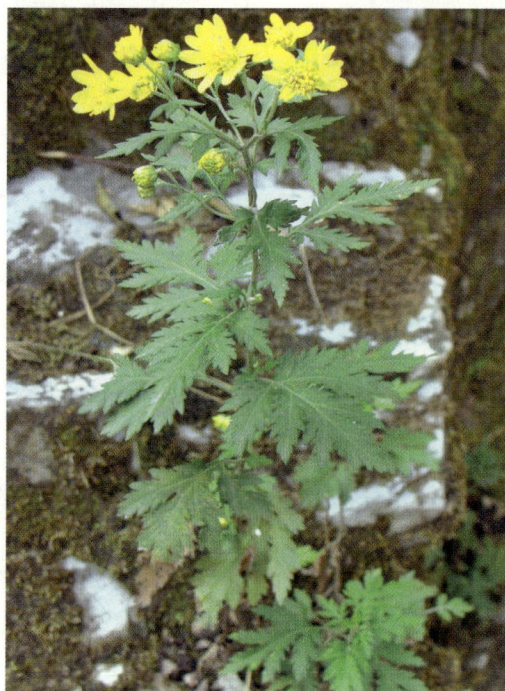

图83 野菊

2.1.2 性味归经 味苦、辛，性凉。归肝、肺、胃经。

2.1.3 功能主治 清热解毒。用于感冒，气管炎，肝炎，高血压，痢疾，痈肿，疔疮，目赤肿痛，瘰疬，湿疹等。

2.1.4 采收加工 在植物的生长期，根据其生长情况，进行分批采收。

2.1.5 用法用量 内服：干品 15~30 克，鲜品 60~120 克，煎汤，或研磨成浆或破碎绞汁煮沸服，或生服。外用：捣烂外敷或绞汁外涂，煎汤熏洗患处。

2.1.6 本草医籍论述

一切无名肿毒：野菊花茎叶、苍耳草各 1 握，共捣，入酒 1 碗，绞汁服，取汗，以滓敷之。（《卫生易简方》）

治瘰疬疮肿不破者：野菊花根，捣烂煎酒服之，仍将煎过菊花根为末敷贴。（《瑞竹堂经验方》）

治妇人乳痈：路边菊叶加黄糖捣烂，敷患处。（《岭南草药志》）

治蜈蚣咬伤：野菊花根，研末或捣烂敷伤口周围。（《岭南草药志》）

治白喉：野菊一两，和醋糟少许，捣汁，冲开水漱口。（《贵州中医验方》）

预防及治疗疟疾：鲜野菊揉烂。塞鼻。每天塞 2 小时，两鼻孔交替进行，连用 3 天。（《单方验方新医疗法选编》）

降痈散（景岳新方）治痈疽诸毒，消肿止痛散毒，未成者即消，已成者敛毒速溃可愈。若阳毒炽盛而疼痛，势凶者宜先用此方，其解毒散毒之功，神效最速。薄荷（辛者佳用叶）、野菊花（连根叶各 1 握），土贝母（半握），茅根（1 握）。上干者可为末，鲜者可捣烂，同贝母研匀，外将茅根煎浓汤，去渣用，调前末，乘热敷患处，仍留前剩汤顿暖，不时润于药上，但不可用冷汤，冷则不散不行，反能为痛约敷半日，即宜换之，真妙方也。（《外科选要》）

治肝风头眩。（野菊）全草 15 克，水煎服。（《湖南药物志》）

治湿疹，脓疱疮。野菊花草，水煎 2 次，滤取汁，慢火浓缩成膏，涂搽或贴敷患处。（《内蒙古中草药》）

2.2 鲜野菊花

2.2.1 药用部位 本品为菊科植物野菊的花。

2.2.2 性味归经 味苦、辛，性凉。归肝、肺、胃经。

2.2.3 功能主治 清热解毒，降血压。用于鼻炎，支气管炎，风火赤眼，疮疖痈肿，咽喉肿痛，毒蛇咬伤，湿疹，皮肤瘙痒，高血压等。

2.2.4 采收加工 秋季花朵形成后采收。

2.2.5 用法用量 内服：干品 15~30 克，鲜品 60~120 克，煎汤，或研磨成浆或破碎绞汁煮沸服，或生服。外用：捣烂外敷或绞汁外涂，煎汤熏洗患处。

2.2.6 本草医籍论述

红消散。主治游风丹毒。樟水 1 两，银朱 3 钱。上为末，和匀收贮。用时以野菊花叶捣汁调搽。(《青囊秘传》)

外科心法要诀方。具有清热解毒，消散疔疮之功。主治各种疔毒，痈疮疖肿，局部红肿，热痛，或发热恶寒，舌红苔黄，脉数：金银花 3 钱，野菊花、蒲公英、紫花地丁、紫背天葵子各 1 钱 2 分，水 2 盅，煎 8 分，加无灰酒半盅，再滚二三沸时热服。如法再煎服，被盖出汗为度。(《医宗金鉴》)

疽疔肿痛，野菊花、莎草根、红菜头叶擂细，以无灰酒尽量调服之，酒醒疔化水，即痛定。(《证治准绳·疡医》)

苦参煎，主治妇人阴中生疮，脓汁淋漓疼痛者。苦参 5 钱，防风 2 钱半，鼠曲草 2 钱半，荆芥 2 钱半，野菊花 2 钱半，蛇床子 2 钱半。以水 2 升，煮取 1 升 6 合，熏洗即愈。(《产科发蒙·附录》)

《岭南草药志》治疔疮：野菊花和黄糖捣烂，贴患处。如生于发际，加梅片、生地龙同敷。

治一切痈疽脓肿，耳鼻、咽喉、口腔诸阳证脓肿：野菊花 8 克，蒲公英 48 克，紫花地丁 30 克，连翘 30 克，石斛 30 克。水煎，每日 3 次分服。(《本草推陈》)

治夏令热疖及皮肤湿疮溃烂：用野菊花或茎叶煎浓汤洗涤，并以药棉或纱布浸药汤掩敷，每日数回。(《本草推陈》)

治急性乳腺炎：野菊花 15 克，蒲公英 30 克。煎服；另用鲜野菊叶捣烂敷患处，干则更换。(《安徽中草药》)

治毒蛇咬伤流火：野菊花 15~30 克。水煎代茶饮。(《浙江药用植物志》)

预防流行性感冒：野菊花 30 克，水煎服；或野菊花 30 克，鱼腥草 30 克，金银花藤 30 克。水煎服。(《四川中药志》)

治风热目赤肿痛：野菊花 15 克，夏枯草 15 克，千里光 15 克，桑叶 9 克，甘草 3 克。水煎服。(《四川中药志》)

治肝热型高血压：野菊花 15 克，夏枯草 15 克，草决明 15 克。水煎服。(《四川中药志》)

治泌尿系统感染：野菊花 30 克，海金沙 30 克。水煎服，每日 2 剂。(《江西草药》)

治肾炎：野菊花、金钱草、车前草各 3 克。水煎服。(《陕甘宁青中草药选》)

麻疹并发肺炎：大青木叶、地锦草（或金银花）、野菊花、海金沙各 5 钱，水煎服，每日 1 剂。(《全国中草药汇编》)

野菊煎剂。清热，凉血，解毒。治春夏季节，因食灰菜、苋菜、野艾、紫云英、野木耳、番瓜叶、麻芥菜、委陵菜（翻白草）等，又经烈日暴晒，颜面、手足背发痒刺痛，随即高度浮肿，颜面肿大，眼合成线，唇口外翻，指不能屈，皮肤暗红发亮，起瘀斑浆疱，低热倦怠者。野菊花 750 克、千里光 500 克、侧柏叶 500 克、土荆芥 250 克、食盐 15 克。加水至药面，煎至三分之一量，湿敷外用。(《中医皮肤病学简编》)

玫瑰糠疹，艾叶 10 克，野菊花 10 克，黄芩 10 克，白鲜皮 10 克，蒲公英 30 克。煎汁外洗，每日 2 次。(《自我调养巧治病》)

鼻窦炎，风热壅遏型，外治：用鹅不食草 30 克，辛夷花 15 克，野菊花 30 克，薄荷 15 克，冰片 15 克。水煎将其蒸气吸入鼻腔，每日 2 次。(《中西医结合耳鼻喉科》)

治风热感冒。野菊花、积雪草各 15 克，地胆草 9 克。水煎服。(《福建药物志》)

3 鲜药应用探讨

3.1 鲜品炮制要点

3.1.1 野菊花及各药用部分采收后，进行清洗，除去黄叶、腐叶及杂质。

3.1.2 野菊花及各药用部分，可以在生鲜品状态下，不需要过多的加工炮制，就可以切碎或破碎入药。

3.1.3 所有野菊花类药炮制加工品，从生鲜品到炮制熟鲜品，加工应在最短的时间完成。炮制品应在低温环境下保存，并尽快入药，防止有效成分散失和改变，做好当天炮制，当天入药，方可以保证药效。

3.2 不同炮制方式饮片的有效含量及功效区别

3.2.1 将野菊花类药物净洗后进行分类，因入药部位不同，药效也存在一定的差异。

3.2.2 将野菊花等药谱类生鲜类药物切碎或破碎后，在煎煮和溶出的过程中，有利于快速地将有效成分煎出或溶出。

益母草

1 药材基原

为唇形科植物益母草 *Leonurus japonicus* Houtt.。

2 鲜药谱

鲜益母草、鲜益母草花、茺蔚子。

2.1 鲜益母草

2.1.1 药用部位 本品为唇形科植物益母草（图84）的全草。

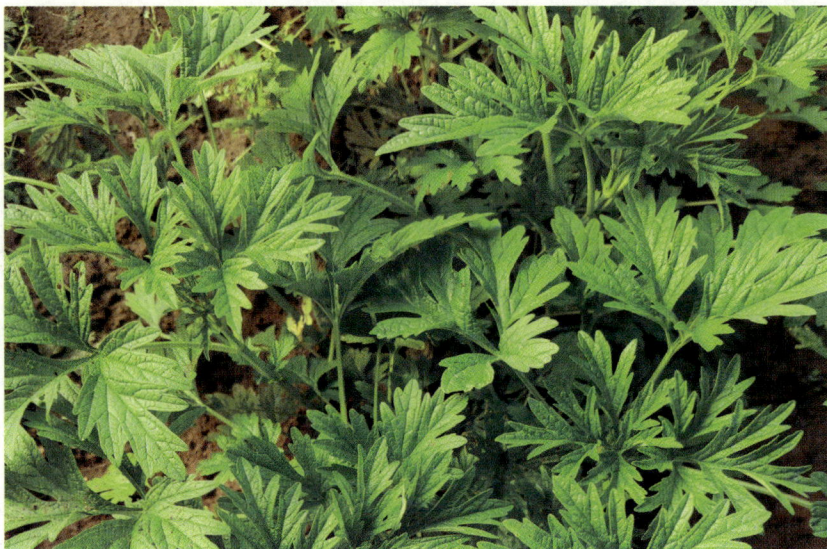

图84 益母草

2.1.2 性味归经 味辛、苦，性微寒。归肝、肾、心包经。

2.1.3 功能主治 活血调经，利尿消肿，清热解毒。用于月经不调，经闭，胎漏难产，胞衣不上，产后血晕，瘀血腹痛，跌打损伤，小便不利，水肿，头面肿，疮疡等。

2.1.4 采收加工　根据生长环境，常年可以采收，最佳的采收季节是在地上部分生长茂盛时。

2.1.5 用法用量　内服：干品 5~10 克，鲜品 30~60 克，根据医嘱，煎汤、研磨成浆或破碎绞汁煮沸服或生服。外用：适量，捣烂外敷或绞汁外涂，煎汤熏洗患处。

2.1.6 本草医籍论述

（益母草）捣苗，敷乳痈恶肿痛者；又捣苗绞汁服，主浮肿下水，兼恶毒肿。(《本草拾遗》)

治产后恶露不下：益母草，捣，绞取汁，每服 1 小盏，入酒 1 合，暖过搅匀服之。(《太平圣惠方》)

一切痈疮：妇人妒乳乳痈，小儿头疮，及浸淫黄烂热疮，疥疽阴蚀。用益母草捣封之，并用天麻草（切）5 升急慢疔疮。(《太平圣惠方》)

治妇人勒乳后，疼闷，乳结成痈。益母草，捣细末，以新汲水调涂于奶上，以物抹之，生者捣烂用之。(《太平圣惠方》)

治产后血不下。益母捣绞汁，每服 1 小盏，入酒 1 合，温搅匀服。(《太平圣惠方》)

各种疔疮。用益母草捣烂封疮，另取益母草绞汁内服。(《本草纲目》)

治胎死腹中。益母草捣烂，以暖水少许和，绞取汁，顿服之。(《独行方》)

通治溺血，益母草捣汁 1 升，服效。(《类证治裁》)

赤浊。益母草（叶茎子均可用），取汁 1 盏，空心温服数次。(《奇效简便良方》)

旧伤天阴作痛，益母草熬膏（忌铁器），为丸，每服数钱，热酒下 10 日愈。(《奇效简便良方》)

治产后血晕，心气绝。益母草研绞汁，服 1 盏，妙。(《子母秘录》)

治小儿疳。益母草绞汁，稍稍服。(《子母秘录》)

治尿血。服益母草汁 1 升瘥。(《外台秘要》)

治恶血不下：用益母草捣绞汁，每服 1 小盅，入酒 1 合，温服。(《济阴纲目》)

小儿疳痢垂死者：益母草嫩叶，同米煮粥食之，取足，以瘥为度，甚佳。饮汁亦可。(《广济方》)

产后瘀血攻心，数日神昏不醒，瘀化为脓，流出臭秽而不知者：清魂散。活血祛瘀。鲜益母草、正川芎各 6 克，白当归、鲜泽兰各 9 克，人参、荆芥穗各 3 克，炙甘草 1.5 克。生姜、大枣为引，水煎服。(《幼幼集成》)

痔疾下血：益母草叶，捣汁饮之。(《食医心镜》)

一切痈疮，用益母草 4 月连花采之，烧存性。先以小尖刀十字划开疔根，令血出。次绕根开破，捻出血，拭干。以稻草心蘸药捻入疮口，令到底。良久当有紫血出，捻令血净，再捻药入，见红血乃止。1 日夜捻药三五度。重者 2 日根烂出，轻者 1 日出。

有疮根胀起，即是根出，以针挑之。出后仍敷药生肌易愈。忌风寒、房室、酒肉、一切毒物。疔毒已破：益母草捣敷，甚妙。（《斗门方》）

益母膏。治折伤筋骨，遇天阴则痛。益母草不拘多少，用水煎膏，随病上下，食前后服，酒化下。（《医宗说约》）

治脱肛下血、益母草（炙令香）。以上味浸酒。服之（《普济方》）

治产后血运，心烦闷乱，恍惚如见鬼神。生益母草方。生益母草汁（半盏如无以土瓜根汁代）、生地黄汁（半盏）、生藕汁（半盏）、鸡子白（3枚）上5味，先将汁4味相和，煎令沸，次下鸡子白搅匀，分作3服。（《圣济总录》）

治耳聋，灌耳，益母草汁方。益母草（1握洗），上1味研取汁，少灌耳中，瘥。（《圣济总录》）

治一切产后血病，并一切伤损。益母草不限多少，竹刀切，洗净，银器内炼成膏，瓷器内封之，并以酒服，内损亦服。（《肘后备急方》）

凡产时仓卒未合，只用生益母草捣汁，入蜜少许服之，其效甚大。（《胎产心法》）

救饥：（益母草）采苗叶炸熟，水浸淘净，以油盐调食。（《古今医统大全》）

益母膏。活血调经。治妇女月经不调，产后血瘀腹痛；亦治跌打损伤，瘀血积滞，天阴作痛。益母草（端午日或小暑日俱可收采）上药不限多少，连根、茎、叶洗净，用大石臼石杵捣烂，以布滤取浓汁，入砂锅内，文武火熬成膏，如黑砂糖色为度，入瓷罐收贮。每服15~25毫升，酒与童便调下。（《古今医统大全》）

治喉闭肿痛。益母草捣烂，新汲水1碗，绞取汁顿饮随吐愈，冬月用根。（《卫生易简方》）

治急性肾炎浮肿。鲜益母草180~240克（干品120~140克，均用全草），加水700毫升，文火煎至300毫升，分2次服，每日1剂。（《全国中草药汇编》）

治经闭腹痛：泽兰、铁刺菱各3钱，马鞭草、益母草各5钱，土牛膝1钱。同煎服。（《浙江民间草药》）

治痛经。益母草30克，香附9克。水煎，冲酒服。（《福建药物志》）

耳聋。加减益母草汁粥：益母草汁10毫升，生地黄汁10毫升，钩藤5~10克，生姜汁2毫升，粳米100克。分别用新鲜益母草、鲜地黄、和生姜洗净捣烂绞汁。单煎钩藤取汁液与粳米煮粥，待米熟时，入益母草等诸汁，煮成稀粥。（《自我调养巧治病》）

2.1.7 治验医案举隅

《金匮要略浅注》

黄疸家，不独谷疸，酒疸女劳疸有分别，即正黄疸，病邪乘虚，所着不同，予治一黄疸，百药不效而垂毙者，见其偏于上，令服鲜射干一味斤许而愈。又见有偏于阴者。令服鲜益母草一味数斤而愈。

张海滨用清热凉血法治疗经期不调及痤疮

刘某，女，21岁，2016年8月4日来诊。患者诉月经不调2年，初潮至今月经提前10余天，有时1个月2次，量大，月经7天结束，上次月经6月20日，末次月经7月18日，面部痤疮加重2周，睡眠质量不佳、易梦、易醒，怕冷，运动量少，饮食可，大便不规律，有时便秘、大便发黑。贫血貌，犯困乏力，血红蛋白含量6.9克，血压86/60mmHg。查其脉濡、弦、满，舌偏淡，苔薄白稍厚。

处方：鲜益母草60克、鲜百合50克、鲜首乌藤120克、鲜白芍60克、乌药10克、鲜黄芪茎叶40克、防风10克、侧柏叶30克、鲜荆芥25克、生地黄15克、玄参25克、益智仁20克、鲜紫苏梗40克、灵芝20克。

上方配合食疗应用，于2016年9月1日来诊，诉本次月经量同前、经期同前，睡眠质量改善，怕冷感改善，痤疮比前发少，再服药。

思考与讨论：鲜益母草的清热之性比干品强，因鲜者性比干者较寒，也未经日晒或烘干，同时鲜者味辛，合则为辛凉，发散走窜之性干品较强，故活血作用也较干品者强。益母草的本性，得水湿之精，能耐旱，滋养皮肤，故主治瘾疹。

茺蔚子，主要作用于肝，而女性则以肝为主，同时还有养肝的作用，故肝阳上亢者或肝阴受损者，皆可用之。同时还有明目益精补肾的作用，除水气以健脾气。李时珍曰："茺蔚子治妇女经脉不调，胎产，一切血气诸病妙品也。其根、茎、花、叶、实并皆入药，可同用。若治手足厥阴血分风热，明目，益精，调女人经脉，则单用茺蔚子为良。若治肿毒疮疡，消水行血，妇人胎产诸病，则宜并用为良。盖其根、茎、花、叶专于行，而子则行中有补故也。"又曰："茎叶味辛而苦，花味微苦甘，根味甘，并无毒。"

2.2　鲜益母草花

2.2.1 药用部位　本品为唇形科植物益母草的花。

2.2.2 性味归经　味甘、微苦，性凉。归肝、肾、心包经。

2.2.3 功能主治　养血，活血，利水。用于贫血，疮疡肿毒，血滞经闭，痛经，产后瘀阻腹痛，恶露不下等。

2.2.4 采收加工　在开花时，连茎叶一起采收。

2.2.5 用法用量　内服：干品5~10克，鲜品30~60克；根据医嘱，煎汤，研磨成浆或破碎绞汁煮沸服，或生服。外用：适量，捣烂外敷或绞汁外涂，煎汤熏洗患处。

2.2.6 本草医籍论述

（益母草花）治肿毒疮疡，消水行血，妇人胎产诸病。（《本草纲目》）

治妇人带下赤白色，益母草花开时，采捣为末。每服2钱，食前温汤调下。（《集验方》）

2.3 茺蔚子

2.3.1 药用部位 本品为唇形科植物益母草的成熟果实。

2.3.2 性味归经 味辛、苦，微寒。归心包，肝经。

2.3.3 功能主治 活血调经，清肝明目。用于月经不调，经闭，痛经，目赤翳障，头晕胀痛等。

2.3.4 采收加工 在果实成熟后，连茎叶一起采收，挖出果实。

2.3.5 用法用量 内服：5~10克，根据医嘱，煎汤。外用：适量，煎水洗、捣烂外敷。

2.3.6 本草医籍论述

茺蔚子，白花者入气分，紫花者入血分。治妇女经脉不调，胎产一切血气诸病，妙品也。而医方鲜知用，时珍常以之同四物、香附诸药治人，获效甚多。盖包络生血，肝藏血，此物能活血补阴，故能明目、益精、调经，治女人诸病也。（《本草纲目》）

退热茺蔚子散。主治目撞刺生翳。茺蔚子2两，防风（去叉）1两，川芎1两，桔梗（锉，炒）1两，知母（焙）1两，藁本（去苗土）1两1分，白芷3分，人参1两。上为散。（《圣济总录》）

茺蔚子丸。时气后，眼暗及有翳膜。茺蔚子1两半，泽泻1两半，枸杞1两，青葙子1两，生干地黄（焙）1两，枳壳（去瓤，麸炒）1两，石决明2两，细辛2两，麦冬（去心，焙）2两，车前子2两，黄连（去须）3两。上为末，炼蜜为丸，如梧桐子大。每服30丸，食后浆水送下。（《圣济总录》）

茺蔚子丸。主治热疾后，眼翳及疼痛。茺蔚子6分，泽泻6分，枸杞子4分，石决明4分，青葙子4分，枳壳4分，地黄4分，细辛3分，宣莲12分，吴麦冬10分。上为散，炼蜜为丸。每服40丸，食上浆水送下。（《龙树菩萨眼论》）

茺蔚散。眼生风粟疼痛，时有泪出。茺蔚子1两，防风（去芦头）1两，羚羊角屑1两，川大黄（锉碎，微炒）1两，黄芩1两，杏仁（去皮尖双仁，麸炒微黄）1两，车前子1两，赤茯苓1两。上为散。每服4钱，以水1中盏，煎至6分，去滓，入川芒硝半分，搅匀，食后温服。（《太平圣惠方》）

茺蔚散。眼睑风毒所攻，下垂覆盖瞳仁。茺蔚子1两，防风1两，羌活1两，蔓荆子1两，甘菊花1两，玄参1两，细辛1两，车前子1两，黄芩1两，川大黄（锉碎，微炒）1两，甘草半两（炙微赤，锉）。上为散。每服4钱，以水1中盏，煎至6分，去滓，食后温服。（《太平圣惠方》）

茺蔚老姜汤。活血调经，温经止痛。主经行腹痛。茺蔚子（益母草代亦可）1两，煨老生姜1两，红糖2两。煎取3碗，分3次热服。每月行经时服之。（《蒲辅周医疗经验》）

治目昏不明：沙苑子3钱，茺蔚子2钱，青葙子3钱。共研细末。每次1钱，日

服 2 次。(《吉林中草药》)

3 鲜药应用探讨

3.1 鲜品炮制要点

3.1.1 鲜益母草从地里采收后，分类，择选去杂质及枯黄部分，洗净后，按医嘱切碎入药，或破碎后入药，也可取鲜汁入药。

3.1.2 根据医嘱，将茺蔚子用小火热锅炒至有香味溢出后入中药煎剂，同时也破坏了种子外皮，让有效成分易于煎出。做到临时炮制，即时入药。

3.1.3 所有的炮制加工品，从生鲜品到炮制熟鲜品，加工应在最短的时间完成，防止变质。炮制品应在低温环境下保存，并尽快入药，防止有效成分散失和改变。做到当天炮制，当天入药，方可保证药效。

3.2 与干品中药的比对

益母草化学成分种类繁多，含有丰富的生物碱类、二萜类、黄酮类、酚酸类、苯丙素类、核苷类、氨基酸类和无机元素。其中，生物碱类成分是益母草中资源价值较高的活性成分，是其发挥药效的主要成分，具有保护心血管、抗菌、抗炎、镇痛、抗肿瘤等药理作用。

有文献对益母草进行水分、总灰分、酸不溶性灰分、水溶性浸出物、重金属及有害元素、有机氯农药残留量检查，并进行薄层色谱鉴别，并对其中 4 种化学成分定量分析来对益母草进行优质质量标准研究。益母草适宜采收期比较了 7 月初至 9 月底共 13 个采收时间下益母草中 4 种化学成分含量的高低，以盐酸水苏碱、盐酸益母草碱、丁香酸和红景天苷的含量为指标来确定益母草的最佳采收期。结果显示，8 月初为益母草药材的最佳采收时间。

另有文献比较了益母草现代干燥加工方法（热风干燥、红外干燥、微波干燥）与传统干燥加工方法（晒干、阴干）对益母草品质的影响。益母草适宜干燥加工方法的优选：考察晒干、阴干、红外干燥、微波干燥和热风干燥方法对益母草药材品质的影响，测定益母草中 3 个生物碱类成分（盐酸水苏碱、盐酸益母草碱、胡芦巴碱）、4 个酚酸类成分（苯甲酸、对羟基苯甲酸、香草酸、丁香酸）、5 个苯丙素类成分（红景天苷、毛蕊花糖苷、绿原酸、咖啡酸、阿魏酸）、11 个黄酮类成分（芦丁、异槲皮苷、金丝桃苷、汉黄芩素、山奈酚 –3–O– 芸香糖苷、荭花素、芹菜素、山奈酚、异鼠李素、橙皮素、槲皮素）和 1 个环烯醚萜苷类成分（益母草苷）的含有量变化为评价指标，分别对晒干、阴干、热风干燥、红外干燥、微波干燥后益母草的质量进行评价，通过分析，结果热风干燥后，各成分保留最好；微波干燥后，各成分流失最多，与切段干燥相比，整株干燥可保留更多成分，干燥温度越高，各成分流失越少，热风70℃干燥，都在很大程度上保留了益母草中活性成分。通过结合实践，优选热风70℃干燥为益母草产地加工工艺。

通过实验证明，采收期应在8月份。最佳的应用方法，是新鲜状态下入药，可最大限度地保留药用成分，其次是70℃烘干品。

3.3 不同炮制方式饮片的有效含量及功效区别

3.3.1 将鲜益母草的各部位清洗后，使药物洁净，切碎或破碎后，增加与溶液的接触面，便于有效成分快速地煎出或溶出，同时也便于调剂、制剂。

3.3.2 根据医嘱，可以将鲜益母草的各部位的鲜药在新鲜状态下入药，因为有一些成分在加热或干燥的过程中容易被破坏，故以鲜用入药为最佳方式之一。

3.3.3 为了将有效成分快速煎出，故将茺蔚子种皮破坏。

参考文献

［1］谭亚杰. 益母草资源化学与质量标准研究［D］. 南京：南京中医药大学，2019.

［2］王梦溪，吴启南，何溶溶，等. 5种干燥方法对益母草质量的影响［J］. 中成药，2017，39（5）：1006–1011.

鱼腥草

1 药材基原

为三白草科植物蕺菜 *Houttuynia cordata* Thunb.。

2 鲜药谱

鲜鱼腥草、鲜鱼腥草根、鲜鱼腥草花。

2.1 鲜鱼腥草

2.1.1 药用部位　本品为多年生三白草科植物蕺菜（图85）的全草。

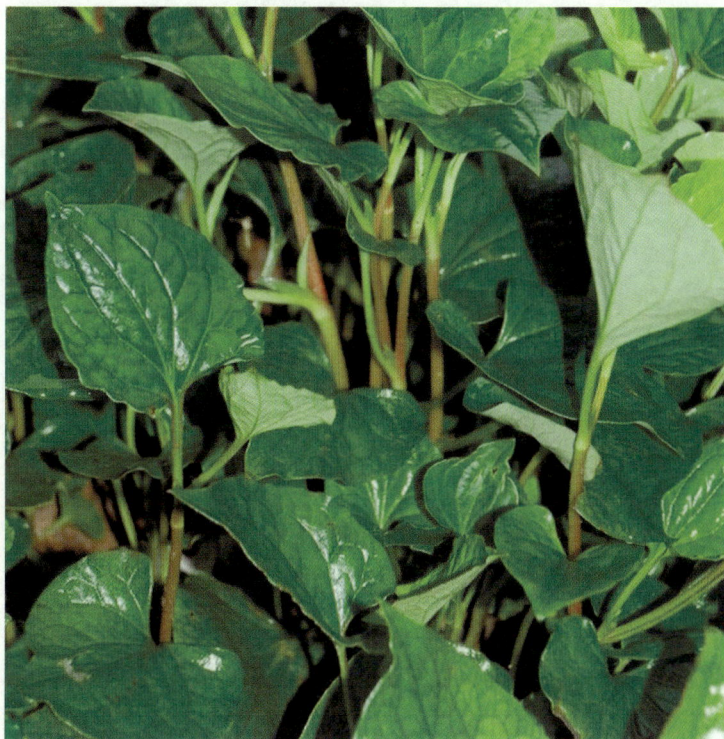

图85　蕺菜

2.1.2 性味归经 味辛，性寒。归肝、肺经。

2.1.3 功能主治 清热解毒，排脓消痈。用于肺热引起的肺痈吐脓，痰热喘咳，喉蛾，痈肿疮毒等。

2.1.4 采收加工 根据生长环境，常年可以采收，除去黄色及枯叶。

2.1.5 用法用量 内服：干品 15~30 克，鲜品 30~60 克，根据医嘱，煎汤，不宜久煎，研磨成浆或破碎绞汁煮沸服，或生服。外用：适量，捣烂外敷或绞汁外涂，煎汤熏洗患处。

2.1.6 本草医籍论述

治痔疮：鲜鱼腥草，煎汤点水酒服，连进 3 服。其渣熏洗，有脓者溃，无脓者自消。(《滇南本草》)

治慢性鼻窦炎：鲜蕺菜（鱼腥草）捣烂，绞取自然汁，每日滴鼻数次。另用蕺菜7 钱，水煎服。(《陕西草药》)

治疔疮作痛：鱼腥草捣烂敷之，痛一二时，不可去草，痛后一二日愈。(《积德堂经验方》)

治妇女外阴瘙痒，肛痈：鱼腥草适量，煎汤熏洗。(《上海常用中草药》)

小儿脱肛：鱼腥草擂如泥，先以朴硝水洗过，用芭蕉叶托住药坐之，自入也。(《永类钤方》)

恶蛇虫伤：鱼腥草、皱面草、槐树叶、草决明，一处杵烂，敷之甚效。(《救急易方》)

中耳炎：取鱼腥草、鹅不食草各半，捣烂为糊取汁，加明矾少许，用吸管取药汁滴耳，每次 1~2 滴，每日两次。(《中国中医药报》)

久痢腹痛：鲜鱼腥草 60 克、黄荆叶、红辣椒各 30 克，捣烂为糊，做成饼外敷肚脐处，包扎固定，每日一换，以愈为度。(《中国中医药报》)

疮痈疖肿：取鱼腥草、野菊花各等量，共捣烂为糊，外敷患处，每日换药 2~3次，连续 3~5 天即可。(《中国中医药报》)

感冒发热：大青叶、鱼腥草、川芎各 30 克，水泽兰叶、鲜黄皮果树叶各 15 克。上药均鲜用，洗净，捣烂如泥，外敷双足心涌泉穴及双侧太阳穴，敷料包扎，胶布固定，每日 1 换，连续 3~5 天。(《中国中医药报》)

流行性腮腺炎：新鲜鱼腥草适量，捣烂外敷患处，以纱布包扎固定，每日两次，3天即可治愈。(《中国中医药报》)

急性黄疸型肝炎：鱼腥草 60 克（鲜草加倍），茵陈 30 克，虎杖 20 克，白糖 30克，水煎服，每日 1 剂，连服 15~20 剂。(《中国中医药报》)

急性支气管炎、肺结核：鱼腥草 30 克（鲜草加倍），甘草 6 克，车前子 30 克，水煎。每日 1 剂，分两次服。(《中国中医药报》)

泌尿系统感染：鱼腥草 30~60 克（鲜草加倍），蒲公英、忍冬藤各 30 克，水煎服。每日 1 剂，连用 7~10 天。（《中国中医药报》）

睾丸炎：金银花、连翘、蒲公英、鱼腥草（鲜草加倍）各 30 克，放入药罐中，加清水适量，浸泡 5~10 分钟后，水煎取汁，放入浴盆中，待温度适宜时坐浴。每日两次，每次 20 分钟，每日 1 剂。（《中国中医药报》）

蕺草，一名鱼腥草，鱼腥草方药罕用。近世仅以煎汤熏涤痔疮，及敷恶疮白秃。又治咽喉乳蛾，捣取自然汁灌吐顽痰殊效。（《本经逢原》）

治疗慢性气管炎，用虎杖 3 钱，胡颓子叶 5 钱，鱼腥草（鲜）1 两，为 1 日量，制成煎剂，加糖精矫味，分 2~3 次服，10 日为 1 个疗程。服后显示止咳、祛痰效果，也有一定平喘、消炎作用。（《中药大辞典》）

急性胃肠炎：鲜马鞭草 2 两，鲜鱼腥草 1 两。洗净，捣烂，加冷开水适量，搅匀后，绞取药汁，服药水，每日 2 次。（《全国中草药汇编》）

疖肿：鲜七叶一枝花根状茎、鱼腥草各 1 两。捣烂外敷患处，每日 1 次。（《全国中草药汇编》）

毒蛇咬伤：八角莲、七叶一枝花、白马骨、飞来鹤、粉防己各 3 钱，水煎服。外用阴行草、白马骨、柳叶白前、蛇葡萄适量，煎水冲洗；再用鱼腥草、杠板归、星宿菜、葎草等鲜草捣烂敷患处周围。（《全国中草药汇编》）

《张氏医通》痔门，洗痔消肿痛方，蕺菜（一名鱼腥草）、苦楝根、朴硝、马齿苋、瓦花（各 1 两），用水 10 碗，煎至七八碗，先熏后洗，诸痔肿痛可消。

泄泻。鲜鱼腥草 6 克。将鲜鱼腥草用水洗净捣烂，放少许白糖，用温开水送服。可根据小儿年龄适当加量。（《小儿常见病单验方》）

治疗慢性气管炎：取纱纸树（构树）二层皮 1 两，少年红 5 钱，鱼腥草 5 钱，均用鲜品。水煎，每日 1 剂，分 3 次服。（《中华本草》）

2.1.7 治验医案举隅

鲜药扶正排浊法治疗迁延性慢咳

李某某，女，68 岁，2015 年 9 月 10 初诊。患者诉咳嗽 8 个月余，咳白痰、量少，肺炎反复发作，说话、走路时有点喘，偶尔头晕，口干、口苦、口黏，腿怕冷，颈椎疼、腰椎长有骨刺，记忆力不好，睡眠可，饮食一般、食量少，大便可每天 1 次、成形，小便可。

患者另诉有变应性鼻炎史 50 年，有间断性服药。高血压史 10 余年，现血压 168/80mmHg，口服硝苯地平缓释片，每次 1 片（具体规格不详），每天 1 次。高血脂 1 年余，口服他汀类药。双膝关节疼痛多年，上下楼费劲，医院建议关节置换。

现测：静息血氧饱和度 96%~97%，心率每分钟 57~64 次；走 1 圈后，血氧饱和度 92%~96%，心率每分钟 64~84 次；坐下后，血氧饱和度 91%~94%。脉濡、弦、稍数、稍浮大、软，中脉弦、细，舌稍暗、前中部舌苔厚腻矮、津液少、有沫。

处方：鲜鱼腥草 60 克、人参果 60 克、当归 7 克、鲜知母 60 克、党参 20 克、淫羊藿 20 克、巴戟天 20 克、鲜红草 70 克、鲜射干 50 克、鲜肉苁蓉 50 克、紫草 25 克、鲜杜仲皮 60 克、车前子 30 克、茵陈 15 克、鲜荆芥 50 克、鲜牛蒡根 90 克、天麻 20 克、黄芪 10 克、山萸肉 30 克、射干 20 克

2015 年 9 月 21 日诊，患者咳嗽减轻，自觉上火，头发蒙，口干苦稍减轻，走 1 圈后血氧饱和度 90%，心率每分钟 104 次；坐下后血氧饱和度 89%~90%，心率每分钟 95~96 次。

2015 年 9 月 28 日诊，患者早晨喉咙有痰，咳嗽减轻，自觉上火，眼角分泌物多，步行 50 米，血氧饱和度 94%、坐下后最低 92%。

思考与讨论：鱼腥草，生鲜者，味辛，性寒，鱼腥味浓，而干者，气味全消。鲜者有清热解毒，排脓消痈的功效。而干者，气味轻，则少了走窜的作用，故没有排脓的作用，只有清热的作用，从口感来说，鲜者气味重，但口感好；而干者，只能煮水，但鱼腥草不能下咽。

现代医学研究表明，鱼腥草所含挥发油中的主要成分为甲基正壬基酮、月桂烯、月桂醛等，还有栎素；药理试验表明其具有抗菌、抗病毒作用；动物实验表明其具有利尿、镇痛、止血、止咳、抑制浆液分泌、促进组织再生作用，栎素还能扩张血管，用于治疗心绞痛。而干品则无或者含量极少，故干品的鱼腥草在治疗某些疾病时，达不到鲜品的治疗效果。

2.2 鲜鱼腥草根

2.2.1 药用部位
本品为多年生三白草科植物蕺菜的地下白根。

2.2.2 性味归经
味辛，性微寒。归肺、膀胱、大肠经。

2.2.3 功能主治
清热解毒，化痰排脓消痈，利尿消肿通淋。用于肺热喘咳，肺痈吐脓，喉蛾，热痢，疟疾，水肿，痈肿疮毒，热淋，湿疹，脱肛等。还可用于治疗肺炎、咯血、上呼吸道感染、慢性支气管炎、感冒发热、肺癌、宫颈糜烂、肾病综合征、鼻炎、化脓性中耳炎、流行性腮腺炎等。中、下焦疾病居多。

2.2.4 采收加工
根据生长环境，常年可以采收，洗净泥土，除去须根及杂质。

2.2.5 用法用量
内服：干品 15~30 克，鲜品 30~60 克，根据医嘱，煎汤，不宜久煎，研磨成浆或破碎绞汁煮沸服，或生服。外用：适量，捣烂外敷或绞汁外涂，煎汤熏洗患处。

2.2.6 本草医籍论述
发痧呕吐：蓝猪耳 8 钱，鱼腥草根、腐卑、六月雪、醉鱼草各 5 钱，老姜 5 斤，水煎，冲红糖服。(《全国中草药汇编》)

治乳痈：水苋菜、侧耳根（鲜鱼腥草根）、鲜薄荷。捣绒外敷。（《四川中药志》）

治湿热皮肤起疹发痒：泥鳅、鱼鳅串、侧耳根（鲜鱼腥草根）、蒲公英。共炖汤服。（《四川中药志》）

治疥癣发痒：泥鳅、侧耳根（鲜鱼腥草根）、鱼鳅串、老君须、一枝箭。共炖汤服。（《四川中药志》）

治疥疮不瘥：狐肉、一支箭、夏枯草、蒲公英、侧耳根（鲜鱼腥草根）。共炖汤服。（《四川中药志》）

治水肿、食肿、气肿：水泽兰1两，臭草根5钱，五谷根4钱，折耳根（鲜鱼腥草根）3钱，石菖蒲3钱。煎水服，日服3次。（《贵州民间药物》）

治痔疮：尖惊药2两、槐树根2两、折耳根（鲜鱼腥草根）2两。炖猪大肠头，吃5次。（《贵阳民间药草》）

治肺结核：爬山猴5钱，铁包金（冻绿根）、金银花、马鞭草各3钱，折耳根（鱼腥草根）5钱。煎水常服。（《贵州民间药物》）

治浮肿：公黄珠子、折耳根（鱼腥草根）、苦蒜果各5钱。煨水服。（《中药大辞典》）

治疗疮：糯米菜根、苎麻根、折耳根（鱼腥草根）各适量，捣绒敷患处。（《贵州草药》）

2.3　鲜鱼腥草花

2.3.1 药用部位　
本品为多年生三白草科植物蕺菜的花朵。

2.3.2 性味归经　
味辛，性寒。归肺、膀胱、大肠、肝经。

2.3.3 功能主治　
宣散风热，清解血毒。用于各种热性病，如身热、发疹、发斑、热毒疮痈、咽喉肿痛等。

2.3.4 采收加工　
根据生长环境，常年可以采收。

2.3.5 用法用量　
内服：干品15~30克，鲜品30~60克，根据医嘱，煎汤，不宜久煎，研磨成浆或破碎绞汁煮沸服，或生服。外用：适量，捣烂外敷或绞汁外涂，煎汤熏洗患处。

2.3.6 本草医籍论述

高血压、眼底出血的患者，用蕺菜（鱼腥草）花15克、墨旱莲12克，水煎服，1日3次，连服15日为1个疗程。请医生复测血压，如未降可继续服1个疗程；若血压已有明显下降，可酌情减服，每日2次，每次量略减少。（《中国中医药报》）

3 鲜药应用探讨

3.1 鲜品炮制要点

3.1.1 鲜鱼腥草从地里采收后，分类，择选去杂质及枯黄部分，洗净后，按医嘱切碎入药，或破碎后入药，也可取鲜汁入药，也可以鲜品生食。最好做到当天采，当天用为最佳。

3.1.2 鲜鱼腥草在煎取时，宜武火急煎，煎煮的时间不宜过长，以防止有效成分散失。

3.1.3 如冬天无新鲜的鱼腥草，可以在有鲜鱼腥草的季节，将鱼腥草打成浆后密封，低温冷冻保存，做成冻鲜品。入药前解冻、煮沸，但不宜生食。

3.1.4 从生鲜品到熟鲜品，最好做到当天采收，当天加工炮制，当天入药为最佳。

3.2 与干品中药的比对

有文献探讨不同干燥方法对鱼腥草中挥发性成分的影响，采用气相色谱–质谱法，以癸酰乙醛为代表的共有成分为评价指标，对不同季节的鱼腥草全草、地上部分、地下根茎分别进行晒干、晾干和冷冻干燥处理，采用相对峰面积法分析其所含挥发性成分含量的变化。结果表明经不同干燥方法加工后，鱼腥草中挥发性成分的含量均明显降低，β–蒎烯、β–月桂烯、癸醛、甲基正壬酮等代表性成分的含量与干燥程度成反比。鱼腥草中以癸酰乙醛为代表的挥发性成分的含量主要受干燥程度的影响，其次是干燥方式，在相同的干燥程度下，冷冻干燥与晾干、晒干相比能保留相对较多的挥发性成分（癸酰乙醛）。为保证以鱼腥草为原料的制剂的质量均一性和稳定性，应同时考虑植物部位及其采收季节、干燥方式和干燥。

《中国药典》及地方药材标准中，鱼腥草的新鲜、干燥全草或干燥地上部分及干燥根茎入药。在相同的干燥工艺中，其中冷冻干燥方式处理后的鱼腥草中挥发性成分的含量较晾干和晒干的高，而挥发性成分含量的高低如蒎烯、月桂烯等与其体内药效如抗炎作用的强弱呈正相关。可以推断，在相同干燥程度的前提下，以冷冻干燥方法加工后的鱼腥草药材的抗炎作用应优于以晒干和晾干方法加工所得的鱼腥草。尽管冷冻干燥法在相同的干燥程度下，可以保留相对较多的药效成分，但其成本相对其他干燥方法较高。同时可以看出，鱼腥草在条件允许的情况下，应首先尽量保证药材的新鲜，建议鱼腥草在新鲜状态下入药或制剂。

3.3 不同炮制方式饮片的有效含量及功效区别

3.3.1 将鲜鱼腥草清洗后择净，使药物洁净，切碎或破碎后，增加与溶液的接触面，便于有效成分快速地煎出或溶出，同时也便于调剂、制剂。

3.3.2 鲜鱼腥草不需要过多炮制，一些成分在加热或干燥的过程中容易被破坏，故以鲜用入药为最佳方式之一。

3.3.3 将生鲜中药制成冻生鲜品中药，以备用时之需，虽在应用时没有生鲜用时效果佳，但远比干存品效果好。

参考文献

［1］陈婧，王文清，施春阳，等. 不同干燥方法对鱼腥草挥发性成分的影响［J］. 中医院药学杂志，2014，34（21）：1814–1818.

玉簪

1 药材基原

为天门冬科植物玉簪 *Hosta plantaginea*（Lam.）Asch.。

2 鲜药谱

鲜玉簪花、鲜玉簪根、鲜玉簪叶。

2.1 鲜玉簪花

2.1.1 药用部位 本品为天门冬科植物玉簪（图 86）的新鲜花。

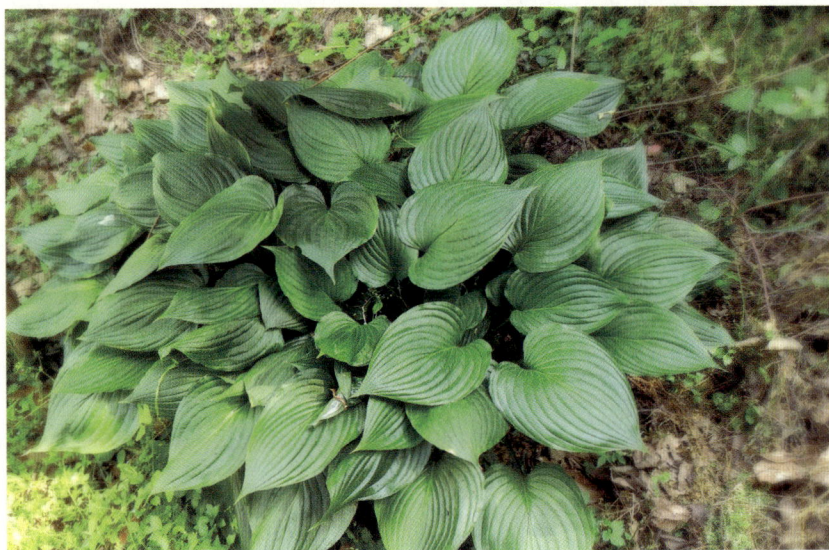

图86 玉簪

2.1.2 性味归经 味甘，性凉；有毒。归肺、小肠经。

2.1.3 功能主治 清热解毒，利水通经。用于咽喉肿痛，疮痈肿痛，小便不利，经闭，烧伤等。

2.1.4 采收加工 根据生长环境，常年可以采收。

2.1.5 用法用量 内服：干品 5~10 克，鲜品 30~60 克，根据医嘱，煎汤、研磨成浆或破碎绞汁煮沸服，或生服。外用：适量，捣烂外敷或绞汁外涂，煎汤熏洗患处。

2.1.6 本草医籍论述

通经奇方，治一切经闭：玉簪花并叶、急性子、乳香、没药等分。上为末，以烧酒为丸，每服 2 钱，空心热酒下。(《丹台玉案》)

治咽喉肿痛：玉簪花 1 钱，板蓝根 5 钱，玄参 5 钱。水煎服。(《山东中草药手册》)

治小便不通：玉簪花 1 钱，萹蓄 4 钱，车前草 4 钱，灯心草 1 钱。水煎服。(《山东中草药手册》)

玉龙散，治小便不通：玉簪花、蛇蜕各 2 钱，丁香 1 钱。共为末，每服 1 钱，酒调送下。(《医学指南》)

治疗烧伤：取玉簪花 1 斤，用香油 4 斤浸泡 2 个月，取油备用。用时先清创，吸出水疱内容物，后用消毒棉球蘸药外涂，每 1~2 日 1 次。热天暴露患处，冷天用浸药的纱布包敷患处。(《中药大辞典》)

治牙痛、咽喉痛：玉簪花适量。水煎含漱。(《青岛中草药手册》)

治雀斑：鲜玉簪花和紫茉莉种仁粉同蒸，去花，取粉涂患处。(《福建药物志》)

2.2 鲜玉簪根

2.2.1 药用部位 本品为天门冬科植物玉簪的新鲜地下根。

2.2.2 性味归经 味甘辛，性寒；有小毒。归心、肝、肾经。

2.2.3 功能主治 消肿，解毒，止血。用于痈疽，瘰疬，咽肿，吐血，骨鲠等。

2.2.4 采收加工 根据生长环境及植物生长情况，常年可以采收。

2.2.5 用法用量 内服：干品 5~10 克，鲜品 30~60 克，根据医嘱，煎汤、研磨成浆或破碎绞汁煮沸服，或生服。外用：适量，捣烂外敷或绞汁外涂，煎汤熏洗患处。

2.2.6 本草医籍论述

乳痈初起：内消花（即玉簪花），取根擂酒服，以渣敷之。(《海上方》)

解斑蝥毒：玉簪根擂水服之，即解。(《济急方》)

下鱼骨鲠：玉簪根、山里红果根，同捣自然汁，以竹筒灌入咽中，其骨自下。不可着牙齿。(《选奇方》)

刮骨取牙：玉簪根（干者）1 钱，白砒 3 分，白硇 7 分，蓬砂 2 分，威灵仙 3 分，草乌头 1 分 5 厘。为末，以少许点疼处，即自落也。(《选奇方》)

治崩漏，带下：玉簪根 2 两，炖肉吃；或配三白草各 5 钱至 1 两，炖肉吃。(《陕西中草药》)

2.3 鲜玉簪叶

2.3.1 药用部位 本品为天门冬科植物玉簪的新鲜茎叶。

2.3.2 性味归经 味苦、辛，性寒；有毒。归心、肝、肾经。

2.3.3 功能主治 清热解毒，散结消肿。用于乳痈，痈肿疮疡，瘰疬，毒蛇咬伤等。

2.3.4 采收加工 根据生长环境及植物生长情况，常年可以采收。

2.3.5 用法用量 内服：干品5~10克，鲜品30~60克，根据医嘱，煎汤，研磨成浆或破碎绞汁煮沸服，或生服。外用：适量，捣烂外敷或绞汁外涂，煎汤熏洗患处。

2.3.6 本草医籍论述

腹中痞块：玉簪叶同独囊蒜捣烂，穿山甲为末，好醋成饼。量痞大小贴之，两炷香为度。其痞化为脓血，从大便出。然须量人大小强弱贴之。(《卫生备要》)

治瘰疬：取霜后的玉簪叶1560克。捣烂，置于瓶罐，以醋1500ml浸7天，滤出没液熬成膏，取膏敷患处。(《福建药物志》)

治诸骨鲠喉：玉簪叶加些食盐捣烂捻成丸，含口中。(《福建药物志》)

治顽固性溃疡：鲜玉簪叶，洗净后用米汤或开水泡软，贴患处，日换二三次。(《福建民间草药》)

3 鲜药应用探讨

3.1 鲜品炮制要点

3.1.1 将鲜玉簪花、鲜玉簪叶、鲜玉簪根从地里采收后，进行分类，择选去杂质及枯黄部分，洗净后，按医嘱切碎入药，或破碎后入药，也可取鲜汁入药。最好做到当天采，当天用为最佳。

3.1.2 鲜玉簪花、鲜玉簪叶、鲜玉簪根不需要过多复杂炮制，在新鲜生品状态下就可以入药。

3.1.3 因为鲜玉簪花、鲜玉簪叶、鲜玉簪根在15℃左右就能生长，故在温室就能生长，不需要晒干保存。

3.2 不同炮制方式饮片的有效含量及功效区别

3.2.1 将鲜玉簪花、鲜玉簪叶、鲜玉簪根清洗择净后，使药物洁净，切碎后或破碎后，增加与溶液的接触面，便于有效成分快速地煎出或溶出，同时也便于调剂、制剂。

    3.2.2 鲜玉簪花、鲜玉簪叶、鲜玉簪根不需要过多炮制，一些成分在加热或干燥的过程中容易被破坏，故以鲜用入药为最佳方式之一。

    3.2.3 鲜玉簪虽然是全株入药，但不同的部位药性还是存在一定的差别。

    3.2.4 即时采收，即时入药，可防止新鲜药品在保存的过程中变质及腐烂。

玉竹

1 药材基原

为百合科植物玉竹 *Polygonatum odoratum*（Mill.）Druce。

2 鲜药谱

鲜玉竹。

2.1 鲜玉竹

2.1.1 药用部位　本品为百合科植物玉竹的根茎。

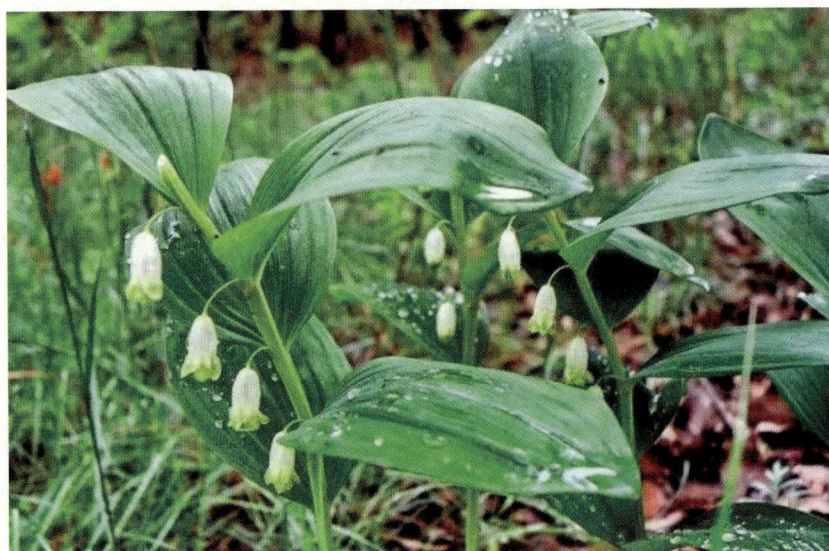

图87　玉竹

2.1.2 性味归经　味甘，性平。归肺、胃经。

2.1.3 功能主治　滋阴润肺，养胃生津。用于燥咳，劳嗽，热病阴液耗伤之咽干口渴，内热消渴，阴虚外感，头昏眩晕，筋脉挛痛等。

2.1.4 采收加工　秋季采收。

2.1.5 用法用量 内服：干品 10~30 克，鲜品 30~60 克，根据医嘱，煎汤，研磨成浆或破碎绞汁煮沸服，或生服。外用：适量，捣烂外敷或绞汁外涂，煎汤熏洗患处。

2.1.6 本草医籍论述

治发热口干，小便涩：萎蕤（玉竹）5 两。煮汁饮之。（《外台秘要》）

玉竹麦门冬汤，治秋燥伤胃阴：玉竹 3 钱，麦冬 3 钱，沙参 2 钱，生甘草 1 钱。水 5 杯，煮取 2 杯，分 2 次服。（《温病条辨》）

益胃汤。治阳明温病，下后汗出，当复其阴：沙参 3 钱，麦冬 5 钱，冰糖 1 钱，细生地 5 钱，玉竹 1 钱 5 分（炒香）。水 5 杯，煮取 2 杯，分 2 次服，渣再煮 1 杯服。（《温病条辨》）

加减萎蕤汤，治阴虚体感冒风温，及冬温咳嗽，咽干痰结：生萎蕤（玉竹）2 至 3 钱，生葱白 2 至 3 枚，桔梗 1 钱至钱半，东白薇 5 分至 1 钱，淡豆豉 3 至 4 钱，苏薄荷 1 钱至钱半，炙草 5 分，红枣 2 枚。煎服。（《通俗伤寒论》）

加减玉竹饮子，气液双补，兼理余痰。主秋燥状暑，津气两伤，液郁为痰，经治痰少咳减者：生玉竹 3 钱，川贝母 3 钱，西洋参 2 钱，浙苓 2 钱，紫菀 2 钱，蜜炙橘红 8 分，桔梗 8 分，炙草 8 分。（《重订通俗伤寒论》）

治卒小便淋涩痛：芭蕉根 4 两（切），萎蕤（玉竹）1 两（锉）。上药，以水 2 大盏，煎至 1 盏 3 分，去滓，入滑石末三钱，搅令匀。食前分为 3 服，服之。（《太平圣惠方》）

治男妇虚症，肢体酸软，自汗，盗汗：葳参（玉竹）5 钱，丹参 2 钱 5 分。不用引，水煎服。（《滇南本草》）

治赤眼涩痛：萎蕤（玉竹）、赤芍药、当归、黄连等分。煎汤熏洗。（《卫生家宝方》）

甘露汤。治眼见黑花，赤痛昏暗：萎蕤（玉竹）（焙）4 两。为粗末，每服 1 钱匕，水 1 盏，入薄荷 2 叶，生姜 1 片，蜜少许，同煎至 7 分，去滓，食后临卧服。（《圣济总录》）

治虚咳：玉竹 5 钱至 1 两。与猪肉同煮服。（《湖南药物志》）

3 鲜药应用探讨

3.1 鲜品炮制要点

3.1.1 将鲜玉竹生鲜品入药。采收后分类，择选去杂质及枯黄腐叶部分，洗净后，按医嘱切碎入药，或破碎后入药。

3.1.2 从生鲜品到熟鲜品，最好做到当天采收，当天炮制加工，当天入药为最佳。

3.1.3 鲜玉竹不需要过多复杂炮制，在新鲜生品状态时就可以入药。

3.1.4 因为玉竹比较耐寒，在北方的温室，冬天也能生长，不需要晒干保存。

3.2 不同炮制方式饮片的有效含量及功效区别

3.2.1 将鲜玉竹生鲜品入药：清洗后择净，使药物洁净，切碎或破碎后，可增加与溶液的接触面，便于有效成分快速地煎出或溶出，同时也便于调剂、制剂。

3.2.2 将鲜玉竹生鲜品入药，不需要过多的炮制，一些成分在加热或干燥的过程中容易被破坏，故以鲜用入药为最佳方式之一。

3.2.3 将鲜玉竹生鲜品入药：捣碎或捣碎后浸汁入药，因为液体进入消化道及外涂于皮肤黏膜后，吸收迅速，见效快。

月季

1 药材基原

为蔷薇科植物月季 *Rosa chinensis* Jacq.。

2 鲜药谱

月季花、鲜月季花叶、鲜月季花根。

2.1 月季花

2.1.1 药用部位 本品为蔷薇科植物月季（图 88）的花。

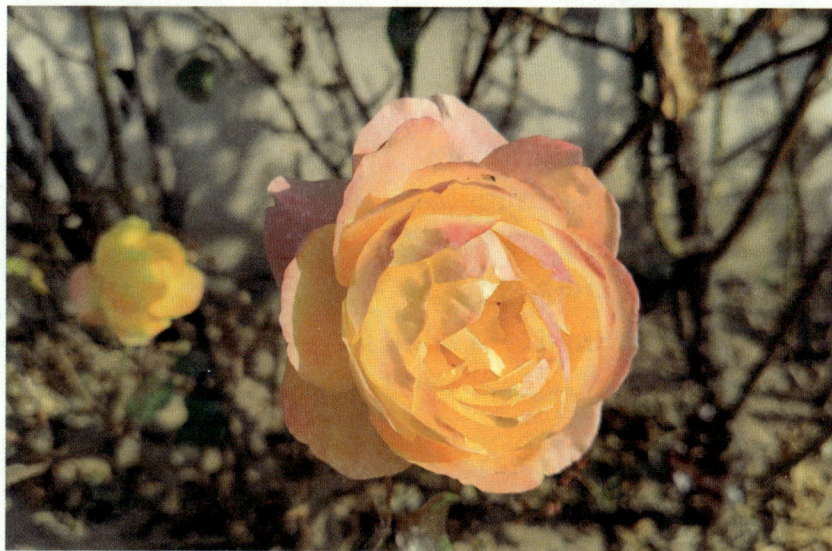

图88 月季

2.1.2 性味归经 味甘，性温。归肝、肾经。

2.1.3 功能主治 活血调经，解毒消肿。用于月经不调，痛经，闭经，跌打损伤，瘀血肿痛，瘰疬，痈肿，烫伤等。

2.1.4 采收加工 夏、秋季花开时采收。

2.1.5 用法用量　内服：干品 30~60 克，鲜品 50~100 克，根据医嘱，煎汤，研磨成浆或破碎绞汁煮沸服，或生服。外用：适量，捣烂外敷或绞汁外涂，煎汤熏洗患处。

2.1.6 本草医籍论述

治瘰疬未破：月季花头 2 钱，沉香 5 钱，芫花（炒）3 钱，碎锉，入大鲫鱼腹中，就以鱼肠封固，酒水各 1 盏，煮熟食之。（《谈野翁试验方》）

治月经不调：鲜月季花每次 5 至 7 钱，开水泡服，连服数次。（《泉州本草》）

治肺虚咳嗽咯血：月季花合冰糖炖服。（《泉州本草》）

月季花汤，行气活血。适用于气滞血淤、闭经、痛经诸症。月季花 3~5 朵，黄酒 10 克，冰糖适量，将月季花洗净，加水 150 克，文火煎至 100 克，去渣，加冰糖及黄酒适量。每日 1 次，温服。血热、血虚者忌用。（《泉州本草》）

治筋骨疼痛，脚膝肿痛，跌打损伤：月季花瓣干研末，每服 1 钱，酒冲服。（《湖南药物志》）

治产后阴挺：月季花 1 两，炖红酒服。（《闽东本草》）

瘰，未破，用月季花 2 钱，沉香 5 钱，芫花炒 3 钱，入大鲫鱼腹中，以鱼肠封固，酒水煮熟食之。（《本草易读》）

治月经不调，痛经：红丝毛、益母草各三钱，月季花、马鞭草各 2 钱。水煎服。（《陕甘宁青中草药选》）

治筋骨疼痛或骨折后遗疼痛：月季花炕干研末，每次 3g，用酒吞服，服后卧床发汗。（《贵州草药》）

治月经不调，少腹胀痛：月季花 9g，丹参 9g，香附 9g，水煎服。（《天津中草药》）

治高血压：月季花 9~15g，开水泡服。（《福建药物志》）

治外伤肿痛：月季花、地鳖虫等量研细末，每次 4.5g，每日 2 次，温酒少许冲服；另用鲜花捣烂敷患处。（《安徽中草药》）

治瘰疬：月季花 6~9g，水煎服；或加夏枯草 15g，水煎服。（《浙江药用植物志》）

治烫伤：月季花焙干研粉，茶油调搽患处。（《浙江药用植物志》）

2.2　鲜月季花叶

2.2.1 药用部位　本品为蔷薇科植物月季的叶。

2.2.2 性味归经　味微苦，性平。归肝经。

2.2.3 功能主治　活血消肿，解毒，止血。用于疮疡肿毒，瘰疬，跌打损伤，腰膝肿痛，外伤出血等。

2.2.4 采收加工　春、夏、秋季生长茂盛时采收。

2.2.5 用法用量　内服：干品 30~60 克，鲜品 50~100 克，根据医嘱，煎汤，研磨成浆或破碎绞汁煮沸服，或生服。外用：适量，捣烂外敷或绞汁外涂，煎汤熏洗患处。

2.2.6 本草医籍论述

治瘰疬未破：月季花（嫩尖）头（叶）2 钱，沉香 5 钱，芫花（炒）3 钱。碎剉，入大鲫鱼腹中，就以鱼肠封固，酒水各 1 盏，煮熟食之。（《谈野翁试验方》）

治筋骨疼痛，腰膝肿痛，跌打损伤：月季花嫩叶捣烂敷患处。（《湖南药物志》）

治热疖肿毒：月季叶、垂盆草各适量，捣烂敷患处，干则更换。（《安徽中草药》）

2.3 鲜月季花根

2.3.1 药用部位　本品为蔷薇科植物月季的根。

2.3.2 性味归经　味甘，性温。归肝经。

2.3.3 功能主治　活血调经，消肿散结，涩精止带。用于月经不调，痛经，闭经，血崩，跌打损伤，瘰疬，遗精，带下等。

2.3.4 采收加工　四季均可采收。

2.3.5 用法用量　内服：干品 30~60 克，鲜品 50~100 克，根据医嘱，煎汤，研磨成浆或破碎绞汁煮沸服，或生服。外用：适量，捣烂外敷或绞汁外涂，煎汤熏洗患处。

2.3.6 本草医籍论述

治月经痛：月季花根 1 两，鸡冠花 1 两，益母草 3 钱。煎水炖蛋吃。（江西《草药手册》）

治赤白带下：月季花根 3 至 5 钱，水煎服。（《湖南药物志》）

治瘰疬未溃：月季花根，每次 5 钱炖鲫鱼吃。（《泉州本草》）

接骨：硬壳朗、月季花根各等分，捣绒，炒热包敷患处。（《中药大辞典》）

治血崩：月季花根 30g，猪肉 250g。炖服。（《草木便方今释》）

3 鲜药应用探讨

3.1 鲜品炮制要点

3.1.1 将鲜月季类生鲜品入药：采收后分类，择选去杂质及枯黄腐叶部分，洗净后，按医嘱切碎入药，或破碎后入药。

3.1.2 最好做到当天采，当天入药为最佳。

3.2 不同炮制方式饮片的有效含量及功效区别

3.2.1 将鲜月季类生鲜品入药：清洗后择净，使药物洁净，切碎或破碎后，可增加与溶液的接触面，便于有效成分快速地煎出或溶出，同时也便于调剂、制剂。

3.2.2 将鲜月季类生鲜品入药：不需要过多炮制，因为一些成分在加热或干燥的过程中容易被破坏，故以鲜用入药为最佳方式之一。

3.2.3 将鲜月季类生鲜品入药：捣碎或捣碎后榨汁，浸汁入药，因为液体进入消化道及外涂于皮肤黏膜后，吸收迅速，见效快。

泽兰

1 药材基原

为唇形科植物毛叶地瓜儿苗 *Lycopus lucidus* Turcz. var. *hirtus* Regel。

2 鲜药谱

鲜泽兰、鲜地参。

2.1 鲜泽兰

2.1.1 药用部位 本品为唇形科植物毛叶地瓜儿苗（图89）的茎叶。

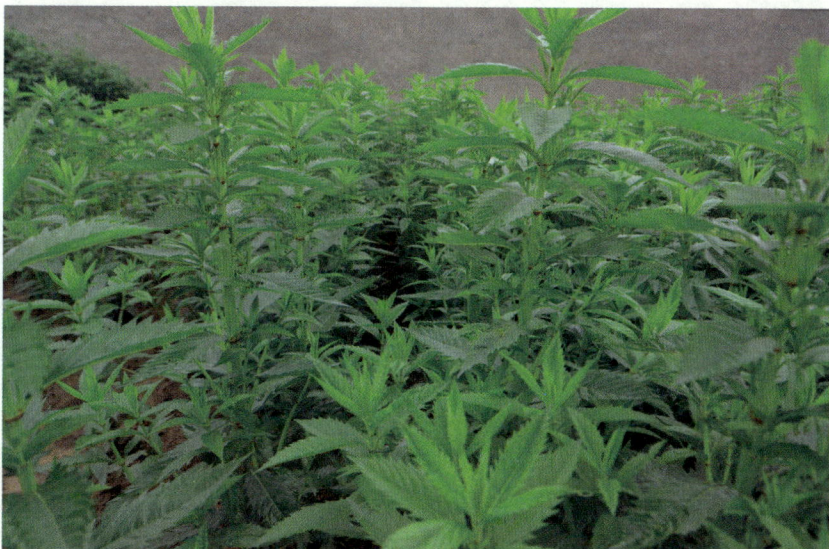

图89 地笋

2.1.2 性味归经 味甘、辛，性平。归肝、脾经。

2.1.3 功能主治 化瘀止血，益气利水。用于衄血，吐血，产后腹痛，黄疸，水肿，带下，气虚乏力等。

2.1.4 采收加工 生长季节，地上部分长出后，可以采收。

2.1.5 用法用量 口服：干品15~30克，鲜品30~60克，根据医嘱，煎汤，或研磨成浆或破碎绞汁煮沸服，或生服。外用：适量，捣烂外敷或绞汁外涂，煎汤熏洗患处。

2.1.6 本草医籍论述

治小儿坐疮：嚼泽兰心封之。(《子母秘录》)

治妊娠堕胎，胞衣不出：泽兰叶（切碎）、石末各半两，生麻油少许。上3味，以水3盏，先煎泽兰至1盏半，去滓，入滑石末并油，更煎3沸，顿服之，未下再服。(《圣济总录》)

治疮肿初起，及损伤瘀肿：泽兰捣封之。(《濒湖集简方》)

治产后阴翻，产后阴户燥热，遂成翻花：泽兰4两，煎汤熏洗二三次，再入枯矾煎洗之。(《濒湖集简方》)

治痈疽发背：泽兰全草2至4两，煎服；另取鲜叶1握，调冬蜜捣烂敷贴，日换2次。(《福建民间草药》)

治蛇咬伤：泽兰全草2至4两，加水适量煎服；另取叶1握捣烂，敷贴伤口。(《福建民间草药》)

治痈疽发背：泽兰全草2至4两，煎服；另取鲜叶1握，调冬蜜捣烂敷贴，日换2次。(《福建民间草药》)

治经闭腹痛：泽兰、铁刺菱各3钱，马鞭草、益母草各5钱，土牛膝1钱。同煎服。(《浙江民间草药》)

2.1.7 治验医案举隅

张海滨应用新鲜中药治病案例

袁某某，男，80岁，2018年6月10日初诊。患者诉经常性排尿困难5年余，有时点滴而出，检查发现前列腺增大伴钙化，尿白细胞++；并诉腿凉、腿疼，有高血压史10年，规律服用降压药，血压126/80mmHg，大便干明显，需要饮番泻叶水通便，睡眠可，饮食可，脾气急，运动量可。

查：脉濡、弦、满、有力，舌淡红，苔白很厚腻。

处方：鲜泽兰80克、鲜杜仲叶50克、鲜益母草根80克、鲜茺蔚梗70克、鲜葛根60克、鲜地麦60克、鲜黄芩35克、路路通5克、鲜茜草60克、鲜萝藦带根70克、鲜瞿麦60克、刘寄奴10克、积雪草30克、赤芍10克、决明子30克、鲜牛膝茎叶120克、鲜菟丝藤70克、骨碎补70克、鲜大黄茎叶80克。

2018年7月20日诊，患者诉小便比原来要通畅，大便干结症状消除，腿凉、腿疼症状间断性出现，但比服药前症状减轻。

2.2 鲜地参

2.2.1 药用部位 本品为唇形科植物毛叶地瓜儿苗的地下根。

2.2.2 性味归经 味苦、辛，性温。归心、肝、脾、肾经。

2.2.3 功能主治 安神益智，祛痰，利水消肿。用于心肾不交引起的失眠多梦、健忘惊悸，神志恍惚，咳痰不爽，疮疡肿毒，乳房肿痛等。

2.2.4 采收加工 秋、冬季采收。

2.2.5 用法用量 口服：干品 15~30 克，鲜品 30~60 克，根据医嘱，煎汤，或研磨成浆或破碎绞汁煮沸服，或生服。外用：适量，捣烂外敷或绞汁外涂，煎汤熏洗患处。

2.2.6 本草医籍论述

（地参）利九窍，通血脉，排脓治血。（《本草拾遗》）

（地参）止鼻洪，吐血，产后心腹痛。（《日华子本草》）

（地参）和气养血，补精固气，治女子虚弱面白。（《分类草药性》）

（地参）治虚弱，补中气，消水，疗白带。（《民间常用草药汇编》）

治黄疸：泽兰根（地参）、赤小豆各 60 克。水煎当茶饮。（《沙漠地区药用植物》）

接骨：水苏麻根、泽兰根（地参）、家麻根各 1 束。俱生用捣绒，兑烧酒炒热外包。（《贵州民间药物》）

2.2.7 治药医案举隅

明·武之望《济阴纲目》浮肿

一妇产后四肢浮肿，寒热往来，盖因败血流入经络，渗入四肢，气喘咳嗽，胸膈不利，口吐酸水，两胁疼痛，遂用旋覆花汤，微汗渐解，频服小调经散，用泽兰根煎汤调下，肿气渐消。

张海滨应用新鲜中药治病案例

郝某某，女，40 岁，2015 年 11 月 21 日来诊。患者诉周身未再起小疙瘩约 1 个月，小疙瘩不红不肿、不瘙痒，近两日怕冷；去年 4 月乳腺手术，后来又出现小结节，今年 5 月切除，近来右侧乳腺外上象限有一小结节，绿豆粒大小、较硬、光滑。食欲可，睡眠可，舌淡红、稍偏淡、齿痕多，苔薄白腻稍厚，脉濡、弦、滑、有余、稍大。

处方：鲜地参根 120 克、鲜首乌藤 15 克、鲜首乌叶 100 克、鲜党参 60 克、鲜北沙参 90 克、鲜板蓝根 50 克、鲜牛膝 90 克、鲜黄芪茎叶 100 克、升麻 30 克、紫草 30 克、当归 20 克、鲜败酱草 100 克、鲜黄芪 100 克、铁线莲 60 克、五味子 12 克、络石藤 30 克、荷叶 15 克、炙甘草 5 克、炒白术 40 克、鲜益母草 40 克、炒杜仲 30 克。

2015 年 12 月 10 日诊，患者诉怕冷感消失，周身原小疙瘩日渐消退，近日未再起。查其舌淡红、有齿痕，苔薄白腻稍减，脉濡、弦、滑。

思考与讨论：泽兰多生水泽下湿地，叶似兰草，故名泽兰。水为阴液，而气为阳，鲜者保留最佳，故用生鲜者为佳，用于理胎产，消身面、四肢浮肿，破宿血，去癥瘕，行瘀血，疗扑损，散头风目痛，逐痈肿疮脓，长肉生肌，利关开窍。因其可入肝经，系女科佳品，然亦佐使之药也；而地下部分，色白，入肺及肾经，形似笋，为秋冬精气所结，能食能药，故有和气养血，补精固气的作用，可用于身体虚弱，中气不足，水肿不消，白带过多。

3 鲜药应用探讨

3.1 鲜品炮制要点

3.1.1 泽兰及地参由于季节不同，采收的部位也不同。春、夏、秋季采收泽兰，冬、春季采收地参，择选去杂质及枯黄腐叶部分，洗净后，按医嘱切碎入药，或破碎后入药，也可取鲜汁入药，也可以鲜品生食。

3.1.2 最好做到当天采，当天入药为最佳。

3.2 不同炮制方式饮片的有效含量及功效区别

3.2.1 将鲜泽兰及地参进行分类，因为部位不同，其功效也有一些差异。

3.2.2 将泽兰及地参清洗后择净，使药物洁净，切碎或破碎后，增加与溶液的接触面，便于药效成分快速地煎出或溶出，同时也便于调剂、制剂。

3.2.3 鲜泽兰及地参不需要过多的炮制，一些成分在加热或干燥的过程中容易被破坏，故以鲜用入药为最佳的方式之一。

3.2.4 将鲜泽兰及地参捣碎或捣碎后榨汁、入药，因为液体进入消化道及外涂于皮肤黏膜后，吸收迅速，见效快。

3.2.5 由于鲜泽兰及地参采收有一定的季节性，所以在收获季节采用密封冷冻保存，以备用时之需。虽没有即采即用的效果佳，但远比干品效果好。

紫花地丁

1 药材基原

为堇菜科植物紫花地丁 *Viola yedoensis* Makino。

2 鲜药谱

紫花地丁。

2.1 紫花地丁

2.1.1 药用部位 本品为堇菜科植物紫花地丁（图90）的全草。

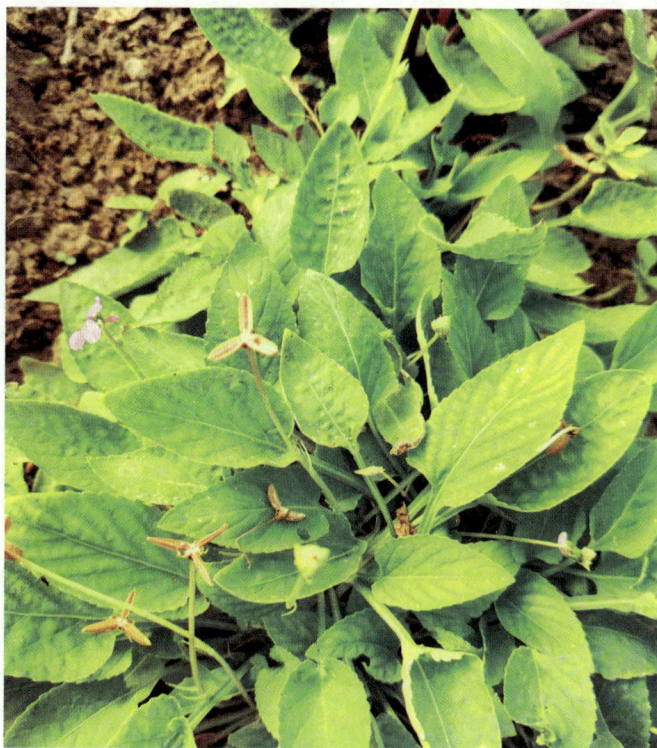

图90 紫花地丁

2.1.2 性味归经 味苦、辛，性寒。归心、肝经。

2.1.3 功能主治 清热解毒，凉血消肿。用于疔疮肿毒，痈疽发背，丹毒，毒蛇咬伤等。

2.1.4 采收加工 在植物的生长期，根据其生长情况，进行分批采收。

2.1.5 用法用量 内服：干品 15~30 克，鲜品 60~120 克，煎汤，或研磨成浆或破碎绞汁煮沸服，或生服。外用：捣烂外敷或绞汁外涂，煎汤熏洗患处。

2.1.6 本草医籍论述

治疗疮肿毒：紫花地丁草，捣汁服。（《备急千金要方》）

治痈疽发背，无名诸肿：紫花地丁草，三伏时收，以白面和成，盐醋浸 1 夜贴之。（《孙天仁集效方》）

治疥癞：紫花地丁与大枫子油、水银、硫黄合捣外用。（《岭南采药录》）

五味消毒饮，治痈疮疔肿：紫花地丁、野菊花、蒲公英、紫背天葵各 1 钱 2 分，金银花 3 钱。水煎服，药渣捣敷患处。（《医宗金鉴》）

地丁膏，治乳吹，并一切毒。黄花地丁（即蒲公英）、紫花地丁各 8 两。以长流水洗净，用水熬汁去渣，又熬成膏摊贴。（《惠直堂经验方》）

治背痈神方，背痈初起时，若审系阳证。宜用：忍冬藤 2 两、茜草 3 钱、紫花地丁 1 两、贝母 3 钱、甘菊花 3 钱、黄柏 1 钱、天花粉 3 钱、桔梗 3 钱。水煎服。1 剂轻，2 剂消，3 剂痊愈。（《华佗神方》）

治小儿走马牙疳，溃烂腥臭：紫花地丁根不拘多少。用新瓦焙，为末，搽患处。（《滇南本草》）

蚯蚓粪，入火红，每两入轻粉 1 钱，研至粉内无星为度。取活紫花地丁，捣烂绞汁，调涂烂腿，日洗日涂，数日愈。（《外科全生集》）

唇疗门，人之唇上生疔疮者，或在口角之旁，或在上下唇之际，不必论其大小，大约皆脾胃之火毒也。救唇汤：紫花地丁（1 两），金银花（1 两），白果（20 个），桔梗（3 钱），生甘草（3 钱），知母（1 钱）水煎服。1 剂而疼痛止，2 剂疮口消，3 剂痊愈。若已腐烂者，5 剂自然奏功。（《辨证录》）

多骨痈门，人有大腿旁边，长强穴间，忽然疼痛高肿，变成痈疽之毒，久则肉中生骨，以铁镊取出，已而又生，世人以为多骨痈也，孰知湿热毒之所化耳。五神汤，茯苓（1 两），车前子（1 两），金银花（3 两），牛膝（5 钱），紫花地丁（1 两）水煎服。1 剂轻，2 剂又轻，3 剂而骨消矣，4 剂而疮口平，5 剂痊愈。（《辨证录》）

疔疮门，人有生疔疮者，一时疼痛非常，亦阳毒也，但初生时，人最难辨。拔疔散，紫花地丁（1 两）、甘菊花（1 两）水煎服。1 剂而红线除，2 剂而疔疮散，3 剂痊愈，又何必外治挑开疔头之多事哉。若已溃烂，亦用此方，但加当归治之，必须 2 两，亦不必 4 剂，毒尽而肉生也。（《辨证录》）

治小儿肝热鼻衄：紫花地丁（鲜）2至3两。加蜂蜜1两，水煎服，连服数日。（《中草药土方土法》）

治跌打损伤：紫花地丁（鲜）捣烂，配方外敷。（《中草药土方土法》）

治淋巴结结核，紫花地丁15克，夏枯草12克，玄参9克，大贝母9克，牡蛎15克水煎服。（《青海常用中草药手册》）

治阑尾炎。紫花地丁、金银花各30克，连翘、赤芍各15克、黄柏9克。水煎服。（《宁夏中草药手册》）

治肠炎、痢疾。紫花地丁、红藤各30克，蚂蚁60克，黄芩10克。水煎服。（苏医《中草药手册》）

治前列腺炎。紫花地丁、紫参、车前草各15克，海金沙30克煎汤，每日1剂，分2次服，连服数日。（苏医《中草药手册》）

治一切化脓性感染，淋巴结结核：鲜紫花地丁、鲜野菊花各2两。共捣汁，分2次服。药渣外敷。（苏医《中草药手册》）

治毒蛇咬伤，鲜紫花地丁捣汁1酒杯，内服；药渣加雄黄少许，调敷患处。（苏医《中草药手册》）

治实热肠痈下血：鲜紫花地丁8钱至1两（干的5至8钱），和水煎成半碗，饭前服，日服2次。（《福建民间草药》）

治热病发斑。紫花地丁、生地黄各15克，赤芍、牡丹皮、连翘各9克，生石膏30克（先煎）。煎服。（《安徽中草药》）

治麻疹热毒。紫花地丁、连翘各6克，金银花、菊花各3克，水煎服。（《陕甘宁青中草药选》）

2.1.7 治验医案举隅

新鲜中药治疗久溃性下肢溃疡

杨某某，男，34岁。患者右下肢色素沉着伴局部皮肤破溃10余年，加重2月余，内踝旁局部皮肤可见溃疡约2.6厘米×2.5厘米×0.2厘米，伴腥臭脓性分泌物；右足背重度水肿。在当地及其他医院用抗生素及中成药治疗，病情反复，创面不愈合，效果不佳。

诊断：臁疮，下肢溃疡。中医辨证：湿热下注证，瘀血阻络。

治疗：给予鲜紫花地丁100克、鲜蒲公英60克、鲜大青叶40克、鲜板蓝根40克、鲜败酱草100克、鲜黄芪100克、鲜当归40克、鲜红花苗60克、鲜党参100克、鲜甘草20克、鲜肉苁蓉100克、鲜锁阳50克、鲜土贝母20克，清热解毒，活血滋阴。新鲜中药汤口服、新鲜中药热敷、新鲜中药泡洗。在治疗过程中，尤其是发挥了鲜药的独特优势，患者病情明显好转。

3 鲜药应用探讨

3.1 鲜品炮制要点

3.1.1 鲜紫花地丁从地里采收后，择选去杂质及枯黄部分，洗净后，按医嘱切碎入药，或破碎后入药，也可取鲜汁入药，也可以鲜品生食。最好做到当天采，当天用为最佳。

3.1.2 如严寒时无新鲜的紫花地丁采收，可以在有鲜紫花地丁的采收季节，将鲜紫花地丁根据医嘱熬成膏；也可以打成浆后密封、低温冷冻保存，做成冻鲜品，入药前解冻、煮沸，但不宜生食。

3.1.3 从生鲜品到熟鲜品，最好做到当天采收，当天加工炮制，当天入药为最佳。

3.2 不同炮制方式饮片的有效含量及功效区别

3.2.1 将鲜紫花地丁清洗后择净，切碎或破碎，增加与溶液的接触面，便于药效成分快速地煎出或溶出，同时也便于调剂、制剂。

3.2.2 鲜紫花地丁不需要过多炮制，一些成分在加热或干燥的过程中容易被破坏，故以鲜用入药为最佳方式之一。

3.2.3 将生鲜中药制成冻生鲜品中药，以备用时之需，虽在应用时没有生鲜用时效果佳，但远比干存品效果好。

紫茉莉

1 药材基原

为紫茉莉科植物紫茉莉 *Mirabilis jalapa* L.。

2 鲜药谱

鲜紫茉莉根、鲜紫茉莉叶、紫茉莉子、鲜紫茉莉花。

2.1 鲜紫茉莉根

2.1.1 药用部位 本品为紫茉莉科植物紫茉莉（图91）的根。

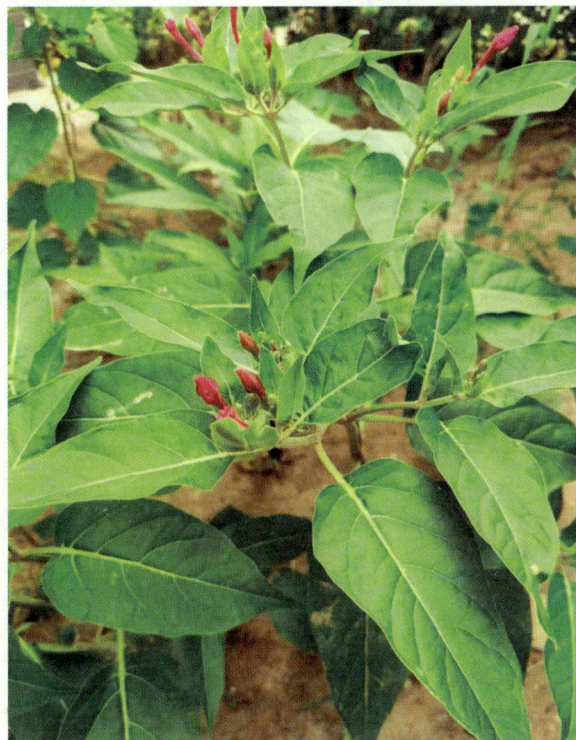

图91 紫茉莉

2.1.2 性味归经　味甘、淡，性微寒。归脾、肾经。

2.1.3 功能主治　清热利湿，解毒活血。用于热淋，白浊，水肿，赤白带下，关节肿痛，痈疮肿毒，乳痈，跌打损伤等。

2.1.4 采收加工　根据生长环境，常年可以采收，最佳的采收季节是在地上部分生长茂盛时。

2.1.5 用法用量　内服：干品 5~10 克，鲜品 30~60 克，根据医嘱，煎汤，研磨成浆或破碎绞汁煮沸服，或生服。外用：适量，捣烂外敷或绞汁外涂，煎汤熏洗患处。

2.1.6 本草医籍论述

治淋浊、白带：白花紫茉莉根 1 至 2 两（去皮，洗净，切片），茯苓 3 至 5 钱。水煎，饭前服，日服 2 次。（《福建民间草药》）

治痈疽背疮：紫茉莉鲜根 1 株。去皮洗净，加红糖少许，共捣烂，敷患处，日换 2 次。（《福建民间草药》）

治红崩：红胭脂花（紫茉莉）根 2 两，红鸡冠花根 1 两，头晕药 1 两，兔耳风 5 钱。炖猪脚吃。（《贵阳民间药草》）

治急性关节炎：鲜紫茉莉根 3 两。水煎服，体热加豆腐，体寒加猪脚。（福建晋江《中草药手册》）

治劳伤虚损，阴虚盗汗：胭脂花（紫茉莉）（根）、土枸杞根、大乌泡根各 15 克。煨水服。（《贵州草药》）

治湿热下注的白浊、热淋：紫茉莉根 30 克，三白草根 15 克，木槿花 15 克，海金沙藤 30 克。水煎服。（《四川中药志》）

治咽喉肿痛：鲜紫茉莉根适量。捣烂取汁，滴入咽喉。（《四川中药志》）

治关节肿痛：紫茉莉根 24 克，木瓜 15 克。水煎服。（《青岛中草药手册》）

治乳痈：紫茉莉根研末泡酒服，每次 6~9 克。（《泉州本草》）

治尿血：紫茉莉根（鲜）60 克，侧柏叶 30 克，冰糖少许。水煎、饭前服。（《福建药物志》）

治糖尿病：紫茉莉根 30~60 克（去皮，洗净切片），猪胰 120~180 克，银杏 14~28 粒（去壳）。水煎 1 小时，饭前服。（《福建药物志》）

治关节肿痛：蛇葡萄鲜根 2 两，加细柱五加根 5 钱，紫茉莉根 1 两，金银花藤 5 钱。水煎服。（《浙江民间常用草药》）

2.2　鲜紫茉莉叶

2.2.1 药用部位　本品为紫茉莉科植物紫茉莉的叶。

2.2.2 性味归经　味甘、淡，性微寒。归脾、肾经。

2.2.3 功能主治　清热解毒，祛风渗湿，活血。用于痈肿疮毒，疥癣，跌打损伤等。

2.2.4 采收加工　根据生长环境，常年可以采收，最佳的采收季节是在地上部分生长茂盛时。

2.2.5 用法用量　内服：干品 5~10 克，鲜品 30~60 克，根据医嘱，煎汤，研磨成浆或破碎绞汁煮沸服，或生服。外用：适量，捣烂外敷或绞汁外涂，煎汤熏洗患处。

2.2.6 本草医籍论述

治疮疖，跌打损伤：紫茉莉叶（鲜）适量。捣烂外敷患处，每日 1 次。（《陕甘宁青中草药选》）

治骨折，无名肿毒：紫茉莉叶（鲜）捣烂外敷，每日 1 次。（《陕甘宁青中草药选》）

治疥疮：紫茉莉叶（鲜）1 握。洗净捣烂，绞汁涂抹患处。（《福建民间草药》）

2.3　紫茉莉子

2.3.1 药用部位　本品为紫茉莉科植物紫茉莉的种子。

2.3.2 性味归经　味甘、淡，性微寒。归肺经。

2.3.3 功能主治　清热化斑，利湿解毒。用于斑痣，脓疱疮等。

2.3.4 采收加工　种子成熟后采收。

2.3.5 用法用量　内服：5~10 克，根据医嘱，破碎煎汤。外用：适量，捣烂外敷或外涂，煎汤熏洗患处。

2.3.6 本草医籍论述

治葡萄疮（皮肤起黄水疱，溃破流黄水）：紫茉莉果实内粉末，调冷水涂抹。（《福建中草药》）

2.4　鲜紫茉莉花

2.4.1 药用部位　本品为紫茉莉科植物紫茉莉的花。

2.4.2 性味归经　味甘、淡，性微寒。归脾、肾经。

2.4.3 功能主治　清热解毒，祛风渗湿，活血。用于痈肿疮毒，疥癣，跌打损伤等。

2.4.4 采收加工　开花采收。

2.4.5 用法用量　内服：干品 5~10 克，鲜品 30~60 克，根据医嘱，煎汤，研磨成浆或破碎绞汁煮沸服或生服。外用：适量，捣烂外敷或绞汁外涂，煎汤熏洗患处。

2.4.6 本草医籍论述

治咯血：紫茉莉白花 120 克。捣烂取汁，调冬蜜服。（《福建药物志》）

3 鲜药应用探讨

3.1 鲜品炮制要点

3.1.1 根据紫茉莉的生长情况，在生长季可以随机采收，将采收后的紫茉莉类鲜药去除黄叶及腐叶，清洗干净后分类存放，以便于调剂和制剂。

3.1.2 可以在紫茉莉类药生鲜的状态下，切碎入药，也可以破碎入药或榨汁。

3.1.3 在煎药时，鲜药可以直接开火煎，不需要浸泡，因为鲜品有一定的水分，有效成分能被快速地煎出和溶出。

3.1.4 所有的炮制加工品，从生鲜品到炮制熟鲜品，加工应在最短的时间完成，防止变质。炮制品应在低温环境下保存，并尽快入药，防止有效成分散失和改变。做到当天炮制，当天入药，方可保证药效。

3.2 不同炮制方式饮片的有效含量及功效区别

3.2.1 将紫茉莉所有部位进行分类，是因部位不同，药效也存在一定的差异。

3.2.2 将紫茉莉类药切片或破碎后，在煎煮或溶出的过程中，有利于快速地将有效成分溶出或煎出。

3.2.3 将鲜紫茉莉药用部分捣碎后榨汁、入药，因为经过食用进入消化道及外涂于皮肤黏膜后，有利于药物有效成分的吸收。

紫苏

1 药材基原

为唇形科植物紫苏 *Perilla frutescens*（L.）Britt.。

2 鲜药谱

鲜紫苏叶、鲜紫苏梗、鲜紫苏头、鲜紫苏子、鲜紫苏苞。

2.1 鲜紫苏叶

2.1.1 药用部位 本品为唇形科植物紫苏（图92）的叶。

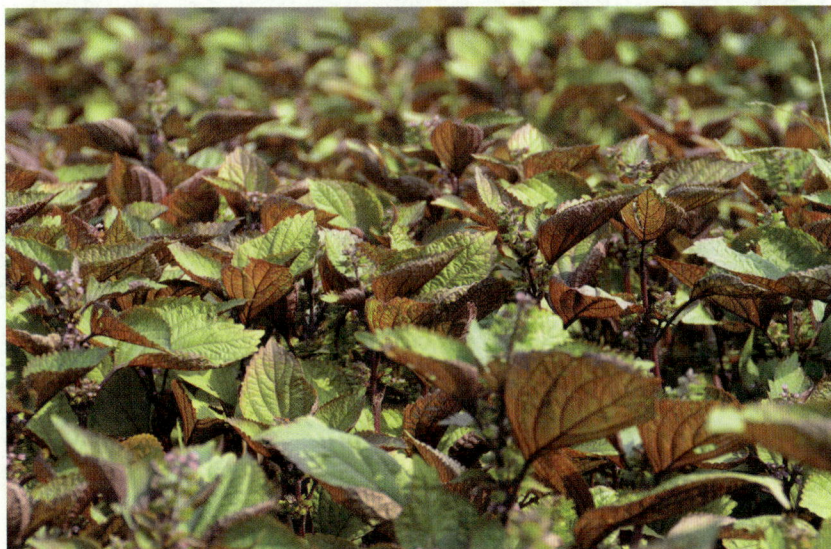

图92 紫苏

2.1.2 性味归经 味辛，性温。归肺、脾经。

2.1.3 功能主治 散寒解表，宣肺化痰，行气和中，安胎，解鱼蟹毒。用于风寒表证，咳嗽痰多，腹胀满，恶心呕吐，腹痛吐泻，胎气不和，妊娠恶阻，解鱼蟹中毒等。

2.1.4 采收加工　根据生长环境，常年可以采收，最佳的采收季节为地上部分生长茂盛，无枯萎时节。

2.1.5 用法用量　内服：干品 5~10 克，鲜品 30~60 克，根据医嘱，煎汤，研磨成浆或破碎绞汁煮沸服，或生服。外用：适量，捣烂外敷或绞汁外涂，煎汤熏洗患处。

2.1.6 本草医籍论述

食蟹中毒，饮紫苏汁，或冬瓜汁，或生藕汁解之。干蒜汁、芦根汁亦可。(《饮膳正要》)

治金疮出血：嫩紫苏叶、桑叶，同捣贴之。(《永类钤方》)

治蛇虺伤人：紫苏叶捣汁饮之。(《备急千金要方》)

疯狗咬伤：紫苏叶嚼敷之。(《备急千金要方》)

劳复食复欲死者。紫苏叶煮汁 2 升，饮之。亦可入生姜、豆豉同煮饮。(《肘后备急方》)

飞丝入目，令人舌上生疱。用紫苏叶嚼烂，白汤咽之。(《世医得效方》)

救饥：采嫩叶炸熟，换水浸洗净，油盐调食。其子可炒食，亦可榨油用，无毒。(《古今医统大全》)

顿咳，鲜紫苏叶 10 克，红糖 20 克，粳米 50 克。将粳米淘净，然后加清水适量熬成稀粥，再将紫苏叶洗净，与红糖一起捣烂如泥，倒入粥内再煮 1 分钟许，趁热随意吃下，每日 1 剂，连服 3~5 天。(《小儿常见病单验方》)

呕吐。紫苏叶 30 克。用法：将鲜紫苏叶洗净，捣至极烂，冲入沸开水 150 毫升，盖焗 15 分钟，滤去渣滓。每日 1 剂，1 次饮完，连服 5~7 剂。2 岁以下小儿减半。(《小儿常见病单验方》)

治脚气肿胀：鲜凤仙（捣烂）、鲜紫苏茎叶等分。水煎，放盆或小桶内，先熏后淋洗。(《江西民间草药》)

治风寒感冒：鲜牡荆叶 8 钱，或加紫苏鲜叶 4 钱。水煎服。(《福建中草药》)

2.1.7 治验医案举隅

《评琴书屋医略》秋日外感

秋伤于燥，辛温药宜少用。北杏仁二三钱，神曲一二钱，枇叶二三钱，梨皮三四钱，甘草七八分，加鲜莲叶三钱，鲜紫苏叶一钱，为引。

发热而咳加土桑白皮三四钱，地骨皮三四钱。燥渴加麦冬、知母或鲜活水芦根生、粉葛肉（二物代茶亦佳）。兼受秋暑气加滑石、冬瓜皮，或乘露，或鲜嫩竹叶。另有见症，当加药，与气虚中寒者，仍看前春日外感所列。

张海滨用补元透表法治疗多年顽固性湿疹

宋某某，男，77 岁，2018 年 8 月 25 日入院。患者诉间发性四肢及后背皮疹瘙痒 30 余年，加重伴双足疱疹 1 月。1971 年住过多年潮湿的房子；1981 年左右，夏天吹电风扇 1 小时，睡着后，浑身起疱，水疱大小不等，瘙痒不适，未重视及治疗。后水疱及丘疹逐渐增多，发展至后背部，瘙痒难忍，挠抓后皮肤破溃疼痛，2 年前就诊于中国人民解放军空军总医院，诊断为"湿疹"，予外用药膏涂抹于患处，症状时轻时重。至 1 月前，无明显诱因皮疹瘙痒加重，双足出现疱疹，挠抓后破溃有淡黄色渗出液，使用外用药膏无明显好转，为求中西医结合治疗来我院治疗。

刻下症：双上肢前臂及双下肢小腿部可见粟粒样大小丘疹，瘙痒不适，双足有大小不等水疱，多融合成片、边界不清，挠抓后表皮糜烂疼痛、有浆液性渗出。时有心慌胸闷。

既往史：高血压病史 20 余年，血压最高时 150/70mmHg，规律口服酒石酸美托洛尔片（每日 5 毫克），近期血压未监测。冠心病病史 10 余年。前列腺增生 1 年。糖尿病病史半年，规律口服二甲双胍格列吡嗪片（早 1 片，中 2 片，晚 3 片），血糖未监测。原查过敏原，无果。

2018 年 9 月 8 日诊，患者诉食欲不振，手足皮肤疼痛明显，皮损减轻明显。查其舌淡红、暗，苔白厚腻矮、不均匀、有裂纹。

多年慢性病急性加重，特别是慢性湿疹，中医认为，本病的病因多因风而起，同时夹湿，病情多变，缠绵难愈，在治疗上先从血入手，而精血同源，故在治血的同时，应该同时还加以治肾，经中医辨证中药汤剂口服、中药热敷、中药熏治等综合治疗后，根据病情的变化随时加减用药，下面是治疗中的一个中药口服方。

处方：鲜紫苏 40 克、葛根 30 克、鲜北沙参 90 克、灵芝 15 克、锁阳 20 克、炒山楂 15 克、炒麦芽 15 克、炒神曲 15 克、鸡血藤 10 克、山萸肉 20 克、当归 15 克、黄芪 40 克、党参 20 克、丹参 30 克、鲜首乌藤 70 克、人参果 60 克、炙甘草 4 克、芦根 30 克、菟丝子 20 克、鲜山药 90 克、白及 15 克、鲜忍冬藤 50 克、党参 30 克、炒山药 30 克、天麻 15 克、竹茹 7 克。

经过半年系统的辨证加减用药治疗，直至 2020 年初，随访，现患者皮肤湿疹无再复发。

2.2 鲜紫苏梗

2.2.1 药用部位
本品为唇形科植物紫苏的茎。

2.2.2 性味归经
味辛，性温。归脾、胃、肺经。

2.2.3 功能主治
理气宽中，安胎，和血。用于脾胃气滞，脘腹痞满，胎气不和，水肿脚气，咯血吐衄等。

2.2.4 采收加工
根据生长环境，常年可以采收，最佳的采收季节是在地上部分生长茂盛，无枯萎时节。

2.2.5 用法用量
内服：干品 5~10 克，鲜品 30~60 克，根据医嘱，煎汤，研磨成浆或破碎绞汁煮沸服，或生服。外用：适量，捣烂外敷或绞汁外涂，煎汤熏洗患处。

2.2.6 本草医籍论述
五汁一枝煎。鲜生地黄汁 40 毫升，鲜茅根汁，鲜生藕汁，鲜竹沥汁各 20 毫升，鲜生姜汁 2 滴，紫苏梗 6 克。先煎紫苏梗去滓，入五汁，隔水炖温服。清润心包，濡血增液。治心包邪热郁蒸，心血亏虚，血虚生烦，躁扰不安，或愦愦无奈，心中不舒，间吐黏涎，呻吟错语，舌红苔少，脉象细数。(《重订通俗伤寒论》)

治水肿：紫苏梗 8 钱，大蒜根 3 钱，老姜皮 5 钱，冬瓜皮 5 钱。水煎服。(《湖南药物志》)

(儿科)物触者，因小心所爱之物，强夺取之，则令怒生，神随物散，不食不言，神昏如醉，四肢垂，有若诸恶症候，莫知所以，故须询其父母，遂其所欲，以药调理，宁神自安也。沉香顺气散，治物触。沉香、茯神、紫苏叶、人参、甘草(炙，各等分)。为细末，用紫苏梗煎汤，调服。(《冯氏锦囊秘录》)

2.2.7 治验医案举隅

陈道隆医案

燥令受冷，头痛鼻塞，形寒身热，咳呛咽疼，肢酸苔白，脉左浮滑。用辛凉解表，略佐辛温透卫法。

嫩(紫)苏梗 9 克、光杏仁 9 克、淡豆豉 12 克、薄荷 2.4 克(后下)、净蝉衣 3 克、炒大力子 4.5 克、前胡 4.5 克、桔梗 3.6 克、瓜蒌皮 6 克、霜桑叶 9 克、蜜炙橘红 4.5 克、生甘草 4.5 克、象贝母 9 克。

寒邪郁久，汗阻肌腠，表之不达，形寒渐渐减退，身热渐渐升高。口略思饮，但喜热饮，饮亦不多。舌苔白滑而兼薄腻。头疼咳呛，胸闷肢酸。脉弦数，或弦紧而数。寒邪有化热之象。用辛宣外达之法。

淡豆豉 12 克、光杏仁 9 克、制川厚朴 3.6 克、制半夏 6 克、薄橘红 4.5 克、焦山栀 9 克、白茯苓 12 克、炒大力子 4.5 克、炒枳壳 4.5 克、嫩(紫)苏梗 4.5 克。

形寒肢冷，遍身酸楚，头胀如裹，脘闷泛酸。脉濡紧，苔白腻。用温中化湿之治。

嫩桂枝 4.5 克，嫩(紫)苏梗 9 克，制川厚朴 4.5 克，光杏仁 9 克，制半夏 6 克，炒香豆豉 12 克，白茯苓 9 克，苍术 4.5 克，煨陈皮 4.5 克，炒米仁 12 克，生姜 3 片，广藿梗 9 克。

张海滨用疏肝理气法治疗肝郁

张某某，女，47 岁，2015 年 10 月 5 日诊，患者间断性头晕乏力，食欲不佳，反酸烧心 5 年余；现干咳，失眠，生气时乳腺疼痛、有增生。自诉手足凉，肩膀冒凉风，有关节炎；月经周期准、量多，月经期 4~7 天；便秘。检查有子宫肌瘤 2.5 厘米大小，血压偏低 90/60mmHg。

查：脉濡、弦、沉，舌偏红、暗，苔白稍厚、有裂纹。

处方：鲜紫苏梗 90 克、灵芝 30 克、鲜山药 150 克、合欢皮 20 克、鲜黄芪 100 克、鲜景天三七 150 克、鲜薄荷梗 30 克、巴戟天 20 克、鲜首乌藤 30 克、鲜北沙参茎叶 150 克、柏子仁 30 克、鲜党参 60 克、鲜百合 150 克、鲜防风 60 克、鲜白术 20 克、鲜黄芩 30 克。

2015 年 10 月 15 日诊，患者诉头晕减轻，仍乏力，食欲改善，反酸、烧心减轻，仍失眠，干咳，白带量减少，月经周期准，仍便秘。辨证加减用药。随访 3 年，反酸、烧心症状已不再出现。

2.3 鲜紫苏头

2.3.1 药用部位 本品为唇形科植物紫苏的根及近根的老茎。

2.3.2 性味归经 味辛，性温。归肺、脾经。

2.3.3 功能主治 疏风散寒，降气祛痰，和中安胎。用于头晕，身痛，鼻塞流涕，咳逆上气，胸膈痰饮，胸闷肋痛，腹痛泄泻，妊娠呕吐，胎动不安等。

2.3.4 采收加工 根据生长环境，常年可以采收，最佳的采收季节是在地上部分生长茂盛，无枯萎时节。

2.3.5 用法用量 内服：干品 15~30 克，鲜品 20~40 克，根据医嘱，煎汤。外用：适量，煎水洗、捣烂外敷或外涂。

2.3.6 本草医籍论述

（紫苏头）洗疮，祛风。（《滇南本草》）

（紫苏头）除风散寒，祛痰降气。治咳逆上气，胸膈痰饮，头晕身痛及鼻塞流涕。（《四川中药志》）

复方治咳嗽气喘：斑竹根配麻黄根、金竹叶、老苏兜（紫苏头）炖肉服。（《四川中药志》）

治风热感冒：青箭杆草根、牛蒡子根各 3 钱，紫苏根（紫苏头）2 钱，桑树根、黄巴茅根各 1 钱。熬水服，每日 3 次，每次半饭碗。（《贵州民间药物》）

治小儿腹胀法用：萝卜子、炒，紫苏根（紫苏头）、干葛、陈皮等分。甘草少许。煎服。（《育婴家秘》）

2.4 鲜紫苏子

2.4.1 药用部位 本品为唇形科植物紫苏的种子。

2.4.2 性味归经 味辛，性温。归肺、大肠经。

2.4.3 功能主治 降气消痰，平喘润肠。用于痰壅气逆，咳嗽气喘，肠燥便秘等。

2.4.4 采收加工 种子成熟后采收。

2.4.5 用法用量 内服：5~10 克，根据医嘱，煎汤，破碎入丸剂及散剂。外用：适量，捣烂外敷或绞汁外涂，煎汤熏洗患处。

2.4.6 本草医籍论述

苏子散。治小儿久咳嗽，喉内痰声如拉锯，老人咳嗽哮喘：（紫）苏子 1 钱，八达

杏仁 1 两（去皮、尖），年老者加白蜜 2 钱。共为末，大人每服 3 钱，小儿服 1 钱，白滚水送下。(《滇南本草》)

三子养亲汤。治高年咳嗽，气喘食痞，气逆痰痞。紫苏子、白芥子、萝卜子。上 3 味，各洗净，微炒，击碎，每剂不过 3 钱，用生绢小袋盛之，煮作汤饮，不宜煎熬太过。若大便素实者，临服加熟蜜少许，若冬寒，加生姜 3 片。(《韩氏医通》)

紫苏麻仁粥。顺气、滑大便：紫苏子、麻子仁。上 2 味不拘多少，研烂，水滤取汁，煮粥食之。(《济生方》)

治脚气及风寒湿痹，四肢挛急，脚踵不可践地：紫苏子 2 两，杵碎，水 2 升，研取汁，以苏子汁煮粳米 2 合作粥，和葱、豉、椒、姜食之。(《太平圣惠方》)

治消渴变水，服此令水从小便出：紫苏子（炒）3 两，萝卜子（炒）3 两。为末，每服 2 钱，桑根白皮煎汤服，日 2 次。(《圣济总录》)

治食蟹中毒：紫苏子捣汁饮之。(《金匮要略》)

苏子煎。（紫）苏子、白蜜、生姜汁、地黄汁、杏仁各 1.2 升。上 5 味，捣（紫）苏子为末，以地黄汁、姜汁浇之，以绢绞取汁，更捣以汁浇，又绞令味尽，去滓；熬杏仁令黄黑，治如脂，再以前汁浇之，绢绞，往来六七度，令味尽，去滓，内蜜合和，置于铜器中，于汤上煎之，令如饴。每服 2 克，日 3 服，夜 1 服。养阴润肺，止咳平喘，治阴虚咳喘。(《备急千金要方》)

苏子竹茹汤。（紫）苏子、竹茹、橘皮、桔梗、甘草。水煎服。宣肺化痰，降气平喘。治痰壅气阻，喘而不得卧。(《杂病源流犀烛》)

益血润肠丸。熟地黄 180 克，杏仁（炒，去皮、尖）、麻仁各 90 克（以上 3 味俱杵膏），枳壳（麸炒）、橘红各 75 克，阿胶（炒）、肉苁蓉各 45 克，（紫）苏子、荆芥各 30 克，当归 90 克。上药研末，以前 3 味膏同杵千余下，仍加炼蜜为丸，如梧桐子大。每服 50~60 丸，空腹时用白汤送下。滋阴养血，润燥通便。治阴亏血虚，大便干结不通。(《证治准绳·类方》)

华盖散。紫苏子（炒，30 克），麻黄（去根节，30 克），杏仁（去皮尖，30 克），陈皮（去白,30 克），桑白皮（30 克），赤茯苓（去皮,30 克），甘草（15 克）。上为末，每服 2 钱（6 克），水 1 盏，煎至 6 分，食后温服。宣肺解表，祛痰止咳。主治素体痰多，肺感风寒证。咳嗽上气，呀呷有声，吐痰色白，胸膈痞满，鼻塞声重，恶寒发热，苔白润，脉浮紧。(《博济方》)

香附旋覆花汤。生香附 9 克、旋覆花（绢包）9 克、（紫）苏子霜 9 克、广皮 6 克、半夏 15 克、茯苓块 9 克、薏苡仁 15 克。用水 800 毫升，煮取 300 毫升。分 2 次温服。治伏暑、湿温，胁痛，或咳或不咳，无寒，但潮热，或寒热如疟状。(《温病条辨》)

苏子粥。降气消痰，止咳平喘，养胃润肠。适用于中老年人急慢性支气管炎及肠燥便秘。（紫）苏子 10 克、南粳米 50~100 克、红糖适量。将（紫）苏子捣成泥，与

南粳米、红糖同入砂锅内，加水煮至粥稠即成。每日早晚温热服，5天为1个疗程。（《本草纲目》）

2.4.7 治验医案举隅

《临证指南医案》郁

吴（三八）脉弦、涩、数，颈项结瘿，咽喉痛肿阻痹，水谷难下。此皆情志郁勃，肝胆相火内风，上循清窍。

虽清热直降，难制情怀之阳，是以频药勿效也（木火上升喉肿痹）。

鲜枇杷叶、射干、牛蒡子、（紫）苏子、大杏仁、紫降香。

张海滨用降气益肾法治疗肾不纳气型喘证

苏某某，女，67岁，2015年11月21日初诊。患者诉高血压病史20余年、规律服用降压药，血糖正常，自己感觉体质较差，平时容易感冒，容易出现咳嗽症状。现少量白痰，晨起少量哮鸣音20余天，痰不多，活动后喘息。眼睛出血，睡眠可，容易醒，梦多，大便干。左下肢静脉曲张，水肿明显，右腿水肿轻，传导阻滞，心肌缺血，血压130/80mmHg。小腹疝气，静息时血氧饱和度94%~96%，心率每分钟94~96次，活动60米后血氧饱和度92%，心率每分钟120次。

查：舌暗、稍红，苔薄白，脉濡、弦、中取有力、欠舒展。

处方：紫苏子15克、炙麻黄10克、鲜桑白皮50克、鲜射干70克、全瓜蒌40克、鲜牛蒡150克、鲜车前草200克、鲜党参120克、鲜地黄膏60ml、骨碎补15克、鲜当归70克、鲜黄芪150克、鲜牛膝100克、炒杜仲30克、覆盆子20克、麦冬15克、接骨木30克、沙苑子（先煎）30克、鲜葛根150克、山萸肉30克、灵芝20克、鲜肉苁蓉（先煎）80克。

2015年12月1日诊，患者诉晨起哮鸣音消失，水肿消失，活动后喘息减轻，眼睛出血吸收，服药后3天，大便畅通。血氧饱和度97%~98%，每分钟心率72~80次。舌稍红、暗减轻，苔薄白，脉濡、弦、中取有力、欠舒展。余下症状，继续辨证治疗。

2.5 鲜紫苏苞

2.5.1 药用部位 本品为唇形科植物紫苏的宿萼。

2.5.2 性味归经 味微辛，性平。归肺经。

2.5.3 功能主治 解表。用于血虚感冒。

2.5.4 采收加工 种子成熟后采收。

2.5.5 用法用量 内服：5~10克，根据医嘱，煎汤。外用：适量，捣烂外敷或外涂，煎汤熏洗患处。

2.5.6 本草医籍论述

亡血家大虚，及妊妇产妇发散，用紫苏苞最佳，取其气味皆薄，而无过汗伤中之

患也。(《本经逢原》)

2.5.7 治验医案举隅

张海滨用宽胸通络法治疗患者胸闷不舒症

朱某某，女，67岁，2015年10月5日初诊。患者诉胸闷太息、心烦心慌、头昏沉约1周。夜间平卧时胸闷，导致影响睡眠。咽喉不适，干咳嗽，痰少。纳少，胃胀胃痛，两胁胀痛，连及后腰。怕冷，自汗，大便秘，不太干，约4天1次，有时腹泻。尿蛋白+++，来我院拍片提示：右足骨骨折并脱位（陈旧性）。查：舌淡，苔白稍厚腻，脉濡、沉。

处方：鲜紫苏苞50克、鲜黄芪150克、鲜南沙参70克、五味子10克、麦冬15克、鲜车前草300克、鲜葛根150克、厚朴15克、鲜牛蒡150克、鲜牛膝150克、狗脊30克、炒枳壳30克、鲜党参120克、络石藤30克、骨碎补15克、接骨木30克、三七粉（冲服）4克、鲜地参100克、升麻20克。

2015年10月12日诊，患者诉胸闷缓解，睡眠佳，现咳嗽有痰，能轻易咯出，胃胀好转，大便通畅。

思考与讨论：紫苏叶轻，鲜者味浓，而阳升发散者强，故鲜者发散力足，有发表解肌，发散风寒的作用。紫苏梗，开胃下食，能消胀满，除口臭。而根（紫苏头）的发散作用弱，可用于体质或正气不足的风寒型感冒。紫苏子因质比梗、叶重，故下行降气，同时因富含油脂故能润；味香，故能行气，有降气定喘，止咳逆，消膈气，破坚症，利大小便，定霍乱呕吐。而紫苏苞，为包衣，故能走表，主要用于感冒表证。

3 鲜药应用探讨

3.1 鲜品炮制要点

3.1.1 鲜紫苏叶、鲜紫苏梗、鲜紫苏头、鲜紫苏苞从地里采收后，分类，择选去杂质及枯黄部分，洗净后，按医嘱切碎入药，或破碎后入药，也可取鲜汁入药，也可以鲜品生食。最好做到当天采，当天用为最佳。

3.1.2 鲜紫苏叶、鲜紫苏梗、鲜紫苏头、鲜紫苏苞在煎取时，宜武火急煎，煎煮的时间不宜过长，以防止有效成分散失。

3.1.3 鲜紫苏子直接打碎入药。

3.1.4 炒紫苏子：取紫苏子置锅内，文火炒至有爆声，并逸出香气时，外表黄褐色，取出晾凉，入药时捣碎。

3.1.5 蜜紫苏子：取炼蜜，稀释，淋入净紫苏子内拌匀，稍闷，文火炒至深棕色，不粘手时取出，有蜜香气。紫苏子每100千克，用炼蜜10千克。

3.1.6 苏子霜：取紫苏子研如泥状，加热，用布或吸油纸包裹，压榨去油，至药物不再粘成饼，成松散粉末为度，研细。

3.1.7 所有鲜紫苏类药炮制加工品，从生鲜品到炮制熟鲜品，加工应在最短的时间完成。炮制品应在低温环境下保存，并尽快入药，防止有效成分散失和改变，做好当天炮制，当天入药，方可保证药效。

3.2 与干品中药的比对

有文献研究表明，鲜紫苏中共检出 25 种主要的挥发性物质，主要成分为紫苏酮，其含量占总挥发性成分的 66.8%。除紫苏酮外，叶醇（17.4%）、香芹酮（5.10%）、石竹烯（2.00%）等在紫苏中含量也较高。同时，紫苏中还包含一些痕量的挥发性物质，含量相对低，却是形成紫苏特征风味不可缺少的组分，如：1- 辛烯 -3- 酮的含量仅为 0.330μg/g，还有 1- 辛烯 -3- 醇、异戊醛。

采用气相色谱 - 质谱和电子鼻相结合的方法，评价干燥温度对紫苏中挥发性物质组成和风味的影响。电子鼻分析显示：55℃干燥获得产品的风味与新鲜紫苏冻干后的风味非常相似，与其他温度干燥获得产品风味有一定区别。气相色谱 - 质谱分析显示：新鲜紫苏冻干后总共检出 25 种挥发性物质，其中紫苏酮含量最高为 173μg/g。干燥温度对紫苏中挥发性物质组成有不同影响，其中 55℃干燥样品保留的挥发性物质种类最多，典型的挥发性物质如紫苏酮、芳樟醇、香芹酮等均有检出，较好地保留了紫苏的风味。因此，55℃是紫苏较适宜的干燥温度。

3.3 不同炮制方式饮片的有效含量及功效区别

3.3.1 将鲜紫苏叶、鲜紫苏梗、鲜紫苏头、鲜紫苏苞、鲜紫苏子清洗后择净，切碎或破碎，增加与溶液的接触面，便于药效成分快速地煎出或溶出，同时也便于调剂、制剂。

3.3.2 鲜紫苏叶、鲜紫苏梗、鲜紫苏头、鲜紫苏苞不需要过多的炮制，一些成分在加热或干燥的过程中容易被破坏，故以鲜用入药为最佳方式之一。

3.3.3 将紫苏子炮制后，其性味有所改变。生品具降气消痰、平喘、润肠之功，多用于肠燥便秘，如益血润肠丸（《证治准绳·类方》），尤宜喘咳而兼便秘者。炒后辛散之性缓和，温肺降气力强，多用于喘咳。如治风寒喘咳的华盖散（《博济方》）。蜜紫苏子长于润肺止咳，降气平喘。苏子霜有降气平喘之功，但无滑肠之虑，用于脾虚便溏的喘咳患者，如《温病条辨》中的香附旋覆花汤。

参考文献

[1] 卢江长美，张超，马越，等. 干燥温度对紫苏挥发性物质组成的影响 [J]. 食品科学，2016，37（10）：134-138.